ERGEBNISSE DER CHIRURGIE UND ORTHOPÄDIE

BEGRÜNDET VON
E. PAYR UND H. KÜTTNER

HERAUSGEGEBEN VON

KARL HEINRICH BAUER
HEIDELBERG

ALFRED BRUNNER
ZÜRICH

KURT LINDEMANN
HEIDELBERG

SECHSUNDVIERZIGSTER BAND

MIT 127 ABBILDUNGEN
IN 146 EINZELDARSTELLUNGEN

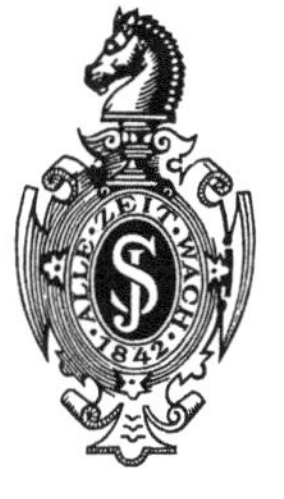

SPRINGER-VERLAG
BERLIN · GÖTTINGEN · HEIDELBERG
1964

ISBN-13: 978-3-642-94885-5 e-ISBN-13: 978-3-642-94884-8
DOI: 10.1007/978-3-642-94884-8

Softcover reprint of the hardcover 1st edition 1964

Library of Congress Catalog Card Number CA 24-295

Titel-Nr. 4498

Inhaltsverzeichnis

Aus der Chirurgischen Klinik der Freien Universität Berlin
(Direktor: Prof. Dr. H. FRANKE)

Die Chirurgie der kardianahen Magencarcinome*

Von

R. HÄRING

Mit 14 Abbildungen

Inhalt

Literatur

1. ADAMS, H. D., H. F. HARE, W. L. DAVIS, J. G. TRUMP and R. C. GRANKE: The treatment of carcinoma of the esophagus and cardia by resection and postoperative supervoltage Roentgen-rays. Ann. Surg. **138**, 631 (1953).
2. ADAMS, W. E., and D. B. PHEMISTER: Carcinoma of the lower thoracic esophagus; report of a successfull resection and esophago-gastrostomy. J. thorac. Surg. **7**, 621 (1938).
3. ALLISON, P. R.: Peptic ulcer of the esophagus. J. thorac. Surg. **15**, 308 (1946).
4. — Peptic ulcer of the esophagus. Thorax **3**, 20 (1948).
5. — Esophago-Jejunostomy for irremovable carcinoma of the cardia. Thorax **1**, 239 (1946).
6. —, and J. BORRIE: Lancet **1949 I**, 1061.
7. — — The treatment of malignent obstruction of the cardia. Brit. J. Surg. **37**, 1 (1948).
8. AMESTI, F. DE, and E. OTAIZA: Cardioesophageal cancers treated via transthoracic and transdiaphragmatic route. Surgery **23**, 921 (1948).
9. ANDERSON, H. J., and H. B. KELLEY: Carcinoma of the cardia. Brit. med. J. **1954 I**, 1457.
10. BAENSCH, W.: Prä- und postoperative Röntgenuntersuchung bei der Resektion des Oesophagus. Dtsch. med. Wschr. **75**, 731 (1950).
11. BANDOSKI, A.: Einige Bemerkungen zur Kardiaresektion. Angabe eigener Methode. Zbl. Chir. **86**, 317 (1961).

* Eingegangen Anfang November 1962.

12. BARRET, N. R.: Chronic peptic ulcer of the esophagus and esophagitis. Brit. J. Surg. **38**, 175 (1950).
13. —, and R. H. FRANKLIN: Concerning the unfaveourable late results of certain operations performed in the treatment of cardiospasm. Brit. J. Surg. **37**, 194 (1949).
13a. BAUCHHENSS, G., u. W. BEHRENDS: Technische Hilfsmittel zur Verhütung und Behandlung der Nahtinsuffizienz nach Kardia-Resektion. Langenbecks Arch. klin. Chir. **301**, 272 (1962).
14. BAUMGARTNER, W.: Die derzeitigen Aussichten der chirurgischen Behandlung des Oesophagus- und Kardiacarcinoms. Landarzt **24**, 854 (1960).
15. BEACONSFIELD, P.: Refluxesophagitis: its diagnosis and treatment. Gastroenterology **24**, 369 (1953).
16. BECK, G.: Über postoperative Röntgenbefunde nach Gastrektomie bzw. Kardiaresektion. Fortschr. Röntgenstr. **89**, 291 (1958).
17. BELSEY, R.: Peptic ulcer of the oesophagus. Ann. roy. Coll. Surg. Engl. **14**, 303 (1954).
18. BIENENGRÄBER, A.: Über Geschwulstmetastasierung. Arch. Geschwulstforsch. **2**, 66, 105 (1950).
19. BIER, A., H. BRAUN u. H. KÜMMEL: Chirurgische Operationslehre, 3. Aufl., Bd. III, S. 175. 1920.
20. BIONDI, D.: Zit. bei PACK u. MCNEER. Surgery **23**, 976 (1948).
21. BIRCHER, E.: Operative Heilung eines Carcinoms am Übergang des Oesophagus in die Kardia. Korresp. Bl. schweiz. Ärz. **48**, 467 (1918).
22. BLAHA, H.: Über mehrfache pathologische Zustände im Bereich des Hiatus oesophagus bzw. der Kardia. Med. Klin. **57**, 504 (1962).
23. — Palliation des Oesophaguscarcinoms. Med. Klin. **57**, 1201 (1962).
24. BOCKUS, H. L.: Recent advances in treatment in field of gastroenterology. J. Amer. med. Ass. **136**, 293 (1948).
25. BOEREMA, I.: Total gastrectomy for carcinoma. J. int. Coll. Surg. **29**, 135 (1958).
26. BOIT, H.: Die Radikaloperation des Carcinoms der Kardia und des abdominalen Oesophagus. Zbl. Chir. **41**, 846 (1914).
27. BORCHERS, E.: Die abdominale Resektion der oberen Magenhälfte (nach operationstechnischen Gesichtspunkten). Bruns' Beitr. klin. Chir. **143**, 484 (1928).
28. — Die Resektion der oberen Magenhälfte. Zbl. Chir. **73**, 311 (1948).
29. BORDASCH, F.: Zur Kenntnis der Karzinome im Bereich der Kardia. Zbl. Chir. **77**, 1708 (1952).
30. — Zur Technik der Anastomose nach Kardiaresektion und Gastrektomie. Zbl. Chir. **84**, 2011 (1959).
31. — Zur Pathologie der Kardia. Bruns' Beitr. klin. Chir. **182**, 304 (1951).
32. BORRMANN, R.: Geschwülste des Magens und Duodenums. In: HENKE-LUBARSCH, Handbuch der speziellen pathologischen Anatomie und Histologie, Bd. 4, S. 1. Berlin: Springer 1926.
33. BORRIE, J.: Treatment of carcinoma of the cardia and lower third of the oesophagus. N.Z. med. J. **49**, 361 (1950).
34. BROWN, M. M.: Carcinoma of the esophagus. A review of fifty cases. Brit. med. J. **1954I**, 1462.
35. BRÜHL, W.: Leitfaden der Gastroskopie. Gastrophotographie und Magenbiopsie, 2. Aufl. Stuttgart: Georg Thieme 1962.
36. BRUN, H.: Über die Bedeutung und Unterbindung der A. coronaria sin. bei Resektionen des Magens insbesondere der Kardia. Dtsch. Z. Chir. **135**, 81 (1916).
37. BRUNNER, A.: Zur Chirurgie der Kardia. Zbl. Chir. **81**, 1416 (1956).
38. BRYANT: Zit. von P. CLAIRMONT. Langenbecks Arch. klin. Chir. **140**, 343 (1926).
39. BUFF, H. U.: Die chirurgische Behandlung des Karzinoms des thorakalen Abschnittes des Oesophagus und der Kardia. Schweiz. med. Wschr. **45**, 1257 (1954).
40. CANDARDIJS, G.: Contrôle radiologique après résection oesophagienne. Gastroenterologia (Basel) **85**, 329 (1956).
41. CANONINICO, L.: Zit. von L. PÒKA u. A. TOTH, Klin. med. (Wien) **15**, 105 (1960).
42. CAPURRO, F. G., and J. C. PECANTET: A new technic in the study of the mucosal pattern in the cardiac area of the stomach. Radiology **59**, 198 (1952).
43. CAREY, J. M., and O. T. CLAGETT: Carcinoma of the lower portion of the esophagus and cardia of the stomach. Ann. Surg. **142**, 2 (1955).
44. CARSWELL, J., R. P. HAYS and W. N. VIAR: Notes on conservation of gastric and duodenal function in palliative esophageal reconstruction. Surgery **37**, 208 (1955).
45. CHAUNCEY, L. R.: Results of surgical treatment of carcinoma of the esophagus and gastric cardia. Arch. Surg. **68**, 872 (1954).
46. CHURCHILL, E. D., and R. H. SWEET: Transthoracic resection of tumors of the stomach and esophagus. Ann. Surg. **115**, 897 (1942).

47. CLAGETT, O. T.: Transthoracic resection of lesions of lower portion of esophagus and cardia of stomach. Proc. Mayo Clin. **20**, 506 (1945).
48. CLAIRMONT, P.: Über die Exstirpation des Kardiacarcinoms. Langenbecks Arch. klin. Chir. **140**, 343 (1926).
49. COLLER, F. A., E. B. KAY and R. S. MCINTYRE: Regional lymphatic metastases of carcinoma of the stomach. Arch. Surg. **43**, 748 (1941).
50. CRAIGHEAD, C. C.: Esophagitis: A review. Amer. Surg. **20**, 760 (1954).
51. CREAMER, B.: Esophageal reflux. Lancet **1955I**, 279.
52. DECKER, P., C. HAHN u. F. SAEGESSER: Ergebnisse der Resektion des Oesophagus-Carcinoms. Thoraxchirurgie **3**, 17 (1955).
53. —, et P. FRANCIOLI: Le traitement chirurgical du carcinome des l'oesophage et du cardia. Gastroenterologia (Basel) **79**, 117 (1953).
54. DENCK, H., u. F. HELMER: Ergebnisse der chirurgischen Behandlung des Magenkarzinoms an der Klinik Denk in Wien. Gastroenterologia (Basel) **89**, 19 (1958).
55. — — Zur Prognose des Magencarcinoms. Chirurg **29**, 289 (1958).
56. DENK, W.: Zur Radikaloperation des Kardiacarcinoms. Zbl. Chir. **72**, 154 (1947).
57. — Über die Radikaloperation des Cardia-Oesophaguscarcinoms. Wien. med. Wschr. **62**, 602 (1950).
58. DILLARD, D. H., C. A. GRIFFITH and K. A. MERENDINO: Clin. Congr. Amer. Coll. Surg. 1954. Surg. Forum **5**, 306 (1955).
59. —, and K. A. MERENDINO: Clin. Congr. Amer. Coll. Surg. 1954. Surg. Forum **5**, 323 (1955).
60. DORFMANN, M.: Carcinoma associated with diaphragmatic herniation of the stomach. Radiology **55**, 254 (1950).
61. DORNHORST, A. C., K. HARRISON and J. W. PIERCE: Observations on the normal esophagus and cardia. Lancet **1954I**, 695.
62. DREWS, R., u. R. GORAL: Über die lymphogene Metastasierung des Magencarcinoms. Langenbecks Arch. klin. Chir. **295**, 125 (1960).
63. EBNER, E.: Die Radikaloperation des Kardiacarcinoms mit End-zu-End-Vereinigung des Magens mit der Speiseröhre. Langenbecks Arch. klin. Chir. **271**, 375 (1952).
64. EKER, R.: Carcinomas of the stomach. Investigation of the lymphatic spread from gastric carcinomas after total and partial gastrectomy. Acta chir. scand. **101**, 112 (1951).
65. — Carcinoma ventriculi. A pathologic examination of 225 operated carcinoma ventriculi. Acta chir. scand. 88, 556 (1943).
66. —, and J. EFSKIND: The pathology and prognosis of gastric carcinoma. Acta chir. scand. **264**, 1—182 (1960).
67. ELLIS, F. H., and R. T. HOOD: Experimental esophagogastrectomy; relation of type of resection to development of esophagitis. Surg. Gynec. Obstet. **98**, 449 (1954).
67a. ELLIS jr., F. H., R. C. JACKSON, J. T. KRUEGER jr., H. J. MOERSCH, O. T. CLAGETT and R. P. GAGE: Carcinoma of the esophagus and cardia. Results of treatment, 1946 to 1956. New Engl. J. Med. **260**, 351 (1959).
68. ENDERLEN, E.: Beitrag zur Chirurgie des Mediastinums. Dtsch. Z. Chir. **61**, 443 (1901).
69. — Versuche über die Resektion des Oesophagus. Zbl. Chir. **41**, 333 (1914).
70. EVERSON, T. C., and E. HOPPE: An experimental study of protein and fat assimilation after total gastrectomy. Surgery **31**, 511 (1952).
71. FRANKE, H.: Zur Frage der Vermeidung einer Refluxoesophagitis nach Kardiaresektion. Langenbecks Arch. klin. Chir. **287**, 407 (1957).
72. — Die Technik der Kardiaresektion mit Bildung eines Segelventils zur Vermeidung der Refluxoesophagitis. Med. Bild-Dienst, Roche **2**, 7 (1962).
73. —, u. R. NEY: Die Chirurgie des Kardiacarcinoms, ein Problem der Frühdiagnose und der Refluxoesophagitis. Chirurg **30**, 152 (1959).
74. FREY, E. K.: Transdiaphragmale Laparotomie. Langenbecks Arch. klin. Chir. **267**, 593 (1951).
75. FRICK, W., u. D. HÜMMER: Die Oesophagusdilatation beim Kardiospasmus und beim kardianahen Karzinom. Med. Welt Nr 28, 1461 (1961).
76. FULDE, E.: Über die Anatomie und Physiologie des unteren Speiseröhrenabschnittes. Dtsch. Z. Chir. **242**, 580 (1934).
77. GARLOCK, J. H.: The problem of carcinoma of the cardiac end of the stomach. Surg. Gynec. Obstet. **73**, 244 (1941).
78. — Radical surgical treatment of carcinoma of the cardiac end of the stomach. Surg. Gynec. Obstet. **74**, 555 (1942).
79. — Causes of mortality following radical resection of the esophagus for carcinoma. J. thorac. Surg. **13**, 415 (1944).
80. — Technical problems of carcinoma of the esophagus and upper stomach. J. thorac. Surg. **16**, 215 (1947).

81. Garlock J. H.: Technical problems in surgical treatment of carcinoma of the esophagus and upper stomach. J. thorac. Surg. **21**, 215 (1947).
82. — Progress of the surgical treatment of carcinoma of the esophagus and upper stomach. Surgery **23**, 906 (1948).
83. — Resection of thoracic esophagus for carcinoma located above arch of aorta: cervical esophagogastrectomy. Surgery **24**, 1 (1948).
84. —, and S. H. Klein: The surgical treatment of carcinoma of the esophagus and cardia. Ann. Surg. **139**, 19 (1954).
85. Gibbon jr., J. H., F. F. Allbritten jr. and J. Y. Templeton III: Carcinoma of esophagus and gastric cardia. J. Amer. med. Ass. **145**, 1035 (1951).
86. Girvin, G. W., and K. A. Merendino: Cardia sphincter substitution by interpositioned jejunum. Arch. Surg. **72**, 241 (1956).
87. Gloor, F.: Die Gefäßversorgung der Speiseröhre. Thoraxchirurgie **1**, 146 (1953).
88. Golden, R.: Discussion. Conference on gastric cancer. J. nat. Cancer Inst. **7**, 402 (1947).
89. Gosset, A.: De l'oesophago-gastrostomie transdiapragmatique. Rev. Chir. (Paris) **28**, 694 (1903).
89a. Gourevitch, A.: Intubation of the cardia for inoperable carcinoma. Lancet **1959 II**, 258.
90. Grégoire, M. R.: Voie d'accès sur le segment cardiaoesophage permettant d'éviter la plèvre et le pèritoine (Voie thoraco-abdominale extra-séreuse). J. Chir. (Paris) **21**, 673 (1923).
91. Grewe, H. E., u. K. Kremer: Zur Problematik palliativer Eingriffe beim Magencarcinom. Zbl. Chir. **85**, 1845 (1960).
92. — Einfache Palliativoperation beim inoperablen Kardiakarzinom. Vortr. auf der 79. Tagg der Dtsch. Ges. für Chirurgie 1962.
93. Griessmann, H.: Bericht über 20 Fälle von Cardiacarcinom. Bruns' Beitr. klin. Chir. **193**, 22 (1956).
94. Gütgemann, A.: Über gut- und bösartige Stenosen des Oesophagus und der Kardia. Fortschr. Röntgenstr. **77**, 315 (1952).
95. — Zur Frage der radikalen und palliativen Operation des Oesophagus-Carcinoms. Langenbecks Arch. klin. Chir. **276**, 357 (1953).
96. — Totale Gastrektomie beim Magencarcinom. Chirurg **23**, 474 (1952).
96a. — Umgehungsanastomose beim inoperablen Oesophagus- und Kardiacarcinom. Dtsch. med. Wschr. **1952**, 497.
97. — Radikalität und Prognose bei Eingriffen wegen Magencarcinom. Langenbecks Arch. klin. Chir. **287**, 377 (1937).
98. Guleke, N.: Neuere Probleme der Magenchirurgie. Langenbecks Arch. klin. Chir. **267**, 319 (1951).
99. Haberer, H. v.: Zur Radikaloperation des Kardiacarcinoms. Zbl. Chir. **72**, 961 (1947).
100. Hacker, V. v.: Zur operativen Behandlung der perioesophagealen und mediastinalen Phlegmonen unter Bemerkungen zur Technik der collaren und dorsalen Mediastinotomie. Dtsch. Ges. Chir. **2**, 368 (1906).
101. Hafter, E.: Der heutige Stand der Frühdiagnose des Magenkarzinoms. Schweiz. med. Wschr. **89**, 15 (1959).
102. Häring, R.: Magenschleimhautprolaps in den Oesophagus als seltene Ursache einer Dysphagie. Chirurg **32**, 115 (1961).
103. Hartenbach, W.: Zur Operationstechnik sowie prä- und postoperativen Substitution beim Kardia-Carcinom. Chirurg **32**, 129 (1961).
104. — Fehler und Gefahren bei Eingriffen an der Kardia. Vortr. auf der 79. Tagg der Dtsch. Ges. für Chirurgie. Langenbecks Arch. klin. Chir. **301**, 257 (1962).
105. Hayek, H.: Die Kardia und der Hiatus oesophageus des Zwerchfells. Z. Anat. **100**, 218 (1933).
106. Hedblom, C. A.: Combined transpleural and transperitoneal resection of the thoracic esophagus and the cardia for carcinoma. Surg. Gynec. Obstet. **35**, 284 (1922).
107. Hegemann, G.: Chirurgie der Speiseröhre. Zbl. Chir. **86**, 295 (1961).
108. —, u. J. Geldmacher: Zur Diagnose, Indikation und Behandlung des Oesophaguskarzinoms. Zbl. Chir. **87**, 621 (1962).
109. Heimlich, J. H.: Two palliativ operations for cancer of the esophagus using plastic protheses. Symposium. Amer. J. Surg. **103**, 376 (1962).
110. Heinkel, K.: Gastroskopie und Gastrobiopsie bei der Diagnostik des Magenkarzinoms. Krebsarzt **14**, 413 (1959).
111. —, u. J. Landgraf: Gastroskopie und Gastrobiopsie beim Magencarcinom. Bibl. gastroent. (Basel) **5**, 162 (1962).
112. Henning, N.: Lehrbuch der Gastroskopie. Leipzig: Johann Ambrosius Barth 1935.

113. HENNING, N.: Die Diagnose des Fornixcarcinoms. Münch. med. Wschr. **83**, 1918 (1936).
114. — Die Frühdiagnose des Kardiacarcinoms. Dtsch. med. Wschr. **74**, 329 (1949).
115. HERTEL, E.: Zur Sicherung der Anastomose nach Kardiaresektion und Gastrektomie. Chirurg **23**, 131 (1953).
116. HESS, W.: Resorptionsstudien nach partieller, totaler und erweiterter Gastrektomie. Langenbecks Arch. klin. Chir. **287**, 423 (1957).
117. HILGENFELDT, O.: Beitrag zur operativen Behandlung der Carcinome der unteren Speiseröhre und des oberen Magenabschnittes. Zbl. Chir. **74**, 920 (1949).
118. HOAG, E. W., L. B. KIRILUK and K. A. MERENDINO: Experiences with upper gastrectomy, its relationship to esophagitis with special punction and diaphragm. Amer. J. Surg. 88, **44** (1954).
119. HOFFMANN, TH.: Primäre Reflexösophagitis und ihre Folgen. Langenbecks Arch. klin. Chir. **287**, 397 (1957).
120. HOFFMANN, V.: Resektion der Kardiastenose. Zbl. Chir. **73**, 309 (1948).
121. — Zur Chirurgie des Speiseröhrenkrebses. Langenbecks Arch. klin. Chir. **264**, 302 (1950).
122. HOLDER, E.: Spätergebnisse bei Magencarcinom unter besonderer Berücksichtigung der erweiterten Eingriffe. Vortr. auf der Jahrestagg der Mittelrhein. Chirurgen-Verigg 1960 in Tübingen. Ref. Chirurg **32**, 386 (1961).
123. —, u. H. GRIMSEHL: Die Chirurgie des Magenkrebses unter besonderer Berücksichtigung der erweiterten Eingriffe in den Jahren 1943—1959. Langenbecks Arch. klin. Chir. **294**, 565 (1960).
124. HOLLE, F., u. G. HEINRICH: Die Bedeutung des präpylorischen Magenrestes und seine Erhaltung durch eine subdiaphragmatische Fundektomie. Langenbecks Arch. klin. Chir. **280**, 270 (1955).
125. — — Über die Indikation zur partiellen und totalen Resektion des Magens bei Carcinom. (Unter besonderer Berücksichtigung von Resultaten mit dem Dünndarmzwischenschaltungsverfahren.) Chirurg **31**, 103 (1960).
126. — — Die subdiaphragmatische Fundektomie. Langenbecks Arch. klin. Chir. **293**, 396 (1960).
127. — Erfahrungen mit der Kardia-Oesophagus-Resektion nach HOLMES-SELLORS. Vortr. auf der 79. Tagg der Deutschen Ges. für Chirurgie 1962. Langenbecks Arch. klin. Chir. **301**, 267 (1962).
128. —, u. VIEHWEGER: Ösophagealer Reflux nach subdiaphragmatischer Fundektomie. Fortschr. Röntgenstr. **90**, 564 (1959).
129. HUMPHREYS, G. H.: An approach to resection of the esophagus and gastric cardia. Ann. Surg. **2**, 288 (1946).
129a. IMDAHL, H.: Über die pathophysiologischen Voraussetzungen für einen gastro-oesophagealen Reflux. Materia Medica Nordmark **15** (3), 88 (1963).
129b. — A. W. v. EIFF, H. JESDINSKY u. H. JÖRGENS: Manometrische und elektromyographische Untersuchungen zur Frage der funktionellen Bedeutung der Hiatusmuskulatur. Langenbecks Arch. klin. Chir. **301**, 799 (1962).
130. INGELFINGER, F. J., P. KRAMER and G. C. SANCHEZ: The gastroesophageal vestibule, its normal function and its role in cardiospasm and gastroesophageal reflux. Amer. J. med. Sci. **228**, 417 (1954).
131. KAISER, E.: Refluxoesophagitis und Kardiainsuffizienz. Schweiz. med. Wschr. **90**, 381 (1960).
132. KALLENBERG, A., u. K. MOHR: Darstellung von Fisteln und Perforationen mit einer wäßrig suspendierten, mikrokristallinen Kontrastsubstanz. Röntgen-Bl. **11**, 161 (1958).
132a. KARCHER, H.: Das Schicksal von 70 Patienten mit Kardia-Ca. nach Kardiaresektion. Langenbecks Arch. klin. Chir. **279**, 384 (1954).
133. — Erfahrungen an 75 Fällen von Oesophagus-Kardiacarcinom unter Berücksichtigung der Fundektomie. Langenbecks Arch. klin. Chir. **280**, 408 (1955).
133a. KARNBAUM, S., u. F. RUEFF: Die prä- und postoperative Behandlung bei der Resektion des Kardia-Carcinoms. Münch. med. Wschr. **1958**, 1122.
134. KIRILUK, L. B., and K. A. MERENDINO: An experimental evaluation in the dog of esophagogastrectomy for the high-lying gastric ulcer. Ann. Surg. **134**, 918 (1951).
134a. KIRKLIN, J. W., and O. T. CLAGETT: Some technical aspects of esophagogastrectomy for carcinoma of the lower part of esophagus and cardiac end of the stomach. Surg. Clin. N. Amer. **31**, 959—964 (1951).
135. KIRSCHNER, M.: Ein neues Verfahren der Oesophagoplastik. Langenbecks Arch. klin. Chir. **114**, 606 (1920).
135a. KNOTHE, W.: Zur Differentialdiagnose der Veränderungen im Bereich der Cardia. Strahlentherapie **90**, 314 (1953).

135b. KNY, W.: Über die Ausbreitung des Kardiacarcinoms. Bruns' Beitr. Klin. Chir. **197**, 463 (1958).
136. KUYJER, P. J.: The spreed of gastric cancer into the section lines. Arch. chir. neerl. **4** 255 (1952).
137. KÖLE, W.: Zur Monobloc-Resektion ausgedehnter Magencarcinome. Langenbecks Arch. klin. Chir. **280**, 397 (1955).
138. —, u. L. KRONBERGER: Die Beurteilung der verschiedenen operativen Methoden in der chirurgischen Behandlung des Magencarcinoms. Klin. Med. (Wien) **15**, 316 (1960).
139. KOTHE, W.: Cardiaresektion und Oesophagusreflux. Zbl. Chir. **86**, 312 (1961).
140. KRAUSS, H.: Kardiaresektion des Magens. Dtsch. med. Wschr. **76**, 389 (1951).
141. — Fortschritte in der Chirurgie der Speiseröhre. Dtsch. med. Wschr. **78**, 455 (1953).
142. KÜHLMEYER, R., W. LORBECK u. G. WENSE: Zum Problem der postoperativen Reflux-oesophagitis. Bruns' Beitr. klin. Chir. **192**, 459 (1956).
143. KUNTZEN, H.: Zur Chirurgie der Kardia (Karzinom der Kardia und der oberen Magen-abschnitte). Zbl. Chir. **81**, 1423 (1956).
144. — Indikation und Ergebnisse der erweiterten Magenresektion. Langenbecks Arch. klin. Chir. **287**, 352 (1957).
145. — Über Bewegungsstörungen im Bereich der oberen Magenabschnitte. Med. Klin. **55**, 614 (1960).
146. LAWLER, N. A., and N. D. MCCREATH: Gastro-esophageal regurgitation. Lancet **1951 I**, 369.
147. LEFÈVRE, H., et J. L. LORTAT-JACOB: Technique de la gastrectomie totale pour cancer. J. Chir. (Paris) **67**, 322 (1951).
148. LERCHE, W.: The esophagus and pharynx in action. A study of structure in relation to function. New York: Ch. C. Thomas 1950.
149. LEVRAT, M., R. LAMBERT et G. KIRSCHBAUM: Étude expérimentale de l'oesophagite par reflux chez le rat. Arch. Mal. Appar. dig. **50**, 281 (1961).
150. LEVY, W.: Über die Resektionen der Kardia. Zbl. Chir. Nr 3 (1894).
150a. LEWIS: Zit. von F. SPATH. Wien. med. Wschr. **61**, 193 (1949).
151. LEZIUS, A.: Erfahrungen mit typischen Eingriffen am thorakalen Abschnitt der Speise-röhre. Chirurg **19**, 490 (1948).
152. LINDENSCHMIDT, TH. O.: Pathophysiologische und therapeutische Probleme des ope-rierten Magens. Chirurg **25**, 219 (1954).
153. — F. BRAMSTEDT u. W. HEINRICH: Erkennung und Behandlung von Proteolysestörun-gen nach Gastroenterostomie und partieller Magenresektion. Dtsch. med. Wschr. **78**, 472 (1953).
154. LORTAT, JACOB, J. L., et P. ADRIAN: Resultats du traitement chirurgical du cancer de l'oesophage. Bull. Ass. franç. Cancer **44**, 29 (1957).
155. LUNDH, G.: Intestinal digestion and absorption after gastrectomy. Acta chir. scand. **231**, 1—83 (1958).
156. LUTZ, P.: Zur röntgenologischen Differentialdiagnostik des Cardianeoplasmas. Kasuisti-scher Beitrag zur oesophagogastrischen Invagination. Med. Klin. **55**, 2373 (1960).
157. MAHLO, A.: Bedeutet die Frühdiagnostik des Magenkrebses durch die Saugbiopsie des Magens einen Fortschritt? Med. Klin. **56**, 1035 (1961).
158. MARCHAND, P.: The gastro-esophageal sphincter and the mechanism of regurgitation. Brit. J. Surg. **42**, 504 (1955).
159. MARWEDEL, G.: Die Aufklappung des Rippenbogens zur Erleichterung operativer Eingriffe im Hypochondrium und im Zwerchfellkuppelraum. Zbl. Chir. **1903**, 938.
160. MARSHALL, S. F., and M. L. WEILSH: Results of surgical treatment for gastric ulcer. J. Amer. med. Ass. **136**, 748 (1948).
161. MATSUO, Y.: Experimental studies on the causes of reflux esophagitis with special emphasis on the significance of esophageal catheptase, bile and bacterial infection. Arch. jap. Chir. **28**, 2002 (1959).
162. MCGANNON, P. T., C. WILLIAMS and ST. R. FRIESEN: The prevention of esophagitis after esophagogastrostomy in dogs by an interposed pedicled pylorus. Surg. Forum **7**, 348 (1957).
163. MCNEER, G., W. LAWRENCE, M. P. ASHLEY and G. T. PACK: End results in the treat-ment of gastric cancer. Surgery **43**, 879 (1958).
164. —, and A. JAMES: Resection of stomach and adjacent organs in continuity for advanced cancer. Cancer (Philad.) **1**, 449 (1948).
165. MEJLY, M. M. R., u. F. SCHLESINGER: Kardianahe Geschwülste. Klinische Aspekte. Münch. med. Wschr. **101**, 2189 (1959).
166. MERENDINO, K. A., and D. H. DILLARD: The concept of sphincter substitution by an interposed jejunal segment for anatomic and physiologic abnormalities at the eso-phagogastric junction. Ann. Surg. **142**, 486 (1955).

167. MIKULICZ, J. v.: Beiträge zur Technik der Operation des Magencarcinoms. Verh. dtsch. Ges. Chir. **27**, 252 (1898).
168. — Ein Fall von Resektion des carcinomatösen Oesophagus mit plastischem Ersatz des excidierten Stückes. Progr. med. Wschr. **11**, 93 (1886).
169. MIYAGI, J.: Unsere Erfahrungen mit der Resektion des Kardiakrebses. Langenbecks Arch. klin. Chir. **149**, 187 (1927).
170. MONGES, H., et A. MONGES: Le reflux gastro-oesophagien. Marseille-méd. **89**, 208 (1952).
171. — Considérations sur le rôle du diaphragme dans la physiologie de la contience gastro-oesophagienne et sur la projection radiologique de l'hiatus oesophagienne. Gastroenterologia (Basel) **86**, 232 (1956).
172. MÖRL, F.: Erfahrungen bei der Resektion des Kardiakrebses. Zbl. Chir. **75**, 746 (1950).
173. MÜLLER-BOTHA, G. S.: Mucosal foulds at the cardia as a component of the gastro-esophageal closing mechanism. Brit. J. Surg. **45**, 569 (1958).
173a. NAKAYAMA, K.: Diagnostic significance of radioactive isotopes in early cancer of the alimentary tract, especially the esophagus and the cardia. Surgery **39**, 736 (1956).
174. — Erfahrungen bei etwa 3000 Fällen von Oesophagus-Kardiacarcinom. Langenbecks Arch. klin. Chir. **295**, 81 (1960).
175. NAUTA, B.: The closing mechanism between the esophagus and the stomach Gastroenterologia (Basel) **86**, 219 (1956).
176. NASSILOW: Zit. von P. CLAIRMONT. Langenbecks Arch. klin. Chir. **140**, 343 (1926).
177. NEJARIAN, J. S.: Utilization of the ileocecal valve as a substitute for the cardio-esophageal sphincter. Surg. Forum **7**, 344 (1957).
178. NISSEN, R.: Fortschritte in der Chirurgie des thorakalen Speiseröhrenabschnittes. Chirurg **19**, 481 (1948).
179. — Chirurgische Erkrankungen der Speiseröhre. Langenbecks Arch. klin. Chir. **276**, 344 (1953).
180. — Die chirurgisch-klinische Bedeutung der Refluxoesophagitis. Thoraxchirurgie **1**, 199 (1953).
181. — Operationen am Oesophagus. Stuttgart: Georg Thieme 1954.
182. — Chirurgisch-klinische Erfahrungen mit der Röntgenologie des pathologisch veränderten und operierten Oesophagus. Schweiz. med. Wschr. **85**, 669 (1955).
183. — Chirurgie der Kardia. Wien. med. Wschr. **69**, 952 (1957).
184. — Handbuch der Thoraxchirurgie, Bd. III, S. 883. Berlin-Göttingen-Heidelberg: Springer 1958.
185. — Operative Behandlung von Insuffizienz und Stenose der gastro-oesophagealen Anastomose nach Resektion. Bruns' Beitr. klin. Chir. **204**, 4 (1962).
186. — Klinische „Frühdiagnose" des Magencarcinoms. Chirurg **33**, 205 (1962).
186a. NUBOER, J. F.: A propos du traitement chirurgical du cancer du segment distal de l'oesophage et du cardia. J. int. Chir. **13**, 549 (1953). Ref. Zentr.-Org. ges. Chir. **137**, 287 (1955).
187. OLSEN, M., and J. W. KIRKLIN: Esophagitis after esophagogastric anastomosis. Surgery **32**, 1 (1952).
188. OPDERBECKE, H. W., u. E. BARDACHZI: Die Verwendung eines „Kava-Katheters" bei langdauernder Infusionsbehandlung. Dtsch. med. Wschr. **86**, 203 (1961).
189. PACK, G. T.: Introduction to symposium on cancer of the esophagus and gastric cardia. Surgery **23**, 867 (1948).
190. —, and G. MCNEER: Surgical treatment of cancers of the gastric cardia. Surgery **23**, 976 (1948).
191. — — End results in the treatment of cancer of the stomach. Surgery **24**, 769 (1948).
192. PALMER, E. D.: The esophagus and its diseases. Copr. 1952. New York: Med. Book Depart. Harper and Brothers.
193. PARCELLIER, A.: Étude du cancer du cardia. Arch. prov. de chir. **21**, 129 (1912).
194. PARKER, E. F.: The early diagnosis of carcinoma of the esophagus. Amer. Surg. **20**, 424 (1954).
195. PAYNE, J. H., and O. T. CLAGETT: Transthoracic gastric resection for lesions of cardia of stomach and lower part of esophagus. Surgery **23**, 912 (1948).
196. PETROVSKI, B. V.: Intrapleurale Resektion der Speiseröhre, Kardia und die totale Gastrektomie mit einzeitiger Oesophagogastro- und Oesophagojejunoanastomose bei Karzinom. Ref. Zbl. Chir. **73**, 1109 (1948).
197. PÒKA, L., u. A. TOTH: Klinische Auswertung der Pathologie des Magenkrebses. Klin. Med. (Wien) **15**, 105 (1960).
198. POTARCO: Zit. von P. CLAIRMONT. Langenbecks Arch. klin. Chir. **140**, 343 (1926).
199. QUENU u. H. HARTMANN: Zit. von P. CLAIRMONT. Langenbecks Arch. klin. Chir. **140**, 343 (1926).

199a. Raffl, A. B., and G. E. Kelly: The five-year-Survival rate for gastric cancer. Cancer (Philad.) **6**, 756 (1953).
200. Rapant, V.: Operative Mortalität nach subtotalen und totalen Resektionen beim Magen- und Kardiacarcinom. Chirurg **29**, 529 (1958).
201. — Die Dynamik der Spätmortalität nach Resektionseingriffen bei Magen- und Kardiakrebs. Zbl. Chir. **84**, 961 (1959).
202. Raven, R. W.: Carcinoma of the esophagus: a clinicopathological study. Brit. J. Surg. **36**, 70 (1948).
203. Rehn, E.: Oesophagus-Chirurgie. Jena: Gustav Fischer 1914.
204. Rider, J. A., and H. C. Moeller: Postsurgical esophagitis and stricture. Arch. intern. Med. **107**, 16 (1961).
205. Rossetti, M.: Kardiafunktion. Dtsch. med. Wschr. **87**, 1115 (1962).
206. LeRoux, B. T., u. W. Knothe: Ergebnisse der Behandlung von 766 Kranken mit einer Dysphagie bei malignen Erkrankungen. Thoraxchirurgie **9**, 551 (1962).
206a. Saegesser, F.: Histoire du traitement chirurgical du cancer de l'oesophage et du cardia. Rec. méd. Suisse ran. **76**, 759 (1956).
207. Sauer, H., u. F. Rosenauer: Ergebnisse bei Totalexstirpation des Magens und Kardiaresektion in den Jahren 1949—1957. Langenbecks Arch. klin. Chir. **290**, 39 (1958).
208. Sauerbruch, F.: Über die Indikation zur Resektion des Brustabschnittes der Speiseröhre. Dtsch. Z. Chir. **98**, 113 (1909).
209. — Die Kardiaresektion. In: Chirurgie der Brustorgane, Bd. II, S. 639—650. Berlin: Springer 1925.
210. Schade, R.: Pathologisch-anatomische Frühdiagnose des Magencarcinoms. Chirurg **33**, 193 (1962).
211. Schaefer, W.: Röntgenologische Beobachtungen nach Kardiaresektionen und Gastrektomien. Zbl. Chir. **84**, 2017 (1959).
212. Schaffer: Zit. nach A. Winkelbauer, Chirurgie des Oesophagus. Berlin: W. de Gruyter & Co. 1955.
213. Schindler, R., P. E. Steiner and W. M. Smith: The classification of gastric carcinoma. Surg. Gynec. Obstet. **73**, 30 (1941).
214. — St. S. Schlosberg and M. Benjamin: Radiation therapy of carcinoma of the cardia. Radiology **55**, 223 (1950).
215. — Magenkrebsprobleme in den Vereinigten Staaten. Dtsch. med. Wschr. **76**, 1 (1951).
216. Schmitt, W.: Zur Behandlung des inoperablen Kardiacarcinoms. Zbl. Chir. **77**, 2052 (1952).
217. Schulte, W.: Röntgendiagnose des Carcinoms der Kardia und der unteren Speiseröhre. Langenbecks Arch. klin. Chir. **276**, 367 (1953).
218. Sencert: Zit. nach P. Clairmont. Langenbecks Arch. klin. Chir. **140**, 343 (1926).
219. Serý, Z.: Die chirurgischen Probleme der lymphogenen Metastasierung des Kardiacarcinoms. Arch. Geschwulstforsch. **15**, 244 (1959).
220. —, and C. Dvoráček: Evaluation of splenectomy as an aid in improving the radicality and results of abdominothoracic operations for cancers for the stomach and gastric cardia. Ann. Surg. **151**, 29 (1960).
221. Sherman, R. S.: The roentgen diagnosis of cancer of the cardiac region of the stomach. Surgery **23**, 874 (1948).
222. Sirak, H. D., H. W. Clatworthy and D. W. Elliot: An evaluation of jejunal and colic transplantats in experimental esophagitis. Surgery **36**, 399 (1954).
223. Souttar, H. S.: The treatment of cancer of the oesophagus. Brit. J. Surg. **15**, 76 (1927).
224. Spath, F.: Entwicklung und Stand der Speiseröhrenchirurgie. Wien. med. Wschr. **61**, 193 (1949).
225. —, u. H. Cesnik: Ergebnisse der chirurgischen Behandlung des Magenkrebses. Langenbecks Arch. klin. Chir. **299**, 461 (1962).
226. — Zur Behandlung des Kardia- und thorakalen Oesophaguscarcinoms. Zbl. Chir. **75**, 644 (1950).
227. Staemmler, M.: Über Frühformen des Magencarcinoms. II. Internat. Gastroenterologen-Kongr. Paris 1937.
228. Strauss, O.: Zit. bei T. Mizukemi. Beitrag zur Pathogenese und Frühdiagnose des Magenkrebses. Langenbecks Arch. klin. Chir. **291**, 568 (1959).
229. Sunderland, D. A., G. McNeer, L. G. Ortega and L. S. Pearce: The lymphatic spread of gastric cancer. Cancer (Philad.) **6**, 987 (1953).
230. Sweet, R. H.: Carcinoma of the esophagus and the stomach. J. Amer. med. Ass. **137**, 1213 (1948).
231. — The treatment of carcinoma of the esophagus and cardiac end of the stomach by surgical exstirpation. Surgery **23**, 952 (1948).
232. — The results of radical surgical exstirpation in the treatment of carcinoma of the esophagus and cardia. Surg. Gynec. Obstet. **94**, 46 (1952).

233. SWEET, R. H.: Late results of surgical treatment of carcinoma of the esophagus. J. Amer. med. Ass. **155**, 422 (1954).
234. TANNER, N. C.: Neue Probleme der Magenchirurgie. Langenbecks Arch. klin. Chir. **267**, 369 (1951).
235. TUTTLE, ST. G., A. BETTARELLO and M. I. GROSSMAN: Gastroesophageal regurgitation. J. Amer. med. Ass. **176**, 498 (1961).
236. UNGEHEUER, E.: Ergebnisse mit der Kardiaresektion und der totalen Magenexstirpation bei 100 Carcinomkranken. Langenbecks Arch. klin. Chir. **287**, 385 (1957).
237. VOELCKER, F.: Über Exstirpation der Cardia wegen Carcinoms. Verh. dtsch. Ges. Chir. **37**, 126 (1908).
238. — Resektion der Kardia wegen Carcinom. Zbl. Chir. **41**, 333 (1914).
239. WANGENSTEEN, O. H., and N. L. LEVEN: Gastric resection for esophagitis and stricture of acid-peptic origin. Surgery **88**, 560 (1949).
240. WATKINS, D. H., A. PREVEDEL and F. R. HARPER: A method of preventing peptic esophagitis following esophagogastrostomy. J. thorac. Surg. **28**, 367 (1954).
241. WENZ, W.: Die Röntgenuntersuchung nach Kardiaresektion und Gastrektomie. Bruns' Beitr. klin. Chir. **198**, 237 (1959).
242. WERTHEMANN, A.: Pathologische Anatomie, Pathogenese und Ätiologie des Magencarcinoms. Bull. schweiz. Verigg f. Krebsforsch. 1 (1934).
243. WESTERMANN, G.: Ein Beitrag zur Behandlung des Kardiospasmus durch Oesophago-Gastroanastomose und seine Gefahren. Zbl. Chir. **80**, 824 (1955).
244. WINKELBAUER, A.: Chirurgie des Oesophagus. Berlin: W. de Gruyter & Co. 1955.
245. — Die totale Gastrektomie in der Therapie des Magencarcinoms. Langenbecks Arch. klin. Chir. **271**, 263 (1952).
246. — Zur erweiterten Magenresektion. Langenbecks Arch. klin. Chir. **287**, 395 (1957).
247. — Die chirurgische Therapie des Magencarcinoms. Krebsarzt **14**, 430 (1959).
248. WU, Y. K., and H. H. LOUCKS: Carcinoma of the esophagus or cardia of the stomach. Ann. Surg. **134**, 947 (1951).
249. ZAAIJER, J. H.: Erfolgreiche transpleurale Resektion eines Cardiacarcinoms. Bruns' Beitr. klin. Chir. **83**, 419 (1913).
250. ZÄNGL, A.: Zur Einteilung der Carcinome des Colon und Rectum vom pathologisch-anatomischen und chirurgischen Standpunkt aus. Wien. klin. Wschr. **62**, 565 (1950).
251. ZINNINGER, M. M.: Extension of gastric cancer in the intramural lymphatics and its relation to gastrectomy. Amer. Surg. **20**, 920 (1954).

I. Einleitung

Die operative Entfernung der kardianahen Magencarcinome verspricht heute größere Erfolgschancen als noch vor 25 Jahren. Wenn diese Tatsache auch nicht zu überschwenglichem Optimismus verleiten darf, so hat die Chirurgie dieser Region doch zunehmend an Interesse gewonnen. Dies spiegelt sich in der fast unübersehbaren Flut von Veröffentlichungen, die im letzten Jahrzehnt über das Kardiacarcinom erschienen sind, sich aber meist nur mit Einzelproblemen dieser Krebslokalisation befassen. Wir halten daher eine zusammenfassende Darstellung des Krankheitsbildes, gestützt auf ein ausführliches Literaturstudium und die Auswertung des eigenen Krankengutes[1] für berechtigt und notwendig.

Carcinome am Magenmund nehmen im Hinblick auf ihre Ausbreitung und Symptomatik, ihre Diagnostik und Therapie und auf ihre Folgeerscheinungen eine Sonderstellung unter den übrigen Magencarcinomen ein. Als „Grenzorgan" am Übergang von Brust- und Bauchhöhle gelegen hat die Kardia die wichtige Verschlußfunktion zwischen Magen und Speiseröhre zu versehen. Die sich hieraus ergebenden Probleme sollen im einzelnen ausführlich in dieser Arbeit diskutiert werden. Die Bezeichnung „kardianahe Carcinome" haben wir deshalb gewählt, weil auch in der Nähe der Kardia, z. B. im Fundus und in der oberen Korpuspartie wachsende Tumoren direkt auf diese übergreifen können, so daß das klinische Bild des Kardiacarcinoms resultiert.

[1] Krankengut der Chirurgischen Klinik der Städt. Krankenanstalten Nürnberg vom 1. 1. 56 bis 31. 12. 61 (ehemaliger Vorstand: Prof. Dr. H. FRANKE).

II. Historischer Überblick

Bis vor nicht allzu langer Zeit blieben die Patienten mit Kardiacarcinom hoffnungslos ihrem Schicksal überlassen, denn diese Geschwülste galten als ein noli me tangere für den Chirurgen, weil die Resektion der oberen Magenhälfte mit ungleich größeren Schwierigkeiten verbunden war als die der distalen Magenabschnitte. Dafür ist einerseits die besondere anatomische und physiologische Lage an der Grenze zwischen Bauch- und Brusthöhle verantwortlich. Andererseits ist die Wiederherstellung des intestinalen Verdauungsweges, d. h. die Anastomose zwischen Magenrest und Speiseröhre technisch sehr schwierig. Lediglich kleine Kardiatumoren, die noch nicht auf den Oesophagus übergegriffen hatten, konnten allein vom Abdomen her operiert werden. Diese abdominalen Operationsverfahren erhielten ihre erste Grundlage in Versuchen von LEWIS (1894), der als erster eine Kardiaresektion mit nachfolgender Oesophago-Gastrostomie ausführte. In den weiteren Jahren folgte man seinen Anregungen nur zögernd, bis erstmals 1896 v. MIKULICZ eine abdominale Kardiaresektion am Menschen vornahm. Der Patient verstarb. Durch diesen Mißerfolg kam der Operateur zu der Überzeugung, daß die Resektion der Kardia nur auf transpleuralem Wege möglich sei. Von anderen Autoren (BIRCHER, KOCHER, KOEHNE, VOELCKER) wurden vereinzelt erfolgreiche, abdominal ausgeführte Kardiaresektionen mitgeteilt. Entsprechend den Überlegungen v. MIKULICZs versuchte man den Zugang vom Abdomen her mit anderen Operationswegen zu kombinieren, z. B. durch die transdiaphragmale Mediastinotomie (SENCERT), die BIONDI 1895 erstmals versuchte, die dann von GOSSET 1913 wieder aufgegriffen und von SAUERBRUCH weiter ausgebaut wurde. Diese Eingriffe wurden zum Teil in Lokalanaesthesie und in mehreren Sitzungen vorgenommen und ermöglichten eine größere Radikalität gegenüber dem rein abdominellen Vorgehen. Andere Chirurgen wieder beschäftigten sich mit einem retropleuralen Zugang zum Oesophagus vom Rücken her (NASSILOW 1888, QUENU und H. HARTMANN 1891, POTARCO 1894, BRYANT 1895, E. REHN 1898, HEIDENHAIN 1899, ENDERLEN und v. HAKKER 1901). GRÉGOIRE (1923) versuchte sogar einen extraserösen thorako-abdominalen Weg zur Kardia und eröffnete dabei weder die Pleura noch das Peritoneum. Die Operationsverfahren wurden immer kühner. Schließlich operierte man transthorakal und transpleural zunächst in zwei Sitzungen mit präliminarem, linksseitigem Pneumothorax und später unter dem Einfluß der Überdruck- bzw. Druckdifferenzverfahren (SAUERBRUCH) in einzeitigem Operationsakt. Die von v. MIKULICZ (1904) und SAUERBRUCH (1906) durch Eröffnung des Brustraumes operierten Kranken überlebten den Eingriff nicht. Schließlich konnte ZAAIJER (1913) erstmals über eine erfolgreiche transpleurale Kardiaresektion berichten. Es folgten Mitteilungen über geglückte Operationen von BRUN (1916) und von BIRCHER (1918). Aus manchen dieser Veröffentlichungen spricht eine gewisse Resignation, aus anderen die Hoffnung, durch den Ausbau der Operationstechniken in Zukunft bessere Erfolge zu erzielen.

Mit den Arbeiten KIRSCHNERs (1920) beginnen neuerliche Bemühungen um die Operation des Kardiacarcinoms. Ihm fällt zweifellos das Verdienst zu, eine brauchbare Operationsmethode der Kardia-Oesophagusresektion herausgearbeitet zu haben, die er auf dem 44. Kongreß der Deutschen Gesellschaft für Chirurgie vortrug. Mit seinem „Angelhakenschnitt" schuf er durch gleichzeitige Eröffnung von Bauch- und Brusthöhle einen breiten Zugang und eine übersichtliche Darstellung des Operationsgebietes. Jetzt waren alle Lymphknotengruppen besser erreichbar und damit größere Radikalität gesichert.

Erst in den vierziger Jahren, als Antibiotica, Blutersatz und die modernen Narkoseverfahren zur Verfügung standen, so daß die Gefahren des Operationsschocks und der Infektion gebannt werden konnten, beginnt die eigentliche erfolgreiche und moderne Kardiachirurgie. Vor allem haben anglo-amerikanische Chirurgen die thorako-abdominale Chirurgie zu einem ausgesprochenen Spezialgebiet entwickelt. Der transthorakale Zugang wurde von NISSEN (1937), von ADAMS und PHEMISTER (1938), von GARLOCK (1942) sowie von SWEET (1945) ausgearbeitet. Die Mortalitätsrate dieser großen Eingriffe fiel rapide ab und erreichte mit den Erfolgen NAKAYAMAs schließlich Zahlen, die mit denen der gewöhnlichen Magenresektion auf einer Ebene lagen. Diese Feststellung darf indessen nicht zu unbegründetem Optimismus verleiten, denn noch sind die Ergebnisse, insbesondere die der Überlebenszeit, nicht voll befriedigend.

Die ersten Versuche einer direkten Nahtverbindung zwischen Magenrest und Speiseröhre waren nicht erfolgreich. Oesophagus und Magen wurden als Fisteln in die Haut eingenäht und von außen durch einen Gummischlauch verbunden (HEDBLOM). SAUERBRUCH (1934) entwickelte das sog. „Invaginationsverfahren", bei dem der tumortragende Magenteil nach Durchtrennung der Kardia nach innen eingestülpt und der proximale Oesophagusstumpf in gesunde Magenwand eingenäht wurde. Einige Wochen später entfernte er den invaginierten nekrotischen Tumor durch eine Gastrostomie. Weitere Versuche führten zur direkten Oesophago-Gastrostomie, zum Teil mit Verwendung des Murphey-Knopfes (PARCELIER, VOELCKER). BIRCHER (1918) stülpte als erster die Speiseröhre im Sinne einer Kaderfistel in den Magen ein und konnte so die Naht serös abdecken. Aber erst als die Untersuchungen KIRSCHNERS (1920) ergaben, daß der Magen ohne Ernährungsstörungen mobilisiert und in den Thoraxraum verlagert werden kann, war eine spannungsfreie sichere Anastomosennaht zwischen Speiseröhre und Magen durchführbar. Jetzt sind diese Techniken gut ausgearbeitet und korrigieren zum Teil sogar den gestörten Kardiaverschlußmechanismus, um die postoperative Refluxoesophagitis zu verhindern.

III. Häufigkeit, Alters- und Geschlechtsverteilung

In Deutschland erkranken zahlenmäßig mehr Patienten an Magenkrebs als in anderen Ländern (STRAUSS). Entsprechend ist auch dem Kardiacarcinom eine wichtige Stellung einzuräumen. Die Häufigkeit der an der Kardia bzw. in Kardianähe wachsenden Carcinome wird von den einzelnen Autoren verschieden angegeben. Sie ist einerseits von endemiologischen Faktoren, andererseits aber auch von der Arbeitsrichtung und Größe der Klinik abhängig, in die die Patienten eingewiesen werden. DENCK erklärt z. B. seinen hohen Prozentsatz der Kardia-Funduscarcinome von 25,4% damit, daß sich in seiner thorax-chirurgisch ausgerichteten Klinik vorwiegend hochsitzende Magenkrebse ansammeln.

Tabelle 1. *Alters- und Geschlechtsverteilung der Kardiacarcinome der Nürnberger Klinik*

Alter	20—30	31—40	41—50	51—60	61—65	66—70	71—80		%
Männer	1	3	16	46	32	20	8	126	81,81
Frauen	—	—	3	7	10	6	2	28	18,18
Gesamt	1	3	19	53	42	26	10	154	

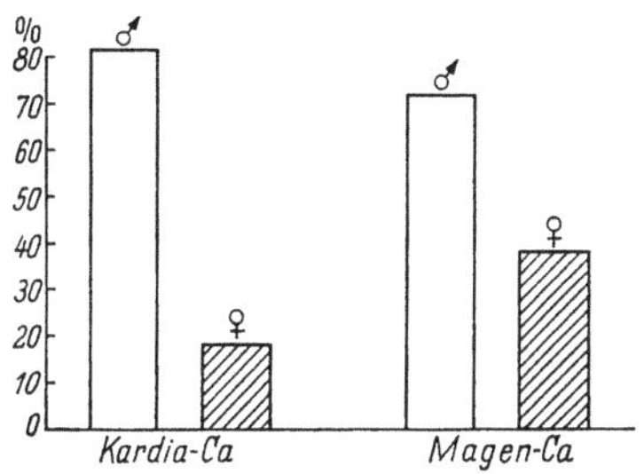

Abb. 1. Unterschied der Geschlechtsverteilung beim Kardiacarcinom und anderen Magencarcinom-Lokalisationen

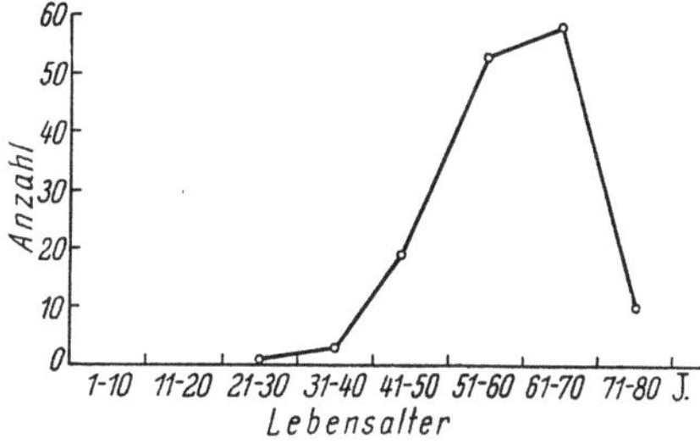

Abb. 2. Schematische Darstellung des Häufigkeitsgipfels der Kardiacarcinome in Abhängigkeit vom Alter

Die *Häufigkeit des Kardiakrebses* geben SPATH und CESNIK mit 20%, MCNEER mit 20,7%, PACK mit 17%, WERTHEMANN mit 13,5%, STAEMMLER mit 11%, BORRMANN, ferner KUNTZEN und auch KRAUSS mit 10%, BIENENGRÄBER mit 8%, GOLDEN mit 5% und MIYAS nur mit 3,6% an. In unserem eigenen Krankengut wurden von 842 operierten Magencarcinomen 154 = 18,05% an der Kardia bzw. in ihrer näheren Umgebung gefunden.

DENCK hebt hervor, daß das hochsitzende Magen- bzw. Kardiacarcinom bei Frauen wesentlich seltener anzutreffen ist. Wir konnten dies an Hand unseres Krankengutes durchaus bestätigen und fanden ein *Verhältnis zwischen Männer und Frauen* wie 4:1 (s. Tabelle 1). Von anderen Autoren, wie H. D. ADAMS, ANDERSON und KELLEY, GIBBON u. Mitarb., GRIESSMANN, HOLDER und GRIMSEHL, KARSCHER, PACK und MCNEER, PAYNE und CLAGETT (sogar 94% Männer) werden etwa die gleichen Zahlen berichtet. Die Ursache für das häufigere Erkranken der Männer ist bisher nicht bekannt. Bei den Carcinomen der tieferen Magenregionen ist dieser Unterschied nicht mehr so signifikant; das Verhältnis Männer zu Frauen beträgt hier etwa 2:1 (Pack und McNeer: 68,5% Männer und 31,5% Frauen). Unsere eigenen Zahlenvergleiche sind aus Abb. 1 zu ersehen.

Der Häufigkeitsgipfel hinsichtlich der *Altersverteilung* liegt wie bei den übrigen Krebserkrankungen jenseits des 50. Lebensjahres, in unserem Krankengut zwischen 51 und 65 Jahren (vgl. Tabelle 1 und Abb. 2). Das durchschnittliche Erkrankungsalter beträgt für beide Geschlechter zusammen 59,2 Jahre (männlich 58,2 Jahre, weiblich 63,4 Jahre). Vergleiche hierzu auch Anderson und Kelley, Gibbon u. Mitarb., Griessmann, sowie Karscher, Pack und McNeer. Unser jüngster Patient mit Kardiacarcinom war 24 Jahre, der älteste 77 Jahre alt. 23 unserer Kranken (14,93%) waren jünger als 50 Jahre.

IV. Ausbreitung und Metastasierung des Kardiacarcinoms

Während der Pylorus an der Grenze zwischen Magen und Duodenum in gewissem Sinne eine Schranke für die Carcinomausbreitung darstellt, ist das für die Kardia am Übergang des Oesophagus zum Magen nicht der Fall. Die meist schlechte Prognose des Kardiacarcinoms ist eben durch seine oft schon frühzeitige Ausdehnung auf den unteren Oesophagus, auf andere benachbarte Organe und durch seine lymphogene Dissemination in die verschiedenen Lymphknotengruppen bestimmt. Für die erfolgreiche, chirurgische Behandlung des Kardiakrebses ist es daher unerläßlich, die Besonderheiten des Metastasierungsweges genau zu kennen. Es erscheint uns deshalb notwendig, noch einmal die Anatomie des weitverzweigten und komplexen Lymphsystems des Magens vor Augen zu führen.

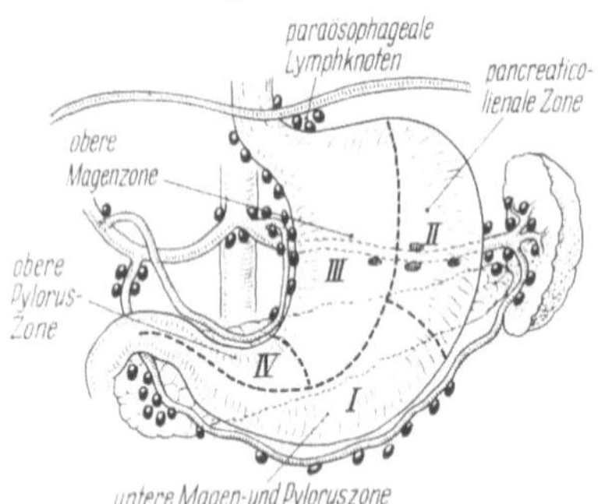

Abb. 3. Lymphknoten-Zonen des Magens (nach Coller, Kay und McIntyre)

Die Chylus-Gefäße der Schleimhautzotten sammeln sich in Lymphbahnen, die longitudinal in der Submucosa verlaufen und wiederum mit einem zwischen Muscularis und Subserosa liegenden Lymphbahnnetz kommunizieren. Diese Anordnung erklärt die Tendenz bösartiger Magengeschwülste, sich intramural bis weit über die makroskopisch sichtbare Tumorgrenze auszubreiten. Am Oesophagus finden sich ähnliche Verhältnisse. Hier sind es ebenfalls die submukösen, größeren Lymphgefäße, die längs verlaufen und die Wand des Oesophagus an den einzelnen Lymphknotenstationen nach außen durchbrechen. Die Carcinomausbreitung an der Speiseröhre erfolgt also vorwiegend submukös. Auf diesem Wege infiltrieren Kardiacarcinome häufig die distalen Oesophagusabschnitte. Bei der Operation läßt sich der Tumor durch Inspektion und Palpation zum Gesunden hin nicht sicher abgrenzen, so daß der Oesophagus so hoch als möglich reseziert werden soll. Viele Chirurgen bestehen sicherheitshalber auf der intraoperativen histologischen Schnellschnittuntersuchung des Resektionsrandes (Allison, Borrie, Guleke, Hegemann und Geldmacher, Winkelbauer u. a.). Die Speiseröhre soll bei carcinomatösem Befall von der Kardia her zumindestens in Höhe der Vena pulmonalis inferior abgetragen werden (Gütgemann).

Die *Lymphabflußgebiete des Magens* lassen sich in mehrere Gruppen einteilen und werden entsprechend der Tumorlokalisation verschiedengradig carcinomatös infiltriert (Allison und Borrie, Coller u. Mitarb., Drews und Goral, Sunderland u. Mitarb.). Am zweckmäßigsten erscheint uns die Einteilung nach Coller, der vier Zonen unterscheidet (s. Abb. 3).

I. Zone. Inferiore, subpylorische Gruppe, im Ligamentum gastrocolicum entlang der Arteria gastroepiploica dextra lokalisiert. Diese Knoten leiten die Lymphe der pylorischen Hälfte der großen Kurvatur ab.

II. Zone. Pankreaticolienale Gruppe, im oberen Ligamentum gastrocolicum und Ligamentum gastrolienale sowie entlang der Arteria gastroepiploica sinistra gelegen. Diese Gruppe drainiert die Kardia- und Fundusregion.

III. Zone. Sie umfaßt die oberen gastrischen Lymphknoten entlang der Arteria gastrica sinistra an den oberen zwei Dritteln der kleinen Kurvatur und die parakardialen Lymphknoten links neben der Kardia. Erstere entsprechen dem Abflußgebiet der kleinen Kurvatur bis zur longitudinalen Hälfte des Magens, letztere leiten die Lymphe in die unteren Oesophagusknoten ab.

IV. Zone. Suprapylorische Gruppe, die im Bereiche der Arteria gastrica dextra liegt und den präpylorischen Teil der kleinen Kurvatur drainiert.

Weiter entfernte wichtige Lymphknotengruppen im Abflußgebiet des Magens finden sich an der Arteria coeliaca, im retroperitonealen Gewebe entlang der Aorta, im hinteren Mediastinum und perioesophageal unmittelbar oberhalb des Zwerchfelles. ALLISON und BORRIE, COLLER sowie WINKELBAUER weisen auf die interessante Tatsache hin, daß die Tumorzellen die nächstgelegenen Lymphknotengruppen umgehen und sich erst in weiter entfernten Lymphstationen zweiter oder dritter Ordnung ansiedeln können. Für uns stellen sich nun folgende *Fragen:*

1. Welche Lymphknotengruppen werden vom Kardiacarcinom vorwiegend infiltriert?
2. Wie häufig werden Lymphknotenmetastasen beim Kardiacarcinom gefunden?
3. Welche chirurgisch-operativen Forderungen ergeben sich hieraus?
4. Besteht eine Beziehung zwischen der Größe, makroskopischen Form und histologischen Struktur des Tumors im Hinblick auf die Metastasierung?

Mit diesen Fragenkomplexen haben sich, um nur die Wichtigsten zu nennen, vor allem ALLISON und BORRIE, DREWS und GORAL, EKER, POKA und TOTH, RAPANT, SERY, SUNDERLAND u. Mitarb. sowie ZINNINGER beschäftigt.

Der Lymphabfluß der Kardia erfolgt:

1. In die Lymphknoten entlang der kleinen Kurvatur im Ligamentum hepato-gastrium (Zone III nach COLLER).
2. In die an der großen Kurvatur im Bereich der Incisura kardiae gelegene, sog. parakardiale Lymphknotengruppe (ebenfalls Zone III).
3. In die Lymphknoten des hinteren Mediastinums entlang des Oesophagus.
4. In die pankreatico-lienale Lymphknotengruppe (Zone II nach COLLER).

Vor allem die pankreatico-lienale Lymphknotengruppe muß sorgfältig untersucht werden (ALLISON, HOLLENBACH, LAHEY, NAKAYAMA, RAPANT, SERY und DVORACEK, SUNDERLAND und WINKELBAUER), weil sie gerade von den hochsitzenden Magentumoren häufig carcinomatös infiltriert wird. SERY u. Mitarb. haben dieser Gruppe besondere Aufmerksamkeit gewidmet und unterteilen sie noch in verschiedene Untergruppen: in die suprapankreatischen Lymphknoten, die eigentlichen lienalen Lymphknoten entlang der Milzgefäße, die Hiluslymphknoten der Milz, die Lymphknoten im Bereiche der Arteriae gastricae breves, die suprapankreatischen Knoten des Pankreasschwanzes und die Gruppe im Ligamentum lieno-colicum.

SERÝ fand bei seinen Untersuchungen, daß in 73,9% der Kardiaresektionspräparate bereits Lymphknotenmetastasen vorhanden waren. Andererseits aber waren rein zahlenmäßig weit weniger Lymphknoten metastasenhaltig (11,7%) als bei den übrigen Magencarcinomen (69% beim Antrumcarcinom). Diese Beobachtung könnte den Eindruck erwecken, das Kardiacarcinom sei vom Standpunkt der lymphogenen Dissemination aus gesehen benigner als die übrigen Magenkrebse. Gerade aber die Metastasierung entlang der paraoesophagealen und mediastinalen Lymphknoten wurde in der zitierten Arbeit nicht berücksichtigt. Den Mitteilungen Serýs stehen die Untersuchungen von Drews und Goral gegenüber, die vorwiegend bei den kardianahen Tumoren eine häufigere und ausgedehntere Metastasierung beobachteten.

Die lymphogene Krebsaussaat beim Kardiacarcinom erfolgt in erster Linie in die Lymphknoten der Zone III (22,3% nach Serý), dann in die Zone II (5,4%) und in die Zone IV (3,8%). Die relativ häufige Metastasierung in die lienalen Lymphknotengruppen (Zone II) verlangt, wenn die Radikalität gewahrt sein soll, nicht nur die Splenektomie, bei der allein die Hiluslymphknoten mitentfernt werden, sondern auch die gründliche Ausräumung der Drüsenstationen entlang der Milzarterie und -vene, unter Umständen sogar die Mitentfernung des Pankreasschwanzes. Wir haben diese Notwendigkeit bei unseren eigenen Kardiaresektionen beachtet und fast stets die Milz entfernt und die suprapankreatischen Lymphknoten ausgeräumt. Diese Forderung wird auch von zahlreichen anderen Chirurgen erhoben (Köle, Nakayama, Nuboer, Payne und Clagett, Sery und Dvoracek, Sunderland u. Mitarb.). Rapant, Bordasch u. a. behaupten sogar, daß die Kardiaresektion nicht radikal genug sei und empfehlen besonders im Hinblick auf die Lymphknotenmetastasierung die totale Gastrektomie. In unserem eigenen Krankengut von 51 Kardiaresektionen fanden wir in 29 Fällen = 56,8% Lymphknotenmetastasen. Andere Autoren berichten über eine Häufigkeit von 64% (Hollenbach), 70% (Payne und Clagett), 100% (De Amesti und Otaiza).

Beziehungen zwischen der *Größe* eines Tumors *und* seiner *Wachstumsdauer* können nicht mit Sicherheit abgelehnt werden. Da auch große und also länger bestehende Kardiatumoren häufig nur wenige Metastasen aufweisen, folgert Sery, daß die Kardiakrebse keine stärkere Tendenz zur lymphogenen Dissemination zeigten, deretwegen die Resektion abzulehnen wäre. Auch der große Tumor kann durchaus noch radikal operabel sein. Wir möchten dieser Erfahrung durchaus zustimmen und haben auch bei großen Tumoren immer reseziert, wenn der Eingriff technisch noch durchführbar erschien.

Einen Unterschied der Metastasierung in Abhängigkeit zu den verschiedenen makroskopischen *Tumorformen* im Sinne der Borrmannschen Einteilung (F I polypoide Form, F II schüsselförmige Form, F III Krebsgeschwür, F IV diffuse, scirrhöse Form) konnte Serý nicht nachweisen. Dieser Ansicht stehen die Beobachtungen Drews und Gorals entgegen, die bei exulcerierenden und infiltrierenden Krebsen eine deutliche Metastasenhäufung im Vergleich zu den exophytisch wachsenden Tumoren beobachteten.

Dem *Sitz* des Carcinoms an der kleinen oder großen Kurvatur bzw. an der Vorder- oder Hinterwand des Magens entspricht keine typische Carcinomaussaat in die einzelnen Lymphknotengebiete (Sunderland u. Mitarb.). Schindler konnte zeigen, daß histologisch wenig differenzierte Carcinome nicht unbedingt besonders bösartig sein müssen. Auch völlig undifferenzierte Geschwülste können en bloc ohne Infiltration der Umgebung wachsen. Bei scirrhösen, fibrösen, soliden, undifferenzierten und Gallertkrebsen soll die Metastasierung ausgedehnter als beim differenzierten Adenocarcinom sein (Drews und Goral).

Noch ein Wort zur histologischen Grundform des Kardiacarcinoms. Die Auffassung Biers, daß das *Kardiacarcinom* häufiger vom unteren *Oesophagus* ausgehe, also im wesentlichen ein Oesophaguscarcinom darstelle, das auf die Kardia übergegriffen habe, ist heute wohl abzulehnen. Es ist oft der Fall, daß einerseits ein Kardiatumor den unteren Oesophagus und andererseits ein Oesophagustumor die Kardia miterfaßt. Durch die histologische Untersuchung ist der Ausgangspunkt im allgemeinen leicht festzustellen. Oesophaguskrebse sind immer Plattenepithelcarcinome und Kardiatumoren Adenocarcinome, die unter dem intakten Plattenepithel der Speiseröhre zapfenförmig vorwachsen können. In seltenen Fällen entstehen auch im Oesophagus Adenocarcinome; sie rühren dann aber von versprengten Magenschleimhautinseln her (GARLOCK, PAYNE u. CLAGETT, SCHAFFER). BORDASCH bemerkt, die Magenschleimhaut könne mehrere Zentimeter in die Speiseröhre hinaufreichen, so daß der Nachweis von Zylinderepithelien nichts über den Ursprungsort des Tumors aussage. Wir vertreten indessen die Ansicht, daß wir es hier mit einem pathologischen Zustand im Sinne eines Brachyoesophagus zu tun haben, bei dem ein Teil des Magens intrathorakal verlagert ist. Diese Abnormalität findet man nicht allzu selten.

Tabelle 2. *Pathologisch-anatomische Daten der Resektionsfälle*

	Anzahl	%
Direkte Kardiacarcinome	31	61
Kardianahe Carcinome .	20	39
Oesophagus infiltriert .	27	39
Nachbarorgane ergriffen	8	15,7
Carcinomdurchbruch bis in die Serosa	31	61
Lymphknotenmetastasen	29	56,8
Carcinominfiltration der oralen Resektionslinie .	5	10

Wie alle malignen Tumoren hat auch das Kardiacarcinom die Tendenz, durch kontinuierliches und invasives Wachstum auf Nachbarorgane überzugreifen. Sehr häufig wird — wie bereits erwähnt — der *Oesophagus* infiltriert. In unserem Krankengut war dies bei 27 = 53% von 51 durchgeführten Kardiaresektionen der Fall (ZINNINGER = 55%). Aber gleichzeitig können auch das *Zwerchfell*, die *Milz*, der *Pankreasschwanz*, der linke *Leberlappen* oder die linke *Nebenniere* mitergriffen werden. Schließlich werden sogar unteres Mediastinum, Pleura und Perikard carcinomatös durchsetzt. Bisweilen lassen sich bei so ausgedehnten Befunden noch sog. erweiterte Resektionen mit en bloc-Entfernung von Milz, Pankreasschwanz, linkem Leberlappen usw. durchführen (KÖLE, NAKAYAMA u. a.). Ob damit aber eine größere Radikalität erzielt wird, ist fraglich. Unseres Erachtens stellen auch diese Eingriffe nur „Palliativresektionen" dar. Wir mußten bei acht Patienten, ausgenommen Splenektomie, Nachbarorgane mitentfernen.

Tabelle 3. *Makroskopische Tumorformen nach der Einteilung von* BORRMANN

Gruppe	Anzahl	%
Gruppe I: circumscripte, polypöse Tumoren	16	31,4
Gruppe II: schlüsselförmige Carcinome . .	24	47
Gruppe III: ulcerierte Carcinome mit diffuser Infiltration	10	19,6
Gruppe IV: scirrhöse Carcinome	1	2

Die *Breite der mikroskopischen Tumorinfiltration*, die über den makroskopischen Tumorrand hinausgeht, ist verschieden angegeben: 2 bis 12 cm (CANONINICO) 3—5 cm (VERBRUGGHEN), durchschnittlich 3,2 cm (POKA und TOTH). Gerade das Kardiacarcinom infiltriert nicht selten 20—30 mm über die sicht- und tastbare Grenze hinaus den unteren Oesophagus. Es ist daher unbedingt notwendig, die Resektionsgrenzen weit im Gesunden festzulegen. Auch bei fünf unserer Kardiaresektionen erfolgte die Absetzung oralwärts nicht im Gesunden; die histologische Untersuchung zeigte eine carcinomatöse Infiltration der Submucosa an der Absetzungsstelle des Oesophagus, die bei der Operation palpatorisch nicht festgestellt werden konnte. Einer dieser Patienten lebt aber bereits im dritten Jahr nach dem Eingriff. Eine Infiltration der oralen Absetzungsstelle fand sich im Resektionsgut von DE AMESTI und OTAIZA in acht Fällen. Nach POKA und TOTH ist jedoch nicht diese lokale Infiltration für das Ausmaß des chirurgischen Vorgehens beim Kardiacarcinom das Kernproblem, sondern von noch größerer Wichtigkeit ist das Tiefenwachstum des Tumors, die Durchbrechung der einzelnen

Wandschichten, die Infiltration der Serosa. Mit einer postoperativen Rezidivfreiheit kann dann gerechnet werden, wenn das Carcinom zu einem Zeitpunkt erfaßt wird, wo es noch in continuum wächst, d. h. während der ersten 3 bis 6 Monate nach Krankheitsbeginn (Nikulin). Wenn später der Tumorzerfall einsetzt, werden die Carcinomzellen in die Gewebs- und Lymphspalten eingeschwemmt und die Metastasierung nimmt ihren Lauf. Histologisch erkennt man die Geschwulstnester in den Lymphspalten und Gefäßscheiden der Subserosa. Daher sind wir mit Gütgemann, Poka und Toth der Ansicht, daß die gewissenhafte Untersuchung der Subserosa sehr wichtig ist. Wir haben unter diesem Gesichtspunkt unser Material durchgesehen und eine Invasion der Serosa in 31 = 61% von 51 Resektionen festgestellt (s. Tabelle 2). Nicht immer waren in diesen Fällen auch bereits Lymphknotenmetastasen nachweisbar, wenn auch sicherlich schon latent vorhanden. McNeer u. Mitarb. berichten ebenfalls über einen Carcinomeinbruch in die Serosa bei 54% ihrer Patienten. Die pathologisch-anatomischen Daten unserer resezierten Kardiacarcinome sind aus den Tabellen 2 bis 4 zu ersehen.

Tabelle 4. *Histologische Struktur der resezierten Kardiacarcinome*

Art	Anzahl	%
Adenocarcinom	34	66,7
Unreifes Adenocarcinom	10	19,6
Solides Carcinom	1	2
Undifferenziertes solides Carcinom	6	11,7

V. Stadieneinteilung

Um eine exakte Ausgangslage für die Indikationsstellung, die Beurteilung der chirurgischen Erfolge und für den Vergleich mit anderen Statistiken zu gewinnen, ist eine schematische Aufgliederung und Einordnung der Befunde in Stadien notwendig, die die Größe des Tumors, sein Übergreifen auf Nachbarorgane und das Ausmaß der Metastasenaussaat erfassen. Wir haben bei dieser Einteilung vor allem auch die carcinomatöse Infiltration der einzelnen Wandschichten, insbesondere der Serosa berücksichtigt. Das Borrmannsche Schema wird u. E. dieser Forderung nicht gerecht, da es nur nach makroskopischen Wachstumsformen vier Carcinomtypen unterscheidet, den Lymphknotenbefall aber außer acht läßt. Ebenso verhält es sich mit der Klassifizierung Broders, der die Malignität allein nach der histologischen Struktur zu beurteilen sucht. Von einigen Autoren wurden daher Modifikationen ausgearbeitet, die die verschiedenen Faktoren des Tumorwachstums zu koordinieren versuchen (Dukes, Zängl). Letzten Endes wird es immer schwierig sein, alle Momente der Krebspathologie in ein klinisch-brauchbares Schema einzuordnen, da jeder Patient „sein“ Krebsleiden durchmacht, dessen individueller, biologischer Faktor noch nicht sicher erfaßt und mit in Rechnung gestellt werden kann. Uns erscheint für klinische Zwecke eine Unterteilung der Kardiacarcinome in *A-*, *B-*, *C-*, *D-Fälle*, die sich an die von Holle und Heinrich angegebene Gruppierung anlehnt, zweckmäßig und ausreichend.

A-Fall (s. Abb. 4a). Der kleine Tumor hat die Magengrenzen noch nicht überschritten. Der Oesophagus ist nicht infiltriert. Die Tiefenausbreitung ist nur bis in die Submucosa erfolgt. Keine Lymphknotenmetastasen.

B-Fall (s. Abb. 4b). Größerer, aber noch beweglicher Tumor, der histologisch ein beginnendes, invasives Wachstum in die tieferen Magenwandschichten, eventuell mit submuköser Infiltration der Speiseröhre aufweist und zu wenigen sichtbaren Lymphknotenmetastasen geführt hat.

C-Fall (s. Abb. 4c). Großer, fortgeschrittener Tumor, der die Tiefe der ganzen Magenwand infiltriert, die Serosa überschritten hat und mit den Nachbarorganen verwachsen bzw. in sie eingebrochen ist. Der Oesophagus ist sichtbar befallen. Es sind zahlreiche Lymphknotenmetastasen vorhanden. Der Tumor ist an der Grenze der Operabilität und unter Umständen nur noch durch eine erweiterte Resektion zu entfernen.

D-Fall (s. Abb. 4d). Ausgedehnter, unbeweglicher Tumor mit fortgeschrittener Lymphknotenmetastasierung, Peritonealcarcinose, Ascites, hämatogener Krebs-

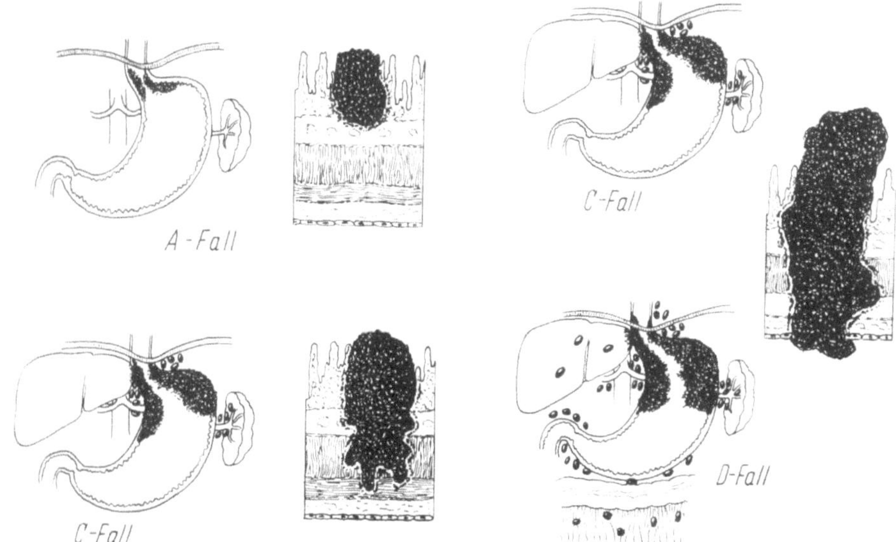

Abb. 4a—d. Stadieneinteilung der Kardiacarcinome. a *A-Fall:* lokalisierter Tumor ohne Metastasen; b *B-Fall:* fortgeschrittener Tumor mit einzelnen Lymphknotenmetastasen; c *C-Fall:* Tumor hat die Organgrenzen überschritten und alle Magenschichten infiltriert, ausgedehnte Lymphknotenmetastasen; d *D-Fall:* inoperabler Tumor mit Fernmetastasen

absiedlung in andere Organe (Leber) oder Organeinbruch. Der Tumor ist inoperabel.

Unter Berücksichtigung dieser Klassifizierung konnten wir unsere resezierten 51 Kardiacarcinome folgendermaßen einteilen:

Stadium	Anzahl	%
A-Fall	5	10
B-Fall	15	29
C-Fall	31	61

Es überwiegen die fortgeschrittenen Carcinomfälle der Gruppe C mit 61% gegenüber den A- und B-Fällen. Daraus geht hervor, daß bei den Kardiacarcinomen die Diagnose keineswegs früher gestellt wird als bei den übrigen Magencarcinomen. Weiterhin ist diese Tabelle bezeichnend für unsere Operationsindikation, deren Besprechung später erfolgen wird.

VI. Symptome und Anamnese

Die besondere Lokalisation des Kardiacarcinoms bedingt eine von den übrigen Magentumoren teilweise abweichende Symptomatik. Man muß jedoch grundsätzlich unterscheiden zwischen:

1. direkten Kardiacarcinomen, die frühzeitig durch die Verlegung der Oesophaguseinmündung in den Magen dysphagische Beschwerden verursachen und

2. kardianahen Carcinomen, die primär im Fundus bzw. oberen Corpus entstehen und durch fortschreitendes Wachstum auf die Kardia übergreifen. Die ersten klinischen Zeichen der Passagebehinderung treten also später ein als beim echten Kardiacarcinom.

In erster Linie interessieren uns die *Frühsymptome*. Die Ansicht, daß sich das Magencarcinom rasch innerhalb weniger Wochen entwickle und die Symptome sich erst zeigten, wenn der Tumor bereits inoperabel geworden sei, dürfte nur für Ausnahmen zutreffen. Hafter konnte nach eingehenden anamnestischen Erhebungen und retrospektiver Betrachtung von Röntgenbildern feststellen, daß die meisten Magenkrebse unter diskreten Symptomen langsam während Monaten und Jahren wachsen, bis sie in ein Stadium rascher Ausbreitung übergehen. In diesem Latenzstadium mit nur wenig dramatischen Symptomen muß der Arzt die Diagnose stellen, um nicht den Zeitpunkt der noch möglichen radikalen Ausrottung zu verpassen.

Vom Patienten werden zunächst allgemeine, unauffällige *Beschwerden* geklagt: leichtes Druckgefühl im Oberbauch und Unbehagen, dyspeptische Erscheinungen, Aufstoßen, gelegentliches Übelsein oder Erbrechen. Das Essen macht ihm weniger Freude als früher; er merkt plötzlich, daß er einen Magen hat und fühlt sich manchmal müde und abgeschlagen. Bei dieser uncharakteristischen Anamnese fehlen zunächst alle objektiven Zeichen: keine Anämie, kein okkultes Blut im Stuhl, keine Senkungsbeschleunigung. Diese negativen Befunde dürfen den Arzt nicht sorglos machen und davon abhalten, die spezielle Diagnostik, z. B. eine Röntgenuntersuchung, einzuleiten. Beim weiteren Fortschreiten des Carcinoms tritt dann die schmerzlose Dysphagie auf. Der Kranke fühlt, daß ein fester Speisebissen hinter dem Brustbein stecken bleibt, während breiige und flüssige Nahrung ungehindert passiert. Dieser Zustand kann vorübergehend völlig verschwinden, um dann erneut und verstärkt wieder aufzutreten. Die Schluckbeschwerden nehmen mehr und mehr zu, jetzt begleitet von Schmerzen und Brennen hinter dem Brustbein, das oft auch mit pectanginösen Zuständen verwechselt wird. Schließlich können auch Flüssigkeiten nicht mehr passieren und werden ohne eigentlichen Brechreiz regurgitiert. Zu diesem Zeitpunkt ist bereits die ganze Zirkumferenz der Kardia bzw. des unteren Oesophagus vom Tumor ummauert. Infolge der großen Dehnbarkeit des Oesophagus treten merkbare Schluckbeschwerden erst dann ein, wenn die Speiseröhre wirklich zirkulär infiltriert und so erstarrt ist, daß sie dem verschluckten Bolus nicht mehr ausweichen kann (Wu und Loucks). Erst in diesem Stadium setzt ein akuter Gewichtsverlust ein. Die Kranken magern rapide ab, ihre Haut wird infolge des großen Flüssigkeitsverlustes trocken und faltig. Teerstühle und Bluterbrechen werden weitaus seltener beobachtet.

Sweet unterscheidet zwei *Schmerztypen* beim Oesophagus-Kardiacarcinom: Typ I entsteht durch spastische Kontraktionen des oberhalb der Stenose liegenden Speiseröhrenabschnittes. Dieser Schmerz wird substernal empfunden und strahlt auch in den Nacken und Rücken aus. Typ II ist durch ein ständiges, bohrendes Mißempfinden in der Tiefe der Brust, des Oberbauches und des Rückens charakterisiert. Er entsteht durch die peritumoröse Entzündungsreaktion und das Einwachsen der Geschwulst in Nachbarorgane, ins Mediastinum oder in die hintere Bauchwand. Dieser Schmerztyp ist prognostisch ungünstiger zu werten.

Klagen Patienten über Schluckbeschwerden, so ist die Ursache in 50% der Fälle ein Carcinom, in 20% ein Kardiospasmus und in 20% eine peptische Oesophagitis (Hegemann). Freilich muß die Dysphagie nicht immer am Anfang der Beschwerden stehen. Es können ebenso andere Symptome wie Gewichtsverlust, Schmerzen, Erbrechen oder Blutungen als erstes Zeichen den Patienten zum Arzt führen. In der Literatur werden die Schluckstörungen als häufigstes Symptom genannt. Wir können dies an unserem eigenen Krankengut nicht bestätigen. Vielleicht liegt das daran, daß wir unsere Oesophaguscarcinome — im Gegensatz zu vielen anderen Autoren — von den Kardia- bzw. kardianahen Carcinomen abgetrennt haben. Beim reinen Oesophagustumor ist die Dysphagie selbstverständlich häufiger. Von unseren 51 resezierten Patienten klagten nur 20 = 39,2% über mehr oder weniger ausgeprägte Schluckbeschwerden. In der Literatur werden folgende Angaben gemacht: ANDERSON und KELLEY 92,3%, ADAMS u. Mitarb. 81%, REITTER 70%, GIBBON u. Mitarb. 69,5%, DE AMESTI und OTAIZA 69,23%, PAYNE und CLAGETT 69%.

20 = 39,2% unserer resezierten Kranken gaben Schmerzen, 30 = 58,8% Gewichtsverluste, 29 = 56,8% Erbrechen, Aufstoßen oder Regurgitieren, 19 = 37,2% ein Druckgefühl im Oberbauch, 9 = 17,6% Widerwillen gegen Fleisch, 12 = 23,5% Appetitlosigkeit und 8 = 15,6% Teerstühle bzw. Bluterbrechen an (s. Tabelle 5).

Tabelle 5. *Häufigkeit der Symptome der resezierten Patienten*

Symptom	Anzahl	%
Gewichtsabnahme	30	58,8
Erbrechen, Aufstoßen, Regurgitieren.	29	56,8
Dysphagie	20	39,2
Schmerzen	20	39,2
Druckgefühl im Oberbauch oder hinter dem Sternum	19	37,2
Appetitlosigkeit	12	23,5
Ekel vor Fleisch	9	17,6
Teerstühle, Bluterbrechen	8	15,6
Müdigkeit, Schwächegefühl	8	15,6

Oft wird die Frühdiagnose sowohl durch den Patienten als auch durch den Arzt verzögert. Dies konnte an Hand der Anamnesen, die die Zeitspanne vom Auftreten der ersten Beschwerden bis zur Konsultation eines Arztes und von der ersten ärztlichen Untersuchung bis zur Einweisung in die Klinik wiedergaben, festgestellt werden. Wir konnten diese Beobachtungen leider nicht genügend nachprüfen und zitieren daher die in der Literatur mitgeteilten Angaben. 58,2%, also mehr als die Hälfte der Patienten SWEETs wurden innerhalb der ersten 6 Monate nach Symptombeginn in die Klinik eingeliefert. 10,7% der Kranken wurden aber erst nach 1 Jahr zur Operation geschickt (s. Tabelle 6). ANDERSON und KELLEY, GIBBON u. Mitarb., BUFF sowie RAVEN teilen in etwa die gleichen Zahlen mit. CHAUNCEY gibt sogar eine Zeitspanne bis zu 3 Jahren an. BUFF bemerkt, daß im Durchschnitt 2—3 Monate zwischen dem Auftreten der ersten Beschwerden und der ersten ärztlichen Untersuchung und von da ab nochmals 3 Monate bis zur Operationsüberweisung vergehen, d. h. daß insgesamt 5—6 Monate an wertvoller Zeit verstreichen, die für eine Radikaloperation wesentlich wären. Sofern wir Ärzte an dieser Verzögerung Schuld tragen, sollte uns das doch sehr zu denken geben!

Tabelle 6. *Zeitspanne zwischen Symptomenbeginn und Klinikeinweisung beim Kardiacarcinom* (nach SWEET)

Zeit	Anzahl	%
weniger als 3 Monate	23	22,3
3—6 Monate	37	35,9
6—9 Monate	20	19,4
9—12 Monate . . .	7	6,8
mehr als 12 Monate .	11	11,7
nicht bekannt . . .	5	4,9

VII. Diagnose und Differentialdiagnose

Jeder Patient, dessen Beschwerden auch nur im geringsten an ein Kardiacarcinom denken lassen, muß so lange als krebsverdächtig angesehen werden, bis ein solches durch eingehende Untersuchungen ausgeschlossen worden ist. Ein solcher Kranker erfordert immer die Trias: *Röntgenuntersuchung*, *Oesophagoskopie* und pathologisch-anatomische *Gewebsuntersuchung* (HEGEMANN).

Röntgendiagnostik. Für die Diagnose des Kardia- bzw. Funduscarcinoms ist die Röntgenuntersuchung mit Kontrastbrei die wichtigste und zuverlässigste Methode. Sie verlangt allerdings eine subtile und sorgfältige Technik, wenn man eindeutige Befunde dieser Magenregion gewinnen will. Als Hilfsmittel dienen die Durchleuchtung in Horizontallage oder in Beckenhochlagerung. Die hier nur schwache Peristaltik und die große Magenluftblase erschweren die Aufnahmetechnik erheblich, zumal eine direkte Palpation und dosierte Kompression in dieser Region nicht möglich sind. Es kommt hinzu, daß die Röntgenanatomie des oberen Magenbereiches großen Variationen unterworfen ist, die auf Veränderungen bei Atemexkursionen des Diaphragmas und intraabdominellen Druckschwankungen beruhen. Eine möglichst genaue Beurteilung von Lage und Ausdehnung des Tumors sind für den Chirurgen besonders wichtig. Während die Begrenzung des oberen Tumorrandes leicht festzustellen ist, erfordert die Darstellung der distalen Carcinomgrenze besondere Techniken. SCHULTE z. B. schiebt eine Magensonde über den stenosierenden Tumor vor und füllt den Magen mit Lachgas auf. Jetzt hebt sich die untere Tumorgrenze vom normalen Schleimhautrelief gut ab. HENNING und BAUMANN empfehlen die Untersuchung mit kleinsten Mengen Kontrastmittel, um auch winzige Aussparungen, Faltenverschiebungen, Teilung des Kontrastflusses und einen Abbruch des regulären Schleimhautbildes sichtbar zu machen. Für ein Kardia- bzw. Funduscarcinom sprechen: Konturdefekte im unteren Oesophagus-Kardia-Fundusbereich mit Störungen der Kardiapassage (Verzögerung durch eine Stenose oder Beschleunigung durch Wandstarre und Kardiainsuffizienz (PACK und McNEER), prästenotische Dilatation des Oesophagus, gestörter Peristaltikablauf, Nischenbildungen beim ulcerierten Carcinom, vergrößerter Abstand zwischen Magenkuppel und Zwerchfell, Fehlen der Magenblase infolge einer Kardiainsuffizienz (s. Abb. 5). Erinnert sei auch an das sog. „Aufspritzphänomen" von HAMMER: das Kontrastmittel prallt beim Auftreffen auf den Tumorrand zunächst nach oben und seitwärts ab, ehe es bei den flachen Tumoren die ganze Wand bedeckt.

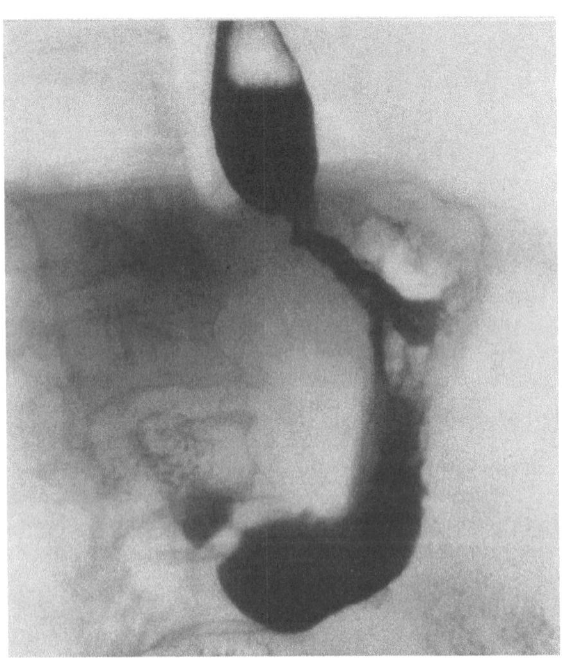
Abb. 5. Ausgedehntes Kardiacarcinom

Oft ist das erste röntgenologische Zeichen eines Kardiacarcinoms die Funktionsstörung des Kardiaverschlußmechanismus meist unter dem Erscheinungsbild eines symptomatischen Kardiospasmus seltener einer Insuffizienz. Erstere wird häufig mit einem sog. ideopathischen Kardiospasmus verwechselt. Die rein spastische Verengung ist meist konzentrisch und glatt begrenzt im Gegensatz zur malignen Stenose, die durch eine unregelmäßige Wandzeichnung und exzentrische Lage charakterisiert ist. Die glatte Begrenzung der Oesophaguswand ist aber durchaus kein sicheres Zeichen für den gutartigen Kardiospasmus. Pathognomonisch scheint mehr das Ausmaß der prästenotischen Oesophagusdilatation zu sein, die beim sog. ideopathischen Kardiospasmus erheblich stärker ist. FRICK und HÜMMER haben kürzlich dieser Beobachtung besondere Aufmerksamkeit geschenkt und aus der Bestimmung des mittleren Oesophagusdurchmessers an Hand von Röntgenbildern differentialdiagnostische Schlüsse zu ziehen versucht.

Sehr schwierig kann sich die Diagnose gestalten, wenn das Carcinom an der Hinterwand des Magens lokalisiert ist. In solchen Fällen gelingt der röntgenologische Nachweis oft nicht. Wiederholte Untersuchungen ergänzt durch Oesophagoskopie bzw. Gastroskopie sind dann notwendig.

Endoskopie und histologische Untersuchung. Die Oesophagoskopie bzw. Gastroskopie gestattet unter direkter Sicht des Auges die Betrachtung der Oesophagus- oder Magenschleimhaut. Sie gibt Aufschluß über Erweiterungen und Lichtungseinengungen des Oesophagus, über das Aussehen und die Beschaffenheit der Schleimhaut und über die Funktion der Kardia. Ergänzt wird die Endoskopie durch Gewebsentnahmen aus der Wand der Speiseröhre und des Magens zur feingeweblichen Untersuchung. Der Nutzen der endoskopischen Diagnostik für die Erkennung des Kardia- und Funduscarcinoms ist unbestritten. In einem großen Teil der Fälle, bei denen die Röntgenuntersuchung versagte, wurde mit Hilfe der Oesophagoskopie die Diagnose gestellt (ANDERSON und KELLEY, GARLOCK, GIBBON, HEGEMANN, SCHINDLER). Zweifelsohne hat aber auch diese Untersuchungsmethode ihre Grenzen. Sie versagt vor allem bei der Deutung von Lichtungseinengungen, die von normaler Schleimhaut bedeckt sind (NISSEN). In der Regel wird dann an das Vorliegen einer gutartigen Wandveränderung gedacht und dabei übersehen, daß gerade das Kardiacarcinom submukös den Oesophagus infiltrieren kann. Auch die Probeexcision bringt hier nicht unbedingt die Klärung, da die Entnahmezange oft zu oberflächlich nur die normale Schleimhaut faßt. Ein negativer Biopsiebefund schließt also das Carcinom nicht aus. Unter Umständen muß die Untersuchung wiederholt werden.

HENNING hat die verschiedenen und zahlreichen Veränderungen, die man beim Kardia- und Funduscarcinom endoskopisch antreffen kann, zusammengestellt; sie werden hier noch einmal kurz zusammengefaßt mitgeteilt:

1. Bei Öffnung der intakten Kardia sieht man in der Tiefe des Magens blumenkohlartige Tumormassen hervorquellen.

2. An der noch funktionstüchtigen Kardia erkennt man eine beginnende Entrundung und eckige Ausziehung.

3. Der Magenmund ist eingeengt, eckig begrenzt und starr. Die Schließ- und Öffnungsfunktionen sind aufgehoben.

4. Oberhalb der starren und verengten Kardia zeigt sich eine beginnende Infiltration der Oesophaguswand. Sind mehrere Kardiafalten infiltriert, so kann man das sog. „Jasminblüten-Phänomen" beobachten.

5. Der Kardiatumor hat die Gestalt eines starren, derben und erhabenen Ringwalles.

6. Ein halbkugeliger, flacher, bei Berührung leicht blutender Tumor deckt die Kardiaöffnung.

7. Die Geschwulst hat eine papillomatöse, blumenkohlartige Gestalt. Die Oberfläche kann mit weißlich schmierigen Belägen bedeckt sein. Durch Gewebszerfall entstehen Ulcera mit derben, wallartigen Rändern.

Das auffallendste Frühsymptom ist die Starre und Unbeweglichkeit des betreffenden Wandgebietes, insbesondere bei respiratorischen Schwankungen. Bei stärkerer Stenosierung der Kardia ist der Oesophagus mehr oder weniger dilatiert und gewöhnlich mit schaumiger Flüssigkeit oder zersetzten Speiseresten angefüllt.

Hinsichtlich der speziellen Technik der Oesophago- bzw. Gastroskopie möchten wir auf die einschlägige Literatur verweisen (BRÜHL, GARLOCK, HENNING).

Die Oesophagoskopie halten wir aus folgenden Gründen für indiziert:

1. um die noch unklare Diagnose eines Kardiacarcinoms zu sichern und differentialdiagnostisch von anderen Erkrankungen abzugrenzen;

2. um die Lokalisation und Ausdehnung des Tumors auf die Speiseröhre festzustellen und damit Hinweise auf die Größe des operativen Eingriffes und den besten Zugangsweg zu erhalten.

Wir haben bei 27 unserer resezierten Patienten eine Oesophagoskopie bzw. Gastroskopie durchgeführt. 21mal = 77,7% konnten wir dadurch die richtige Diagnose stellen, 5mal wurde ein unauffälliger Befund erhoben und einmal der Verdacht auf ein Carcinom ausgesprochen. Bei 16 Oesophagoskopien haben wir gleichzeitig eine Probeexcision entnommen, die achtmal ein positives Ergebnis hatte und bei den restlichen acht Untersuchungen (50%!) keinen histologischen Carcinombefund erbrachte. Man ersieht aus diesen Zahlen, wie schwierig es ist, aus dem richtigen Wandbezirk des Oesophagus eine Gewebsprobe zu entnehmen. In einem großen Prozentsatz der Untersuchungen läßt uns die Biopsie leider im Stich. NISSEN gibt die Häufigkeit dieser Versager mit 10—20% an.

In den Fällen, in denen sowohl die Röntgenuntersuchung als auch die Oesophagoskopie keine Klärung der Diagnose ermöglichen, sind wiederholte Verlaufsuntersuchungen notwendig. Klären auch diese nach einer gewissen Serie die Diagnose nicht, so ist, um nicht noch mehr wertvolle Zeit verstreichen zu lassen, die diagnostische Laparotomie unbedingt angezeigt.

Neuerdings stehen noch die Saugbiopsie der Magenschleimhaut (HEINKEL, HENNING) und die cyto-diagnostische Untersuchung der Magenspülflüssigkeit (SCHRADER) zur Verfügung. Beides sind Methoden, die in ihren Ergebnissen für die Diagnose des Magencarcinoms bisher nicht voll befriedigen und noch im Ausbau begriffen sind.

Zur Verbesserung der Frühdiagnose entwickelte NAKAYAMA einen *Test mit radioaktivem Phosphor*, bei dem er die radioaktiven Impulse mit einem in den Oesophagus eingeführten Geiger-Zählrohr mißt. Diesen Untersuchungen liegt die Beobachtung zugrunde, daß die Krebszellen mit ihrem gesteigerten Stoffwechsel eine größere Affinität zu radioaktivem Phosphor besitzen als normale Zellen.

Differentialdiagnostisch sind in erster Linie solche Erkrankungen gegenüber dem Kardiacarcinom abzugrenzen, die gleichfalls eine Schluckstörung hervorrufen können. Dabei ist als erstes der sog. Kardiospasmus oder die Achalasie als Ursache einer Dysphagie auszuschließen. Auf die röntgenologischen Eigentümlichkeiten, die spindelförmig zulaufende, glatt begrenzte Stenose mit erheblicher prästenotischer Erweiterung der Speiseröhre haben wir bereits hingewiesen. Die Achalasie findet man im Gegensatz zum Kardiacarcinom bei Frauen zweimal häufiger als bei Männern. Oft lassen sich bei diesen Patienten auch andere Symptome von nervöser Übererregbarkeit nachweisen.

Nicht selten wird eine Hiatushernie zur Erklärung einer Schluckbehinderung herangezogen. Die röntgenologische Darstellung der Hiatushernie mißlingt gelegentlich, wenn nicht besondere Techniken angewandt werden. Die klinischen Symptome verstärken sich beim Liegen und verschwinden beim Aufsitzen und Einhergehen. Die Feststellung einer Hiatushernie verführt andererseits dazu, weitere diagnostische Maßnahmen abzubrechen, wobei unter Umständen ein gleichzeitig vorhandenes Kardiacarcinom übersehen werden kann (BLAHA, GAUL). Wir selbst haben in unserem Krankengut mehrere Patienten mit der Kombination Hiatushernie-Kardiacarcinom beobachtet und werden darüber noch an anderer Stelle berichten.

Die Differentialdiagnose des Kardiakrebses umfaßt weiterhin gutartige Oesophagustumoren (Myome, Lipome, Fibrome), Oesophagusvaricen, narbige

Stenosen nach Verätzungen, epiphrenale Speiseröhrendivertikel, chronische Ulcera der Kardia, Kompression des Oesophagus durch Mediastinaltumoren, Oesophagogastrische Invaginationen (LUTZ), Magenschleimhautprolaps in den Oesophagus (HÄRING), einen in die Magenblase vorspringenden linken Leberlappen (relativ häufig) und schließlich perigastrische Adhäsionen.

VIII. Operationsindikation, Operabilität

Beim Kardiacarcinom besteht grundsätzlich die Indikation zur Operation, da andere Behandlungsmethoden versagen. Bei der Frage nach der Operabilität muß man sich das qualvolle Leiden des Patienten vor Augen führen, der durch zunehmende Schluckbeschwerden täglich an seine unheilbare und fortschreitende Krankheit erinnert wird, schließlich durch eine Magenfistel ernährt werden muß und der Kachexie verfällt. Gerade die Behinderung der Oesophagus-Passage, die eine normale Nahrungszufuhr unmöglich macht, erfordert im Vergleich zu den übrigen Magenkrebs-Lokalisationen eine großzügiger gestellte Operationsindikation. Wir haben, ebenso wie GULEKE, KARCHER, RAPANT, SWEET u. a. die Grenzen der Operabilität aus diesen Gründen bewußt weit gezogen und uns ohne Rücksicht auf eine radikale Ausräumung des Carcinoms immer für eine Resektion mit Oesophagogastrostomie entschlossen, wenn sie technisch noch durchführbar schien. Diese Einstellung wird durch das Überwiegen der fortgeschrittenen C-Fälle (61%) unserer Resektionen demonstriert. Diese sog. „Palliativresektionen" wirken sich auf die Dauerheilungs-Ergebnisse natürlich ungünstig aus. Bei Zahlenvergleichen der 5 Jahres-Heilungen ist unseres Erachtens die Angabe der Tumorstadien unerläßlich.

Die Beurteilung der Operabilität ist vor dem Eingriff, auch an Hand des Röntgenbefundes nur in wenigen Fällen mit Sicherheit möglich, so daß die endgültige Entscheidung meist erst bei der Probelaparotomie getroffen werden kann. Im allgemeinen sind Patienten mit kurzer Anamnese, geringen Schluckbeschwerden, mäßigem Gewichtsverlust und gutem Gesamtbefinden operabel. Relative Kriterien der Inoperabilität sind hochgradige Schluckbeschwerden mit einer röntgenologisch nachweisbaren, fast kompletten Stenose und fortgeschrittener Kachexie, extremer Gewichtsverlust und hochgradige Anämie. Als absolut ungeeignet für die Operation haben wir alte, über 70jährige Patienten mit ausgeprägter Arteriosklerose, schlechten kardiorespiratorischen Funktionen und einer beeinträchtigten Nierenleistung, ferner Kranke mit Fernmetastasen in den Halslymphknoten, der Leber, der Lungen oder im Beckenperitoneum angesehen. Hohes Alter allein stellt keine absolute Kontraindikation dar. Technisch inoperabel schienen uns solche Tumoren, die an der Magenhinterwand lokalisiert, in die hintere Bauchwand eingebrochen waren und die Aorta ummauert hatten, ferner solche, die weit auf den Oesophagus übergriffen und das Mediastinum durchsetzten. Carcinome, die Pankreas, Milz, Zwerchfell, linken Leberlappen usw. erfaßten, haben wir zum Teil noch einer erweiterten Resektion mit Teilentfernung der befallenen Organe zugeführt. Eine ausgedehnte Peritoneal-Carcinose stellte eine Kontraindikation dar.

Der Forderung, so radikal als möglich zu operieren, kann man nicht in jedem Falle gerecht werden. Gerade beim Kardiacarcinom sind der Radikaloperation durch die unmittelbare Nachbarschaft lebenswichtiger Organe oder der ausgedehnten lymphogenen Metastasierung Schranken gesetzt. Wir stimmen mit HOLLE überein, das die anzustrebende Radikalität und damit Dauerheilung ein Ideal darstellt, daß praktisch leider nur in Einzelfällen zu erreichen ist. Aber diesem Ideal nahe zu kommen, muß nach wie vor das Ziel unserer Bemühungen bleiben. Weiter hat auch die Ausdehnung der Operation mit Totalentfernung des Magens und En-bloc-Resektionen von Nachbarorganen, die besonders von Boerema, Lahay, Rapant generell gefordert wurde, bezüglich der Radikalität enttäuscht. Die Verstümmelung, die zwangsläufig eine Folge dieser Eingriffe ist, wird nicht durch eine Verbesserung der Dauerergebnisse wieder ausgeglichen.

Für die Ausdehnung der Operation ist die lokale Tumorinfiltration von Bedeutung, die durch die mikroskopisch feststellbare Infiltrationsgrenze der Geschwulst festgelegt ist. Es ist erschreckend, wie häufig die obere bzw. untere Resektionslinie carcinomatös infiltriert und damit der Eingriff als nicht radikal anzusehen ist. Coller u. Mitarb. fanden in 26,1% und Kuyjer in nicht weniger als 50 Fällen von 70 Teilresektions-Präparaten mikroskopisch Carcinomzellen an der Absetzungsstelle. Beim Kardiacarcinom wird vor allem der Oesophagus nicht hoch genug abgesetzt; in unserem eigenen Krankengut in 10% der Resektionen.

Tabelle 7. *Prozentuale Aufteilung der Operationen beim Kardiacarcinom*

Operation	Anzahl	%
Kardiaresektion	51	43
Totale Gastrektomie	15	
Witzelfistel	28	20
Jejunumfistel	3	
Probelaparotomie	57	37
Gesamt	154	100

Auch durch die totale Gastrektomie ist nicht immer ein carcinomfreier Resektionsschnitt zu erzielen. Grundsätzlich haben wir versucht, das Kardiacarcinom durch eine obere Teilresektion des Magens „radikal" zu entfernen. Bisweilen mußte bei weitreichender Tumorinfiltration an der kleinen Kurvatur die Resektion bis zum Antrum pylori ausgedehnt werden; die Oesophagogastrostomie war trotzdem in diesen Fällen nach Mobilisation des Duodenums noch relativ mühelos möglich. Meist genügt die Wegnahme der Kleinkurvaturseite, so daß ein schlauchförmiger Magenrest an der großen Kurvatur für die Anastomose bestehen bleibt. Mörl, Nissen u. a. sind der Ansicht, daß sich ein kleiner präpylorischer Magenrest nicht zur Oesophagogastrostomie eignet, weil die Anastomosennaht durch eine zu große Spannung gefährdet wird. Im Gegensatz zu Mörl, der in diesen Fällen die totale Gastrektomie fordert, gibt Nissen besonders im Hinblick auf die bessere postoperative Nahrungsausnutzung die Methode der Antrumerhaltung an. Hierbei wird eine Oesophagojejunostomie mit seitlicher Implantation des Antrumrestes in die abführende Dünndarmschlinge durchgeführt. Bei 15 unserer Patienten kam nur noch eine totale Gastrektomie in Frage, weil der Tumor nach caudal weit fortgeschritten war und praktisch die ganze kleine Kurvatur erfaßt hatte. Eine obere Magenteilresektion war deshalb nicht mehr möglich[1].

Tabelle 8. *Resektionsquoten beim Kardia- bzw. unteren Oesophaguscarcinom* aus dem Schrifttum*

Autor	%
Sweet (1954)	85*
Chauncey (1954)	82
Allison und Borrie (1948)	67,6
Krauss (1953)	64
Le Roux und Knothe (1962)	62
Holder (1960)	60,8
Pack und McNeer (1948)	59,5
Rapant (1958)	57
Carey und Clagett (1955)	51,2
Garlock und Klein (1954)	45,4
Adams u. Mitarb. (1953)	42,9
Denck und Helmer (1958)	39
de Amesti und Otaiza (1948)	38,9
Schmitt, W. (1952)	14
Verfasser (1962)	43

Von den 154 in der Nürnberger Chirurgischen Klinik von 1956—1961 operierten Kardia- bzw. kardianahen Carcinomen wurden 43% (51 Kardiaresektionen, 15 totale Gastrektomien) reseziert, bei 20% eine Palliativoperation (28 Gastrostomien, 3 Jejunumfisteln) und bei 37% nur eine Probelaparotomie durchgeführt (s. Tabelle 7). Die Resektionsquote bezieht sich auf die Gesamtzahl aller ope-

[1] Die totalen Gastrektomien wurden in dieser Arbeit nicht mit ausgewertet.

rierten Kardiakrebse. Aus zahlreichen Statistiken seien zum Vergleich einige Resektionszahlen, die zum Teil erheblich differieren, wiedergegeben (s. Tabelle 8). Im Durchschnitt ist sicherlich der Anteil der nicht mehr radikal operierbaren Kardiakrebserkrankungen wesentlich größer als die Zahl der einer Radikaloperation zugeführten Kranken. Diese Anzahl verringert sich noch weiter, wenn man die gerade beim Kardiacarcinom weitgestellte Operationsindikation berücksichtigt und die sog. „Palliativresektionen" abzieht.

IX. Operationstechnik

Die operativ-technischen Schwierigkeiten der Kardiaresektion liegen

1. in der besonderen anatomischen Struktur und Gefäßversorgung des Oesophagus,
2. in der exponierten Lage der Kardia an der Grenze zwischen Bauch- und Brusthöhle und
3. in der wichtigen Verschlußfunktion des Magenmundes begründet.

Anatomisch bestehen die Wandschichten der Speiseröhre aus der Schleimhaut mit geschichtetem Plattenepithel, der Submucosa, einer spärlichen inneren Ringmuskelschicht und einer kräftiger entwickelten äußeren Längsmuskelschicht. Der für die Sicherheit jeder Anastomosennaht so wichtige Serosaüberzug fehlt bei ihr. Die Speiseröhre wird in verschiedene Segmente unterteilt. Beim Kardiacarcinom interessiert vorwiegend das distale, unterhalb der Bifurkation gelegene Oesophagusdrittel, von dem ein kleiner Abschnitt intraabdominell gelegen ist. Die Gefäßversorgung des Oesophagus (Gloor, Palmer) ist spärlich und in den einzelnen Segmenten unterschiedlich. Die Blutversorgung des intraabdominellen Segmentes erfolgt von rechts her durch 1—3 Äste aus der Arteria gastrica sinistra und auf der linken Seite durch Äste der Arteriae gastricae breves. Hinzu kommen noch die Arteriae phrenicae, die aus der Bauchaorta entspringen. Ist die Durchblutung des Bauchabschnittes noch relativ günstig, so weist das unterste thorakale Segment eine äußerst spärliche Gefäßversorgung auf. Sie besteht aus einigen kleinen, direkt aus der Aorta oder manchmal auch aus den rechtsseitigen Intercostalarterien entspringenden Gefäßästen, den sog. Arteriae oesophagicae propriae. Das Ausmaß der arteriellen Blutversorgung an der Kardia kann erheblich variieren. Manchmal ist die Gefäßversorgung hier ebenso reichlich ausgebildet wie am Magen, mitunter brechen die Arterien aber auch an der Kardia wie an einer Grenze ab. Sicherlich gibt es auch Anastomosen zwischen den unteren Oesophagus-Arterien und den aus der A. gastrica sinistra stammenden Ästen.

Die Höhe der Anastomose an der Speiseröhre hat sich nicht nur nach der Carcinominfiltration zu richten, sondern muß auch die ernährenden Gefäße berücksichtigen. Bei der abdomino-thorakalen Kardiaresektion werden die aus der A. gastrica sinistra abzweigenden Äste und die Arteriae phrenicae immer unterbunden. Die Anastomose darf daher nicht am epiphrenalen Oesophagusabschnitt angelegt werden, weil sie dann durch eine mangelnde Durchblutung gefährdet wäre. Die Nahtverbindung muß höher, im Versorgungsgebiet der Arteriae oesophagicae propriae durchgeführt werden.

Wenn auch die Blutversorgung des Magens eine wesentlich bessere ist, muß bei der Mobilisation und Skelettierung sehr schonend und vorsichtig vorgegangen werden. Nach den Untersuchungen Kirschners genügt der Durchfluß der A. gastroepiploica dextra für die Ernährung des distalen Magenabschnittes. Die übrigen Arterien können ohne Gefahr unterbunden werden. Die zu grobe

Behandlung des Organs führt sehr leicht zu Thrombosen in den Venen des Magenrestes. Ferner können durch zu starken Klemmendruck lokale Nekrosen entstehen.

Die Frage nach dem besten und übersichtlichsten Zugang für die Entfernung des Kardiacarcinoms wird noch nicht einheitlich beantwortet. Einigkeit besteht jedoch darin, daß das Kardiacarcinom nur intrapleural radikal reseziert werden kann. Das extrapleurale Vorgehen (Bryant, Enderlen und v. Hacker, Heidenhain, Nassilow, Potarco, Quenu und H. Hartmann, L. Rehn) hat nur mehr historisches Interesse. Die von Holle und Heinrich entwickelte sog. subdiaphragmatische Fundektomie hat für die Operation des Kardiacarcinoms nur eine beschränkte Anwendungsmöglichkeit, da sie lediglich kleine, noch nicht den Oesophagus infiltrierende Tumoren zu entfernen erlaubt. Über abdominelle Kardiaresektionen bei kleinen, den Oesophagus nicht miteinbeziehenden Tumoren berichten außerdem De Amesti und Otaiza, Bandoski, Borchers, Clairmont sowie Marwedel.

Zweifellos wird die beste Übersicht und die größte Radikalität durch gleichzeitige Eröffnung der Bauch- und Brusthöhle garantiert. Ob man hier abdominothorakal, mit oder ohne Spaltung des Rippenbogens (Adams u. Mitarb., Borchers, Bordasch, Denk, Ebner, Garlock, Guleke, Hilgenfeldt, V. Hoffmann, Karcher, Kirschner, Köle, Mörl, Tanner, Winkelbauer) oder rein thorakal operiert und eine transdiaphragmale Laparotomie hinzufügt (Allison und Borrie, Chauncey, Churchill und Sweet, Denk, Frey, Garlock, Griessmann, Lezius, McNeer, Nakayama, Nissen, Payne und Clagett, Pack, Sweet), ist in der Hauptsache eine Frage der Einstellung des Operateurs und richtet sich nach den speziellen Gegebenheiten des Falles.

Wir bevorzugen die abdomino-thorakale Incision mit Durchtrennung des linken Rippenbogens und Spaltung des Zwerchfells und sehen hierin folgende Vorteile:

1. Die Operabilität des Tumors kann zunächst ohne Eröffnung der Brusthöhle durch eine kleine Oberbauchincision festgestellt werden, ein Vorteil gegenüber dem größeren Eingriff der Probethorakotomie zur Operabilitätsfeststellung.
2. Durch den großen übersichtlichen Zugang wird eine größere Radikalität und eine sichere Anastomosennaht gewährleistet.
3. Bei Inoperabilität des Tumors kann von der Oberbauchincision her ein entsprechender Palliativ-Eingriff durchgeführt werden.

Die Sprengung des Brustkorbgefüges mit Wundheilungsstörungen oder postoperativen Schmerzen am durchtrennten Rippenknorpel, die als Nachteil dieser Methode gelten, haben wir nur selten beobachtet. Sie sind sicherlich kein entscheidendes Gegenargument. Nissen sieht die Nachteile des abdomino-thorakalen Zuganges darin, daß bei rechter *Halb*seitenlagerung des Patienten nur 5—7 cm des unteren Speiseröhrenabschnittes zugängig sind, die für die Radikaloperation des Kardiacarcinoms nicht genügen. Ferner können durch Abdrängen des Herzens nach rechts Störungen der Herztätigkeit eintreten. Er bevorzugt daher den linksseitigen, transthorakalen und transdiaphragmalen Weg in rechter Seitenlage und nimmt den größeren transthorakalen Eingriff bei möglicher Inoperabilität des Carcinoms in Kauf. Die Ausdehnung des Kardiakrebses nach distal und die Krebsabsiedlung in die regionären Lymphknoten sowie in die Leber ist von der Thorakotomie her u. E. nicht ausreichend zu beurteilen. Ist der Tumor inoperabel und die Passage behindert, so muß zum Anlegen einer Magenfistel eine zusätzliche Laparotomie durchgeführt werden.

Holle empfiehlt die Kardiaoesophagusresektion nach Holmes-Sellors, bei dem in einem abdominellen Akt die Operabilität des Tumors festgestellt und der

Magen skelettiert wird. Im zweiten Operationsteil wird dann von einer rechtsseitigen Thorakotomie aus, die eine weit hinaufreichende Resektion der Speiseröhre erlaubt, der tumortragende Magen-Oesophagusabschnitt reseziert. DENK führt zunächst in Rückenlage des Patienten vom Abdomen her die Mobilisierung des Magens durch, verschließt die Bauchwunde und beendet den Eingriff durch eine linksseitige Thorakotomie im Bett der 7. Rippe.

Für die *Führung des Hautschnittes* ergeben sich mehrere Möglichkeiten:

1. Der Kirschnersche Angelhakenschnitt beginnt am Processus ensiformis als Rippenbogenrandschnitt links, überschreitet den Rippenbogen und setzt sich im Bett des 7. Intercostalraumes zur Scapulaspitze fort.
2. Linksseitige transrectale Incision, die über dem Rippenbogen in den 8. Intercostalraum abbiegt. Unter Umständen kann der Zugang noch durch einen supraumbilikalen Querschnitt erweitert werden.
3. Subcostale Incision links, auf die ein senkrechter Schnitt im Verlaufe des 8. Intercostalraumes aufgesetzt wird (NISSEN).
4. Beim thorakalen Zugang reicht der Schnitt im 7. Intercostalraum links von der vorderen Axillarlinie bis zur Paravertebrallinie.
5. Schräger linksseitiger Oberbauchschnitt, der im Bett der 8. Rippe bis in die hintere Axillarlinie ausläuft. Diese Schnittführung wird von uns angewandt.

Von vielen Chirurgen (CHURCHILL und SWEET, DENK, NISSEN, PACK und MCNEER, PAYNE und CLAGETT) wird nach Eröffnung der Brusthöhle der linke Zwerchfellnerv mit Novocain blockiert oder sogar gequetscht. Das Zwerchfell wird hierdurch ruhiggestellt und die Anastomose später durch die ständigen Kontraktionen nicht gefährdet. Wir haben eine Phrenicus-Blockade nie durchgeführt und dabei, wie auch LEZIUS berichtet, keine Nachteile gesehen. Der N. phrenicus ist u. E. unbedingt zu schonen, denn die Funktion des Zwerchfelles ist für die Ventilation besonders der basalen Lungensegmente von Bedeutung; postoperative Atelektasen und Bronchopneumonien werden hiermit verhütet.

Bei der transpleuralen, transdiaphragmalen Operationsmethode wird das Diaphragma gewöhnlich im Zentrum tendineum eröffnet und bis zum Hiatus gespalten. Die Bauchhöhle ist jetzt zugänglich, der Magen läßt sich mobilisieren und in die Brusthöhle vorziehen. Eine sorgfältige Blutstillung ist vor allem an den Schnittflächen der Zwerchfellschenkel erforderlich, da hier sehr leicht Sickerblutungen auftreten können.

Das Auslösen des Oesophagus aus dem Mediastinum muß äußerst vorsichtig geschehen, um nicht die spärlichen, zum Oesophagus ziehenden Gefäße abzureißen. Jede grobe Behandlung oder Quetschung der Speiseröhre, z. B. mit scharfen Klemmen, führt zu Wandschädigungen, die Durchwanderungsinfektionen, Perforationen und Nahtdehiszenzen nach sich ziehen. HARTENBACH empfiehlt die sofortige Durchtrennung der Speiseröhre oberhalb der Geschwulstinfiltration, um jeden Zug an ihr zu vermeiden. Führte der Tumor bereits zu einer Infiltration des Mediastinums, so ist seine Auslösung aus dem mediastinalen Bindegewebslager erschwert. Dabei reißt die kontralaterale Pleura sehr leicht ein. Ein solcher Pleurariß muß sofort nach Aufblähen der Lunge verschlossen und postoperativ durch eine Röntgenaufnahme der Lunge nach einem eventuell aufgetretenen Pneumothorax gefahndet werden.

Die distale Resektionsgrenze am Magen wird entsprechend der Ausdehnung des Carcinoms festgelegt und kann vor allem an der kleinen Kurvatur sehr weit nach unten greifen. Es kann sich dann die Frage ergeben, ob eine totale Gastrektomie der Radikalität wegen notwendig ist. Unsere Einstellung zur totalen Gastrektomie haben wir bereits mitgeteilt. Wir führen sie nur bei den „ultima-ratio"-Fällen aus und versuchen, möglichst einen, wenn auch nur kleinen Antrumrest zu erhalten. Meist läßt sich die Verbindung zwischen dem Magenrest und dem Oesophagus nach Mobilisierung des Duodenums ohne wesentliche Schwierigkeiten bewerkstelligen oder das Antrum nach der Methode von Nissen seitlich in die mit dem Oesophagus anastomosierte Jejunumschlinge implantieren. Für die spätere Verdauungsfunktion ist die Erhaltung der Duodenalpassage von sehr wesentlicher Bedeutung. Da das Carcinom der oberen Magenhälfte und der Kardia relativ häufig in die Lymphknoten des Ligamentum gastrolienale metastasiert, haben wir zur Wahrung der Radikalität bei allen Kardiaresektionen — ausgenommen zwei Fälle — die Milz exstirpiert.

Unter den *Todesursachen nach Kardiaresektion* nimmt die Nahtinsuffizienz die erste Stelle ein. Die Sicherheit der Anastomose zwischen Magen und Oesophagus hängt vorwiegend von einer sauberen und exakten Nahttechnik ab. Dabei ist den besonderen Eigenschaften des Oesophagus Rechnung zu tragen, der wegen seines fehlenden Serosaüberzuges, seiner spärlichen Gefäßversorgung und seiner leicht einreißenden Längsmuskulatur für eine Nahtverbindung nicht gerade ideale Voraussetzungen bietet. Eine geradezu pedantisch vorsichtige Behandlung der Speiseröhre ist notwendig. Schon bei grober Auslösung aus dem Mediastinum können Gefäße abreißen oder durch zu starken Längszug gedrosselt werden. Das Anlegen einer Klemme ist immer bedenklich und führt zu lokalen Nekrosen. Wir verwenden eine solche nicht, sondern halten den Oesophagus bis die Hinterwandnaht fertiggestellt ist, an dem später wegfallenden Magenteil leicht angespannt. Ein Minimum an Zug und Spannung läßt sich auch bei sorgfältigster Technik nie ganz vermeiden. Ehe die Anastomose ausgeführt wird, verschließen wir entsprechend dem Vorschlag Hartenbachs das Wundbett des hinteren Mediastinums durch Naht der mediastinalen Pleuraränder, die über dem Oesophagus gespalten wurden. Hierdurch wird die Infektionsgefahr des Mediastinalraumes vermindert und gleichzeitig die hintere Anastomosenfläche zusätzlich serös abgedeckt. Es gilt als Grundsatz, bei der Anastomose mit möglichst wenig Nähten auszukommen, um die an sich schon spärliche Durchblutung nicht noch zusätzlich zu drosseln. Die Naht wird allgemein zweischichtig mit Einzelknopfnähten durchgeführt. Die Nähte schneiden in der äußeren Längsmuskelschicht sehr leicht ein. Wichtig ist die allseitige Einscheidung der Nahtflächen mit Serosa, so daß eine schnelle Verklebung und Abdichtung gewährleistet ist. Dabei läßt sich der Magen manschettenförmig um die Anastomose ziehen. Mediastinale Pleura, Perikard, das Ligamentum pulmonale oder ein Netzzipfel können zusätzlich zur Abdeckung verwendet werden. Fortlaufende Anastomosennähte lehnen wir ab, da sie eine Verengung und Schrumpfung der Nahtstelle fördern.

Die Frage, ob der Oesophagus in der Durchtrennungslinie des Magens (End-zu-End) oder an der Magenvorder- oder -hinterwand (End-zu-Seit) implantiert werden soll, wird noch nicht einheitlich beantwortet. Sauerbruch hat auf Grund von Tierexperimenten die End-zu-End-Anastomose als unsicher verworfen. Die Gefahr einer postoperativen Stenose, die bei der Speiseröhre immer sehr groß ist und eine mühevolle und schwierige Nachbehandlung erfordert, ist bei der End-zu-End-Vereinigung, wie sie vor allem auch bei der sog. „Sandwich"-Methode von Lefèvre erfolgt, wesentlich größer. Wir führen daher, wie die meisten Operateure (Bordasch, Denk, Ebner, Garlock, V. Hoffmann, Holle und Heinrich, Humphreys, Karcher, Kirschner, Lezius, Mörl, Nissen, Rodler, Spath, Sweet) eine End-zu-Seit-Anastomose an der Magenvorderwand durch.

Um die gefürchtete Narbenstenose zu vermeiden, nehmen Garlock, Rodler und auch Sweet außerdem noch eine knopflochartige Excision an der Magenvorderwand vor, in die sie die Speiseröhre implantieren. Ashburn, Carey und Clagett, Hilgenfeldt, Payne und Clagett verwenden die End-zu-End-Anastomose und haben dabei anscheinend keine Nachteile gesehen. Hartenbach legt sogar größten Wert auf diese Technik, weil bei der Implantation der Speiseröhre in die Vorderwand die schmale Magenwandbrücke zwischen Anastomose und Resektionslinie schlecht ernährt sei. Spannung und Zug an der Nahtstelle können ihre Sicherheit erheblich belasten. Der Magenrest muß daher durch sog. Aufhängenähte abgestützt werden. Am besten fixiert man ihn an der mediastinalen Pleura und näht ihn zusätzlich in den Zwerchfellschlitz mit Zwirnsnähten zirkulär ein.

Es erwies sich uns als zweckmäßig, durch die Anastomose einen Polyäthylenschlauch ins Duodenum zu führen, der transnasal nach außen geleitet wird. Die Sonde kann gleichzeitig zum Absaugen von verschlucktem Speichel und Darmsäften in den ersten postoperativen Tagen und dann auch zum Verabreichen von Nährlösungen dienen; sie bleibt im Durchschnitt etwa 5 Tage liegen.

X. Die Wiederherstellung der Kardia

Die Zerstörung des physiologischen Kardiaverschlusses bei der Operation zieht für sehr viele Patienten die äußerst unangenehmen Erscheinungen einer Refluxoesophagitis nach sich. Diese können derart quälend sein, daß der Kranke, der durch die Operation Linderung seiner bisherigen Beschwerden erhofft hat, nunmehr enttäuscht erneut Schmerzen und Schluckstörungen in Kauf nehmen muß. Die Wiederherstellung des Kardia-Verschlußmechanismus stellt daher ein zentrales Problem in der modernen Kardiachirurgie dar.

Es ist keineswegs einfach, den komplexen Verschlußmechanismus durch operativ-technische Modifikation in idealer Weise nachzuahmen oder auch nur annähernd zu ersetzen, zumal es bisher nicht gelungen ist, den normalen Vorgang des Kardiaschlusses bis in die letzten Einzelheiten aufzudecken. Dieser Mechanismus ist auch heute noch Gegenstand lebhafter Kontroversen. Erschwert wird unsere Vorstellung dadurch, daß ein eigentlicher Sphinctermuskel wie z. B. der Pylorus am Magenausgang fehlt. Anatomisch versteht man unter „Kardia" den unmittelbaren Übergang des Oesophagusschlauches in den Magen, dort wo das Plattenepithel der Speiseröhre in das Zylinderepithel der Magenschleimhaut übergeht. Funktionell gesehen ist dieser Begriff jedoch wesentlich weiter gefaßt und beinhaltet alle die Elemente, die dem Verschluß und der Öffnung des Magenmundes dienen. Mit Untersuchungen über den Kardiaverschlußmechanismus haben sich u. a. Craighead, Dornhorst u. Mitarb., Fulde, Hayek, Imdahl, Kaiser, Kothe, Lerche, Marschand, H. Monges, Nauta, Rossetti, Watkins u. Mitarb. beschäftigt.

Es würde zu weit führen, Einzelheiten dieser Untersuchungen hier mitzuteilen, zumal bei Verlust der Kardia nur das mechanische Prinzip der spitzwinkligen Fornixincisur für die Rekonstruktion praktische Bedeutung erlangt. Die dynamische Funktion des terminalen Oesophagus läßt sich nicht ersetzen.

Die wichtigsten am Kardiaverschluß beteiligten Faktoren seien herausgestellt.

1. Das ganze terminale Speiseröhrensegment (epiphrenische Ampulle und Antrum cardiacum), das abhängig von In- und Exspiration wechselnde „Hochdruckzonen" aufweist (Imdahl).
2. Der rechte Zwerchfellschenkel, der halstuchartig die untere Speiseröhre umschlingt und eine Funktion ähnlich dem Levator ani ausüben soll (Kothe, oder „Hiatuszwinge" nach Rossetti).
3. Die sich überkreuzenden Fibrae obliquae des Magens, die das Speiseröhrenende zwischen sich fassen.
4. Der Hisssche Winkel und die durch ihn entstehende lippenförmig vorspringende Gubaroffsche Falte.

Bei In- und Exspiration verschieben sich jeweils die intrathorakalen und intraabdominellen Druckverhältnisse. Während der Einatmung nimmt der intrathorakale Druck und damit auch der Binnendruck in der epiphrenischen Oesophagusampulle ab. Gleichzeitig steigt durch die Zwerchfellverschiebung der intraabdominelle und intragastrale Druck an.

Unter diesen Bedingungen wäre ein kontinuierlicher Reflux von Mageninhalt möglich, wenn nicht gleichzeitig mit der intragastralen Druckerhöhung der Binnendruck im subhiatalen Oesophagusabschnitt, also im Antrum cardiacum ebenso ansteigen, der Hisssche Winkel verkleinert und zusätzlich die Speiseröhre durch die Kontraktion des rechten Zwerchfellschenkels zusammengepreßt würde (Imdahl, Kothe). Dieser Mechanismus wird noch durch die sich überkreuzenden Fibriae obliquae verstärkt, die eine Vertiefung der Incisura cardiaca bewirken und damit die Funktion der Gubaroffschen Klappe unterstützen. Ein tatsächlich wasserdichter Abschluß der Oesophaguseinmündung soll aber durch rosettenartig angeordnete Magenschleimhautfalten gewährleistet werden (Nauta). Retrograd kann dieser Sperrmechanismus nur gewaltsam überwunden werden, wenn der Druck im Magen sehr hohe Grade erreicht und pathologische Veränderungen im Hiatus bereits vorliegen (z. B. Hiatushernie). Dornhorst u. Mitarb. konnten nachweisen, daß die Kardia Druckwerten bis zu 80 mm Hg widersteht; erst dann kommt es zur Regurgitation von Mageninhalt. Während der Exspiration verschiebt sich die „Hochdruckzone“ in die suprahiatal gelegene epiphrenische Ampulle, die normalerweise während des Schluckaktes erschlafft. Unter normalen Umständen wäre also ein Reflux nur während des Schluckaktes zu erwarten (Imdahl).

Uns erscheinen die sehr eingehenden Untersuchungen des Kardiamechanismus von Fulde bedeutsam (s. Abb. 6 und 7). Die Pars abdominalis des Oesophagus (Antrum cardiacum, Bulbus antri cardiacae, ist in der elastischen, sehr beweglichen und gleitfähigen Membrana phrenico-oesophagea aufgehängt und bewegt sich synchron mit der Atmung innerhalb der Kardiazwinge des Zwerchfells hin und her. Fulde nimmt drei physiologische Sperren an. Die *erste Sperre* findet sich an der oberen Einstrahlungsstelle der Membran (Kardia superior diaphragmatica), die *zweite* wird durch die Kontraktion des Zwerchfelles hervorgerufen, die *dritte* Sperre wird durch die Schleimhautfalte gebildet, welche durch die schräge und exzentrische Einmündung der Speiseröhre in den Magen entsteht (Hissscher Winkel, Gubaroffsche Falte). Allein diese dritte Sperre verhindert im wesentlichen den oralen Rückfluß von Mageninhalt, in dem sie wie ein Rückschlagventil die Oesophaguseinmündung abdichtet.

Die noch nicht bis in alle Einzelheiten aufgeklärte nervöse Regulation der Kardiamechanik, ist für die Problematik nach Kardiaresektion weniger wichtig; sie wird daher an dieser Stelle nicht abgehandelt. Die größte praktische Bedeutung vor allem auch hinsichtlich der Wiederherstellung der Kardia, kommt ohne Zweifel diesem Klappenelement der dritten Sperre zu.

Die Plattenepithelauskleidung des Oesophagus ist im Gegensatz zur Magenschleimhaut nicht resistent gegenüber den Verdauungssäften. Ursprünglich nahm man an, daß hauptsächlich die Salzsäure des Magens ätzend auf die Speiseröhrenschleimhaut wirke, beobachtete aber dann die gleichen Veränderungen beim Rückfluß von Galle und Pankreassaft (Levrat, Lambert und Kirshbaum) und beim Übertritt von alkalischem Darmsaft, wie er z. B. bei der Oesophago-Jejunostomie nach totaler Gastrektomie vorkommt. Hieraus geht hervor, daß sich die peptische Komponente des Verdauungssaftes ebenso aggressiv verhält wie die Magensäure. Die vom Darm aus ascendierende bakterielle Infektion scheint demgegenüber von geringerer Bedeutung zu sein (NISSEN). Begünstigt wird der Reflux von Mageninhalt durch die beidseitige Vagotomie, die zwangsläufig bei der Oesophago-Kardiaresektion notwendig ist. Sie löst neben einer Dilatation des Oesophagus und Magens gleichzeitig einen Pylorospasmus aus, der

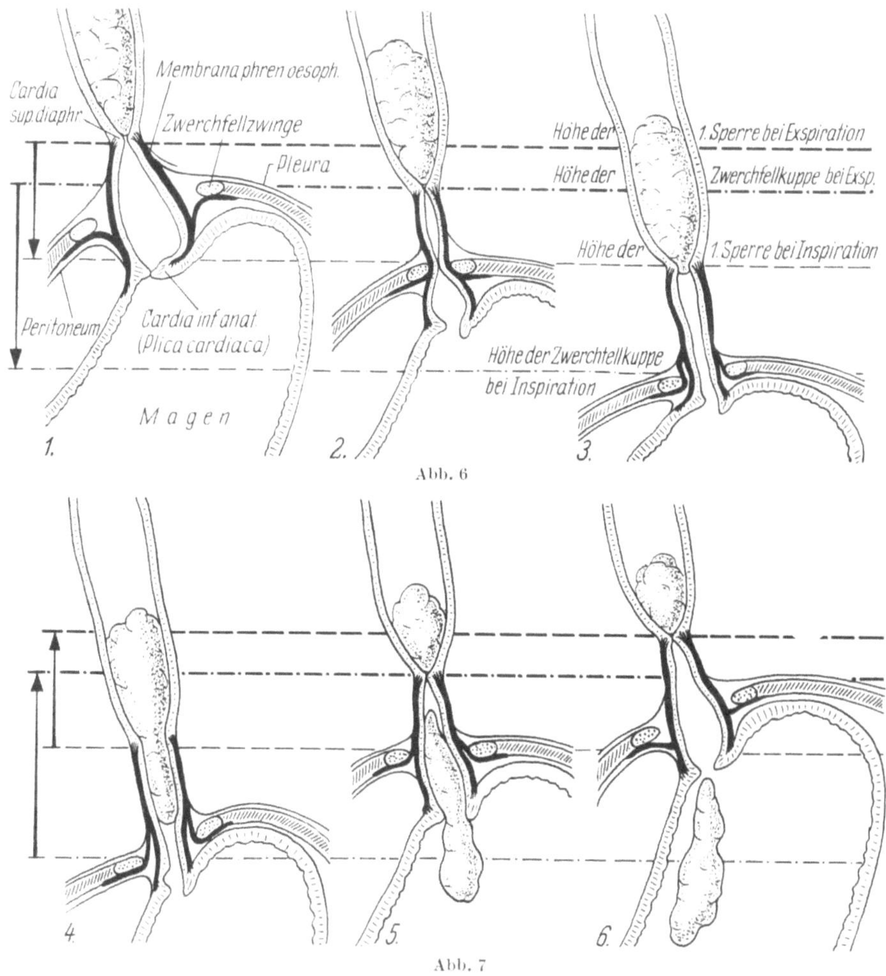

Abb. 6

Abb. 7

Abb. 6 u. 7. Die Phasen des Kardiaverschlusses nach den Untersuchungen von FULDE [Dtsch. Z. Chir. **242**, 580 (1934)]. *1.* Exspiration: Sperre 1 geschlossen, Sperre 2 offen, Sperre 3 geschlossen. *2.* Zwischen Ex- und Inspiration: Sperre 1 geschlossen, Sperre 2 geschlossen, Sperre 3 offen. *3.* Ende der Inspiration: Sperre 1 öffnet sich, Sperre 2 geschlossen, Sperre 3 offen. *4.* Beginnende Exspiration: Sperre 1 offen, Sperre 2 offen, Sperre 3 offen. *5.* Zwischen In- und Exspiration: Sperre 1 geschlossen, Sperre 2 offen, Sperre 3 offen. *6.* Ende der Exspiration: Sperre 1 geschlossen, Sperre 2 offen, Sperre 3 offen

zu einer Entleerungsverzögerung des Magens und zu einem Rückstau von Mageninhalt führt.

Fassen wir noch einmal zusammen. Die *Refluxoesophagitis nach Kardiaresektion* resultiert aus dem Zusammentreffen mehrerer Komponenten:

1. dem fehlenden Verschlußmechanismus,
2. dem aziden und peptisch wirkenden Magensaft und
3. der Entleerungsverzögerung des Magens durch Dilatation und Pylorospasmus.

Durch viele tierexperimentelle Untersuchungen und verschiedenartige Operationstechniken versuchte man, das Entstehen der Refluxoesophagitis zu verhindern. Es kommen dafür drei verschiedene Wege in Frage.

1. Die *Wiederherstellung des Kardiaverschlußmechanismus* durch plastische Operation an der oesophago-gastralen Anastomose.

Zur Rekonstruktion der zerstörten Kardia trachtete man, das aus dem Hissschen Winkel und der Gubaroffschen Falte gebildete Rückschlagventil nachzuahmen. Bereits Kirschner (1920) glaubte, durch schräge Implantation des Oesophagus in Form einer Witzelfistel einen Reflux verhindern zu können. Das Speiseröhrenende ließ er dabei ein kleines Stück ins Mageninnere hineinragen.

Ein im Prinzip ähnliches Verfahren stellt die von Nissen inaugurierte Gastroplicatio dar. Der Oesophagus wird portioartig ins Magenlumen eingestülpt, so daß er von einer Magenwandmanschette umkleidet ist. Sweet sowie Andreassen und Terkelsen verzichten auf die Manschettenbildung des Oesophagusendes und lassen es frei in den Magenrest hineinhängen.

Dillard, Griffith und Merendino umhüllen das Speiseröhrenende, das etwa 3—4 cm frei oder wandständig eingenäht ins Mageninnere vorragt mit einem Magenschleimhautmantel. Die so gebildete Papille wird bei Steigerung des Mageninnendruckes komprimiert und verschließt die Speiseröhrenöffnung.

Im Vergleich zu den vorgenannten Techniken kommen Watkins, Prevedel und Harper mit ihrer ,,Fischmaulklappe“ dem normalen Kardiaventil wesentlich näher. Sie kerben den unteren Oesophagus auf etwa 3 cm Länge schlitzförmig ein, vernähen die um 180^0 umgestülpten Schlitzränder und anastomosieren den Oesophagus end-zu-seit mit dem Magen. Dieses allseitig von Oesophagusschleimhaut umkleidete Ventil verhindert den Reflux von Mageninhalt.

Ein ähnliches *Operationsverfahren*, über dessen technische Einzelheiten wir anschließend berichten werden, wurde von Franke (1957) entwickelt. Entgegen der Technik von Watkins u. Mitarb. wird durch eine einfache Einstülpung von Magenwand ein Klappenventil geschaffen, dessen wesentlicher Vorteil in der allseitigen Umkleidung mit Magenschleimhaut besteht. Es hat sich nach unseren Erfahrungen bisher außerordentlich bewährt.

Holle und Heinrich streben die Wiederherstellung des Hissschen Winkels an, indem sie die Hinterwand des Oesophagus über eine mehrere Zentimeter lange Strecke auf der Vorderwand des Magens fixieren. Der Abstand der sero-serösen Nähte von der Mucosanaht ist dann größer als bei der vorderen Anastomosennaht. Abschließend wird die Kuppe des neugebildeten ,,Fundus“ am Zwerchfell eingenäht und damit der Hisssche Winkel noch ausgeprägter gestaltet.

Andere Chirurgen unternahmen den Versuch, anderweitig im Organismus vorkommende Klappenmechanismen, z. B. die Ileocöcalklappe zwischen Magen und Speiseröhre einzuschalten (Lee und Hunnicut, Lortat-Jacob, Canon, Nejarian u. a.). Die Ileocöcalklappe hat aber zur Verhütung der Refluxoesophagitis nicht voll befriedigt. Im Tierexperiment gelang es McGannon u. Mitarb., den Pylorus zwischen Oesophagus und Magenfundus zu implantieren und die Oesophagitis zu verhindern.

2. *Verminderung bzw. Ausschaltung des säureproduzierenden Abschnittes der Magenschleimhaut* oder die *Zwischenschaltung* eines gegenüber Magensaft weniger empfindlichen Darmteiles.

Versuche dieser Art wurden vorwiegend in Tierexperimenten geführt. Sie gehen von der Überlegung aus, den sog. ,,Funktionsmagen“ (gesamter Magen, außer Antrum) zu entfernen, um so die den Oesophagus reizenden Agenzien Salzsäure und Pepsin auszuschalten (Belsey, Ellis und Hood, Griessmann,

Hoag, Kiriluk und Merendino). Tatsächlich zeigten sich nach Resektion des Funktionsmagens geringfügigere oesophagitische Erscheinungen.

Ellis jr., Leven und Wangensteen entfernten dagegen nicht die salzsäureproduzierenden Corpus-Fundusabschnitte, sondern das Magenantrum in der Absicht, die gastrische Phase der Magensaftproduktion auszuschalten. Gleichzeitig wird auch mit einer Vagusdurchtrennung die reflektorische, cerebrale Phase der Magensekretion unterbunden.

Andere Versuchsserien überprüften die unterschiedliche Empfindlichkeit der Schleimhaut von Oesophagus, Jejunum bzw. Colon gegenüber dem sauren Magensaft. Durch Interposition einer Jejunumschlinge (Bandoski, Clathworthy, Dillard, Elliot, Girvin und Merendino, Sirak) oder von Colon transversum (Sirak, Clathworthy und Elliot) zwischen Oesophagus und Magenrest ließen sich oesophagitische Veränderungen vermeiden. Die Schleimhaut der interponierten Darmabschnitte bewies eine deutlich größere Widerstandskraft gegenüber der ätzenden und peptischen Wirkung des Magensaftes. Erst nach Stimulierung der Magensekretion kam es auch hier zu entzündlichen Veränderungen, Erosionen oder Ulcerationen.

Decker, Jentzer, Santy, Valdoni u. a. führten unter ante-aortaler Verlagerung der Speiseröhre eine hohe Oesophago-Gastrostomie aus, weil die Schleimhaut der oberen Oesophagusabschnitte unempfindlicher als die der unteren ist.

3. *Beseitigung des Pylorospasmus durch Pylorusspaltung.*

Der nach Vagusausschaltung auftretende Pylorospasmus führt zu einer verzögerten Magenentleerung, die ihrerseits den Reflux in den Oesophagus fördert. Dieser Spasmus soll durch eine Pyloromyotomie oder noch besser durch eine Pyloroplastik beseitigt werden. Die Wirksamkeit dieses zusätzlichen Eingriffes, der die Operationsbelastung in keiner Weise vergrößert, wird verschieden beurteilt. Die Mehrzahl der Chirurgen rät zu einer Pyloromyotomie (Clathworthy und Elliot, Ellis und Hood, Girvin und Merendino, Kaiser, Kühlmeyer, Lorbeck und Wense, Merendino und Dillard, Nissen, Sirak). Durch Hundeversuche konnten Merendino und Dillard beweisen, daß nach Kardiaresektion und gleichzeitiger Pyloroplastik die refluxoesophagitischen Veränderungen wesentlich seltener und in geringerem Grade auftreten. Die einfache Pyloromyotomie lehnen sie jedoch ab, da sie nur einen unvollkommenen Effekt habe.

Garlock und Klein, Payne und Clagett u. a. sahen nur geringe Vorteile in einer Pyloromyotomie bzw. Pyloroplastik für die Verhütung einer Refluxoesophagitis. Ihrer Meinung nach sind die Folgen der Vagotomie nur unwesentlich und verschwinden nach einer gewissen Zeit von selbst wieder. In unserem Krankengut haben wir in einer Operationsserie ohne Pyloromyotomie keine Entleerungsverzögerung des Restmagens beobachtet (Franke und Ney). Später wurde stets eine Pyloromyotomie hinzugefügt, da besonders nach ausgedehnten Resektionen mit nur kleinem Magenrest häufiger Erbrechen auftrat. Die Zahl der Vergleichsfälle ist jedoch zu klein und erlaubt noch keine endgültige Aussage.

XI. Die Technik der Kardiaresektion mit Bildung einer Ventilklappe nach Franke

1. Der abdomino-thorakale Eingriff wird in rechter Halbseitenlage des Patienten ausgeführt und die Bauchhöhle durch eine linksseitige schräge Oberbauchincision eröffnet. So ist eine genaue Einstellung des Situs und Beurteilung der Operabilität möglich. Läßt sich der Tumor noch entfernen, so wird der Schnitt über den linken Rippenbogen im Bett der 8. Rippe etwa bis zur hinteren

Axillarlinie verlängert. Nach Durchtrennung der Muskulatur wird die 8. Rippe reseziert und der Brustkorb eröffnet.

2. Nach Abdrängen der linken Lunge cranialwärts wird die Pleura mediastinalis bis in den unteren Bereich gespalten, die Speiseröhre vorsichtig mit dem Finger mobilisiert und mit einem Gummizügel angeschlungen. Nunmehr erfolgt nach Durchtrennung des Rippenknorpels die schrittweise Spaltung des linken Zwerchfelles zwischen Ligaturen bis in den Hiatus hinein. Einsetzen eines Rippensperrers. Bauch- und Brusthöhle sind jetzt weit geöffnet und bieten ein übersichtliches Operationsfeld. Die Milz wird, wenn die Radikalität es erfordert, entfernt. Es empfiehlt sich, die Milzexstirpation zu Beginn vorzunehmen, da die Übersicht im Operationsgebiet noch besser und die Gefahr einer Milzverletzung und -blutung umgangen wird. Vorerst wird die A. lienalis am oberen Pankreasrand aufgesucht und doppelt unterbunden. Das Ligamentum gastrolienale und die darin befindlichen Lymphknoten werden später zusammen mit dem Magen en bloc entfernt.

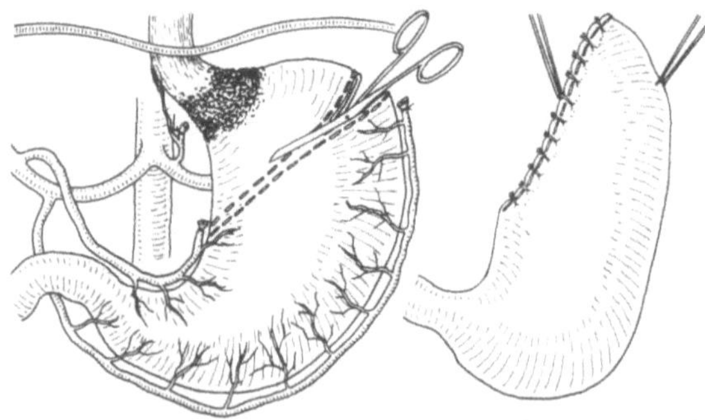

Abb. 8. Schräge Durchtrennung des Magens distal vom Tumor mit Zipfelbildung an der großen Kurvatur

3. Die Skelettierung des Magens an der großen und kleinen Kurvatur muß sich soweit distal erstrecken, daß die Resektionslinie 4—5 cm im Gesunden unterhalb des Tumors zu liegen kommt. Der Tripus Haleri wird dargestellt und die A. gastrica sinistra zwischen doppelter Ligatur durchtrennt. Die am Tripus Haleri liegenden Lymphknoten müssen sorgfältig ausgeräumt werden. Der tumortragende Magenabschnitt ist jetzt zirkulär mobilisiert.

4. Distal des Tumors wird der Magen schräg durchpetzt, so daß man an der großen Kurvatur einen fast spitz zulaufenden Magenzipfel erhält (s. Abb. 8). Die distale Petznaht wird durch eine zweischichtige Nahtreihe serosiert. Am cranialen Pol des so gebildeten Magenschlauches werden zwei Haltefäden im Abstand von 4—5 cm angelegt und der dazwischen befindliche, etwa ebenso lange Magenzipfel nach innen handschuhfingerartig eingestülpt. Damit der invaginierte Magenbürzel nicht wieder zurückgleiten kann, ist der entstandene Faltenring mit einigen Knopfnähten zu verschließen (s. Abb. 9). Die allseitig mit Magenschleimhaut umkleidete und gut ernährte Ventilklappe ist fertiggestellt. Bei Drucksteigerung und Füllung des Magens dichtet das Ventil die Oesophaguseinmündung ab und verhindert den Reflux von Mageninhalt.

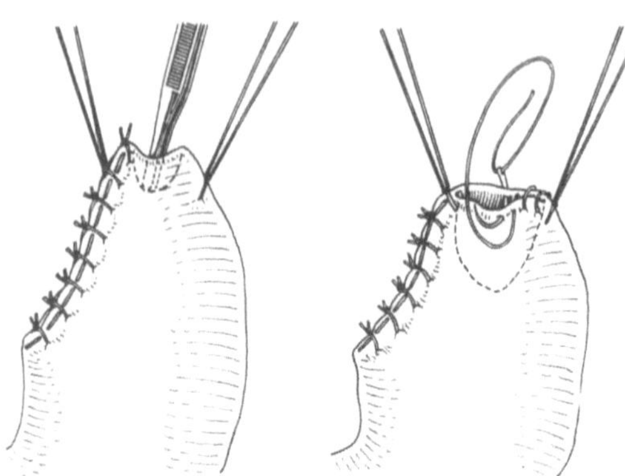

Abb. 9. Der „Magenzipfel“ wird als Ventilklappe nach innen handschuhfingerartig eingestülpt und der Faltenring durch Naht verschlossen

5. Der wegfallende obere Magenteil läßt sich jetzt nach cranial über den Rippenbogen umschlagen und wird von einem Assistenten mit leichtem Zug ge-

halten. Nun kann bei übersichtlichem Situs die Anastomose mit dem carcinomfreien Oesophagusabschnitt zuverlässig und sicher hergestellt werden (s. Abb. 10). Auf Einzelheiten der Nahttechnik an der Anastomose haben wir bereits hingewiesen. Wir führen grundsätzlich eine zweischichtige End-zu-Seit-Anastomose mit der Magenvorderwand aus, so daß die Ventilklappe von dorsal her die Speiseröhrenöffnung verschließen kann (s. Abb. 11). Nach Fertigstellung der Hinterwandnaht leitet man eine Polyäthylensonde durch die Nase nach außen und schiebt sie mit Hilfe einer langen Eckklemme durch den Pylorus in das Duodenum vor. Zum Schluß folgt die Pyloromyotomie.

6. Der durchtrennte Rippenbogen wird mit kräftigen Chromcatgutnähten adaptiert und das Zwerchfell mit Seidenknopfnähten verschlossen. Den oberen Magenteil, der spannungsfrei in der Brusthöhle liegen soll, fixiert man am Zwerchfell. Drainage der Brusthöhle im 10. Intercostalraum, die für 3—5 Tage liegen bleibt. Brust- und Bauchhöhle werden dann in Schichten geschlossen.

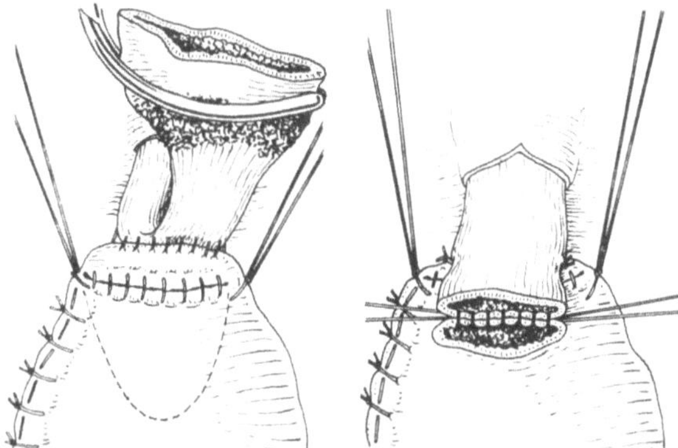

Abb. 10. Anastomose zwischen Oesophagus und Magen an der Magenvorderwand

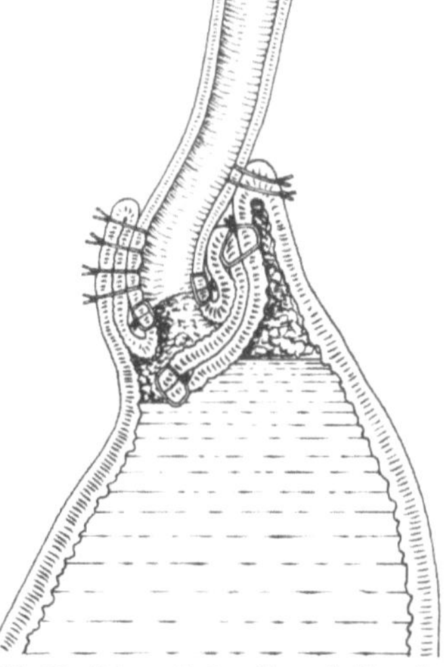

Abb. 11. Schematischer Querschnitt mit Darstellung der Ventilklappe vor der oesophagogastralen Anastomose

Die *Vorteile* dieser Operationsmethode bestehen darin, daß ein wirksamer Schutz gegen die Refluxoesophagitis durch das nicht schrumpfende, gut ernährte und allseitig mit Magenschleimhaut umkleidete Klappenventil ohne eine wesentliche Vergrößerung des operativen Eingriffes gewährleistet wird.

XII. Die Palliativoperationen beim Kardiacarcinom

Trotz aller Fortschritte der Kardiachirurgie ist die Zahl der nicht mehr operablen Patienten noch recht hoch. Für viele von ihnen — in unserem Krankengut 20% — kommen nur noch palliative Eingriffe in Betracht, die immer eine Notlösung bleiben müssen. Ihr Sinn liegt lediglich darin, das Passagehindernis an der Kardia zu umgehen und den Patienten vorm Hungertod zu bewahren. Eine entscheidende Lebensverlängerung wird durch sie nicht erreicht, so daß z. B. Hegemann zu bedenken gibt, ob man solche Eingriffe überhaupt vornehmen soll. Wir glauben jedoch, daß auch die Gastrostomie dem Kranken manchmal noch eine Erleichterung verschaffen kann und daß sie daher auch heute eine gewisse Berechtigung und ihre bestimmten Indikationsgebiete hat. Es stehen uns verschiedene Verfahren zur Verfügung, um bei einer Schluckstörung wenigstens eine bescheidene Ernährung bis zu dem bevorstehenden Tode des Kranken zu ermöglichen.

1. Die *Ernährungsfisteln* am Magen oder Jejunum im Sinne einer Witzel- oder Kaderfistel stellen dabei sicherlich das schlechteste Verfahren dar und sind nur bedingt als Linderungsmaßnahme für die Schluckstörung anzuerkennen. Sie belasten den Patienten psychisch ganz erheblich und führen ihm seinen elenden und ausweglosen Zustand ständig vor Augen. Es sollte nur dann eine Gastrostomie oder Jejunostomie vorgenommen werden, wenn dem Kranken eine größere Palliativoperation nicht mehr zumutbar ist und wenn er selbst flüssige Speise nicht mehr schlucken kann.

Die Operationsmortalität liegt bei den Witzelfisteln höher als bei der Radikaloperation. Wir haben bei 28 Patienten mit inoperablem Kardiacarcinom eine Witzelfistel und bei drei eine Jejunumfistel angelegt; die Operationsmortalität betrug 22,5%. Etwa ähnliche Zahlen werden auch von anderen Autoren berichtet.

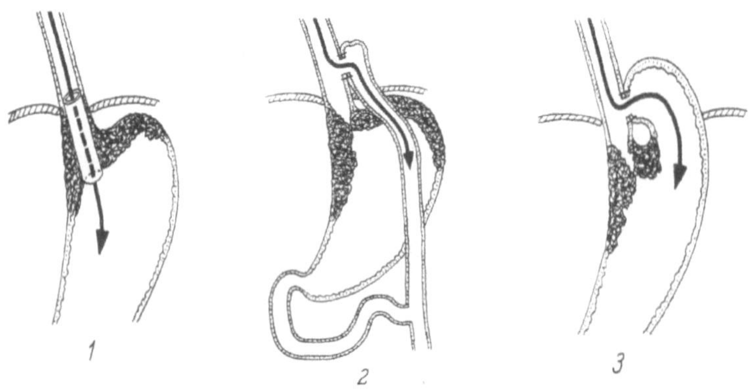

Abb. 12. Palliative Operationen beim Kardiacarcinom [nach einer Abbildung aus W. Schmitt, Zbl. Chir. 77, 2052 (1952)]. *1* Tubus nach Souttar; *2* Oesophago-Jejunostomie; *3* Umgehungsanastomose mit der großen Magenkurvatur

2. Die *Umgehungsanastomosen* (s. Abb. 12) wurden erst in den letzten 20 Jahren im Zuge der Entwicklung der modernen Kardiachirurgie ausgebaut. Sie ermöglichen im Gegensatz zu den äußeren Ernährungsfisteln wieder ein fast normales Schlucken. Allerdings ist die operative Belastung für den Kranken nicht unerheblich und kann ihm nur noch bei relativ gutem Allgemeinzustand zugemutet werden. Aus diesen Gründen haben sich diese Verfahren in Deutschland bisher nur zögernd durchgesetzt. Wir selbst haben sie noch nie ausgeführt. Allison, Sweet, Tanner u. a. umgehen den Kardiastop durch eine Seit-zu-Seit- oder End-zu-Seit-Anastomose zwischen dem Oesophagus und einer nach Roux ausgeschaltenen Jejunumschlinge. Der Dünndarm kann dabei retro- oder antecolisch hochgezogen werden. Carswell u. Mitarb. haben dieses Verfahren modifiziert und anastomosieren zwischen Speiseröhre und Magenfundus eine isolierte, isoperistaltische Jejunumschlinge. Dabei bleibt die für die Nahrungsnutzung wichtige Passage des Duodenums erhalten. Denk mobilisiert die große Kurvatur und führt eine Seit-zu-Seit-Anastomose zwischen Oesophagus und Magenfundus aus. Die Mitteilungen über derartige Operationen sind nicht sehr zahlreich; meist wird nur über Einzelbeobachtungen oder kleinere Statistiken berichtet.

3. Die normale Nahrungspassage läßt sich auch erhalten, wenn man eine *Röhre* durch die Tumorstenose vorschiebt. Erstmals hat Souttar diesen Weg beschritten und mit Hilfe des Endoskopes einen Tubus aus Hartgummi in die Stenose eingelegt. Durch diesen kleinen Eingriff wurde die normale Magen-Darm-

passage bedingt wieder hergestellt und gleichzeitig eine geringe Lebensverlängerung erzielt. Bei Verlegung des Tubus durch fortschreitendes Tumorwachstum muß unter Umständen ein neuerer und längerer eingeführt werden. Als mögliche Komplikation dieser Methode kommen eine Blutung, Perforation des Tumors und Abrutschen des Tubus in Betracht.

In der letzten Zeit häufen sich die Mitteilungen über die Anwendung von Polyäthylenschläuchen zur Beseitigung der Tumorstenose (Blaha, Grewe und Kremer, Heimlich). Grewe und Kremer haben ein solches Verfahren aufgegriffen und legen einen Plastikschlauch vom Magen aus in den stenosierten Oesophagus. Auch mit dieser Operation, die für den Patienten wenig belastend ist, kann eine äußere Ernährungsfistel vermieden werden. Bei inoperablem Kardiatumor eröffnet man den Magen zwischen zwei Haltefäden. Vom Anaesthesisten wird ein nicht zu dicker Magenschlauch durch den Oesophagus bis in den Magen vorgeschoben und an diesem die Kunststoffprothese mit einer Naht befestigt. Mit Hilfe des Magenschlauches wird die Röhre in den stenosierten Oesophagusabschnitt zurückgezogen und mit zwei Knopfnähten an der Magenvorderwand angeheftet. Das Abgleiten des Schlauches wird damit verhindert. Bezüglich technischer Einzelheiten der Operationsmethode verweisen wir auf die Originalarbeit von Grewe und Kremer. Bei extremer Stenose ist das Verfahren nicht mehr anwendbar. Der Innendurchmesser des Schlauches soll 10 mm nicht unterschreiten. Problematisch scheint noch die sichere Verankerung der Prothese zu sein. Wir haben an der Chirurgischen Klinik der Freien Universität Berlin diese Palliativoperation bei inoperablen Kardiacarcinomen bereits mehrfach ausgeführt und können unsere ersten Erfahrungen als zufriedenstellend bezeichnen.

Das Adeno-Carcinom der Kardia ist gegenüber Röntgenstrahlen kaum empfindlich, so daß auch die „*Palliativbestrahlung*" beim inoperablen Tumor wenig Sinn hat. Sie wird von Buff für das Kardiacarcinom unbedingt abgelehnt. Schindler, Schlosberg und Benjamin berichten allerdings über einige Fälle von inoperablem Kardiakrebs, bei denen die Röntgenbestrahlung eine subjektive Besserung und ein Verschwinden der Dysphagie brachte. Eine Verbesserung der Strahlentherapie kann vielleicht von der Bestrahlung mit dem Betatron oder der Kobaltbombe erzielt werden. Durch die weitgehende Schonung der Haut und die geringe Belastung des Patienten können größere Strahlendosen an den Krebsherd herangetragen werden. Köle und Kronberger erhoffen sich vor allem von der Strahlentherapie nach Entfernung des Tumors einen Erfolg, da zurückgelassene carcinomatöse Lymphknoten oder Lymphbahnen noch erfaßt und zerstört werden können. Winkelbauer hat, um die unbefriedigenden Ergebnisse zu verbessern, eine cytostatische Behandlung kombiniert mit einer Röntgenbestrahlung des Lymphgebietes prä- und auch postoperativ erwogen. Die Zukunft wird es zeigen, ob diese Methoden einen wirklichen Fortschritt für die Ausrottung des Magencarcinoms darstellen.

XIII. Präoperative Behandlung

Bei der Vorbereitung des Patienten auf die Operation sind zunächst die Störungen im Eiweiß-, Elektrolyt- und Hormonhaushalt zu beseitigen, die sich als Folge des konsumierenden Krebsleidens und der ungenügenden Nahrungsaufnahme eingestellt haben. Der glatte, postoperative Verlauf gerade nach einem so großen, belastenden Eingriff wie einer Kardiaresektion ist sehr wesentlich von möglichst optimalen Verhältnissen im Blut-Eiweiß-Bild abhängig. Um das Ausmaß einer Hypalbuminämie bzw. Dysproteinämie erfassen zu können, ist die Durchführung einer Serumelektrophorese unerläßlich. Eine Verminderung des Serumalbumins auf 40—50 Relativ-Prozent erfordert eine ausgiebige Eiweißsubstitution in Form von Blut- und Plasmakonserven. Ist der Albuminwert unter 40 Relativ-Prozent abgesunken, so ist das ein ominöses Zeichen; in diesen Fällen müssen präoperativ mindestens 10—12 Blut- bzw. Plasmakonserven transfundiert werden. Aber auch den Globulin-Fraktionen ist entsprechende Beachtung zu schenken. Die Zunahme der α_2- und γ-Fraktion läßt ohne weiteres eine Progredienz des Carcinoms erkennen. Ist gleichzeitig aber das α_1-Globulin erhöht, so kann noch mit gewissen Abwehrreserven des Organismus gerechnet werden, ist es erniedrigt, so ist der Tumor schon weit fortgeschritten und inoperabel (HARTENBACH). Neben der parenteralen Eiweißzufuhr ist eine calorienreiche Nahrung zu verabreichen. Hierzu stehen uns heute ausgezeichnete Sonden-Nährpräparate zur Verfügung, die neben den wichtigsten essentiellen Aminosäuren, Kohlenhydrate, Mineralsalze und Vitamine in ausreichender Dosierung enthalten. Diese Nährlösungen können auch Patienten mit bereits ausgeprägter Kardiastenose noch schlucken. Eine präliminare Jejunumfistel zur Ernährung der kachektischen Patienten halten wir heute nicht mehr für notwendig. Die Störungen des Eiweiß-Haushaltes lassen sich neuerdings durch eiweiß-anabole Hormone im Sinne eines gesteigerten Proteinansatzes beeinflussen. Wir verabreichen grundsätzlich bei allen Carcinom-Patienten Anabolica (Dianabol, Durabolin, Primobolan u. a.).

Eine sekundäre Anämie ist durch Transfusion einer entsprechenden Anzahl von Blutkonserven zu beheben. Bei den Störungen im Elektrolythaushalt interessieren vor allem die Kalium-Werte, die bei Verminderung entsprechend substituiert werden müssen. HARTENBACH unterzieht seine Patienten präoperativ Funktionsprüfungen, die eine Beurteilung der Nebennierenrindenleistung erlauben. In fortgeschrittenen Stadien steigen die Glucocorticoide auf eine ACTH-Infusion überschießend an und weisen auf eine erhöhte Operations-Gefährdung hin. Fehlt aber die Stress-Reaktion auf die ACTH-Verabreichung, so ist das Carcinom auch bereits technisch als inoperabel anzusehen. Diese abgeschwächte oder fehlende Stress-Reaktion hat aber nur Bedeutung bei gleichzeitigem Eiweiß- und Elektrolyt-Defizit.

Meist sind die Patienten mit Kardiacarcinom älter; infolgedessen ist die Leistungsbreite von Herz, Kreislauf, Nieren und Lunge eingeschränkt. Außer der Anamnese geben eine Röntgenaufnahme der Thoraxorgane, das EKG, eine Lungenfunktionsprüfung sowie ein Volhardscher Wasser- und Konzentrationsversuch hierüber Aufschluß. Entsprechend ist eine Stützung des Herzens mit Strophanthin oder Digitalis notwendig. Zur Verbesserung der Lungenfunktion, insbesondere bei Emphysem oder chronischer Bronchitis sind atemgymnastische Übungen, Inhalationen und Broncholytica zweckmäßig.

Um einen ausreichenden Antibiotica-Schutz zu erreichen, geben wir bereits präoperativ Antibiotica. Manche Autoren empfehlen Mund- und Oesophagusspülungen, um ein einigermaßen keimfreies Operationsgebiet zu erhalten. Ferner verabreichen wir jedem Patienten vor dem Eingriff mehrere Tage lang 500 mg Vitamin C und eine Ampulle B-Vitamin-Komplex.

Bei Krampfadern werden bereits vor der Operation Zinkleimverbände angelegt; eine Antikoagulantien-Prophylaxe führen wir generell nicht durch.

Gründliche, präoperative Vorbereitung entscheidet häufig über das Schicksal des Kranken und erfordert daher äußerste Sorgfalt.

XIV. Die postoperative Nachbehandlung

Zur Verhütung postoperativer Komplikationen, die dem Patienten in meist vorgeschrittenem Lebensalter und reduziertem Kräftezustand im besonderen Maße drohen, ist eine exakte Überwachung und Pflege des Operierten unerläßlich.

Diese läßt sich am ehesten auf einer sog. „Wachstation“ durchführen, die über besonders geschultes Pflegepersonal verfügt.

Die *Ernährung* des Patienten ist in den ersten postoperativen Tagen eine vorwiegend intravenöse. Sie muß bei einer sorgfältig ausgewogenen Flüssigkeitsverabreichung neben Calorien- und Vitaminzufuhr eine genaue Elektrolytsubstitution berücksichtigen. Hierzu stehen uns Glucose- und physiologische Kochsalzlösungen, spezielle Elektrolytgemische und 5%ige Alkohollösungen zur Verfügung. Gerade bei der Kardiaresektion, die eine längere Infusionstherapie erfordert, ist ein zuverlässiger und störungsfreier venöser Zugang unerläßlich. Wir benutzen dazu meist das sog. „Venoflexsystem“, bei dem ein dünner Polyäthylenschlauch mittels einer troikartartigen Kanüle durch eine Cubitalvene bis in die Vena cava vorgeschoben wird (OPDERBECKE und BARDACHZIE). Von ebenso großer Bedeutung ist auch noch postoperativ die ausreichende Eiweißzufuhr. Mindestens 500 cm^3 Blut oder Plasma im Wechsel, unter Umständen unterstützt durch Aminosäuregemische muß der Kranke täglich erhalten. Wundheilungsstörungen, infektiöse Komplikationen wie Parotiden und Enterocolitiden lassen sich bei ausreichenden Eiweißreserven weitgehend vermeiden. Zusätzlich empfiehlt KARCHER eine Leberschutztherapie mit Methionin und Cholin sowie Percorten bzw. ACTH.

Am 3. Tage nach dem Eingriff beginnen wir mit der Zufuhr von physiologischer Kochsalzlösung durch die liegende Nasensonde als Tropfinfusion in einer Menge von 300—500 cm^3 täglich. Am 4. und 5. Tage, wenn die Darmtätigkeit wieder in Gang gekommen ist, werden durch die Sonde geringe Mengen Rotwein oder Sondenkost (z.B. Biosorbin) verabreicht. Zwischen dem 5.—7. Tage wird die Polyäthylensonde entfernt. Jetzt kann mit vorsichtigem und schluckweisem Trinken von Tee begonnen werden. Nach dem 7. Tag wird Schleim und ab 9.—10. Tage Brei zugegeben. Eine leichte Kostform bei gleichzeitiger Gabe von Fermentpräparaten wird am Ende der 3. Woche vertragen.

In den ersten Tagen kann durch die Nasensonde Magensekret abgesaugt werden, um die Anastomosennaht zu entlasten. KÖLE hat hierzu eine „Magendoppelsonde“ angegeben, deren kürzeres Ende bis zur Mitte des Magenstumpfes reicht, während der längere Sondenteil im Duodenum liegt. Die Sonde dient einerseits der Sekretabsaugung, andererseits der Flüssigkeitszufuhr unter Umgehung der Anastomose. Die transnasale Polyäthylensonde wird von fast allen Operateuren verwendet. Sicherlich vermag sie gelegentlich die Heilungsvorgänge an der Anastomose durch den ständigen Druck zu stören und soll deshalb nicht zu lange liegen bleiben. Ihre durchschnittliche Verweildauer wird mit 5—8 Tagen angegeben.

Der Darmtätigkeit ist in gleichem Maße Aufmerksamkeit zu schenken, weil als Folge der Vagotomie sehr leicht eine Magen-Darmatonie entstehen kann. Daher ist die Verabreichung von Bepanthen, Mestinon oder Prostigmin notwendig.

Auch Lungenkomplikationen (Atelektase, Broncho-Pneumonie, Pleuraerguß) treten nach dem Zweihöhleneingriff mit Zwerchfelldurchtrennung leichter auf. Die wichtigste Prophylaxe ist eine ausgiebige Atemgymnastik und Expektoration unter Anleitung. Diese Maßnahmen werden durch Inhalationen (Bronchitiskessel, Aerosol), Broncholytica und Expektorantien unterstützt. Die Thoraxsaugdrainage kann meist am 3. bis 5. Tage nach anfangs täglicher Röntgenkontrolle der Lunge entfernt werden. Häufig ist auch danach noch eine tägliche Röntgenüberwachung notwendig. Fleißige Bewegungsübungen im Bett und Frühaufstehen fördern die Blutzirkulation und verhindern Thrombosen. Die Behandlung mit Antibiotica ist unerläßlich, da die großen Wundflächen des Zweihöhleneingriffes stark infektionsgefährdet sind.

XV. Postoperative Komplikationen, Operationsmortalität

Die Infektion der Operationshöhlen ist seit Einführung der Antibiotica als postoperative Komplikation gegenüber früheren Zeiten weit in den Hintergrund getreten. Gefährlich bleibt aber nach wie vor die Nahtinsuffizienz, die durch eine fehlerhafte Nahttechnik oder durch Wandnekrosen an Oesophagus und Magen auf dem Boden von Zirkulationsstörungen auftreten kann. Sie ist auch heute noch die Hauptursache der postoperativen Todesfälle, muß aber nicht unbedingt immer zu einem letalen Ausgang führen. Treten nach anfänglichem Wohlbefinden Zeichen einer Peritonitis oder Pleuritis auf, so liegt meist eine Insuffizienz an der Anastomose vor. Die Diagnose ist mitunter sehr schwierig, weil die Symptome durch die Antibioticaverabreichung leicht verschleiert werden können. Je eher die Gefahr erkannt und je schneller gehandelt wird, desto größer sind die Chancen, der Infektion Herr zu werden. Die Nahtdehiszenz kann durch einen Schluck eines dünnflüssigen Kontrastmittels (z. B. Gastrografin, Propyliodem) gesichert werden; man erkennt deutlich den Übertritt des Röntgenbreies in die Pleura- oder Bauchhöhle. Die Nahtstelle ist sofort ausreichend durch eine der beiden Höhlen zu drainieren. Dabei sollen Verwachsungen nicht gelöst werden, um nicht einer generalisierten Ausbreitung des Infektionsprozesses Vorschub zu leisten. Durch ständiges Absaugen des Restmagens und der Speiseröhre ist die Anastomose trocken zu legen. Die Ernährung muß parenteral oder durch eine Jejunumfistel erfolgen. Mit dieser Behandlung, die unter Umständen wochenlang durchgeführt werden muß, gelingt es nicht allzu selten, das Leck an der Nahtstelle wieder abzudichten. Als Spätfolge resultiert dann meist eine Narbenstriktur. Über erfolgreiche Behandlung von Nahtinsuffizienzen berichten HARTENBACH, NISSEN, SPECHT u. a.

Tabelle 9. *Mortalität bei allen Eingriffen wegen kardianahen Carcinomen*

Operation	Zahl	Mortalität	
		Zahl	%
Kardiaresektion .	51	6	11,76 } = 10,4
Totale Gastrektomie	15	1	6,7 }
Ernährungsfistel .	31	7	22,58
Probelaparotomie .	57	1	1,75
Gesamt	154	15	9,74

Lungenkomplikationen wie Atelektasen, Pleuraergüsse, Bronchopneumonien usw. sind nach dem Zweihöhleneingriff sehr häufig, meist aber durch eine gezielte Therapie zu beherrschen.

Thrombosen und Lungenarterienembolien treten nach Kardiaresektionen nicht häufiger auf als nach anderen operativen Eingriffen.

Die kardiovasculären Störungen halten sich in etwa mit den Lungenkomplikationen die Waage. Fast immer haben die doch meist älteren Patienten ein geschädigtes Herz oder ein arteriosklerotisches Gefäßsystem. Eine entsprechende vorbeugende Behandlung ist notwendig.

Störungen seltener Art sind Pankreasnekrosen, die nach operativen Manipulationen am Pankreas selbst oder nach einer zu weit zentral durchgeführten Unterbindung der Milzarterie auftreten können, ferner tödliche Blutungen z. B. aus der Milzarterie oder aus dem durchgeschnittenen Zwerchfellschenkel (DE AMESTI und OTAIZA, LEZIUS, SAUER und ROSENAUER). Auf die Gefahr einer akuten Magendilatation nach Vagusdurchtrennung weist WINKELBAUER hin. Sie kann zur Atembehinderung, Verlagerung des Mediastinums und zu Herzrhythmusstörungen führen. Die Behandlung besteht in der Absaugung des Mageninhaltes und in der Injektion von Acetylcholin.

Wundinfektionen mit Serombildungen oder Fadeneiterungen stellen keine großen Gefahren dar. Nahtdehiszenzen, die meist bei Patienten in schlechtem Ernährungszustand durch eine Eiweißverarmung entstehen, werden nicht selten beobachtet und sind fast immer ernst zu beurteilen.

Die nicht tödlichen Komplikationen nach Kardiaresektionen setzen sich in unserem Krankengut folgendermaßen zusammen:

Von 45 die Operation überlebenden Patienten hatten 25 = 55,5% nicht die geringsten Komplikationen aufzuweisen. Bei 20 Kranken = 44,4% traten postoperativ Störungen auf. Davon waren 13 = 59% Lungenkomplikationen meist leichterer Art (Atelektasen, Winkelergüsse, Bronchitiden, Bronchopneumonien, Lungenarterienembolien), 9 = 41% Wundheilungsstörungen (Serome, Fadenfisteln, einmal Nahtdehiszenz). Herz- und Kreislaufkomplikationen waren keine zu verzeichnen.

Von 51 Patienten mit Kardiaresektion bzw. subtotaler Gastrektomie mit Oesophago-Antrostomie verloren wir postoperativ sechs. Die primäre *Mortalität* — wir verstehen darunter alle während des Klinikaufenthaltes verstorbenen Kranke — beträgt demnach nur **11,76%** (s. Tabelle 9). Die Todesursachen dieser Verstorbenen — alle durch Sektion bestätigt — waren:

Dreimal Nahtinsuffizienz.
Einmal akute Pankreasnekrose.
Einmal Herzinsuffizienz.
Einmal abscedierende Bronchopneumonie, Parotitis.

Die nebenstehende Tabelle (Tabelle 10) gibt einen Überblick über die in der *Weltliteratur* veröffentlichten *Mortalitätszahlen.* Nach einer Umfrage GÜTGEMANNs (1953) an die führenden Chirurgen des In- und Auslandes ist die durchschnittliche Operationsmortalität beim Kardiacarcinom 26,1%. Mit zunehmender Erfahrung des einzelnen Operateurs wurden chirurgisch-technische Fehler vermeidbar, so daß die Mortalität in den letzten Jahren fühlbar gesenkt werden konnte. Vor allem wird auch die Frühdiagnose zu weiteren Erfolgen beitragen, wenn die Patienten rechtzeitig in gutem Allgemeinzustand zur Operation kommen, der Tumor noch auf die inneren Wandschichten beschränkt und noch keine ausgedehnte, lymphogene Metastasierung erfolgt ist.

Tabelle 10. *Operationsmortalität nach Kardiaresektion aus dem Schrifttum*

Autor	Resektionszahl	Mortalität	
		n	%
CLAIRMONT (1926)	7	6	85,7
DE AMESTI u. OTAIZA (1948)	14	8	57,14
GRIESSMANN (1956)	18	10	55,55
ALLISON u. BORRIE (1948)	49	26	53
GARLOCK (1944)	31	16	51,6
UNGEHEUER (1957)	31	12	38
PACK u. MCNEER (1948)	62	21	33
DENCK u. HELMER (1958)	—	—	32,5
Bei Resektionen nach 1951 nur noch			23
KARCHER (1955)	75	24	32
KUNTZEN (1956)	31	9	29
LEZIUS (1948)	7	2	28,6
HOLDER u. GRIMSEHL (1960)	107	30	28
PETROVSKI (1948)	11	3	27,3
LE ROUX u. KNOTHE (1962)	170	43	25,3
RAPANT (1958)			25
GARLOCK u. KLEIN (1954)	89[1]	22	24,7
BANDOSKI (1961)	12	4	23,5
DECKER u. Mitarb. (1955)	27	6	22
CHAUNCEY (1954)	23	5	21
ADAMS u. Mitarb. (1953)	69		20,3
FREY (1951)	30		20
GÜTGEMANN (1953)	35	7	20
SPATH u. CESNIK (1962)	81[2]		19,2
KRAUSS (1953)	27	5	18,5
BUFF (1954)	22	4	18,2
CAREY u. CLAGETT (1955)	131	22	16,7
EBNER (1952)	6	1	16,4
RAFFL u. KELLY (1953)	81[2]		14
PAYNE u. CLAGETT (1948)	39	5	13
WU u. LOUCKS (1951)	24	3	12,5
SWEET (1954)	167[1]		12
NAKAYAMA (1960)	841[1]	40	4,8
Verfasser	51	6	11,76

[1] Unteres Oesophagus- und Kardiacarcinom.
[2] Einschließlich totaler Gastrektomie.

XVI. Die Folgeerscheinungen nach Kardiaresektion

Alle Spätkomplikationen, die nach Kardiaresektion auftreten können, wurzeln letzten Endes in dem gestörten Verschlußmechanismus der Kardia. Am häufigsten sind die postoperative Refluxoesophagitis und die Stenose an der gastro-oesophagealen Anastomose, deren Auftreten nicht die Ausnahme, sondern eher den Regelfall darstellt (Nissen).

Die pathologischen und klinischen *Auswirkungen des Magensaftrefluxes in den Oesophagus* wurden erstmals von Barret und Franklin sowie Allison erkannt. Im Gegensatz zur Schleimhaut des Magens und Duodenums, die als einzige Gewebsstruktur des Organismus der peptischen Andauung zu widerstehen vermag, wird die Oesophagusschleimhaut durch die ständige Benetzung mit Magensaft entzündlich alteriert. Dabei wirkt es sich aber günstig aus, daß nach Entfernung eines mehr oder weniger großen Magenabschnittes und nach gleichzeitiger Vagotomie der Magensaft subacide ist und weniger ätzend auf die Speiseröhrenschleimhaut wirkt, wie denn auch ausgeprägtere refluxoesophagitische Veränderungen vorwiegend bei Hiatushernien mit Kardiainsuffizienzen gefunden werden. Es entsteht zunächst eine akute Oesophagitis, die Erosionen und frischen Ulcera den Boden bereitet. Im Laufe der Zeit wird die Schleimhautentzündung chronisch, und die Ulcera nehmen einen callösen Charakter an. Aus dieser Entwicklung läßt sich eine ganze Kette von Komplikationen ableiten: die Blutung, die Perforation eines Geschwürs und die Stenose. Foudroyante Blutungen oder Perforationen nach Kardiaresektion scheinen jedoch nur selten vorzukommen. Okkulte Blutungen aus Erosionen oder Ulcera sind dagegen häufiger.

Die Tendenz zur narbigen Struktur an der Oesophagus-Magen-Anastomose wird u. E. in der Hauptsache durch die refluxoesophagitischen Wandveränderungen gefördert. Fehlt dieser ständige Reiz, so bildet sich nur selten eine schwere Verengung an der Anastomose aus. Wir sahen eine hochgradige Stenose nur bei einem unserer Patienten. Nach längerer Bougierung ließ sie sich so weit dehnen, daß der Kranke wieder ohne Beschwerden schlucken konnte, sich erholte und an Gewicht zunahm. In drei weiteren Fällen war eine relative Einengung an der Anastomose festzustellen, die sich nur durch gelegentliche, leichte Schluckstörungen bemerkbar machte und keiner besonderen Behandlung bedurfte.

Meist tritt die Refluxoesophagitis nicht sofort nach der Operation, sondern erst einige Wochen später auf. Ihre Symptome sind brennende retrosternale Schmerzen (Sodbrennen), Druckgefühl hinter dem Sternum, Regurgitationen und Erbrechen. Diese Beschwerden, vor allem das Regurgitieren und Erbrechen treten nach den Mahlzeiten verstärkt auf. Dabei steigt wäßrig schleimige, sauer oder gallig schmeckende Flüssigkeit in den Mund auf. Charakteristisch ist die hochsteigende Richtung des „Sodbrennens", das unter Umständen bis in die Kehle ausstrahlen kann. Liegende Stellung, Vorbeugen des Oberkörpers und Hustenstöße fördern den Reflux und verstärken die Symptome. Oft werden die brennenden Schmerzen auch nachts als sehr unangenehm empfunden. Die Erscheinungen können derart heftig sein, daß dem Patienten jeder Bissen zur Qual wird und er schließlich jede Nahrungsaufnahme verweigert. Die Folge ist ein zunehmender Kräfteverfall, der sich unter Umständen von dem Zustand vor der Operation nicht mehr unterscheidet.

Anfangs sind die Schluckstörungen nur reflektorisch und schmerzbedingt. Später aber werden sie durch eine echte, narbig bedingte Stenose hervorgerufen, die meist aus der chronischen Entzündung resultiert. Sie kann sich aber auch nach partiellen Nahtinsuffizienzen ausbilden, die zu einer per secundam-Heilung der Anastomose führten. Hierbei entsteht oft ein submuköser Narbenring, der leicht mit einem Rezidiv verwechselt werden kann. Führt die Dilatationsbehandlung der Stenose nicht zum Erfolg, so empfiehlt Nissen die Rethorakotomie und Einkerbung der Anastomose.

Neben der Refluxoesophagitis, die zweifellos an erster Stelle unter den Folgezuständen nach Kardiaresektion steht, werden aber auch *gastro-intestinale*

Funktionsstörungen leichterer Art beobachtet. Diese erklären sich aus der Verkleinerung des Magens, seiner teilweisen Verlagerung in die Brusthöhle und aus der Vagusdurchtrennung. Gleich im Anschluß an die Operation klagen die Patienten oft über schlechten Appetit, der sich nach einiger Zeit meist wieder bessert. Die Vagotomie führt zu einer Verminderung der Magenperistaltik und Verengung des Pylorus und verzögert so die Entleerung des Restmagens. Die Patienten geben daher Völlegefühl, Druck im Oberbauch, Aufstoßen, Beklemmungsgefühl in der Brust und Herzsensationen an. Diese Beschwerden verlieren sich meist wieder nach einigen Wochen.

Für die postoperative *Magenfunktion* hinsichtlich der Eisen- und Fettresorption und der Proteolyse ist die Wiederherstellung der Duodenalpassage und wenn möglich die Erhaltung einer genügend großen Sekretionsfläche des Magenrestes entscheidend. HOLLE und HEINRICH haben Studien über die Resorption nach Fundektomie durchgeführt und konnten feststellen, daß keine wesentliche Beeinträchtigung der Resorptionsleistung für Eisen, Eiweiß und Fett vorliegt im Gegensatz zu den Operationsverfahren (Billroth II und ähnliche Modifikationen), die mit einer Ausschaltung des Duodenums einhergehen. Auf die Bedeutung der Duodenalpassage für die Nahrungsnutzung wurde gerade in der letzten Zeit von vielen Autoren u. a. auch von EVERSON und HOPPE, HESS, LINDENSCHMIDT sowie LUNDH hingewiesen. Mit schwerwiegenden Störungen dieser Art haben wir im allgemeinen nach Kardiaresektion, wenn auch nur ein kleiner Magenrest erhalten blieb, nicht zu rechnen. Die Verabreichung von Pankreasfermentpräparaten in der ersten Zeit nach der Operation kann aber nicht schaden.

Uncharakteristische *Schmerzen* oder ein Taubheitsgefühl im Narbenbereich werden von dem Patienten oft längere Zeit empfunden. Die Ursache dieser Beschwerden ist die Durchtrennung der Intercostalnerven bei der thorakalen Incision. Eine Chondritis, ausgehend von dem gespaltenen Rippenbogenknorpel, wird nur selten beobachtet; wir haben sie eigentlich nie gesehen.

Die nach der Kardiaresektion entstehenden anatomischen und funktionellen Veränderungen am Magen-Darmtrakt und deren pathologische Folgeerscheinungen bedürfen oft zwangsläufig einer *Röntgenuntersuchung* oder sogar einer Oesophagoskopie. BAENSCH, BECK, CANDARDJIS, GÜTGEMANN, HOLLE und VIEHWEGER, SCHAEFER, SHERMAN sowie WENZ haben ihre Beobachtungen darüber mitgeteilt. Die postoperativen Röntgenuntersuchungen setzen eine ganz bestimmte Technik voraus und haben nicht nur die Breipassage im Intestinaltrakt, sondern auch die Thoraxorgane, Zwerchfell, Lungen und Herz zu beobachten. Da der Kontrastmitteldurchfluß oft sehr schnell erfolgt, sind Serienaufnahmen notwendig. Nach der abdomino-thorakalen Kardiaresektion findet man den oberen Teil des Restmagens in den Brustraum verlagert, den Magen im ganzen gestreckt, den Pylorus steilgestellt. Neben dem Herzen ist gelegentlich die kleine Magenblase als Aufhellung zu erkennen. Im allgemeinen sind drei Einschnürungen am Restmagen zu unterscheiden: Die erste an der Anastomose, die zweite in Höhe der Zwerchfelldurchtrittstelle und die dritte am Pylorus. Der Bulbus duodeni wird durch die Magenstreckung meist auf die linke Seite verlagert. Die Tonusstörungen nach der Vagusdurchtrennung äußern sich in nur gering ausgeprägter Magenperistaltik und in verzögerter Magenentleerung durch den spastisch verschlossenen Pylorus. Das Duodenum und auch die tiefer gelegenen Dünndarmabschnitte können dilatiert sein, seltener auch der Dickdarm.

HOLLE und VIEHWEGER studierten vor allem den oesophagealen Reflux, der am besten in Kopftieflage des Patienten auf dem Röntgentisch sichtbar wird. Wir haben bei unseren postoperativen Röntgenkontrollen, die wir fast bei jedem Patienten vor Entlassung aus der klinischen Behandlung vornehmen, besonderen Wert auf diese Untersuchung gelegt, um die *Funktion unseres plastischen Kardiaventils* zu prüfen. Von 45 Patienten, die die Operation überlebten, wurden 37 einer Röntgenkontrolle mit Kontrastbrei in Kopftieflage unterzogen: In 26 Fällen war röntgenologisch kein Reflux in den Oesophagus festzustellen. Lediglich bei 11 Operierten trat ein Rückfluß mäßigen Grades ein. Diese Zahl beweist die

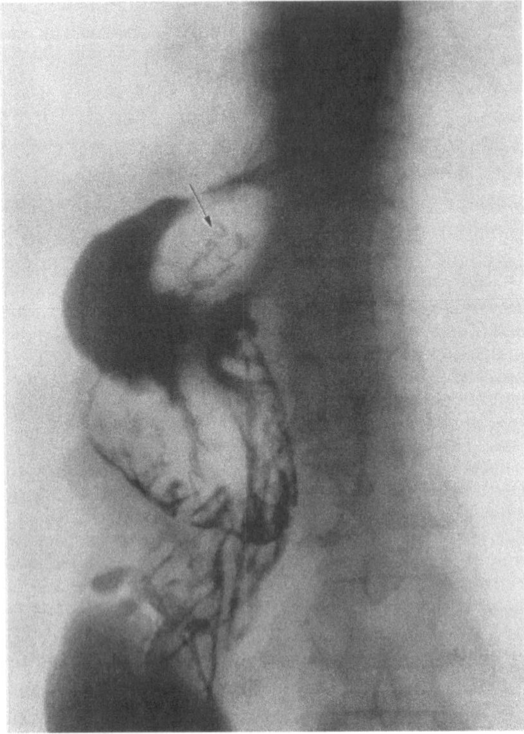

Abb. 13

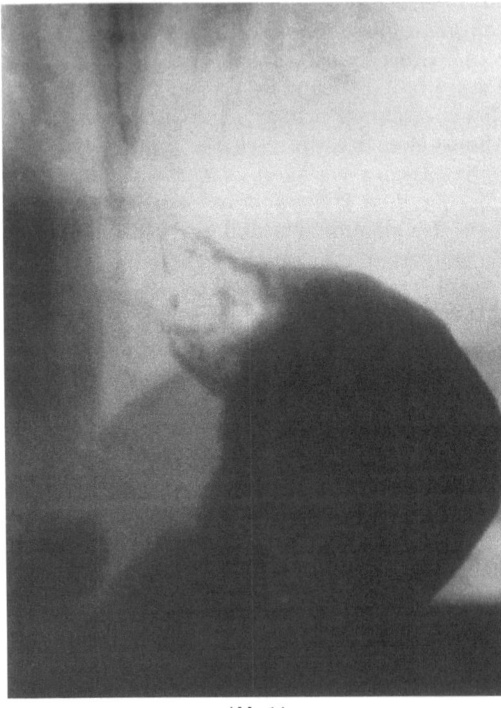

Abb. 14

ausgezeichnete Funktion des Klappenventils nach Franke. Auf den nebenstehenden Abbildungen ist die Klappe als kleine, pelottenartige Kontrastmittelaussparung vor der Oesophaguseinmündung zu erkennen (s. Abb. 13 und 14). Wir möchten an dieser Stelle aber bemerken, daß ein röntgenologisch nachgewiesener Rückfluß in den Oesophagus nicht gleichbedeutend mit einer Refluxoesophagitis ist und umgekehrt bei einer leichten Refluxoesophagitis nicht unbedingt ein solcher bei der Röntgendurchleuchtung vorhanden sein muß. Denn einerseits entspricht die Kopftieflagerung nicht einer physiologischen Körperhaltung und andererseits kann der flüssige Magensaft leichter in den Oesophagus zurückfließen als der kompaktere Röntgenbrei. Die Beurteilung einer Refluxoesophagitis ist daher nur von dem klinischen Symptombild her oder oesophagoskopisch möglich. Nur bei stärkeren refluxoesophagitischen Veränderungen stellt sich ein unruhiges und verwaschenes Schleimhautrelief dar, gelegentlich auch mit kleineren Ulcerationen am Oesophagus. Ist die Anastomose narbig eingeengt, so zeigt sich mitunter nur noch eine stricknadeldicke Kontrastbreistraße im unteren Oesophagusabschnitt, während der prästenotische Speiseröhrenanteil dilatiert erscheint.

Es kann schwierig sein, ein lokales Carcinomrezidiv von einer gutartigen Narben-

Abb. 13 u. 14. Das Klappenventil ist als pelottenartige Kontrastmittelaussparung vor der oesophagogastralen Anastomose zu erkennen

stenose, einer entzündlichen Schleimhautschwellung oder einer Geschwürsbildung am Oesophagus abzugrenzen. Der röntgenologische Nachweis eines Rezidivs ist daher meist nur durch wiederholte Vergleichsaufnahmen möglich. Diese Untersuchungen müssen durch eine Oesophagoskopie mit Gewebsentnahme ergänzt werden. Gelegentlich täuschen eingestülpte Schleimhautbürzel ein Carcinomrezidiv vor. Durch eine große Metastasenleber kann der Magenrest eingedellt und verdrängt werden, so daß ebenfalls eine Verwechslung möglich ist.

Die entzündlichen Schleimhautveränderungen am Oesophagus stellen sich besonders deutlich im Oesophagoskop dar. Man findet eine Verdickung, Schwellung und Rötung der Schleimhaut, flache oder auch tiefere Ulcerationen, die bei Berühren leicht bluten. Die Ulcera erscheinen meist als blasse, gelbgraue Bezirke, die von einem scharf begrenzten, rötlichen Saum umgeben sind (ALLISON). Hat die Oesophagitis bereits zu einer Striktur geführt, so trifft man eventuell Speisereste im dilatierten Oesophagusabschnitt an. Die Stenose ist als Lumeneinengung mit einer starren, entzündlich infiltrierten Wand, deren Schleimhaut ulceriert sein kann, zu erkennen. Eine Oesophagoskopie ist dann notwendig, wenn schwere dysphagische Beschwerden bestehen, deren Ursache röntgenologisch nicht abzugrenzen ist.

Die *Therapie* der ausgeprägten Refluxoesophagitis ist nicht leicht und meist unbefriedigend. Oft ist eine Polypragmasie nicht zu umgehen. Wichtig sind vorbeugende Maßnahmen: leichte, reizlose Kost, kleine Mahlzeiten um eine Magenüberfüllung zu vermeiden, Spülung des Oesophagus mit einem Glas Wasser nach jeder Mahlzeit, Ausruhen nach dem Essen in sitzender Stellung und Schlafen mit erhöhtem Oberkörper, um den Reflux zu erschweren. Eine Behandlung mit adstringierend wirkenden Silbernitratpräparaten (Azulon, Targesin) kann versucht werden. Die Medikamente passieren meist die Anastomose sehr schnell, infolgedessen ist ihre Einwirkungsdauer nur sehr kurz. Magnesium-Aluminium-Silikonpräparate (Masigel, Aludrox, Gelusil) verleihen der Schleimhaut einen schützenden Überzug. Weiterhin können Antacida, Spasmolytica, sedierende und schmerzstillende Medikamente verabreicht werden. Uns haben sich schleimhautanaesthesierende Mittel sehr bewährt, z. B. $^1/_4$%ige Larocain-Lösung dreimal täglich ein Glas schluckweise trinken. Empfohlen werden außerdem Cortison-Präparate, Calcium-Injektionen und hohe Dosen von B-Vitamin-Komplex. In besonders schweren Fällen wird eine völlige Nahrungskarenz für mehrere Tage unumgänglich sein. Flüssigkeiten, Elektrolyte, Kohlenhydrate, Eiweiß und Vitamine müssen dann in entsprechender Menge intravenös zugeführt werden.

XVII. Ergebnisse und Spätmortalität nach Kardiaresektion

Auch heute bringt die Resektion des Kardiacarcinoms für einen großen Teil der Kranken noch keinen Dauererfolg. Eine gewisse Resignation ist durchaus berechtigt, wenn wir allein aus der Sicht der Spätresultate dieses Problem betrachten. Wir dürfen aber nicht vergessen, daß dieses Leiden unbehandelt mit Sicherheit zum Tode führt und uns außer der chirurgischen Entfernung des Tumors bisher keine anderen therapeutischen Möglichkeiten zur Verfügung stehen. Unter diesem Blickwinkel gesehen, bedeutet eine Überlebenszeit von 2—3 Jahren schon viel. Der Erfolg der Operation besteht aber nicht allein in einer Lebensverlängerung, vielmehr bringt sie dem Kranken auch eine Besserung seines Zustandes, Linderung seiner Schmerzen und als wichtigstes die Möglichkeit, wieder normal zu schlucken, während er sonst hilflos dem langsamen Hungertod ausgeliefert wäre. Die Wiederherstellung des Digestionsweges mit normaler Nahrungsaufnahme ist der Haupterfolg der Operation.

In der Literatur findet man über die *Überlebenszeit* nur kleinere Statistiken bzw. Einzelangaben, weil oft die postoperative Beobachtungszeit zu kurz ist. Aber schon das mehrjährige Überleben einzelner Patienten dürfen wir, wenn wir es jeweils als Einzelschicksal betrachten, durchaus als einen echten Erfolg verbuchen. Tabelle 12 gibt eine Aufstellung der wichtigsten im Schrifttum gefundenen 5 Jahres-Überlebenszeiten wieder. Die diesbezüglichen Angaben schwanken zwischen 11 und 24,4% und entsprechen in etwa denjenigen der übrigen bösartigen Geschwülste des Intestinaltraktes. Verglichen mit den anderen Krebslokalisationen am Magen (Corpus, Antrum) erweist sich das kardianahe Carcinom als wesentlich maligner. Die Ausbreitung per continuitatem oder auf dem Lymphwege auf den unteren Oesophagus bzw. in das Mediastinum ist sehr häufig und erschwert die radikale Entfernung des Tumors. Aus dem Metastasenbefall der regionären Lymphknoten und der Infiltration der Magenwandschichten lassen sich wichtige prognostische Schlüsse ziehen. Bei den infiltrierenden Formen, die die Serosa bereits ergriffen haben, ist die Prognose beinahe hoffnungslos.

Tabelle 11. *Spättodesfälle und Überlebenszeiten nach Kardiaresektionen*

Postoperativ Überlebende	verstorben im 1. Jahr	2.	3.	4.	5.	noch lebend	im 1. Jahr nach Operation	2.	3.	4.	5.	6.	7.
45 = 88%	16	3	4	0	1	18 = 35,3%	5	5	6	0	0	1	1

Daß durch das frühzeitige Auftreten signifikanter Symptome (Dysphagie) der Kardiakrebs in einem größeren Prozentsatz als andere Carcinome am Magen der rechtzeitigen Operation zugeführt werden könnte und somit die Resultate besser seien, können wir nicht bestätigen. Immerhin war der größte Teil unserer Resektionen (61%) im Tumorstadium C erfolgt. Rapant und auch andere haben ihre Ergebnisse beim Magen- und Kardiakrebs verglichen. Beim Magencarcinom überleben 36% der Resezierten 3 Jahre und 27,4% die *5 Jahres-Grenze*, beim Kardiakrebs hingegen nur *15,3*% bzw. *11,5*%. Nach dem 3. Jahr kommt es beim Kardiacarcinom zu einer eindrucksvolleren Stabilisierung der Überlebenszeiten.

Tabelle 12. *5 Jahres-Heilungsquoten beim Kardiacarcinom aus dem Schrifttum*

Autor	%
Carey u. Clagett (1955)	24,4[1]
Pack u. McNeer (1948)	22
McNeer u. Mitarb. (1958)	19
Sweet (1954)	17
Garlock (1954)	16
H. Denck u. Helmer (1958)	13
Rapant (1958)	11,5
Spath u. Cesnik (1962)	11
Verfasser (1962)	12,5

[1] Oesophagus- und Kardiacarcinom.

Aus unserem Krankengut (s. Tabelle 11) starben im ersten Jahr von 45 die Operation überlebenden Patienten bereits 16 = 36,3%. Drei von 18 Kranken überlebten 3 Jahre (16,7%) und nur 2 von 15 Patienten erreichten die 5-Jahres-Grenze (12,5%); davon lebt der eine beschwerdefrei im 7. Jahr (Stadium C). Bei der Auszählung der Heilungsquote wurden natürlich nur die Patienten berücksichtigt, die vor 3 bzw. 5 Jahren und früher operiert worden waren.

Wir haben die Mehrzahl der überlebenden Kranken zum Teil wiederholt nachuntersucht. Hierbei wurden Röntgenuntersuchungen des Thorax und des Magen-Darm-Kanals durchgeführt und Blutsenkung, Blutbild, Eiweiß-Labilitätsteste, Elektrophorese und Elektrolyte kontrolliert. Insbesondere interessierte uns Häufigkeit und Schweregrad der postoperativen Refluxoesophagitis, die sehr eingehend und genau nachgeprüft wurde. 19 Kranke gaben gelegentlich auftretende

Refluxbeschwerden leichterer Natur an (Sodbrennen nach voluminösen Mahlzeiten oder im Liegen). Diese Beschwerden waren sämtlich bei entsprechender Verhaltensweise oder nach Behandlung mit Antacida vermeidbar. Stärkere refluxoesophagitische Erscheinungen waren nur bei sechs Patienten zu verzeichnen; vier von diesen klagten über Schluckstörungen. Bei einem Kranken mußte eine Bougierungsbehandlung durchgeführt werden, die vollen Erfolg hatte und die Schluckstörungen beseitigte. Wenn wir mit den Angaben der Patienten unsere Röntgenbilder oder oesophagoskopischen Untersuchungsbefunde vergleichen, so kann man von einer Refluxoesophagitis im pathologisch-anatomischen Sinne nur bei sechs Patienten sprechen; ein Beweis für die gute Funktion unseres plastischen Kardiaventils.

Wesentlich für die Beurteilung des Allgemeinzustandes nach der Operation schien uns das Verhalten des Körpergewichtes, das die Patienten von sich aus schon aufmerksam registrierten. 20 unserer Kranken gaben eine Zunahme oder mindestens ein Konstantbleiben des Körpergewichtes an und nur fünf nahmen an Gewicht ab. Nach der großen Operation waren vier Patienten wieder berufstätig. Zehn konnten leichtere Haus- oder Gartenarbeit verrichten. Die Rückkehr der normalen Arbeitskraft war, da es sich vorwiegend um ältere, meist pensionierte oder kurz vor dem Abschluß ihrer beruflichen Tätigkeit stehenden Menschen handelte, kaum zu erwarten. Sie waren fast ausnahmslos damit zufrieden, wieder ein normales Leben führen und ohne Beschwerden schlucken zu können. Dafür nahmen sie gerne kleinere Unpäßlichkeiten wie ein gelegentliches Druck- oder Schmerzgefühl im Oberbauch, Müdigkeit oder schlechten Appetit in Kauf.

Die blutchemischen Untersuchungen lieferten fast alle normale Werte. Nur bei vier Patienten war eine geringe Hypalbuminämie zu beobachten. Eisenmangelanämien oder perniciosaähnliche Anämieformen waren nicht nachweisbar.

Soweit uns die Ursachen der Spättodesfälle nicht bekannt waren, haben wir versucht durch Versendung von Fragebögen an die behandelnden Ärzte darüber Aufschluß zu bekommen. Wir konnten ermitteln, daß zehn Patienten an Kachexie, fünf an Metastasen, sieben an einem Rezidiv und drei an anderen Ursachen verstorben waren. Über das Schicksal von drei Patienten konnten wir keine Auskunft erhalten.

Am Ende dieser Ausführungen müssen wir uns fragen, wo sich Möglichkeiten und Ansatzpunkte zeigen, die Operations- und Frühsterblichkeit entscheidend zu verringern und die Spätergebnisse zu verbessern. Die frühzeitige Erkennung des Leidens ist nur möglich, wenn Patient und Arzt den ersten Hinweissymptomen aufmerksame Beachtung schenken und alle diagnostischen Hilfsmittel, wie Röntgenuntersuchung, Oesophagoskopie, Gastroskopie und exploratorische Laparotomie voll ausgeschöpft werden. Vielleicht können — wie NISSEN hofft — die cytologische Untersuchung von Magenspülflüssigkeit und die gezielte Saugbiopsie zu einem idealen Fundament für die Frühdiagnose ausgebaut werden. Eine wesentliche Steigerung der Radikalität durch chirurgisch-technische Maßnahmen dürfte nicht mehr zu erreichen sein. Diese Forderung wird auch durch die totale Entfernung des Magens zusammen mit benachbarten Organteilen nur bedingt erfüllt. Die hierbei erhöhten Operationsgefahren und die wesentlich schlechteren postoperativen Funktionsergebnisse dürfen nicht übersehen werden und stehen in keinem Verhältnis zu der erzielten Radikalität. Wir lehnen daher die prinzipielle totale Gastrektomie ab. Vielleicht wird aber in Zukunft durch eine zusätzliche, postoperative, cytostatische Therapie die Rezidivgefahr verringert und die Prognose des Krebsleidens allgemein verbessert.

Aus der Chirurgischen Universitätsklinik Freiburg i. Br.
(Direktor: Prof. Dr. H. KRAUSS)

Entstehung, Klinik, Therapie und Prophylaxe der peritonealen Adhäsionen*

Von

E. KERN und C. KUHBIER

Mit 5 Abbildungen

Inhalt

Literatur

ABRAMOVICH, S.: Zur Frage der peritonealen Verwachsungen. [Russisch.] Vestn. khir. **55**, 402—409 (1938).

ADAM, H.: Ein Versuch zur Vermeidung der postoperativen Verwachsungen nach abdominellen Eingriffen. Med. Klin. **1952**, 752—753.

ADAMS, J.: Peritoneal adhesions and their treatment. Practitioner **117**, 275—287 (1925).

AIKAWA, J.: Experimentelle Untersuchungen über intraperitoneale Adhäsionen [Japanisch]. J. Yamaguchi med. Ass. **10**, 821—839 (1961).

* Herrn Prof. Dr. H. KRAUSS zum 65. Geburtstag gewidmet.

ALBERTINI, B.: Histo-anatomische Untersuchungen über den experimentell verursachten Bildungsmechanismus peritonealer Verwachsungen nach Penicillin-Sulfonamidpuderstreuung. [Italienisch.] Arch. ital. Mal. Appar. dig. **18**, 248—259 (1952).

AMISTANI, B., P. FERRABOSCHI u. A. AMBROSETTI: Experimentelle Anwendung eines fibrinolytischen Enzyms für die Verhütung von Adhäsionen der Baucheingeweide nach Operationen. [Italienisch.] Minerva chir. **9**, 689—692 (1954).

AMMON, R.: Das Vorkommen von Dextranase im menschlichen Gewebe. Enzymologica **25**, 245—251 (1963).

ANTOPOL, W.: Lycopodium granuloma, its clinical and pathologic significance together with a note on granuloma produced by talc. Arch. Path. **16**, 326—331 (1933).

AXHAUSEN, W.: Noblesche Operation bei akutem Adhäsionsileus. Langenbecks Arch. klin. Chir. **301**, 253—255 (1962).

BACKLUND, E. O., u. B. FRIES: Kombinierte Adhäsions- und Infektionsprophylaxe bei intraperitonealen Eingriffen. [Schwedisch.] Nord. Med. **64**, 1496 (1960).

BALDWIN, J. F.: Prevention of abdominal adhesions. Amer. J. Surg. **8**, 1187—1188 (1930).

BANDI, W.: Über die Noblesche Operation, eine Methode zur Behandlung von Peritonealadhäsionen. Helv. chir. Acta **24**, 227—236 (1957).

BARONE, G., u. S. BRIGANTI: Anwendung von fibrin- und eiterauflösenden Pankreasfermenten für die Verhütung und Behandlung von postoperativen peritonealen Adhäsionen. [Italienisch.] Med. sper. **25**, 35—44 (1954).

BARRON, J., and L. S. FALLIS: The noble plication operation for chronic intestinal obstruction. Arch. Surg. **71**, 518—522 (1955).

BATTAGLIOLO, E.: Verhütung experimenteller Peritonealadhäsionen mit Alpha-Tocopherol. [Italienisch.] Acta chir. patav. **7**, 525—532 (1959).

BAUER, K. H.: Das Krebsproblem, 2. Aufl. Berlin-Göttingen-Heidelberg: Springer 1963.

BAUMEL, J., et G. ROUX: Les périviscérites digestives essentielles. Arch. Mal. Appar. dig. **22**, 956—995 (1932).

BAZZOCCHI, A., u. P. L. PRATI: Experimentelle Untersuchungen über die Verhütung postoperativer peritonealer Adhäsionen mittels einer Kombination von proteolytischen Pankreasfermenten und Prednison. [Ital.] Gazz. int. Med. Chir. **67**, 516—527 (1962).

BEAMER, W. M. D., M. H. F. FRIEDMAN and P. T. CHU: Influence of cortisone on the formation of intraperitoneal adhesions. Exp. Med. Surg. **11**, 241—247 (1953).

BELLANTI, F.: Dicumarol und postoperative intraabdominelle Adhäsionen. [Italienisch.] Rass. int. Chir. Ther. **30**, 79—83 (1950).

BENZER, H., G. BLÜMEL u. F. PIZA: Zusammenhänge zwischen intraperitonealen Adhäsionen und Fibrinolyse. Vortrag Österr. Chirurgenkongr. Graz, Juli 1963.

— — — Zusammenhänge zwischen fibrinolytischer Aktivität des Blutes und aseptischen Wundheilungsstörungen im Tierexperiment. Langenbecks Arch. klin. Chir. **302**, 463—471 (1963).

BERNER, A., u. F. HOLLENDER: Über die Noblesche Operation. Helv. chir. Acta **22**, 365—367 (1955).

BESSESEN, D. H.: The treatment and prognosis of intraperitoneal adhesions. Med. J. Rec. **123**, 443—445 (1926).

BIERMER, J.: Über Verhütung postoperativer Adhäsionen. Zbl. Gynäk. **71**, 902—903 (1949).

BLOOR, B. M., H. DORTCH, T. H. LEWIS, R. F. KIBLER and K. S. SHEPARD: The effect of heparin upon intraabdominal adhesions in rabbits. Ann. Surg. **126**, 324—331 (1947).

BOGART, L. M.: Intra-abdominal adhesions. An experimental and clinical study. Arch. Surg. **34**, 129—148 (1937).

BOYS, F.: Prophylaxis of peritoneal adhesions. Surgery **11**, 118—168 (1942).

BRODERSON, B. M., u. A. V. PASJUKOV: Diathermieiontophorese bei der Behandlung postoperativer Verwachsungen und Adhäsionen. [Russisch.] Kururtol. u. Phisiother. **5**, 48—54 (1935).

BSTEH, F. X.: Ein primäres malignes Endotheliom im postoperativen Bruchsack, einen Schloffertumor vortäuschend. Zbl. Chir. **85**, 1593—1595 (1960).

BSTEH, O.: Zur Kenntnis schwerer postoperativer Talkumgranulomatose. Wien. klin. Wschr. **1958**, 282—283.

BUCHBINDER, J. R.: The prevention of peritoneal adhesions and encapsulation. Preliminary report of an experimental study of peritoneal reaction to hypertonic dextrose solution. Surg. Gynec. Obstet. **45**, 769—774 (1927).

BURGER, K.: Über peritoneale Verwachsungen. Geburtsh. u. Frauenheilk. **3**, 103—118 (1941).

BUSCH, M., u. E. BIBERGEIL: Experimentelle Untersuchungen über Verhütung von peritonealen Adhäsionen. Langenbecks Arch. klin. Chir. **87**, 99—130 (1908).

BUSER, M., u. M. DE PUOZ: Schädigungen von Bauchfell und Darm durch heiße Peritonealspülungen. Schweiz. med. Wschr. **1951**, 812—814.

Carretti, D., u. U. Borghi: Experimentelle Untersuchungen über die Wirkung fibrin- und eiterauflösender Pankreasfermente auf peritoneale Adhäsionen. [Italienisch.] Rass. Clin. Chir. Ther. **52**, 113—117 (1953).
Carver, G. M.: An experimental and clinical study of free mesothelial grafts in the treatment of intraperitoneal adhesions. Surg. Gynec. Obstet. **100**, 163—170 (1955).
Cavallini-Francolini, C., u. E. Lodigiani: Experimentelle Untersuchungen über den Gebrauch von Streptodornase und Streptokinase sowie proteolytischer und pyolytischer Gärstoffe pankreatischen Ursprungs bei der Prophylaxe der postoperativen peritonealen Verwachsungen. [Italienisch.] Minerva chir. **8**, 65—68 (1953).
Cesare, E. de, u. G. Rodolico: Hydrocortison in der Verhütung und Behandlung postoperativer peritonealer Adhäsionen. [Ital.] Gazz. int. Med. Chir. **61**, 1956—1969 (1956).
Cevese, P. G., u. A. Ferro: Nachteile des systematischen Gebrauchs von Sulfonamidpudern in der Bauchhöhle. [Italienisch.] Clin. chir. **48**, 55—65 (1949).
Chandy, J.: Use of heparin in the prevention of peritoneal adhesions. Arch. Surg. **60**, 1151—1153 (1950).
Chorosmanenko, N.: Gewebstherapie bei Adhäsionen in der Bauchhöhle. [Russisch.] Chirurgija **4**, 44—48 (1955).
Clairmont, P., u. M. Meyer: Bauchfellverwachsungen. Langenbecks Arch. klin. Chir. **157**, 474—524 (1929).
Cone, D. F.: The effect of intestinal motility on the formation of adhesion. Bull. Johns. Hopk. Hosp. **105**, 8—13 (1959).
Cruickshank, A. H.: Paraffinoma of the peritoneum. Lancet **1941 I**, 4—6.
Davidson, M. M.: Systemic administration of heparin and dicumarol for postoperative adhesions. An experimental study. Arch. Surg. **59**, 300—325 (1949).
Delherm, L., R. Savignac et M. Morel-Kahn: La diathermie dans le traitement des périviscérites douloureuses. J. Radiol. Electrol. **14**, 81—89 (1930).
Dembowski, T. v.: Über die Ursachen der peritonealen Adhäsionen nach chirurgischen Eingriffen mit Rücksicht auf die Frage des Ileus nach Laparotomien. Langenbecks Arch. klin. Chir. **37**, 745—764 (1888).
Diebold, O.: Über Bauchfellverwachsungen. Langenbecks Arch. klin. Chir. **158**, 737—757 (1930).
Dmytryck, E. T.: Peritoneal reaction to oxidized cellulose. Arch. Surg. **56**, 386—397 (1948).
Doberer, J.: Das Krankheitsbild der Gastroduodenitis adhäsiva. Wien. klin. Wschr. **46**, 426—429 (1933).
Donaldson, J. K.: A study regarding abdominal adhesions and of cotton and gauze sponges. Amer. J. Surg. **39**, 37—41 (1938).
—, and R. Cameron: A study of the use of silk, catgut and the noble plication with reference to abdominal adhesions. Surgery **5**, 511—521 (1939).
Dortch, H.: The effect of heparin upon intra-abdominal adhesions in rabbits. Ann. Surg. **127**, 324—329 (1947).
Dyk, O. J. van: The use of heparin in the prophylaxis of peritoneal adhesions. Surgery **27**, 139—144 (1950).
Eden, R., u. P. Lindig: Über die Verhütung postoperativer Verwachsungen. Dtsch. med. Wschr. **1920**, 1069—1070.
Ehlers, P. N., u. H. Grimsehl: Adhäsionsverhütung durch intraabdominale Instillation von Prednisolon-Acetat. Langenbecks Arch. klin. Chir. **293**, 612—615 (1960).
— Zur Frage der Adhäsionsverhütung durch Tachystyptan. Ein experimenteller Beitrag. Med. Welt **13**, 664 (1961).
Ehrler, P.: Der Adhäsionsbauch. Neue Wege der Therapie und Prophylaxe. Schweiz. med. Wschr. **90**, 1087—1092 (1960).
Ehser, A., u. O. Scholl: Über das Schicksal des in die Bauchhöhle eingegossenen Blutes. Ärztl. Forsch. **4**, **I**, 265—269 (1950).
Eisenmann, B., G. Seelig and N. Womack: Talcumpowder granulomas. A frequent and serious postoperative complication. Ann. Surg. **126**, 820 (1947).
Elliott, R., H. Ogerlon and F. L. Mellney: Papain and peritoneal adhesions. Surgery **1**, 785—791 (1937).
Enderlen, E.: Über die Transplantation des Netzes. Dtsch. Z. Chir. **55**, 50—66, 183—197 (1900).
Enderlin, F., A. L. Meier u. S. Scheidegger: Primäres Peritonealcarcinom als Folge chronischer Fremdkörperperitonitis (Talkum). Helv. chir. Acta **26**, 488—492 (1959).
Erb, J. H.: Lycopodium granuloma. Surg. Gynec. Obstet. **60**, 40—44 (1935).
Eskeland, G.: Prevention of experimental peritoneal adhesions in the rat by intraperitoneally administered corticosteroids. Acta chir. scand. **125**, 91—106 (1963).
Feldmann, W.: Über den diagnostischen und therapeutischen Wert des Pneumoperitoneums bei postoperativen Verwachsungen nach Laparotomien. Zbl. Gynäk. **46**, 262—266 (1922).

FENKNER, W.: Sind Dickdarmverwachsungen angeboren (Jacksonsche Membranen) oder auf entzündlicher Basis entstanden? Langenbecks Arch. klin. Chir. **172**, 624—656 (1933).
FISCHER, A. W.: Über Deutung und Bewertung der sogenannten Adhäsionsbeschwerden. Chirurg **6**, 537—542 (1934).
FLESCH-THEBESIUS, M.: Über Ileus durch Verwachsungen und Stränge. Dtsch. Z. Chir. **157**, 60—97 (1920).
FOSTER, G. S.: Cargile membrane in preventing intra-abdominal postoperative adhesions. Amer. J. Surg. 8, 1012—1014 (1930).
FRANKENTHAL, L.: Untersuchungen über die Wirkung der Payrschen Pepsin-Pregl-Lösung. Langenbecks Arch. klin. Chir. **123**, 415—432 (1923).
FRANZ, K.: Über die Bedeutung der Brandschorfe in der Bauchhöhle. Z. Geburtsh. Gynäk. **47**, 64—71 (1902).
FRIES, B.: Polyphloretin phosphate — a hyaluronidase inhibitor — and hyaluronidase in the prevention of intraperitoneal adhesions. Acta chir. scand. **112**, 415—417 (1957).
GÁLA, C.: Öl gegen Peritonealadhäsionen. [Tschechisch.] Rozhl. Chir. Gyn. **4**, 43—45 (1925).
GEBELE, H.: Die Laparotomie und ihre Nachbehandlung. In: Neue deutsche Chirurgie, Bd. 38, S. 352—366. Stuttgart: Ferdinand Enke 1927.
GELLHORN, G.: The prevention of peritoneal adhesions. Surg. Gynec. Obstet. **48**, 817—818 (1929).
GERSUNY, R.: Über eine typische peritoneale Adhäsion. Langenbecks Arch. klin. Chir. **59**, 102—110 (1899).
GIORDANENGO, G.: Experimentelle Untersuchungen über die Einwirkung von Amnionflüssigkeit, eingeführt in die Peritonealhöhle, auf die Entwicklung von postoperativen Bauchfellverwachsungen. [Italienisch.] Ann. ital. Chir. **9**, 543—555 (1930).
GIRGOLAFF, S. S.: Peritonealplastik mit isolierten Netzstücken. Zbl. Chir. **1906**, 1212—1214.
GIRGOLAV, S.: Über intraperitoneale Verwachsungen. [Russisch.] Vestn. chir. **15**, 148—152 (1928).
GOLDEN, R.: Some problems in abnormal intestinal physiology associated with peritoneal adhesions and ileus. Amer. J. Roentgenol. **56**, 555—568 (1946).
GONZENBACH, R.: Die Dünndarmfaltung nach NOBLE. Langenbecks Arch. klin. Chir. **296**, 344—360 (1960).
GOSSET, A., R. A. GUTMANN et R. JAHIEL: De la douleur dans les adhérences postopératoires. Presse méd. **1929**, I, 339.
GRASER, E.: Untersuchungen über die feineren Vorgänge bei der Verwachsung peritonealer Blätter. Dtsch. Z. Chir. **27**, 533 (1888).
— Die erste Verklebung der serösen Häute. Langenbecks Arch. klin. Chir. **50**, 887—900 (1895).
GRIECO, F.: Experimentelle Untersuchungen über die Vermeidung peritonealer postoperativer Verwachsungen. [Italienisch.] Ann. ital. Chir. **13**, 269—286 (1934).
GROM, Z.: Medikamentöse Prophylaxe postoperativer intraabdomineller und tubarer Verwachsungen. Medizinische **49**, 2412—2415 (1959).
GRUCA, A.: Über die Entstehung, Verhinderung und Behandlung der Peritonealverwachsungen. [Polnisch.] Pol. Przegl. chir. **5**, 48—69 (1926).
GUSTAVSSON, E., B. BLOMBÄCK, M. BLOMBÄCK and P. WALLÉN: Plasmin in the prevention of adhesions. Acta chir. scand. **109**, 327—333 (1955).
HAAR, H.: Tierexperimentelle Untersuchungen zur Frage der Adhäsionsbildung im Intraperitonealraum. Ärztl. Wschr. **1950**, 532—535.
— Untersuchungen mit einem neuen Talkum-Ersatzpuder. Chirurg **25**, 247—249 (1954).
HABERLAND, H. F. O.: Grundsätzliches zur Peritonealnaht und Verhütung peritonealer Adhäsionen. Zbl. Chir. **1932**, 2652—2655.
HABERICH, M.: Zur Frage der Fremdkörpergranulome des Peritoneums. Chirurg **22**, 252—257 (1951).
HASSE, W., u. H. SPETH: Untersuchungen über die Wirkung von Hydrocortison bei intraabdominellen Adhäsionen. Bruns' Beitr. klin. Chir. **193**, 389—396 (1956).
— Weitere klinische und experimentelle Untersuchungen über die Wirkung von Hydrocortison bei intraabdominellen Adhäsionen. Bruns' Beitr. klin. Chir. **196**, 174—177 (1958).
HAMELMANN, H., u. H. PICHLMAIER: Die Bedeutung langer Darmsonden bei der Ileusbehandlung. Chirurg **32**, 555—560 (1961).
HAUDE, H.: Betrachtungen über Fremdkörperschäden im Peritoneum und Endometrium. Ärztl. Forsch. **10**, 110—117 (1956).
HAUG, E., u. K. HEUDORFER: Über postoperative Adhäsionen nach gynäkologischen Laparotomien. Münch. med. Wschr. **1923**, 463—466.
HEUSS, H.: Erfahrungen mit Humanol. Med. Klin. **1921**, 1204—1205.

HIROSHI, A.: Verhütung postoperativer peritonealer Adhäsionen. [Japanisch.] Arch. jap. Chir. **22**, 310—320 (1953).
HUBAY, C. A., E. C. WECKESSER and W. D. HOLDEN: The effect of cortisone on the prevention of peritoneal adhesions. Surg. Gynec. Obstet. **96**, 65—70 (1953).
HÜTTL, T., u. B. SOMOGYI: Der Einfluß von Periston auf experimentelle peritoneale Adhäsionen. [Ungarisch.] Orv. Hetil. **100**, 1658—1659 (1959).
— E. SZÁBO u. B. SOMOGYI: Verhütung postoperativer peritonealer Adhäsionen. [Ungarisch.] Acta chir. Acad. Sci. hung. **1**, 169—177 (1960).
— — Nouveaux aspects de la prophylaxe des adhérences péritonéales postopératoires. Bull. Soc. int. Chir. **20**, 129—132 (1961).
JACKSON, B. B.: Observations on intraperitoneal adhesions. Surgery **44**, 507—514 (1958).
JACQMAIN, R. J., and H. B. SHUMACKER: Effect of histadyl upon the prevention of peritoneal adhesions. Amer. J. Surg. **104**, 20—21 (1962).
INTHORN, W.: Experimentelle Untersuchungen über die Vermeidung von postoperativen Verwachsungen im Bereich der Bauchhöhle. Bruns' Beitr. klin. Chir. **167**, 588—594 (1938).
JENTZER, A., et A. CALAME: Contribution à l'étude de la sulfanilamidothérapie par voie intrapéritoneale et par voie rectale. Schweiz. med. Wschr. **1943**, 601—603.
JOHNSON, H. L.: Observations on the prevention of postoperative peritonitis and peritoneal adhesions. Surg. Gynec. Obstet. **45**, 612—619 (1927).
— G. K. COONSE, J. B. HAZARD, P. S. FOISEL and O. AUFRANC: Amniotic fluid concentrate as an activator of peritoneal immunity. Surg. Gynec. Obstet. **62**, 171—181 (1936).
JOSEPH, E. G.: Use of the whole blood as a means of preventing peritonitis and adhesions. A preliminary report. Ann. Surg. **111**, 618—622 (1940).
KAESTLE, C.: Heilwirkungen der Luftfüllung in der Bauchhöhle. Münch. med. Wschr. **1920**, 714—715.
KALLIGIANIS, O.: Postoperative Adhäsionsprophylaxe durch Kollidone. Bruns' Beitr. klin. Chir. **202**, 6—11 (1961).
KANEDA, T.: Experimentelle Untersuchungen über die antiadhäsive Wirkung der Glucuronsäure. [Japanisch.] Field of Surg. 8, 517 (1960).
KARNITZSCHNIGG, H.: Die Amnionplastik beim chronischen Adhäsionsileus und bei Adhäsionsbeschwerden. Wien. med. Wschr. **1950**, 502—503.
KAUFMANN, E.: Über die Bauchfellverwachsungen. Bruns' Beitr. klin. Chir. **161**, 599—616 (1935).
KELLERMANN, S. J. P.: Die Verwendung von Papain, ein fibrinspaltendes Ferment, zur Verhütung peritonealer Adhäsionsbildung. [Niederländisch.] Ned. T. Geneesk. **1939**, 1207—1211.
KEMPF, E.: Die maligne intermittierende adhäsive Peritonitis und ihre Behandlung mit körpereigenem flüssigem Fett. Dtsch. Z. Chir. **178**, 402—415 (1923).
KIRÁLY, J.: Histologische Beiträge zur Entstehung von Bauchfellverwachsungen. Langenbecks Arch. klin. Chir. **204**, 603—604 (1943).
KLEINE, H. O.: Zur Frage der Serosaschädigung nach intraabdominaler Anwendung von Sulfonamidpudern. Münch. med. Wschr. **1953**, 94—95.
KLEMM, C.: Fremdkörpergranulomatose des Peritoneums, verursacht durch Talkpuder. Helv. chir. Acta **14**, 181—201 (1947).
KNIGHTLY, J. J., D. AGOSTINO and E. CLIFFTON: The effect of fibrinolysin and heparin on the formation of peritoneal adhesions. Surgery **52**, 250—258 (1962).
KÖHNLEIN, H. E., u. S. WELLER: Zur Frage der intraperitonealen Anwendung von Antibiotica. Langenbecks Arch. klin. Chir. **297**, 179—190 (1961).
KÖLE, W.: Tierexperimentelle Untersuchungen bei postoperativen Bauchfellverwachsungen. Med. Klin. **1959**, 346—348.
KÖRTE, W.: Die Chirurgie des Peritoneums. In: Neue deutsche Chirurgie, Bd. 39, S. 59—64. Stuttgart: Ferdinand Enke 1927.
KOLACZEK, H.: Über freie Transplantation von Peritoneum. Bruns' Beitr. klin. Chir. **78**, 155—240 (1912).
KORCHOV, J.: Die Klinik der intraperitonealen Adhäsionen und die Moorbehandlung derselben. [Russisch.] Vestn. Khir. **37**, 70—77 (1935).
KOVÁCS, J.: Über Abwehr der postoperativen peritonealen Adhäsionen. [Ungarisch.] Orv. kép. **16**, 80—85 (1926).
KRÄUTER, R.: Experimentelle und klinische Erfahrungen mit Humanol zur Verhütung postoperativer Adhäsionen. Mschr. Geburtsh. Gynäk. **68**, 133—138 (1925).
KRAUSE, U.: Noble plication for intestinal obstruction due to adhesions. Acta chir. scand. **118**, 446—454 (1959).
KRAUSS, H., u. F. KÜMMERLE: Die Verhütung des rezidivierenden Adhäsionsileus durch die Noblesche Operation. Dtsch. med. Wschr. **1960**, 638—641.

KRECKE, A.: Über Bauchfellverwachsungen. Münch. med. Wschr. **1933**, 1119—1124.
KREDEL, F. E., and H. G. SMITHEY: Adhesions from hot laparotomy pads. Surgery **10**, 45—48 (1941).
KROOK, S. S.: Obstruction of the small intestine due to adhesions and bands. Acta chir. scand., Suppl. **95**, 125 (1947).
KUBANYI, E.: Prevention of peritoneal adhesions by transplantation of amnion. Brit. med. J. **1947 I**, No 4514, 55—56.
— Verhinderung von neuerlichen, zu Ileus führenden Adhäsionen durch Transplantation von sterilem und durch Tiefkühlung aufbewahrtem Amnion. Zbl. Chir. **80**, 189—194 (1955).
KÜMMERLE, F.: Die Chirurgie des Dünndarms. Stuttgart: Ferdinand Enke 1963.
— Über die Noblesche Operation bei Adhäsionen. Langenbecks Arch. klin. Chir. **301**, 242—253 (1962).
KUKUDIANOV, H. J., u. A. S. OSIDZE: Über Verwachsungen in der Bauchhöhle nach Spülungen mit Sulfonamidpräparaten. [Russisch.] Chirurgijy **2**, 6—9 (1949).
KURTZAHN, H., u. W. v. BÜLOW: Praktische Erfahrungen mit einigen „narbenlösenden" Mitteln. Dtsch. Z. Chir. **198**, 43—52 (1926).
LACEY, J. T.: The prevention of peritoneal adhesions by amniotic fluid. Ann. Surg. **92**, 281—293 (1930).
LADWIG, A.: Zur Morphologie intraperitonealer Adhäsionen. Langenbecks Arch. klin. Chir. **151**, 1—71 (1928).
LANGE, G.: Zur Vorbeugung und Behandlung intraperitonealer Adhäsionen unter besonderer Berücksichtigung der Nobleschen Operation. Diss. Freiburg 1961.
LAQUA, K.: Über Pericholecystitis-Periduodenitis. Bruns' Beitr. klin. Chir. **148**, 260—265 (1930).
LARDENNOIS, G.: Les périviscérites adhésives de l'abdomen. J. méd. franç. **15**, 61—70 (1926).
LARKIN, C. L., and V. G. BURNHAM: Omentumectomy as safeguard against recurrence of omental adhesions. New Engl. J. Med. **222**, 208—213 (1940).
LAUENSTEIN, C.: Verwachsungen und Netzstränge im Leibe als Ursache andauernder, schwerer Koliken. Langenbecks Arch. klin. Chir. **45**, 121—148 (1893).
LAURENTACI, G., u. V. OLIVA: Proteolytische Enzyme und peritoneale Adhäsionen. Minerva chir. **15**, 1271—1277 (1960).
— Irgapyrin zur Verhütung postoperativer peritonealer Adhäsionen. [Italienisch.] Minerva chir. **16**, 112—114 (1961).
— Einwirkung auf die Bildung peritonealer Adhäsionen durch fibrinolysinaktivierendes Heparin. [Italienisch.] Minerva chir. **16**, 1559—1563 (1961).
LEE, C. M., and E. P. LEHMAN: Experiments with non-irritating glove powder. Surg. Gynec. Obstet. **84**, 689—695 (1947).
LEHMAN, E. P., and F. BOYS: The prevention of peritoneal adhesions with heparin. Ann. Surg. **111**, 969—974 (1940).
LEVY, L. H.: Abdominal adhesions; treatment by electrotherapy. Phys. Ther. **44**, 512—517 (1926).
LORD, J. W., E. L. HOWES and N. JOLEIFFE: The surgival management of chronic recurring intestinal obstruction due to adhesions. Ann. Surg. **129**, 315—322 (1949).
LÜDEKE, H.: Bauchfellverwachsungen (Pathogenese, Prophylaxe, Behandlung). Med. Klin. **1961**, 520—525.
LUISE, R.: Die Wirkung von Alpha-Tocopherol (Vit. E) auf peritoneale Adhäsionen. [Italienisch.] Acta chir. patav. 8, 217—228 (1952).
LUKOWSKIJ, J.: Die Pilocarpinprobe bei intraabdominellen Verwachsungen. [Russisch.] Vestn. sowj. Med. **2**, 13—14 (1925).
LUTTWAK, J. M., J. D. FELDMAN and Z. NEWMAN: Effect of streptokinase-streptodornase on peritoneal talc adhesions and granulomas. Arch. Surg. **68**, 69—76 (1954).
LYALL, A.: The prevention of peritoneal adhesions by cortisone. Glasg. med. J. **34**, 208—212 (1953).
LYMAN, C. B., and W. H. BERGTOLD: Amniotic membrane for the prevention of postoperative peritoneal adhesions. Surg. Gynec. Obstet. **18**, 762—763 (1914).
MACCORMICK, E. J., and T. L. RAMSEY: Postoperative peritoneal granulomateus inflammation caused by magnesium silicate. J. Amer. med. Ass. **116**, 817—821 (1941).
MACKAY, A. R., and G. A. SNYDER: Talc granuloma. Northw. Med. (Seattle) **48**, 761—763 (1949).
MAJONE, P.: Ergebnisse der Operationen bei postoperativen Adhäsionen. [Italienisch.] G. ital. Chir. **3**, 137—144 (1947).
MANN, G.: Die Neigung zu Adhäsionen. [Italienisch.] Minerva med. **1930**, 818—823.
MARTIUS, H.: Über die postoperativen Bauchfellverwachsungen. Münch. med. Wschr. **1922**, 299—302.

MASSADIER, A.: Péritonite adhésive postopératoire. Lyon chir. **43**, 154—156 (1948).
MAYER, A.: Über postoperative Adhäsionen in der Bauchhöhle. Zbl. Gynäk. **46**, 940—946 (1922).
McGEHEE, J. L., and M. J. TENDLER: The free omental graft. A clinical and experimental study. Surg. Gynec. Obstet. **74**, 1046—1057 (1942).
MIKI, H., u. H. SATANI: Heparin zur Verhütung intraperitonealer Verklebungen. [Japanisch.] Mitt. med. Akad. Kioto **14**, 9—24 (1935).
MINGE, R. K., and C. DENNIS: The effect of diathermy upon abdominal adhesions. Ann. Surg. **130**, 937—941 (1949).
— Failure of dicumarol to interfere with adhesive localisation of intra-abdominal infections. Ann. Surg. **131**, 400—405 (1950).
MIX, C. L.: Angina pectoris secondary to abdominal adhesions. Med. Clin. N. Amer. **9**, 1245—1253 (1926).
MIYAKE, H.: Vorläufige Mitteilung über ein neues Mittel „Koktol" zur Verhütung der peritonealen bzw. serösen Verwachsungen. Zbl. Chir. **1922**, 1438.
MOROSOW, S.: Zur Frage der Ätiologie der Bauchhöhlenverwachsungen. [Russisch.] Arb. klin. Univ. Woroneź **4**, 65—76 (1930).
MORRA, G.: Kritisch-experimentelle Untersuchungen zur Prophylaxe der peritonealen postoperativen Adhäsionen. [Italienisch.] Ginecologia (Torino) **3**, 439—453 (1937).
MORRIS, R. T.: Adhesions of the upper abdomen. Ann. Surg. **55**, 804—810 (1912).
MULLER, G. P., and L. A. RADEMAKER: Role of infection in the production of postoperative adhesions. Arch. Surg. **26**, 280—287 (1933).
MUSSGNUG, G.: Verhütung von intraabdominellen Verwachsungen mit Periston N (Kollidon). Chirurg **27**, 543—545 (1956).
MYBURGH, A. L.: Ursachen und Behandlung abdominaler Adhäsionen. [Niederländisch.] Arch. chir. neerl. **6**, 112—122 (1954).
NAEGELI, T.: Die klinische Bedeutung und Bewertung der abdominellen Verwachsungen. Dtsch. Z. Chir. **163**, 408—416 (1921).
NAUMANN, H.: Versuche einer biologischen Behandlung der peritonealen Adhäsionen. Dtsch. med. Wschr. **1924**, 1179—1180.
— Die biologische Behandlung der Adhäsionen mit besonderer Berücksichtigung des Fermentabbaues. Langenbecks Arch. klin. Chir. **134**, 1—41 (1925).
NEUMANN, B.: Zur Bekämpfung von Narben und Verwachsungen in der Bauchhöhle. [Russisch.] Vestn. Khir. **47**, 67—76 (1929).
NGUYEN, T. C., A. K. SCHMAUSS, P. PHUC, u. H. K. TINH: Erfahrungen mit der Dünndarmfaltung nach NOBLE beim Adhäsionsileus. Chirurg **33**, 66—70 (1962).
NIEDNER, K.: Die Verhütung postoperativer Adhäsionen. Zbl. Gynäk. **80**, 932—938 (1958).
NOBLE, T. B.: Plication of small intestine as prophylaxis against adhesions. Amer. J. Surg. **35**, 41—44 (1937).
— Plication of cmall intestine, second report. Amer. J. Surg. **45**, 547—580 (1939).
— Intestinal suturing and plication. J. int. Coll. Surg. **22**, 174—180 (1954).
— Evaluation of plication in the treatment of peritonitis and its aftermath of intestinal obstruction. J. int. Coll. Surg. **31**, 286—293 (1959).
NOLDE, M. A.: Über Indikationsstellung zur Schlammbehandlung von Bauchadhäsionen sowie deren Entstehung bedingender Krankheiten. Z. phys. Ther. **38**, 37—41 (1930).
OCHSNER, A., and E. GARSIDE: Peritoneal adhesions. The prevention by the use of digestive ferments. Surg. Gynec. Obstet. **54**, 338—361 (1932).
—, and A. STORCK: The prevention of peritoneal adhesions by papain. A clinical study. Ann. Surg. **104**, 736—747 (1936).
ODELL, R. T., J. A. KEY and L. W. TAYLOR: Prevention of peritoneal adhesions and talc granulomas by cortisone. Surg. Forum **1951**, 524—531.
OETTEL, H., H. ROTHLÄNDER u. W. SCHULZE: Bericht über ein neues Verfahren zur Verhütung von Bauchfellverwachsungen durch Kollidon. Fortschr. Med. **72**, 177 (1954).
PAYR, E.: Zur Prophylaxe und Therapie peritonealer Adhäsionen. (Eisenfüllung des Magendarmkanals und Elektromagnet.) Münch. med. Wschr. **1913**, 2601—2604.
— Über den Magen-Darm-Elektromagneten und seine Anwendung. Langenbecks Arch. klin. Chir. **106**, 125—171 (1915).
— Über eine keimfreie, kolloidale Pepsinlösung zur Narbenerweichung, Verhütung und Lösung von Verklebungen. Zbl. Chir. **1922**, 2—11.
— Biologisches zur Entstehung, Rückbildung und Vorbeugung von Bauchfellverwachsungen. Zbl. Chir. **1924**, 718—727.
PETERS, K. O.: Zur Frage der Therapie der Peritonitis diffusa mit Berücksichtigung des postoperativen Adhäsions- und Strangulationsileus. Bruns' Beitr. klin. Chir. **172**, 503—528 (1933).

POTH, E. J., F. J. WOLMA and J. B. LYNCH: The plication procedure in the treatment of small bowel adhesions. Surg. Gynec. Obstet. **112**, 343—349 (1961).

PRIBRAM, E. E.: Neue Experimente zur Frage der Vermeidung peritonealer Adhäsionen. Langenbecks Arch. klin. Chir. **105**, 488—500 (1914).

PRIESCHING, A.: „Adhäsionen“ um Magen, Gallenblase und Colon ascendens. Langenbecks Arch. klin. Chir. **286**, 368—410 (1957).

PRIMA, C.: Zur Verhütung der postoperativen Bauchfellverwachsungen. Zbl. Chir. **1925**, 930—933.

ROBBINS, G. F., A. BRUNSCHWIG and F. W. FOOTE: Deperitonealization: Clinical and experimental observations. Ann. Surg. **130**, 466—479 (1949).

RÖSSLE, R.: Über die chronische Entzündung von Geweben durch Talk infolge ärztlicher Maßnahmen. Ärztl. Wschr. **1950**, 233—239.

— Schädigung der Gewebe durch Talk. Dtsch. med. Wschr. **1951**, 394—397.

ROSS, W. B., and J. M. LUBITZ: Talc granuloma. A survey of its incedence and significance. Ann. Surg. **130**, 100—112 (1949).

ROSTOK, P.: Experimentelle Untersuchungen zur Verhütung von Adhäsionen in der Bauchhöhle. Langenbecks Arch. klin. Chir. **136**, 589—610 (1925).

RUETTE, U. v.: Kann die intraperitoneale Verabfolgung von Penicillin sub operatione zu Verwachsungen führen? Schweiz. med. Wschr. **1948**, 1229—1230.

RUTISHAUSER, G.: Peritoneale Adhäsionen durch Talkgranulome. Helv. chir. Acta **24**, 171—177 (1957).

SANCTIS, A. L. DE, W. E. SCHATTEN and E. C. WECKESSER: Effect of hydrocortisone in the prevention of peritoneal adhesions. Arch. Surg. **71**, 523—530 (1955).

SAXÉN, A., and J. TOUVINEN: Experimental and clinical observations on granulomas caused by talc and other substances. Acta chir. scand. **96**, 131—151 (1947).

SCHEINBERG, S. R., and H. A. SALTZSTEIN: Effect of cortisone and corticotropin (ACTH) on intraabdominal adhesions. Arch. Surg. **63**, 413—420 (1951).

SCHIFF, C. A., S. L. GOLDBERG and H. NECHELES: The prevention of abdominal adhesions. Experimental study of the role of gastrointestinal motility. Surgery **25**, 257—267 (1949).

— — — Re-formation of adhesions following surgical lysis. Studies on the dog. Surgery **28**, 977—982 (1950).

SCHLOSSER, V., u. K. HUPE: Untersuchungen zur freien Transplantation des Peritoneums. Langenbecks Arch. klin. Chir. **299**, 594—604 (1962).

—, u. J. STAIB: Intraperitoneale Adhäsionen und Versuche zur Verhütung am Kaninchen. Langenbecks Arch. klin. Chir. **293**, 740—744 (1960).

SCHMIEDT, W.: Versuche über Adhäsionseinschränkung in der Bauchhöhle durch Hirudinbehandlung. Langenbecks Arch. klin. Chir. **104**, 1031—1068 (1914).

SCHMORELL, H.: Zur Möglichkeit einer prophylaktischen Behandlung des Ileus bei chronisch-adhäsiver Peritonitis. Zbl. Chir. **1951**, 1528—1530.

SCHNEIDERHAN, W.: Beitrag zur Talkose. Dtsch. med. Wschr. **1951**, 1269—1270.

SCHOEMAKER, J.: Periduodenitis. Surg. Gynec. Obstet. **51**, 840—843 (1930).

SCHÖNBAUER, L., u. H. SCHNITZLER: Zur Histologie und Klinik der intraperitonealen postoperativen Adhäsionen. Langenbecks Arch. klin. Chir. **129**, 758—763 (1924).

SCHÜRCH, O.: Experimenteller Beitrag zur Ätiologie intraperitonealer Adhäsionen. Klin. Wschr. **1930**, 113—115.

SCHULTZE, R., u. F. BAUMBUSCH: Zur Indikation der Nobleschen Darmplikatur. Zbl. Chir. **86**, 804—808 (1961).

SCHULZ, W.: Die Ultraschallbehandlung intraabdomineller Verwachsungen. Ther. Gegw. **81**, 382—383 (1949).

SCHULZE, W.: Verhütung neuer Bauchfellverwachsungen nach der Operation von Verwachsungsbäuchen. Zbl. Chir. **84**, 1160—1163 (1959).

SCHWAIGER, M.: Peritoneum. In: Klinische Chirurgie für die Praxis, Bd. III, S. 70ff. Stuttgart: Georg Thieme 1962.

SCRIBA, K., u. F. NEUWALD: Tierexperimentelle Untersuchungen über die peritoneale Reaktion gegenüber Talkum und resorbierbarem Stärkepuder. Chirurg **22**, 250—252 (1951).

SMITH, R.: A study of abdominal adhesions. West. J. Surg. **40**, 171—175 (1932).

SONNENFELD u. CHRISTOPHORAKOS: Prophylaxe postoperativer Darmstörungen. Dtsch. med. Wschr. **1931**, 1059—1060.

SPAGNA, P. M., and G. W. PESKIN: An experimental study of fibrinolysis in the prophylaxis and treatment of peritoneal adhesions. Surg. Gynec. Obstet. **113**, 547—550 (1961).

STARLINGER, F.: Die Relaparotomie. Berlin: W. de Gruyter & Co. 1954.

STEINDL, W.: Paraffinome des Peritoneums. Zbl. Chir. **1927**, 1172.

STENGEL, W.: Das Pneumoperitoneum als Mittel zur Verhütung von Bauchfellverwachsungen. Berl. med. Z. **1950**, 385—387.

Stern, R.: Durch welche Mittel kann man das Entstehen von pseudomembranösen Verwachsungen bei intraperitonealen Wunden verhindern? Bruns' Beitr. klin. Chir. **4**, 653—672 (1889).
Stich, R.: Über den Darmverschluß nach Laparotomien. Bruns' Beitr. klin. Chir. **183**, 259—264 (1951).
Straube, A.: Zum Problem der postoperativen Verwachsungsverhütung. Zbl. Chir. **1948**, 299—303.
Streuli, H.: Zum Problem der postappendicitischen Adhäsionen. Schweiz. med. Wschr. **85**, 417—419 (1955).
Swingle, A. J.: Morbidity and mortality in talc granuloma: Report of a case. Ann. Surg. **128**, 144—152 (1948).
Swynghedauw, A., Y. Salembier et M. Legrand: Adhérences péritonéales à la suite de pulverisation du mélange penicilline-sulfamides. Lille chir. **6**, 66 (1952).
Taddei, D.: Über die Vermeidung postoperativer abdominaler Verwachsungen. Münch. med. Wschr. **1937**, 366—370.
Thomas, J. W., J. W. Greene and J. E. Rhoads: An experimental study of factors affecting the development and persistence of intraperitoneal adhesions. Surg. Forum **1950**, 125—128 (1951).
Thomascheck, G.: Probleme der Nebennierenrindenhormonanwendung zur Adhäsionsverhütung im Bauchraum. Ärztl. Wschr. **1958**, 476—482.
Totten, H. P.: The intraperitoneal use of hypertonic glucose solution. An experimental study with reference to the prevention of adhesions. Surgery **8**, 456—463 (1940).
Trimpi, H. D., and H. E. Bacon: Clinical and experimental study of denuded surface in extensive surgery of the colon and rectum. Amer. J. Surg. **84**, 596—602 (1952).
Trompke, R., u. R. Siegner: Ein Beitrag zu den Verhütungsmaßnahmen intraabdomineller Verwachsungen. Langenbecks Arch. klin. Chir. **281**, 232—332 (1956).
Trusler, H. M.: Peritonitis. An experimental study of healing in the peritoneum and the therapeutic effect of amniotic fluid concentrate. Arch. Surg. **22**, 983—992 (1931).
Turunen, A. O. I.: Über die postoperativen Verwachsungen im Anschluß an gynäkologische Laparotomien und über die Mittel zu ihrer Verhütung. Langenbecks Arch. klin. Chir. **179**, 605—614 (1934).
Ueta, A.: Experimentelle Untersuchungen zur Prophylaxe peritonealer Adhäsionen. [Japanisch.] Shikoku Acta med. **16**, 22—38 (1960).
Uppleger, H.: Die Verhütung von Bauchfelladhäsionen durch Kollidon. Chirurg **27**, 365—367 (1956).
Vandeputte-van Hofe, V.: Experimentelle und klinische Angaben über Wundheilung und Bauchfellverwachsungen. Zbl. Chir. **1935**, 2466—2469.
Verkhratskij, S. A., u. V. F. Senyutovich: Peritonealveränderungen nach Gabe von Penicillin in die Peritonealhöhle. [Russisch.] Vestn. Khir. **73**, 25—30 (1953).
Vogel, C.: Klinische und experimentelle Beiträge zur Frage der peritonealen Adhäsionen nach Laparotomien. Dtsch. Z. Chir. **63**, 269—369 (1902).
— Zur Frage der Verhütung der Rezidive peritonealer Adhäsionen. Zbl. Chir. **1916**, 745—758.
— Über Bauchfellverwachsungen. Ergebn. Chir. Orthop. **16**, 28—66 (1923).
Vogl, A.: Zur Adhäsionsbildung im Bauchraum. Bruns' Beitr. klin. Chir. **202**, 291—300 (1961).
Vollmar, H.: Über die Jacksonsche Membran. Langenbecks Arch. klin. Chir. **153**, 9—15 (1928).
Volpe, A., u. S. Santoro: Lysozyme zur Verhütung postoperativer peritonealer Adhäsionen. [Italienisch.] G. ital. Chir. **18**, 231—241 (1962).
Wachsmuth, R.: Intraabdominelle Anwendung von Sulfonamiden. Med. Klin. **1952**, 1463—1466.
Wakizaka, J., S. Yuge, H. Tomita and S. Okaba: Postoperative intestinale Adhäsionen. [Japanisch.] J. Clin. Dih. Dis. **3**, 541—550 (1961).
Walker, W.: Siliceous granuloma due to surgical talc as a cause of peritoneal adhesions. Brit. med. J. **1948I**, No 4561, 1079.
Watterson, G. F., and T. B. Noble: Peritonitis, intestinal obstruction and wound dehiscence. J. int. Coll. Surg. **17**, 769—780 (1952).
Webb, D. F., and J. F. Rogan: Starch powder granulomas in the peritoneal cavity. Arch. Surg. **84**, 282—285 (1962).
Weckesser, E. C., J. F. Lindsay and F. A. Cebul: Plication of small intestine due to adhesions — Noble procedure. Arch. Surg. **65**, 487—498 (1952).
Weese, H.: Indifferente Kolloide in Chirurgie und innerer Medizin. Dtsch. med. Wschr. **1951**, 757—761.
Welch, C. E.: Intestinal obstruction. Chicago: Year Book Publ. 1958.
Wereschinskij, A. O.: Experimentelle Beiträge über die Beteiligung der Muskelfasern an der entzündlichen Neubildung intraperitonealer Adhäsionen. Dtsch. Z. Chir. **178**, 73—85 (1924).

WHITE, B. H.: The effect of dicumarol upon postoperative peritoneal adhesions. Ann. Surg. **130**, 942—947 (1949).
WICHMANN, S. E.: Über die Peritonisierung von Wundflächen am Dünndarm. Langenbecks Arch. klin. Chir. **179**, 589—598 (1934).
WILDER, R. J.: Failure of repeated intraperitoneal injection of hyaluronidase to prevent recurrence of abdominal adhesions in rats. J. Mt Sinai Hosp. **20**, 278—279 (1953).
WILLIAMS, D. C.: The peritoneum. Brit. J. Surg. **42**, 401—405 (1955).
WRIGHT, T. C., T. H. SMITH, M. ROTHMAN, E. T. QUASH and W. J. METZGER: Prevention of postoperative adhesions in rabbits with streptococcal metabolits. Proc. Soc. exp. Biol. (N.Y.) **75**, 602—604 (1950).
YAMAGUCHI, N.: Experimentelle Untersuchungen zur Verhütung peritonealer Adhäsionen. [Japanisch.] Nagasaki med. J. **36**, 42 (1961).
YAMIKAWA, M.: Studien zur Wirkung von Hydrocortison und Prednisolon zur Verhütung intraabdomineller Adhäsionen. [Japanisch.] J. Kyoto Pref. Med. Univ. **69**, 1337—1349 (1961).
YARDUMIAN, K., and D. H. COOPER: Pepsin in prevention of abdominal adhesions. Arch. Surg. **29**, 264—276 (1934).
ZACCARINI, C., u. O. ZANON: ACTH zur Verhütung postoperativer peritonealer Verwachsungen. [Italienisch.] Minerva chir. **11**, 183—189 (1956).
ZACHARIAE, L.: Hydrocortisone Acetate applied intraperitoneally. Acta endocr. (Kbh.) **16**, 148—159 (1954).
ZARAPICO, R. M.: Die Rolle der Sulfonamide für die Entstehung intraperitonealer Adhäsionen. [Spanisch.] Rev. esp. Cir. **7**, 12—29 (1947).
ZERNICKIJ, J.: Infusion von amniotischer Flüssigkeit in die Bauchhöhle als Methode zur Vermeidung intraperitonealer Verwachsungen. [Russisch.] Ukrain. med. Arch. **6**, 82—90 (1931).

Vor 40 Jahren, 1923, erschien in dieser Zeitschrift eine großangelegte Übersicht über die damalige Problematik der peritonealen Adhäsionen (VOGEL). Seither haben sich viele andersartige Gesichtspunkte ergeben, und gerade in letzter Zeit ist dieses Gebiet wieder so sehr in Fluß gekommen, daß eine erneute zusammenfassende Darstellung des Fragenkomplexes gerechtfertigt erscheint. Die Literatur vor 1923, soweit sie in der Vogelschen Arbeit enthalten ist, wurde dabei nur in Ausnahmefällen berücksichtigt.

I. Entstehung und Vorkommen von Bauchfelladhäsionen beim Menschen

1. Zur Pathogenese der Adhäsionen

Schon GRASER stellte anläßlich der ersten genaueren Beobachtungen zur Entstehung der peritonealen Adhäsionen fest, daß die Verklebung geschädigter Serosaflächen durch primäre Exsudation von Fibrin und späteres Einwachsen von Fibroblasten erfolgt, die sich in gefäßhaltiges Bindegewebe verwandeln. Zahlreiche spätere Arbeiten (PAYR, WERESCHINSKI, SCHÖNBAUER und SCHNITZLER, KIRÁLY, LADWIG u. a.) beschäftigen sich ausführlich mit der Morphologie und Histogenese der Adhäsionen. Nach übereinstimmender Feststellung ist die Verwachsung der Serosaflächen Folge einer mechanischen, thermischen oder entzündlichen Läsion, wobei die Heilung und „Wiederherstellung weit über das Ziel hinausschießt" (CLAIRMONT und MEYER). Zunächst führt jede derartige Läsion der dünnen Serosadecke zu einer Exsudation von fibrinogenhaltigem Plasma. Unter dem Einfluß der verschiedenen Gerinnungsfaktoren, deren Kenntnis sich erst in den letzten Jahren vervollständigt hat, wird das Fibrinogen zu Fibrin umgewandelt, und das fibrinbedeckte Peritoneum verklebt nun mit einer anliegenden, noch ungeschädigten Stelle oder leichter noch „mit einer gleichsinnig veränderten. Dann kommt es ungemein rasch zu einer Verschweißung" (PAYR). Normalerweise tritt unter dem Einfluß der fibrinolytischen Aktivität des Plasmas wie auch des Peritoneums selbst eine rasche Wiederverflüssigung des Fibrins ein und die endgültige Verklebung bleibt aus. Ehser und Scholl konnten ebenso wie kürzlich Benzer, Blümel und Piza die sehr hohe fibrinolytische Potenz des Peritoneums nachweisen, die die anderer Organe weit übertrifft. Anders jedoch, wenn die Läsionen zu schwer sind oder ihre Einwirkung zu lange dauert: In diesem Fall bleibt das Fibrin bestehen und es kommt zur raschen bindegewebigen Organisation. Vogl betont die aktive Leistung der Serosadeckzellen die sich als Mesothelverbände ablösen und in Fibrocyten verwandeln können bei diesen initialen Vorgängen. Histologisch sind nach 1—2 Tagen die verletzten und miteinander verklebten Serosaflächen noch deutlich zu erkennen, wogegen nach einer Woche das primäre Mesothel völlig verschwunden ist (Kaufmann). In Hundeversuchen (Trompke und Siegner) ist zu beobachten, was auch der chirurgischen Erfahrung bei Relaparotomien entspricht, daß schon nach wenigen Stunden die Fibrinverklebungen so fest sind, daß eine mechanische Trennung ohne Serosaverletzung nicht mehr möglich ist. Nach 24 Std treten bei Lösungsversuchen regelmäßig Defekte ein, die bis in die Muscularis des Darmes reichen. Etwa 2 Wochen post operationem sind die Adhäsionen am ausgeprägtesten, um sich dann langsam wieder zu resorbieren (Giordanengo), etwa 2 Monate nach dem Eingriff sind sie wieder weitgehend geschwunden.

Diese im Tierexperiment zu beobachtenden Verhältnisse dürften auch beim Menschen Geltung haben: Vor allem unter dem Einfluß der Peristaltik können die zunächst schleier- und flächenhaften Adhäsionen zu Strängen auseinandergezogen und schließlich wieder ganz getrennt werden (Vogel). In über 80% der Fälle ist das Netz an den Verwachsungsvorgängen beteiligt (Ehrler); Adhäsionen von Darmabschnitten mit der Bauchwandnarbe, unter sich oder mit den Genitalorganen nach gynäkologischen Eingriffen stehen demgegenüber an Häufigkeit zurück. Nach Flesch-Thebesius können selbst hochgradige Verwachsungen „kommen und gehen", auch sonst zeigen klinische Beobachtungen, daß sich Adhäsionen, die z. B. bei einer Relaparotomie nachgewiesen wurden, bei einer zweiten völlig zurückgebildet haben können (Streuli). Das Gefährliche ist, daß bei den geschilderten Vorgängen einzelne Stränge narbig umgewandelt werden, zurückbleiben, und zur Ursache akuter mechanischer Darmpassagestörungen werden. Flächenhafte Adhäsionen führen demgegenüber viel seltener zu klinisch manifesten Symptomen und Störungen.

2. Häufigkeit spontaner und iatrogener peritonealer Verwachsungen

Bauchfellverwachsungen treten sicher viel häufiger auf, als gemeinhin angenommen wird. Ehrler hält sie für die häufigste pathologische Veränderung des Bauchraumes überhaupt, die „frequenzmäßig den Vergleich mit der Krebshäufigkeit und -verbreitung ohne weiteres aushält". Er rechnet auf 100000 Einwohner etwa 15000 potentielle Adhäsionsträger, von denen 10—12% im Laufe ihres Lebens behandlungsbedürftig werden.

Auch sog. *„spontane" Verwachsungen* entstehen wohl in der Mehrzahl der Fälle durch entzündliche Veränderungen von Bauchorganen (Payr, Clairmont und Meyer, Kaufmann u. a.) oder infolge stumpfer Bauchtraumen (Vogel, Lüdeke). Die Möglichkeit einer Entstehung durch genetische Fehlleistungen hat vor kurzem Priesching erschöpfend dargestellt, worauf hier verwiesen sei. Diebold konnte bei 700 Sektionen in einem Drittel der Fälle sichere Verwachsungen nachweisen; in etwa der Hälfte dieser Fälle fanden sich auch entsprechende Organveränderungen. Peters berichtete, daß 41% seiner Ileusfälle durch Verwachsungs- und Strangbildungen *ohne* vorhergegangene Operationen eingetreten seien, und LÜDEKE rechnet bei 30% aller nichtlaparotomierten Obduzierten mit Bauchfellverwachsungen.

Im Anschluß an operative Eingriffe im Abdomen kommt es fast immer zu Verklebungen größeren oder kleineren Ausmaßes, die jedoch in der Regel symptomlos bleiben (A. W. FISCHER). Nach umfangreichen Laparotomien ist in 80—90% nach weniger ausgedehnten immer noch in rund 50% aller Fälle mit Adhäsionen zu rechnen (EHRLER, CLAIRMONT, KAUFMANN u. a.). Zur diagnostischen Feststellung von Adhäsionen verwendete NAEGELI das Pneumoperitoneum mit Röntgendurchleuchtung; er fand bei 91% der Patienten nach größeren Laparotomien Verwachsungen. PAYR, der die Adhäsionen durch charakteristische Beschwerden diagnostizierte, nannte dagegen nur 12—15% an einem Krankengut von über 3000 Laparotomierten. Demnach ist der Anteil der klinisch stummen Adhäsionen außerordentlich groß.

Zahlreiche Statistiken berichten über die Adhäsionshäufigkeit auch von gynäkologischer Seite: Nach BURGER kommt es nach gynäkologischen Operationen in 73%, nach chirurgischen Eingriffen dagegen nur in 54% der Fälle zu Verwachsungen. Bei 51 wiederholten Kaiserschnitten fand er 32mal Adhäsionen. MARTIUS beobachtete bei 33 wiederholten Kaiserschnitten in 14 Fällen Verwachsungen. MAYER fand bei gynäkologischen Relaparotomien in 87% der Fälle Peritonealadhäsionen, HAUG und HEUDORFER sahen dasselbe in 77,5% an einem Krankengut von 236 innerhalb von 14 Jahren beobachteten gynäkologischen Relaparotomien.

3. Die Bedeutung der Konstitution

Entstehung wie physiologischer Wiederabbau von Peritonealadhäsionen sind nach Meinung vieler früherer Autoren weitgehend von der „Konstitution" des betreffenden Kranken abhängig; besonders Astheniker sollen zur Adhäsionsbildung neigen. So spricht PAYR von einer „verringerten Regenerationsfähigkeit der Serosadeckzellen sowie einer Störung des Fermentchemismus des Organismus bei vorhandenem Status asthenicus"; während beim Astheniker eine Unterwertigkeit der contractilen und elastischen Elemente bestehe, liege seine Stärke in der Neigung zu vermehrter Bindegewebsproliferation. PAYR glaubte auch bei Adhäsionsträgern eine auffallende Neigung zur Narbenkeloidbildung gesehen zu haben; er prägte aus diesen Vorstellungen heraus die Begriffe „Verklebungskrankheit" und „Adhäsionsbauch". In ähnlicher Weise spricht MANN von einer „diatesi aderenziale", OCHSNER und GARSIDE gebrauchen Ausdrücke wie „keloid tendency" und „adhesions diathesis", und MASSADIER hält die Verwachsungsbereitschaft für ein Krankheitsbild sui generis.

Auch viele andere Autoren, vor allem in den dreißiger Jahren, teilten diese Ansicht, so FLESCH-THEBESIUS, MARTIUS, KURTZAHN, DIEBOLD. Letzterer fand bei 106 seiner 700 Sektionsfälle Verwachsungen ohne erkennbare Ursache, wobei es sich überwiegend um asthenische Patienten handelte.

Demgegenüber betont SCHWAIGER, daß die statistischen Unterlagen für Feststellungen so allgemeiner Art keinesfalls ausreichen. TURUNEN, HABERLAND u. a. lehnten schon früher eine Bedeutung der Konstitution für die Verwachsungsdisposition ab, für die in letzter Zeit kaum noch Stimmen laut geworden sind. Es wäre sicher interessant, diesen Zusammenhängen anhand eines genügend großen Krankengutes nachzugehen, doch fehlen entsprechende Unterlagen — beginnen sich doch erst in den letzten Jahren genauere Definitionen „konstitutioneller" Faktoren abzuzeichnen, wie z. B. einer vermehrten oder verminderten fibrinolytischen Aktivität des Blutes, oder Veränderungen der Gewebsproliferationsbereitschaft als Folge von Nebennierenrindenveränderungen. So wäre für die Zukunft eine erneute Bearbeitung dieses Fragenkomplexes erforderlich.

4. Ursächliche Faktoren

Jede Art von Schädigung des zarten Serosaepithels kann zur Ursache von Bauchfellverwachsungen werden. Vor einigen Jahrzehnten wurde der entzündlich-exsudativen Verwachsung von Bauchorganen untereinander, der sog. „Perivisceritis", große Aufmerksamkeit geschenkt.

Erwähnt seien nur die Perigastritis, die Periduodenitis und -cholecystitis, sowie die „Jacksonsche Membran" und die Doppelflintenstenose des Colons (PAYR, CLAIRMONT und MEYER, DOBERER, BAUMEL und ROUX, FENKNER, LAQUA, LAUENSTEIN, SCHOEMAKER, VOLLMAR, WUSTMANN u. v. a.). Die meisten Autoren betonten jedoch schon damals, daß weniger kongenitale, als vielmehr entzündliche Ursachen (Appendicitis, Cholecystitis, Ulcera, Adnexitiden) im Spiele seien. Auf die umfassende Darstellung dieser Fragen durch PRIESCHING wurde bereits hingewiesen. SCHÜRCH untersuchte im Tierexperiment, ob allergische Vorgänge bei Adhäsionen unklarer Genese eine Rolle spielen könnten, er mußte diese Vermutung jedoch verneinen.

Daß schwere, die Organwand durchsetzende Entzündungen zu Serosabeteiligung und -entzündung und damit auch zu sekundären Verwachsungen führen können, ist selbstverständlich und bedarf keiner Erläuterung. Im heutigen Schrifttum ist die Diskussion der entzündlich bedingten Adhäsionen weitgehend hinter der postoperativ entstandener Verwachsungen und ihrer Vermeidung zurückgetreten. Diese resultieren aus einer mechanischen, thermischen oder chemischen Schädigung des Bauchfells während der Laparotomie, wobei im allgemeinen die Ausdehnung der nachfolgenden Verwachsungen direkt proportional der Ausdehnung und Schwere der gesetzten Schädigung zu erwarten ist, gleichgültig welcher Art diese war (JACKSON).

Mechanische Schädigungen der Serosa kommen vor allem zustande durch 1. groben Gebrauch von Instrumenten, Bauchhaken und Retraktoren, 2. Benützung unnötig großer oder scharfer Nadeln und zu starken Nahtmaterials, 3. Anwendung von Massenligaturen und von groben scharfen Klemmen mit nachfolgenden Nekrosen, 4. Mißhandlung der Serosa durch trockene Bauchtücher, Gazestreifen oder -kompressen oder die Verwendung von Zwirnhandschuhen und 5. Austrocknung der Serosa bei langdauernder Eventration ohne Anfeuchtung, oder infolge der Einwirkung heißer Lampen oder Scheinwerfer (LÜDEKE). Als weitere Möglichkeiten werden angeführt: Ungenügendes Versenken von Organstümpfen (TADDEI), unsachgemäße Verwendung von Drains und Tampons, die wie Fremdkörper wirken (SCHMIEDT, VOGEL, TURUNEN), lokale Schäden durch Jodtinktur (GEBELE, FLESCH-THEBESIUS) und unnötige und zu langdauernde Eventration (CLAIRMONT und MEYER).

Ob Blut im Peritonealraum an sich verwachsungsbedingend wirkt oder nicht, ist nach wie vor umstritten. Mehrfach wurde festgestellt, daß Blut eine solche Wirkung nur dann ausübt, wenn gleichzeitig eine Endothelschädigung vorliegt; wird es von außen in eine intakte Bauchhöhle eingebracht, so wird es folgenlos resorbiert (ADAMS, VOGEL, HIROSHI). JOSEPH konnte ebenso wie schon 1888 v. DEMBOWSKI die Unschädlichkeit des Blutes in der freien Bauchhöhle nachweisen; nach VANDEPUTTE-VAN HOFE verzögern Blutserum und defibriniertes Blut sogar die Verwachsungsbildung.

Auch die grundsätzliche Rolle einer gleichzeitigen Infektion ist nicht völlig geklärt; nach Meinung der meisten Autoren können Verwachsungen auch unter völlig aseptischen Bedingungen entstehen, wobei freilich die geringste Infektion die Adhäsionsbildung außerordentlich fördert (MULLER und RADEMAKER, WILLIAMS u. a.). SMITH legte, um die primäre Rolle der Infektion für die Adhäsionsbildung zu beweisen, Kulturen von Nahtmaterial an, das bei Appendektomien verwendet worden war. Praktisch in allen Fällen fanden sich pathogene Keime, deren Anwesenheit der Autor auf Verschmutzung der Fäden infolge Berührung der Darmschleimhaut zurückführte.

Von besonderem Interesse ist, wegen der großen praktischen Bedeutung, die Entstehung von Adhäsionen durch Talkum, wie es auch heute noch vielfach zur Vorbereitung der Operationshandschuhe und zum Einpudern der Hände im

Operationssaal gebraucht wird. Hierdurch, vor allem aber durch Undichtwerden bzw. durch kleinste, nicht bemerkte Verletzungen der Handschuhe, gelangt das Talkum fast regelmäßig ins Abdomen (LEE und LEHMAN). Intraperitoneal verursachen aber schon kleinste Mengen Talkum eine chronische Entzündung, Fremdkörpergranulome und damit Verwachsungen (RÖSSLE, KLEMM, EISENMANN, O. BSTEH, HABERICH, RUTISHAUSER, HAUDE, MACCORMICK und RAMSEY, SCRIBA, MACKAY, ROSS, SAXÉN u. a.). Erstaunlicherweise wurde erst 1933 von ANTOPOL zum erstenmal auf diese Veränderungen aufmerksam gemacht, die auch schon Todesfälle zur Folge hatten (SWINGLE, WALKER). Lycopodiumpuder, das früher als Talkumersatz diente, verursacht ganz ähnliche Erscheinungen (ERB, MACCORMICK und RAMSAY). Die Talkumgranulome ähneln makroskopisch wie histologisch tuberkulösen Knötchen; die Talkumpartikel, die noch nach Jahrzehnten nicht resorbiert sind, bestehen aus Magnesiumhydropolysilicat. Die Warnung vor der weiteren Anwendung von Talkumpuder in der Chirurgie sollte heute der Vergangenheit angehören: Ganz abgesehen von der Adhäsionsbildung ist bei der schweren chronischen Reizung, die sowohl mechanische wie chemische Ursachen hat, auch mit einer cancerogenen Wirkung zu rechnen. Die Feststellung K. H. BAUERS (S. 386), daß trotz dieser theoretischen Gefährdung „bis jetzt noch kein maligner Talkumtumor bekannt geworden" sei, ist überholt, seit ENDERLIN u. Mitarb. als Ursache eines primären Peritonealcarcinoms eine chronische Fremdkörperperitonitis durch Talkum feststellen konnten. Auch bei dem von F. X. BSTEH beschriebenen malignen Endotheliom, das sich 10 Jahre nach einer Appendektomie im Operationsbereich entwickelte, muß an eine solche Möglichkeit gedacht werden, obwohl sie vom Autor selbst nicht diskutiert wird. Von den seither entwickelten Ersatzpudern auf Stärkegrundlage (HAAR, LEE und LEHMAN u. a.) ist allerdings zu bemerken, daß auch sie bei massiver Invasion Granulome erzeugen können, nur daß diese nicht so gewebsfeindlich sind wie die durch Talkum bedingten (WEBB und ROGAN).

Von aktueller Bedeutung ist ferner die Schädigung des Peritoneums durch lokal eingebrachte Medikamente wie Sulfonamide oder Antibiotica. Daß Sulfonamide sowohl in Puder- wie auch in gelöster Form Verwachsungen erzeugen können, wurde mehrfach festgestellt (ALBERTINI, CEVESE und FERRO, KUKUDIANOV und OSIDZE, JENTZER, SWYNGHEDAUW), nur selten wurde ihre Unschädlichkeit betont (ZARAPICO). Doch ist zu berücksichtigen, daß auch hier nicht selten Talkum als Pudergrundlage diente und seinerseits die Nebenwirkungen hervorrufen konnte (SCHNEIDERHAN, KLEINE, WACHSMUTH). Auch bei den Chemotherapeutica scheint es so zu sein, wie beim Blut, daß sie, in gelöster Form in eine unversehrte Bauchhöhle von außen instilliert, meist unschädlich sind, Verwachsungen aber erzeugen, wenn durch anderweitige Manipulationen Serosadefekte schon gesetzt sind (von RUETTE, HAAR, VERKHRATSKIJ). KÖHNLEIN und WELLER fanden nicht nur eine unterschiedliche Wirkung verschiedener Antibiotica hinsichtlich der Verwachsungsförderung, sondern vor allem in jedem Fall die Anwendung in Pulverform adhäsionsgefährdender als die Applikation in Lösung.

Ein weiterer Schädigungsmodus, der lange Zeit vernachlässigt wurde, ist durch thermische Einwirkungen gegeben, worauf FRANZ schon vor langer Zeit hingewiesen hatte. KREDEL und SMITHEY wiesen nach, daß das Auflegen heißer Kochsalzkompressen für nur 2 min von 45° bei fast allen Fällen, bei über 50° immer zu flächenhaften Verwachsungen führt. BUSER und DE PUOZ, die eine tödlich-nekrotisierende Peritonitis nach einer Peritonealspülung mit heißer Kochsalzlösung beobachtet hatten, stellten fest, daß Lösungen über 60° zu Peritonitis, Fettgewebsnekrosen und Mesenterialthrombosen mit Darmwandinfarkten führen.

Die Verwendung zu heißer Lösungen ist in der Chirurgie vor allem dadurch gegeben, daß die mit Gummihandschuh bekleidete Hand in ihrer Wärmeabschätzung gestört ist: Bei 50°, wo schon bleibende Gewebsschäden regelmäßig auftreten, wird die Wärme durch den Gummihandschuh hindurch erst nach 15 sec fühlbar, und selbst 55° heiße Kompressen können bei lockerem Griff beliebig lange gehalten werden (LÜDEKE, SCHWAIGER). Auch zur Stimulation der Darmperistaltik, zum Stillen diffuser capillärer Blutungen oder zur Peritonealspülung sollten stets nur körperwarme Kochsalzlösungen verwendet werden. Sicher geht ein Großteil der iatrogen ausgelösten abdominalen Verwachsungen zu Lasten dieses Fehlers. Daß auch durch Diathermiekoagulation ein lokaler Hitzeschaden mit Nekrosen und nachfolgenden Adhäsionen verursacht werden kann, sei nur am Rande vermerkt.

II. Komplikationen und klinisches Bild der Bauchfelladhäsionen

Je nach der Art der Adhäsionsbildungen im Bauchraum ergibt sich eine unterschiedliche klinische Symptomatik: Flächenhafte Adhäsionen können zu chronischen Subileuszuständen führen, die mit chronischen dyspeptischen Beschwerden, mit uncharakteristischen abdominalen Schmerzzuständen und mit rezidivierenden Stuhl- und Windverhaltungen einhergehen, zum Syndrom des „Verwachsungsbauches" (PAYR) also. Indessen ist bei der Stellung dieser Diagnose größte Zurückhaltung geboten: A. W. FISCHER, CLAIRMONT und viele andere erfahrene Abdominalchirurgen haben immer wieder darauf hingewiesen, daß Verwachsungen nur dann zu objektivierbaren Beschwerden führen, wenn sie Störungen der Darmpassage bedingen, wogegen bei einem Großteil der Patienten, die wegen „Verwachsungsbeschwerden" behandelt oder mehrmals laparotomiert wurden, psychische Überlagerungen oder funktionelle Störungen vorliegen. Es muß mit allen diagnostischen Mitteln daher zunächst der Beweis geführt werden, daß die Ursache der geklagten Beschwerden wirklich peritoneale Adhäsionen sind. Die Ausdehnung der Verwachsungen geht auch keineswegs mit den klinischen Symptomen oder den subjektiven Beschwerden parallel. Ausgedehnteste Verwachsungen, wobei sämtliche Dünndarmschlingen zu einem unlöslichen Konglomerat verbacken sind, können völlig symptomlos bleiben, sofern die Schlingen unter sich günstig liegen und keine Abknickungen oder Torsionen auftreten. Auf die Differentialdiagnose und Therapie derartiger chronischer Subileuszustände, die in vielen Fällen einer konservativen Behandlung mit langen Darmsonden (HAMELMANN) zugänglich sind, ist soeben KÜMMERLE ausführlich eingegangen, worauf hier verwiesen sei.

Gewiß können abdominale Verwachsungen auch zu ungewöhnlichen Krankheitsbildern führen, so zu abdominalen Schmerzzuständen (GOSSET u. Mitarb.) oder zu Angina pectorisartigen Beschwerden, wie in einem Fall von MIX, wobei die Beschwerden nach Lösung der Adhäsionen verschwanden. Im allgemeinen gilt aber die Regel, daß eine solche Diagnose erst nach Ausschluß aller anderen, insbesondere psychischer und psychiatrischer, Störungen gestellt werden darf.

Viel gefährlicher als diese flächenhaften Adhäsionen sind die einzelnen narbigen Stränge, die einen akuten mechanischen Ileus verursachen können und dann aus vitaler Indikation zur sofortigen Operation zwingen. Die besondere Tragik liegt darin, daß die Mortalität dieser Zweiterkrankung für viele abdominale Operationen — vor allem für die weitaus häufigste, die Appendektomie — weit höher liegt als die der Ersterkrankung bzw. -operation. Das Zeitintervall von der adhäsionsverursachenden Erstoperation bis zum Auftreten der akuten Ileussymptome kann von wenigen Tagen bis zu Jahrzehnten differieren (STREULI).

Die Häufigkeit postoperativer Ileusfälle wird in verschiedenen Statistiken unterschiedlich angegeben, so fand z. B. BERNER in 26—30%, FLESCH-THEBESIUS in 31%, SCHÖNBAUER und SCHNITZLER sogar in 63% aller Ileusfälle als Ursache eine vorausgegangene Laparotomie. Bezogen auf alle Laparotomien gab PETERS die postoperativen mechanischen Ileusfälle mit 1,59%, PAYR mit 3,26% an, wobei zu berücksichtigen ist, daß nicht alle derartigen Patienten derselben Klinik zur Reoperation zugeführt werden und daß die Zeitintervalle zwischen Erstoperation und Sekundärkomplikation bisweilen sehr groß sind. CLAIRMONT und MEYER stellten fest, daß Fälle von Strangileus am häufigsten nach Appendektomie, danach am häufigsten nach gynäkologischen Eingriffen auftreten. Auch in dieser Beziehung fehlen ausreichend umfangreiche statistische Unterlagen, wenn auch schon Ansätze dazu gewonnen sind (STICH, KROOK, WELCH u. a.).

III. Therapie und Prophylaxe der Peritonealadhäsionen

Schonende Operationstechnik steht am Anfang und am Ende jeder Diskussion um eine sinnvolle Prophylaxe postoperativer Bauchfellverwachsungen. Hierzu können kaum detaillierte Anweisungen gegeben werden; die speziellen Schädigungen, die in erster Linie vermieden werden sollten, wurden oben bereits besprochen. Für die operative Therapie bereits bestehender Bauchfelladhäsionen sind einige Methoden entwickelt worden, die nun dargelegt werden sollen.

1. Deckung von Peritonealdefekten

Allgemein anerkannt ist die Regel, Defekte der Serosa, soweit sie bei abdominalen Operationen entstanden sind, zu decken. Im allgemeinen ist dies durch Übernähung mit benachbarter Serosa, durch Einstülpungen oder allenfalls durch Aufsteppen von Netz auch möglich. Mit einer spontanen Regeneration großer Serosaflächen, wie dies ROBBINS, BRUNSCHWIG und DE FOOTE nach ultraradikalen abdominalen Eingriffen wie auch im Tierexperiment sahen und wie dies auch TRIMPI und BACON beschrieben, sollte man nicht rechnen — selbst wenn ein solcher günstiger Verlauf im Einzelfall auftreten kann, so wird doch die Bildung ausgedehnter bindegewebiger Verschwielungen nach weitgehender Entblößung von Serosaflächen die Regel bleiben.

Über die freie Transplantation von Peritoneum berichtete erstmals KOLACZEK, der lädierte Serosastellen mit Erfolg durch Bruchsackstückchen bzw. Stückchen aus dem Peritoneum parietale deckte. Vorher hatte ENDERLEN schon frei transplantierte Netzteile zur Peritonealisierung verwendet, eine Methode, die später auch GIRGOLAV, BIERMER, MCGEHEE erfolgreich anwendeten. Dagegen beobachtete ABRAMOVICH nach Verwendung von Netzstücken eine vermehrte Adhäsionsbildung. Neuerdings wurde das Verfahren der freien Peritonealtransplantation von SCHLOSSER und HUPE wieder aufgegriffen; sie empfahlen die Transplantation von Peritoneum parietale vor allem als zusätzliche Sicherung von insuffizienzgefährdeten Nähten im Peritonealraum. Auch die Verwendung von Mesenteriallappen zur Deckung von Peritonealdefekten nach Verwachsungslösung wurde erst kürzlich von CARVER wieder empfohlen.

Neben der Peritonealüberpflanzung hat sich die freie, sterile Amniontransplantation bewährt (KUBANYI, BIERMER, KARNITZSCHNIGG u. a.), die schon 1914 von LYMAN und BERGTOLD vorgeschlagen worden war. Hier handelt es sich um eine morphologisch und funktionell dem Serosaüberzug des Peritoneums sehr ähnliche Struktur, die den Vorzug hat, daß sie leicht in größeren Flächen gewonnen werden kann.

Im ganzen werden alle die genannten Methoden nur ausgewählten Einzelfällen vorbehalten bleiben müssen, schon deswegen, weil die Notwendigkeit zur Verwendung von Transplantaten nicht vorausgesehen werden kann, die Gewinnung, Aufbewahrung und Konservierung solcher Transplantate aber auf erhebliche Schwierigkeiten stößt. Daher wird im allgemeinen, soweit die klassischen Methoden der Peritonealisierung nicht ausreichen, eine plastische Deckung von Serosadefekten nur ausnahmsweise möglich sein.

2. Maßnahmen zur Förderung der Peristaltik

„Eine baldigst nach der Operation einsetzende Darmbewegung ist das einzig sichere Mittel, Verwachsungen zu verhüten oder beginnende Verklebungen zu lösen" (Vogel 1923). Die Übertragung dieser Vorstellung auf die Praxis stößt indessen auf Schwierigkeiten, weil nach jedem abdominalen Eingriff physiologischerweise eine Atonie des Intestinums besteht, die nicht ohne weiteres durchbrochen werden kann. Schon Gersuny (1899) empfiehlt, bald nach der Operation die Peristaltik durch „kleine Klysmen" und später durch „größere Eingießungen" anzuregen. Einen besonders originellen Beitrag zur Peristaltikanregung leistete Payr, der 1913—1915 über tierexperimentelle Untersuchungen mit dem „Magen-Darm-Elektromagneten" berichtete.

In den Magen-Darm-Kanal wurde Eisen per os oder als Einlauf in Form von Ferrum reductum, Magneteisenstein („Diaphanitkakao") oder Ferrum oxydatum eingebracht und durch einen von außen auf die Bauchwand aufgesetzten Elektromagneten passiv bewegt. Die mit Eisen beschickten Darmteile konnten dabei „in den Grenzen ihrer Gekrösebefestigung nach Belieben verlagert werden". Da das Eisen als Kontrastmittel diente, konnten die intraabdominellen Vorgänge röntgenologisch verfolgt werden. In den klinischen Gebrauch ist die Methode, der Payr große Bedeutung beimaß, jedoch nicht gelangt.

Um dieselbe Zeit wurde auch die Druck- und Saugbehandlung des Abdomens zur Peristaltikanregung empfohlen; es wurden dabei große Glasglocken auf die Bauchwand aufgesetzt und durch Unterdruck Bauchabschnitte angesaugt, wobei nicht nur dem mechanischen Effekt, sondern auch der Hyperämisierung Bedeutung zugesprochen wurde. Auch die Massage des Abdomens wurde befürwortet. Weiter kamen an physikalischen Maßnahmen die Behandlung mit Moor- und Schlammpackungen (Nolde, Korchov), die Wärmeapplikation mittels Heißluft oder Diathermie (Baumel und Roux, Broderson und Pasjukov, Delherm u. Mitarb., Lardennois, Levy, Minge u. a.), und schließlich sogar die Behandlung mit Ultraschall (Schulz) zur Diskussion, alles Methoden, die sich für die routinemäßige, frühzeitige postoperative Anwendung wohl nirgends durchgesetzt haben.

Ebenso wird die frühzeitige postoperative Peristaltikanregung durch Medikamente seit vielen Jahrzehnten diskutiert. Vogel empfahl schon 1902 die Gabe von Physostigmin, später von Sennatin und Peristaltin; zur wirksamen Adhäsionsprophylaxe sollten die ersten Injektionen noch auf dem Operationstisch gegeben werden(!). Adams trieb Adhäsionsprophylaxe mit subcutanen Injektionen von Pituitrin und Eserin, kombiniert mit Paraffingaben per os. Weitere experimentell und klinisch empfohlene Pharmaka waren Tonephin, Vagostigmin, Atonin, Pilocarpin und vor allem das Prostigmin (Sonnenfeld und Christophorakos, Schiff u. Mitarb., Ueta u. a.). Es würde zu weit führen, hier ausführlich auf alle verwendeten Medikamente und ihre Pharmakologie einzugehen. Die Problematik des medikamentösen Vorgehens liegt darin, daß einerseits die frühe postoperative Durchbrechung der physiologischen Darmparalyse nicht unbedenklich ist (Gefahr von Anastomosendehiszenzen!), und daß zum anderen die wirksamen Medikamente bei ausreichender Dosierung zu höchst unerwünschten

Nebenwirkungen führen können, so hat das Prostigmin bei hoher Dosierung Herzrhythmusstörungen im Gefolge.

Obwohl die Einwirkung der Darmmotilität auf die Ausbildung von Adhäsionen unbezweifelbar ist (CONE u. a.), wird man sich im ganzen scheuen, drastische Methoden zur Peristaltikanregung sofort postoperativ anzuwenden; andererseits ist nach dem eingangs Ausgeführten klar, daß nur eine *sofortige* Anregung der Peristaltik wirksam werden kann. Im Einzelfall sind daher die Möglichkeiten und Aussichten begrenzt, durch Peristaltikförderung eine aktive und wirksame Adhäsionsprophylaxe zu betreiben.

3. Symptomatische operative Maßnahmen

Viele Jahrzehnte chirurgischer Erfahrung haben gezeigt, daß die operative Lösung von Adhäsionen, soweit das Auftreten von Komplikationen eine chirurgische Intervention unumgänglich machte, die Entstehung neuer Adhäsionen mit zusätzlicher Komplikationsfrequenz eher begünstigt. Die Literatur ist reich an Beispielen, daß Patienten immer wieder relaparotomiert werden mußten; so berichtete FLESCH-THEBESIUS über einen Fall, der 23mal laparotomiert wurde, und nicht umsonst bezeichnen STARLINGER wie GONZENBACH derartige Fälle als die „Crux permagna der Abdominalchirurgie". Da es sichere, gleichzeitig ungefährliche, und in jedem Einzelfall routinemäßig anwendbare Maßnahmen zur Adhäsionsverhütung bis heute nicht gibt, erschien es sinnvoll, Methoden zu entwickeln, die das Problem vom Chirurgisch-Operativen her zu lösen versuchen. Hier sind vor allem die totale oder subtotale Omentektomie sowie die Dünndarmfaltung nach NOBLE zu nennen.

a) Subtotale Omentektomie

LARKIN und BURNHAM berichteten 1940, daß sie Adhäsionspatienten durch totale Wegnahme des großen Netzes endgültig von ihren Beschwerden befreien konnten. In den letzten Jahren hat EHRLER erneut Günstiges über diese Methode berichtet, die von der Beobachtung ausgeht, daß vier Fünftel aller behandlungsbedürftigen Adhäsionen mit Netzbeteiligung einhergehen.

Das Netz folgt passiv allen Bewegungen der Darmschlingen und neigt, auch wegen seiner Fähigkeit, serös entzündete Stellen plastisch abzudecken, zu Verklebungen mit geschädigten Serosastellen — hierin besteht geradezu eine seiner physiologischen Funktionen. Bestehen erst einmal Verwachsungen, so kommt es durch mechanischen Zug am Netz zu einem Dauerreiz, der die sog. „Omentitis" unterhält und weitere Entzündungen und Adhäsionen verursacht. Auf diese Weise wird das Netz „zu einem schädigenden Element der Bauchhöhle" (EHRLER). Entfernt man das Netz in toto, so ist die Adhäsionsgefahr geringer, weil die Bewegung der Darmteile gegeneinander eher wirksam werden kann.

EHRLER empfiehlt als Methode der Wahl die Durchtrennung des Netzes 3—4 cm distal vom Quercolon, wobei nach einem Sechspunkteplan vorgegangen werden sollte:

1. Lösen des Netzes von der vorderen und seitlichen Bauchwand, von alten Laparotomienarben und, seltener, von Bruchpforten.
2. Ablösung von der Ileocoecalgegend, mit oder ohne Appendektomie.
3. Ablösung vom Sigma und vom Mesosigma.
4. Lösung von den Urogenitalorganen und vom kleinen Becken.
5. Ablösung vom Dünndarm, von Konglomeraten desselben und vom Mesenterium.
6. Separierung der Darmschlingen, soweit diese ohne Netzbeteiligung aneinander adhärent sind.

1956—1959 operierte EHRLER 131 Fälle auf diese Weise, alle Patienten litten unter Adhäsionsbeschwerden und waren meist schon mehrmals laparotomiert worden. Bei den Patienten mit Netzbeteiligung war in 89% ein Erfolg mit völligem Verschwinden der Beschwerden zu verzeichnen.

b) Noblesche Operation

NOBLE ging von der kriegschirurgischen Beobachtung aus, daß Verwundete mit Bauchschüssen nicht nur durch die primäre Peritonitis, sondern ebenso durch die sekundär entstehenden Adhäsionen gefährdet waren. Um diese Komplikation zu vermeiden, ging Noble dazu über, die Dünndarmschlingen derartig aneinanderzulegen und mit Nähten so zu fixieren, daß das Bild einer ziehharmonikaartigen Anordnung entsteht, wobei die Darmschlingen senkrecht zur Mesenterialwurzel verlaufen. Es werden also die Adhäsionen nicht bekämpft oder verhindert, sondern im Gegenteil begünstigt, es wird lediglich vermieden, daß sie sich chaotisch entwickeln und zu Darmpassagestörungen — der einzigen wesentlichen Komplikation — führen können. Während Noble selbst zunächst diese Darmplikation nur bei eitriger Peritonitis als Prophylaxe gegen entstehende Adhäsionen empfahl, liegt ihre Indikation heute vor allem auf dem Gebiet des chronischen Adhäsionsileus. Die Methode hat mehr und mehr Anhänger gefunden (Barron und Fallis, Krause, Nguyen u. Mitarb., Poth und Wolma, Schultze und Baumbusch, Weckesser u. Mitarb., weitere Literatur bei Krauss und Kümmerle sowie Gonzenbach), und dürfte heute die Methode der Wahl zur Behandlung des „Adhäsionsbauches" sein. Lange wertete 1391 Fälle der Literatur aus; in weniger als nur 1% blieb ein Erfolg der Operation aus. Eine prinzipiell ähnliche Methode hatte Wichmann 1934 publiziert, jedoch reichen die Vorarbeiten Nobles wesentlich weiter zurück.

Umstritten ist heute noch, ob die Methode auch bei *akuten* Ileuszuständen angewendet werden soll, wie dies v. Axhausen propagiert, und ebenso die Frage, wieweit von dem Verfahren *prophylaktisch* Gebrauch gemacht werden soll, nachdem es sich ja doch um einen großen und langdauernden Eingriff handelt. Die Frage, ob eine partielle oder totale Darmplikatur vorzuziehen sei, dürfte zugunsten der letzteren entschieden sein.

c) Sonstige symptomatische Operationen

Bei ausgedehnten Adhäsionen mit Bildung von Konglomerattumoren, wobei sich oft wegen des schlechten Allgemeinzustandes des Kranken größere Eingriffe verbieten, kommen vor allem noch Umgehungsanastomosen in Frage, die den Ort des Passagehindernisses ausschalten. Man halte sich jedoch immer vor Augen, daß durch die Ausschaltung größerer Darmteile die Gefahr des Malabsorptionssyndroms droht, und daß lokale Entzündungen (gedeckte Perforation, Ileitis regionalis usw.) durch diesen Eingriff nicht behoben werden, der daher auf ausgewählte Einzelfälle beschränkt bleiben sollte. Es sei nochmals auf die fundamentale Darstellung verwiesen, die diese ganzen Probleme soeben durch Kümmerle erfahren haben.

4. Adhäsionsprophylaxe durch mechanische Trennung der Serosaflächen

Sieht man von den soeben geschilderten symptomatischen operativen Maßnahmen ab, so erhebt sich die Frage, wie die bei der Operation eines Adhäsionsbauches separierten Serosaflächen an der sofortigen Wiederverklebung gehindert werden können, bzw. auf welche Weise eine prophylaktische Erstverklebung vermieden werden kann.

a) Mechanische Trennung durch feste Substanzen

Schon 1889 berichtete Stern über die Möglichkeit, im Tierversuch Verwachsungen des Peritoneums zu verhindern, indem Organ- oder Netzstümpfe mit einer Kappe aus Hammeltalg oder einer Kollodiummembran bedeckt wurden. Lauenstein gab 1893 an, er habe in einem Fall nach operativer Trennung von Verwachsungen deren Wiederentstehen dadurch verhindert, daß er „protective silk" zwischen die verletzten Serosaflächen gelegt habe; die Art dieses Materials ist nicht näher beschrieben. Clairmont und Meyer versuchten die Deckung von Peritonealdefekten mit Silberfolie, andere Autoren empfahlen Goldschlägerhäutchen oder „Cargile membrane“, eine aus dem Peritoneum von Rindern hergestellte trockene Membran.

Man stellte sich vor, daß die Membran ähnlich wie Catgut unter gleichzeitiger Regeneration des daruntergelegenen Serosaepithels resorbiert würde. FOSTER verwandte sie mit angeblichem Erfolg auch klinisch, ebenso MORRIS. Andere Autoren (Lit. bei VOGEL) kamen jedoch zu dem Schluß, daß das Material „nicht imstande sei, Verklebungen in der Peritonealhöhle zu vermeiden, sondern vielmehr eher irritierend zu wirken schien“, was nach heutigen Anschauungen über heteroplastische Transplantationen verständlich erscheint.

b) Einbringung von Luft in den Peritonealraum

KAESTLE wandte 1920 als erster das Pneumoperitoneum zur Behandlung von Bauchfelladhäsionen an, unter der Vorstellung, daß auch Luft die Serosaflächen getrennt zu halten vermöge. STENGEL griff das Verfahren kürzlich wieder auf, nachdem früher BESSESEN, FELDMANN, GEBELE, GELLHORN, LARDENNOIS u. a. über günstige Erfahrungen berichtet hatten. MAYER glaubte, daß gasförmige Substanzen wohl Verwachsungen zwischen Intestinum oder Netz mit der vorderen Bauchwand, nicht aber Adhäsionen dieser Organe untereinander verhindern könne; außerdem seien Peristaltikstörungen, Gefährdung der Nähte und Hochdrängen des Zwerchfells zu befürchten. Trotzdem berichtete auch er über gute Erfolge in einigen Fällen. Im ganzen hat die Methode wenig Anklang gefunden.

c) Sogenannte Gleitmittel

Lange Zeit spielten in der Diskussion um die Adhäsionsprophylaxe eine große Rolle die sog. „Gleitschmieren“ — Substanzen also, die in die Bauchhöhle eingebracht wurden, um die lädierten Peritonealbezirke mit einem Film zu überziehen und so eine fortdauernde Beweglichkeit der Eingeweide gegeneinander zu ermöglichen. Öle und Fette verschiedener Art schienen zu diesem Zweck brauchbar.

BUSCH und BIBERGEIL erprobten im Tierexperiment Olivenöl, Lanolin, Paraffin, Agar und Carragan mit negativem Effekt. Während MORRIS die Vaseline als adhäsionsverhütendes Mittel empfahl, blieben diesbezügliche Versuche von ABRAMOVICH, MORRA, GÁLA ergebnislos. FLESCH-THEBESIUS beobachtete nach intraperitonealer Applikation von Schweinefett am Menschen, daß die Verklebungstendez sogar gesteigert war und Fieber auftrat.

Bei tierexperimentellen Untersuchungen konnten bessere Ergebnisse bei Verwendung von arteigenem Fett gewonnen werden (MOROSOW, KOVÁCS, EDEN und LINDIG). Versuche mit Kampheröl sind, da sie eine reine Reizwirkung darstellten, im nächsten Abschnitt zu besprechen.

Nach heutiger Kenntnis verbietet sich die Anwendung nichtarteigener Substanzen ohnehin; gewisse Erfolge wurden lediglich mit homoio- oder autoplatisch gewonnenen Menschenfett erzielt, das meist in Form des sog. „Humanol“ angewendet wurde.

Menschliches, bei Operationen aus Lipomen gewonnenes Fett in steriler, flüssiger Form wurde zuerst als Gleitschmiere in Gelenken und bei Sehnenplastiken verwendet. EDEN und LINDIG prüften es intraperitoneal nach Lösung von Verwachsungen und nach Operationen, bei denen mit einer Adhäsionsbildung erfahrungsgemäß zu rechnen war. Weitere positive Berichte stammten von KEMPF, INTHORN, KRÄUTER, BIERMER u. a. HEUSS, der das Humanol ebenfalls prüfte, stellte bei Autopsien und Relaparotomien indessen weitere schwere Verwachsungen fest.

Gegen jede intraperitoneale Fett- und Ölanwendung wandte sich PRIMA: „Auch muß ich dagegen Bedenken erheben, daß in die Bauchhöhle ölartige Fremdkörper als adhäsionsverhütende Mittel eingebracht werden. Denn ölartige Substanzen wirken in der Bauchhöhle resorptionshemmend . . . ebenso setzen diese Substanzen wegen ihrer hohen inneren Reibung die Peristaltik herab . . .“

SCHULZE berichtete, daß sich Humanol, wie auch andere Fette, im Douglasschen Raum ansammelte, oft in Form einer Ölcyste, wobei dann im übrigen Bauchraum erneute Adhäsionen entstehen könnten. Auch CRUICKSHANK sowie STEINDL beschrieben Paraffinome auf dem Boden einer intraperitonealen Anwendung derartiger Substanzen.

Viel von sich reden machte lange Zeit die Vogelsche Gleitschmiere.

Nachdem VOGEL Kollodium, Hühnereiweiß, Salepabkochung, Gelatinelösung, Magnesiumsulfat und Kochsalzlösung, Peptonlösungen und Mucin ohne Erfolg versucht hatte, wandte er mit besserem Erfolg steriles Gummi arabicum an. Später brachte er die Gummilösung mit Natriumchlorat und Natriumcitrat zusammen und erhielt so eine „Gleitschmiere“, die gleichzeitig gerinnungshemmend wirkte. Er berichtete über einen frappierend günstigen Erfolg bei Patienten, die mehrmals relaparotomiert und mit dem neuen Mittel behandelt wurden. Andere Autoren konnten die günstigen Erfolge nicht bestätigen, so BUSCH und BIBERGEIL; es wurde geäußert, die Gleitschmiere sei „besser innerhalb als außerhalb des Darmes am Platze“.

Originell waren die Versuche von PRIBRAM, als Gleitmittel 50—100 cm³ Glaskörpermasse von Kalbsaugen zu benützen. Sie verteilte sich nach seinen Angaben im Bauchraum gleichmäßig und machte die Eingeweide, „äußerst schlüpfrig“.

Im ganzen sind heute alle Versuche mit organischen oder anorganischen Gleitmitteln überholt, weil sie von unzureichenden oder falschen Vorstellungen über die Reaktionen des menschlichen Körpers auf allo- oder heteroplastisches Material ausgehen.

d) Intraperitoneale Ergußbildung zur Adhäsionsprophylaxe

Im Gegensatz zu Gleitmitteln, die die Serosaflächen wie einen Film überziehen sollen, läßt sich deren Trennung auch durch Flüssigkeiten erreichen, die sich in unphysiologisch großer Menge (die normale Peritonealflüssigkeit beträgt etwa 20 cm³) im Peritonealraum befinden. Es entspricht der klinischen Erfahrung, daß bei vorhandenem Ascites in der Regel keine Adhäsionen zu beobachten sind.

Die ersten Versuche in dieser Richtung wurden mit physiologischer Kochsalzlösung angestellt: Bereits 1886 füllte MÜLLER zur Adhäsionsprophylaxe bis zu 2 Liter derartiger Lösung in die Peritonealhöhle. Bei der Nachprüfung ergab sich jedoch, daß Adhäsionen im allgemeinen dadurch nicht verhindert werden (VOGEL, GRUCA), wohl einfach deswegen, weil eine derartige Lösung sehr rasch aus dem Bauchraum resorbiert wird, beträgt die Resorptionsleistung des Peritoneums doch bei mehr als 2 m² Oberfläche beim Erwachsenen über 1000 cm³/Std (NIEDNER).

Auch Traubenzuckerlösung wurde zu diesem Zweck angewandt (BUCHBINDER). Eine hypertonische Zuckerlösung führt intraperitoneal zur Ergußbildung; innerhalb 1 Std vermehrt sich die Flüssigkeitsmenge im Peritonealraum auf das Doppelte der instillierten Flüssigkeitsmenge. Im Tierexperiment war immer wieder die starke Dehydratation der Versuchstiere eindruckvoll, so daß TOTTEN die gleiche Menge physiologischer Kochsalzlösung subcutan zu injizieren empfahl. Letztlich gilt aber auch für die Traubenzuckerlösung die rasche Resorption aus dem Abdominalraum.

Abgesehen von der Instillation gewebsfreundlicher normo- oder hypertonischer Lösungen läßt sich ein Erguß auch durch Reizwirkung erzielen, wodurch eine Exsudation zustande kommt. Von mehreren Autoren wurde hierfür das Kampheröl empfohlen (BUSCH und BIBERGEIL, SCHEPELMANN, PAYR, MORRA). Auch dieses Verfahren wurde jedoch rasch wieder fallen gelassen, zumal MARTIUS über einen Todesfall berichtete, der der mit Kampheröl vorgenommenen Adhäsionsprophylaxe zur Last zu legen war.

Viel aussichtsreicher als die genannten Verfahren erschien die Möglichkeit, eine intraperitoneale Ergußbildung dadurch zu erzeugen, daß in den Peritonealsack Lösungen hochmolekularer Substanzen eingebracht werden, die auf Grund ihres höheren onkotischen Druckes ebenfalls zu einer künstlichen Ascitesbildung führen müssen, wegen ihrer Molekülgröße aber nicht oder jedenfalls nicht rasch aus dem Peritonealraum resorbiert werden können, so daß die Wirkung länger anhält. Hier boten sich Substanzen an, wie sie sich als Blutersatzmittel aus denselben Gründen bewährt haben, so das Kollidon (Polyvinylpyrrolidon) oder Dextrane (Dextrosepolymere). Wahrscheinlich wirkt auch die Amnionflüssigkeit, auf deren adhäsionsverhütende Wirkung 1927 JOHNSON erstmals die Aufmerksamkeit lenkte, hauptsächlich infolge ihres Eiweißgehaltes im Sinne eines künstlichen Ascites und weniger durch fibrinolytische Aktivitäten, wie dies vermutet wurde.

JOHNSON hatte anläßlich eines Kaiserschnittes, bei dem Fruchtwasser in die Bauchhöhle geflossen war, diese adhäsionsverhütende Wirkung erstmals beobachtet und sie bei weiteren 53 Fällen durch absichtliches Einbringen von Amnionflüssigkeit in den Peritonealraum bestätigt gefunden. Während LACEY und TRUSLER ebenfalls über gute Erfahrungen berichteten, konnten GIORDANENGO, MORRA sowie ZERNICKIJ bei diesem Vorgehen keine Einschränkung der Adhäsionsbildung feststellen.

Das Kollidon (Periston und Periston N, Bayer) wurde von STRAUBE (1948) erstmals zur Verhütung postoperativer Adhäsionen bei Nervennähten angewendet. In die Prophylaxe peritonealer Adhäsionen wurde es von SCHULZE aufgenommen, der sowohl im Tierexperiment (OETTEL, ROTHLÄNDER und SCHULZE) wie auch klinisch an einer großen Serie von Patienten sehr gute Erfolge erzielte.

300 cm^3 Periston wurden jeweils bei Operationsende in die freie Bauchhöhle eingebracht, in schweren Fällen von rezidivierenden Adhäsionen wurden mehrere Tage jeweils 50 cm^3 nachgefüllt. MUSSGNUG bestätigte die guten Erfahrungen ebenfalls an einer großen Patientenserie, KALLIGIANIS überprüfte die Kollidonwirkung im Tierexperiment, ebenfalls mit positivem Resultat. Dagegen beobachtete BANDI den Exitus eines Patienten 8 Tage nach der Instillation von Periston in die Bauchhöhle, wobei sich schwere Verwachsungen ausgebildet hatten.

Die Wirkung des Kollidons beruht nach SCHULZE erstens auf seiner Wirkung als Schmiermittel, zweitens auf seiner Eigenschaft, einen Reizerguß zu erzeugen. So bildet es eine Kombination der beiden vorher erwähnten Gruppen von Substanzen. WEESE wies darauf hin, daß die Schutzwirkung des Kollidons auf einer Solvatmantelbildung beruhe, die mit Membranabdichtung und starker Wasserbindung einhergeht.

Ganz unproblematisch ist auch die Anwendung derartiger Substanzen indessen nicht: LÜDEKE hält es für möglich, daß nach Darmanastomosen die gewünschte Verklebung der Serosa auch an dieser Stelle ausbleibt und sich dadurch postoperative Gefährdungen ergeben. Jedoch sind die bisherigen Erfahrungen von SCHULZE, UPPLEGER, MUSSGNUG, HÜTTL u. Mitarb. u. a. günstig.

5. Adhäsionsverhinderung durch gerinnungshemmende Mittel

Weitere Versuche zur Adhäsionsprophylaxe gehen von Überlegungen zum biologischen Verklebungsvorgang aus. Unter der Vorstellung, daß das fibrinogenhaltige Exsudat der lädierten Serosa an der Koagulation zum Fibrin gehindert werden sollte, wurden schon frühzeitig Antikoagulantien verwendet, so Natriumzitrat, Heparin, Hirudin und Dicumarol. Schon bei VOGEL war das Natrium citricum ein Bestandteil seiner „Gleitschmiere". Es bewirkt die Entionisation des Calciums und verhindert die Thrombokinasebildung, die ein wichtiger Faktor des Gerinnungsvorganges ist. GRUCA erprobte reines Natriumcitrat im Tierexperiment und konnte damit Adhäsionen weitgehend verhüten.

MIKI u. Mitarb. arbeiteten als erste mit Heparin (1935). Sie berichteten über positive Ergebnisse ebenso wie DORTCH, LAURENTACI, KNIGHTLY u. a. LEHMAN und BOYS zeigten, daß eine sichere Wirkung nur zu erwarten ist, wenn das Heparin postoperativ über mehrere Tage kontinuierlich verabreicht wird. VAN DYK, BLOOR u. Mitarb., CHANDY u. a. gelangten dagegen zu einer negativen Beurteilung des Mittels. Hirudin wurde von SCHMIEDT im Tierversuch geprüft, auch hier ließen sich künstlich erzeugte Adhäsionen verhüten.

Nach intraperitonealer Gabe von Stoffen wie Heparin oder Hirudin besteht eine erhöhte Blutungsgefahr. BOYS berichtete über Todesfälle nach intraperitonealer Heparinverabreichung infolge massiver abdominaler Blutungen. Für die klinische Anwendung wurden diese Substanzen daher fallen gelassen. Das gleiche gilt für das Dicumarol, das als Vitamin-K-Antagonist die Prothrombinaktivität reduziert, auch hier droht nach ausreichender Dosierung der Verblutungstod (WHITE, DAVIDSON). BELLANTI gab Dicumarol per os mit gutem Erfolg, während MINGE und DENNIS bei peroraler Applikation keinen Effekt auf die Ausbildung peritonealer Adhäsionen beobachten konnten.

GROM verwendete Tachystyptan, ein Thrombokinasepräparat, das nicht als Antikoagulans, sondern vielmehr als Hämostypticum wirkt; er konnte im Experiment wie in der Klinik Bauchfellverwachsungen verhindern. EHLERS und GRIMSEHL berichteten von erfolgloser Nachprüfung dieser Methode.

6. Beeinflussung durch fibrinolytische und proteolytische Fermente

Während die im vorstehenden Abschnitt erwähnten gerinnungshemmenden Mittel die Fibrinbildung schon in ihrer Entstehung inhibieren sollen, können fibrinolytische und proteolytische Fermente angewendet werden, um bereits entstandenes Fibrin wieder abzubauen und zu zerstören. Schon PAYR propagierte die Pepsin-Pregl-Lösung, deren Wirkung auf diesem Prinzip beruht.

Die Lösung, eine Mischung aus Pepsin und Preglscher Jodlösung, wurde zunächst zur lokalen Narbenerweichung verwendet, weiterhin aber auch experimentell und klinisch zur Adhäsionstherapie. Die Trennstellen der Serosa bestrich PAYR mit dieser Lösung, da sie eine „ganz erhebliche verdauende Kraft" aufweise. Eine Schädigung der Serosadeckzellen oder Blutungen wurden nicht beobachtet. Auch NAUMANN bestätigte die guten Erfolge, wogegen KURTZAHN und v. BÜLOW nach dieser Substanz sogar eine vermehrte Verwachsungsbildung beobachteten. Auch NEUMANN, der Patienten nach dieser Methode behandelte, sah keinen Erfolg. Über günstige tierexperimentelle Befunde äußeren sich GRUCA, ROSTOK, SCHÖNBAUER und SCHNITZLER, YARDUMIAN und COOPER, FRANKENTHAL u. a.

Ebenfalls auf PAYR gehen Versuche zurück, Adhäsionen durch sterilen Eiter zu verhindern. Er ging von der Beobachtung aus, daß nach schwerer Peritonitis mit reichlich eitrigem Exsudat oft eine adhäsionsfreie Bauchhöhle zu beobachten war, während „klinisch völlig glatt verlaufende Laparotomien gelegentlich zu den schwersten Verwachsungen führen". Das proteolytische Ferment der zerfallenden Leukocyten bringt die zerfallenden Fibrinmassen und nekrotischen Gewebsteile zur Einschmelzung, und in gleicher Weise sollten auch die peritonealen Verklebungen durch das Exsudat „verdaut" werden. NAUMANN führte auf diese Anregung hin im Tierexperiment eine „biologische Behandlung" der Adhäsionen durch.

Aus einem subcutanen Terpentinabfluß wurde steriler Eiter gewonnen, mit dem die reparierten Adhäsionsflächen bestrichen wurden. Bei der Relaparotomie zeigte sich weitgehende Adhäsionsfreiheit. Weiterhin wurde durch Injektion von Terpentinöl im präperitonealen Bindegewebe eine exsudative aseptische Peritonitis erzeugt, wodurch der Vorgang der eitrigen, bakteriellen exsudativen Peritonitis nachgeahmt werden sollte. Im Tierexperiment wurden damit überraschende Erfolge erzielt, auch ABRAMOVICH berichtete über positive Ergebnisse. Bis zur klinischen Anwendung wurde die Methode jedoch nicht entwickelt.

Streptokinase und Streptodornase, letztlich die Fortentwicklung dieses Prinzips, wurden von LUTTWAK, FELDMAN und NEWMAN, von WRIGHT sowie von CAVALLINI-FRANCOLINI und LODIGIANE geprüft, die Ergebnisse waren uneinheitlich. Schon viel früher waren Pankreasfermente versucht worden, so Trypsin von OCHSNER und GARSIDE, AMISTANI, BARONE, CARRETTI und BORGHI, LAURENTACI; auch hier waren die tierexperimentellen Ergebnisse durchweg nicht so, daß eine routinemäßige Anwendung am Menschen in Frage gekommen wäre. OCHSNER und STORCK fanden Papain wirksamer als Trypsin; sie verabreichten dieses Ferment in 23 Fällen intraperitoneal und hatten in nahezu 90% gute Ergebnisse. Auch ELLIOTT u. Mitarb., BOGART, KELLERMANN, GRUCA und andere Autoren berichteten über gute Erfolge mit Papain, wogegen GRIECO mit diesem Ferment keine Einschränkung der Adhäsionen fand. Vorausgegangen waren der Papainanwendung Versuche mit Koktollösung, einem Preßsaft des Melonenbaumes Carica papaya, dessen starke eiweißverdauende Wirkung bekannt war (MIYAKE u. a.); Papain ist das isolierte Ferment dieser Pflanze.

Neuerdings wurde schließlich Plasmin bzw. Fibrinolysin zur Adhäsionsprophylaxe von GUSTAVSSON u. Mitarb., von KNIGHTLY, von STREULI, sowie von SPAGNA und PESKIN angewendet; auch diese Versuche reichen nicht aus zu einer endgültigen Beurteilung, sie sind indessen ermutigend und lassen hoffen, daß sich durch weitere systematische Untersuchungen biologischer antifibrinogener Substanzen neue Wege der Adhäsionsprophylaxe eröffnen werden.

7. Beeinflussung der Adhäsionsbildung durch andere Medikamente

Bei der Besprechung weiterer Substanzen, die zur Adhäsionsprophylaxe herangezogen wurden, ist in erster Linie die Hyaluronidase zu nennen, ein resorptionsförderndes Ferment, wobei THOMAS u. Mitarb., CHANDY und vor allem MYBURGH gute Erfolge sahen; letzterer konnte an Hunden wie auch in der klinischen Anwendung Adhäsionen verhüten, indem er 6 Tage postoperativ hohe Dosen von Hyaluronidase intraperitoneal verabreichte. Auch FRIES prüfte Hyaluronidase und Hyaluronidaseinhibitoren. Nicht bestätigt wurden die günstigen Ergebnisse durch SCHLOSSER und STAIB sowie EHLERS und GRIMSEHL.

Die Glucuronsäure wurde von KANEDA, ein Polygalacturonsäurepräparat von NIEDNER empfohlen. Vitamin E-Präparate (α-Tocopherol) wandten BATTAGLIOLO sowie LUISE an. Auch Anti-Histaminica wurden versucht, die die Fibroblastenbildung hemmen, so das Histadyl von JACQMAIN und SCHUMACKER. Über die Anwendung von Lysozyme berichtete VOLPE, über Chondroitinschwefelsäure WAKIZABA, über Polyphloretinphosphat in Kombination mit Macrodex BACKLUND und FRIES.

Keine der hier genannten Prinzipien oder Substanzen konnten sich bisher in größerem Umfange durchsetzen, ohne daß im Einzelfall schon ein endgültiges Urteil über Wert und Aussichten einer Adhäsionstherapie oder -prophylaxe auf der Basis derartiger Substanzen möglich wäre.

8. Hemmung der Bindegewebsproliferation zur Adhäsionsprophylaxe

Ein weiterer neuer Weg hat sich für die Adhäsionsprophylaxe eröffnet, seit die Cortisone klinische Anwendung finden, da sie eine erhebliche bindegewebsproliferationshemmende Wirkung haben. In die Bauchhöhle appliziert wirken Cortisonpräparate sowohl auf die exsudativen wie auf die proliferativen Prozesse reduzierend, die Fibrinausschwitzung wird gehemmt, die Fibroblastenbildung wird verringert, kollagene Fasern werden in eine homogene Masse umgewandelt, und die Bindegewebsgrundsubstanz wird reduziert. SCHEINBERG und SALTZSTEIN sowie ODELL, KEY und TAYLOR konnten als erste im Tierexperiment Talkumadhäsionen durch Cortison verhindern.

Die besten Ergebnisse wurden erreicht, wenn auch postoperativ noch mehrere Tage Cortison in die Bauchhöhle gegeben wurde. HUBAY, WECKESSER und HOLDEN erreichten bei einmaliger intraperitonealer Cortisongabe keine Einschränkung der Adhäsionsbildung nach Serosaschädigung. BAZZOCCHI und PRATI versuchten eine Kombinationsbehandlung mit proteolytischen Fermenten und Cortison; auch sie betonen, daß sehr hohe, beim Menschen kaum realisierbare Dosen gegeben werden müssen, wenn eine sichere Wirkung erwartet werden soll. BEAMER u. Mitarb. erzielten kein völliges Ausbleiben der Adhäsionen, weder bei einmaliger noch bei protrahierter Gabe, sondern lediglich eine verzögerte Entstehung der Verwachsungen. Günstigere Ergebnisse sahen ZACHARIAE sowie DE SANCTIS, SCHATTEN und WECKESSER, letztere vor allem dann, wenn die Cortisonmedikation schon präoperativ begonnen wurde. ZACCARINI und ZANON verwendeten ACTH, ADAM Cyren B. Weitere Untersuchungen wurden von CESARE und RODOLICO, ESKELAND, LYALL, YAMIKAWA u. a. angestellt. AIKAWA konnte die nach bilateraler Adrenalektomie stark vermehrte Fibrinbildung durch Cortisongabe wieder bremsen und einen antiadhäsiven Effekt nachweisen.

THOMASCHECK stellte fest, daß geringe Dosen von Cortison unwirksam sind, höhere aber die Wundheilung in erheblichem Ausmaß stören und einer Infektion der Bauchhöhle Vorschub leisten. Infolgedessen muß mindestens parallel zur Cortisonanwendung auch eine hochdosierte Antibioticatherapie getrieben werden. EHLERS und GRIMSEHL sowie SCHLOSSER und STAIB äußerten sich in ähnlicher Weise.

Klinisch wandten HASSE und SPETH Hydrocortison zur Adhäsionsprophylaxe in 22 Fällen klinisch an, wobei das Präparat nicht nur lokal appliziert, sondern auch postoperativ noch 5 Tage lang intraperitoneal nachgegeben wurde. Anschließend wurde noch für einige Zeit Prednisolon per os nachgegeben. Zwischenfälle wurden nicht bemerkt, die meisten Patienten blieben unter längerer Beobachtungszeit beschwerdefrei.

EHRLER steht, ebenso wie LÜDEKE, SCHWAIGER u. a. einer Cortisonanwendung skeptisch gegenüber. Eine parenterale Applikation müßte so hoch dosiert werden, daß Allgemeinstörungen mit Sicherheit auftreten würden, bei lokaler Anwendung drohen Wundheilungsstörungen und Infektionen.

Übersieht man die Summe der durchgeführten Experimente und klinischen Beobachtungen, so ist zu sagen, daß bis heute noch keine Methode und keine Substanz existiert, die unbedenklich in allen Fällen zur routinemäßigen Adhäsionsprophylaxe empfohlen werden könnte und gleichzeitig die einigermaßen sichere Garantie einer antiadhäsiven Wirkung aufwiese. Vor allem sind die wirksamen Medikamente fast alle mit erheblichen Nebenwirkungen belastet. Am aussichtsreichsten erscheint für die Adhäsionsprophylaxe auch heute noch die Erzeugung eines künstlichen Ascites durch Stoffe, die möglichst gewebsfreundlich und unschädlich sind.

Um diese Frage weiter zu prüfen, wurden Tierexperimente angestellt, über die im folgenden Abschnitt berichtet wird.

IV. Eigene tierexperimentelle Untersuchungen

1. Methodik der Adhäsionserzeugung im Tierexperiment

Für Tierversuche erhebt sich zunächst die Frage nach der Methode, mit der die intraperitonealen Adhäsionen erzeugt werden sollen. So unterschiedlich die klinischen Ursachen der Verwachsungen sind, so zahlreich sind auch die Verfahren zur künstlichen Erzeugung im Tierexperiment.

Neben chemischen Reizmitteln, wie Jodtinktur, Lugolsche Lösung, Alkohol, Äther, Wasserstoffsuperoxyd, Terpentin, Silbernitrat, Varicocid, die sich aber schlecht lokal applizieren und dosieren lassen, wurde vor allem der mechanisch-chemische Effekt des Talkumpuders ausgenützt (BEAMER u. Mitarb., HASSE und SPETH, SCHIFF u. Mitarb., SCHEINBERG und SALTZSTEIN, SCHLOSSER und STAIB, ZACHARIAE u. v. a.). Auch Magnesiumpulver (PAYR, SCHMIEDT) fand erfolgreich Anwendung. Bei größeren Tieren wurde eine mechanische Läsion der Serosa durch Abreiben mit trockener Gaze oder Rasierhobel (SCHULZE) bevorzugt, eventuell mit nachfolgender Applikation von Jod oder Talkum. THOMASCHEK quetschte bei Ratten das Coecum in definierter Weise mit einer Klemme und erreichte so eine 100%ige Adhäsionsrate; dieser Methodik schlossen sich EHLERS und GRIMSEHL sowie SPAGNA und PESKIN an.

In den eigenen Versuchen wurden weiße Mäuse verwendet. Die Coecumquetschung ergab hier keine reproduzierbaren Ergebnisse, wie die Vorversuche an 18 Tieren zeigten. An weiteren 13 Tieren wurde eine lokale Verbrennung des

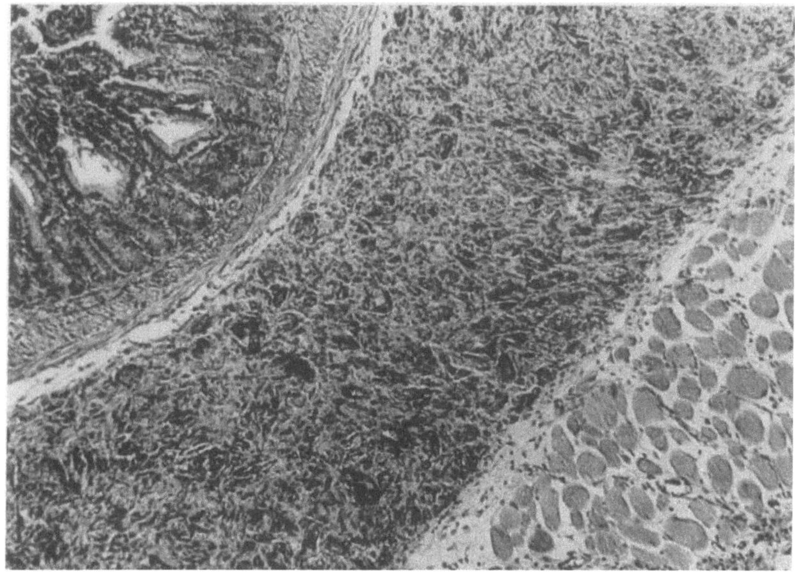

Abb. 1. Talkumbedingte flächenhafte Adhäsionen zwischen Darm (oben) und vorderer Bauchwand (unten); die Talkumkristalle in der Zwischenschicht sind deutlich erkennbar

Peritoneums versucht; hier fanden sich zwar in allen Fällen Adhäsionen, doch ergab sich auch eine hohe primäre Letalität, so daß auch von diesem Vorgehen wieder Abstand genommen wurde. Auch die intraperitoneale Applikation von Antibiotica-Puder (Bacitracin oder Chloramphenicol nach dem Vorschlag von KÖHNLEIN und WELLER) ergab keine eindeutigen Versuchsbedingungen.

Daraufhin griffen wir auf die altbewährte Talkumapplikation zurück: An einer weiteren Serie von 20 Tieren ergaben 20 mg Talkum, mittels Laparotomie intraperitoneal eingebracht, in jedem Fall ausgedehnte Adhäsionen ohne primäre Mortalität (Abb. 1 und 2). Jeweils nach 7 Tagen wurden die Tiere getötet, seziert und, soweit Adhäsionen vorhanden waren, histologische Präparate angefertigt*.

2. Versuche mit makromolekularen Substanzen

Makromolekulare Substanzen, z. B. Dextrane, werden je nach ihrem mittleren Molekulargewicht vom Peritoneum nicht oder nur sehr langsam resorbiert, so daß sich infolge des entstehenden kolloidosmotischen Druckgefälles rasch ein ausgedehntes Transsudat bildet, das einem künstlichen Ascites gleichkommt.

* Frau V. KARBE sei für die Herstellung der histologischen Präparate an dieser Stelle aufs herzlichste gedankt.

Geprüft wurde zunächst, ob mit zunehmender Molekülgröße ein zunehmender antiadhäsiver Effekt zu beobachten ist: Große Moleküle mit langer Verweildauer in der Peritonealhöhle könnten eine längere und damit intensivere Wirkung ausüben als die entsprechenden niedermolekularen, nur kurz im Peritonealraum verbleibenden Anteile.

Erinnert sei in diesem Zusammenhang an die Beobachtungen von HÜTTL u. Mitarb., wonach das Periston K (4%iges Polyvinylpyrrolidon mit einem mittleren Molekulargewicht

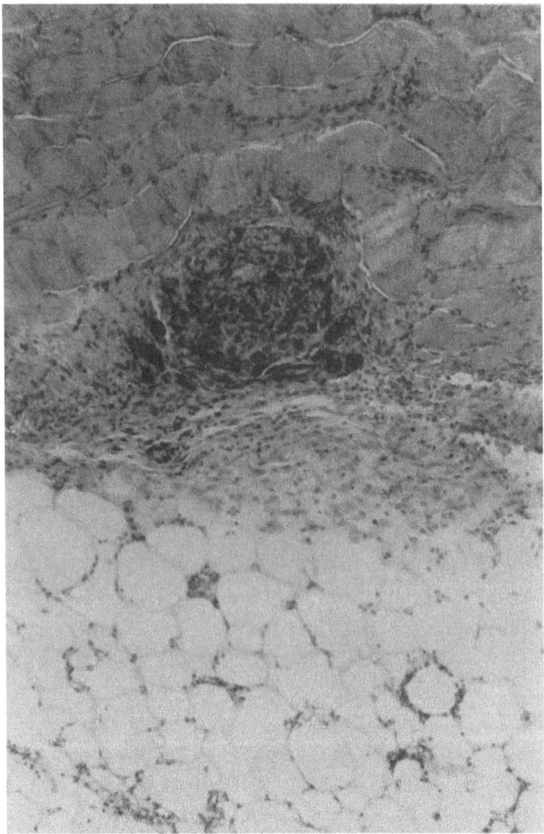

Abb. 2. Typisches Talkumgranulom mit Anheftung des Netzes an die vordere Bauchwand

von 30000) wesentlich besser adhäsionsverhütend wirkt als das Periston N (6%ige Lösung von Polyvinylpyrrolidon mit einem mittleren Molekulargewicht von 12600).

An sich ist die Einbringung auch sehr hochmolekularer Dextrane unbedenklich, da Dextran nicht gespeichert wird. AMMON konnte das Vorkommen einer Dextranase im menschlichen und tierischen Gewebe nachweisen, die auch Dextrane von sehr viel höheren Molekulargewichten, als sie in der Therapie Verwendung finden, abbauen kann.

Für die eigenen Versuche wurden verwendet: Dextrane* mit einem mittleren Molekulargewicht von 18400, 40000, 80000, 100000 und 2200000, jeweils für die Hälfte der Versuchstierserie in 5%iger und in isoosmotischer Lösung (letztere ausgehend von einer 10%igen Lösung des höchstmolekularen Dextrans mit einem MMG von 2200000). Ferner verwendeten wir „Macrodex“ (Dextran mit MMG

* Der Firma Knoll/Ludwigshafen sei an dieser Stelle für die freundliche Überlassung von Versuchsmengen dieser Dextranfraktionen gedankt.

von 60000), Dextran mit einem MMG von 40000 in 10%iger („Rheomacrodex") und in 30%iger Lösung, sowie Periston N (Kollidon = Polyvinylpyrrolidon, s.o.) mit einem MMG von 12600. Sämtliche Lösungen wurden zunächst an 3—5 Versuchstieren allein auf ihre Verträglichkeit bei intraperitonealer Applikation geprüft; in keinem Fall ergaben sich Adhäsionen oder anderweitige Störungen oder Nebenwirkungen.

Tabelle 1 gibt eine Übersicht über sämtliche durchgeführten Tierversuche, die Art der verwendeten Substanzen und die summarischen Ergebnisse.

Tabelle 1. *Übersicht über die Zahl der durchgeführten Versuche und die Art der verwendeten Substanzen*

	Gesamtzahl	spontan verstorben	keine Adhäsion	einzelne Stränge	flächenhafte, schwere Adhäsion
Dextrane mit verschiedenem Molekulargewicht	119	6	9	12	98
Rheomacrodex	60	3	26	3	31
Periston (Kollidon)	15	1	3	7	2
Varidase.	35	1	13	3	19
Fibrolan	35	—	22	3	10
Liquemin	10	10	—	—	—
Trasylol	15	—	10	—	5
Scheroson	10	2	—	1	7
Vorversuche	70				
Kontrollen	67				
Gesamtzahl	436				

Ohne nähere Angaben über die Versuchsbedingungen vermittelt diese Tabelle indessen ein völlig unzutreffendes Bild über die tatsächlichen Ergebnisse. Geprüft wurde in den verschiedenen Versuchsgruppen die einmalige intraperitoneale Gabe, die mehrmalige (bei der Operation und anschließend 3 Tage wiederholte) Applikation der Substanzen, und schließlich für Rheomacrodex die intravenöse statt der lokalen Anwendung, da aus neueren Untersuchungen zu schließen ist, daß auch lokale Durchblutungsänderungen und Sludge-Bildungen für den lokalen Fibrinauf- und abbau eine maßgebliche Rolle spielen; dies könnte durch intravasale Applikation der Medikamente eventuell beeinflußt werden. Außerdem wurden die Dosen variiert (vgl. nächster Abschnitt). Stellt man die Versuchsergebnisse unter Berücksichtigung dieser Verhältnisse dar, so ergibt sich ein wesentlich anderes Bild (vgl. Tabelle 2).

Ganz uneinheitlich waren die Ergebnisse mit Dextranen unterschiedlichen mittleren Molekulargewichts. Wir möchten den Schluß ziehen, daß weniger die Molekülgröße, als vielmehr die Konzentration der Lösung den antiadhäsiven Effekt beeinflußt; es ist bekannt, daß der kolloidosmotische Druck bei Makromolekülen nicht linear, sondern bei stärkerer Konzentration stärker ansteigt, und dieser ist ja für den antiadhäsiven Effekt verantwortlich.

Gegenüber den Dextranen mit verschiedenem mittleren Molekulargewicht zeigte sich das Rheomacrodex eindeutig überlegen: Nur in der Versuchsreihe mit einmaliger Verabfolgung von 10%iger Rheomacrodexlösung waren bei einigen Tieren geringfügige Adhäsionen zu beobachten, alle übrigen Tiere waren völlig adhäsionsfrei. Auch diese Ergebnisse sprechen in erster Linie dafür, daß hauptsächlich die Konzentration der Lösungen eine Rolle für die Adhäsionsverhütung spielt.

Eine weitere Erklärung dieses Sachverhaltes ergibt sich bei der Betrachtung der effektiven kolloidosmotischen Drucke, wie sie in Tabelle 3 dargestellt sind. Dabei sind die errechneten kolloidosmotischen Drucke als Summe aus dem

Tabelle 2. *Zusammenstellung der Substanzen, die zur Adhäsionsprophylaxe verwendet wurden, mit Angabe des Applikationsmodus und der Ergebnisse*

Der Übersichtlichkeit halber sind die Ergebnisse in Prozentzahlen der Versuchstiere angegeben, die Absolutzahlen sind aus Tabelle 1 ersichtlich.

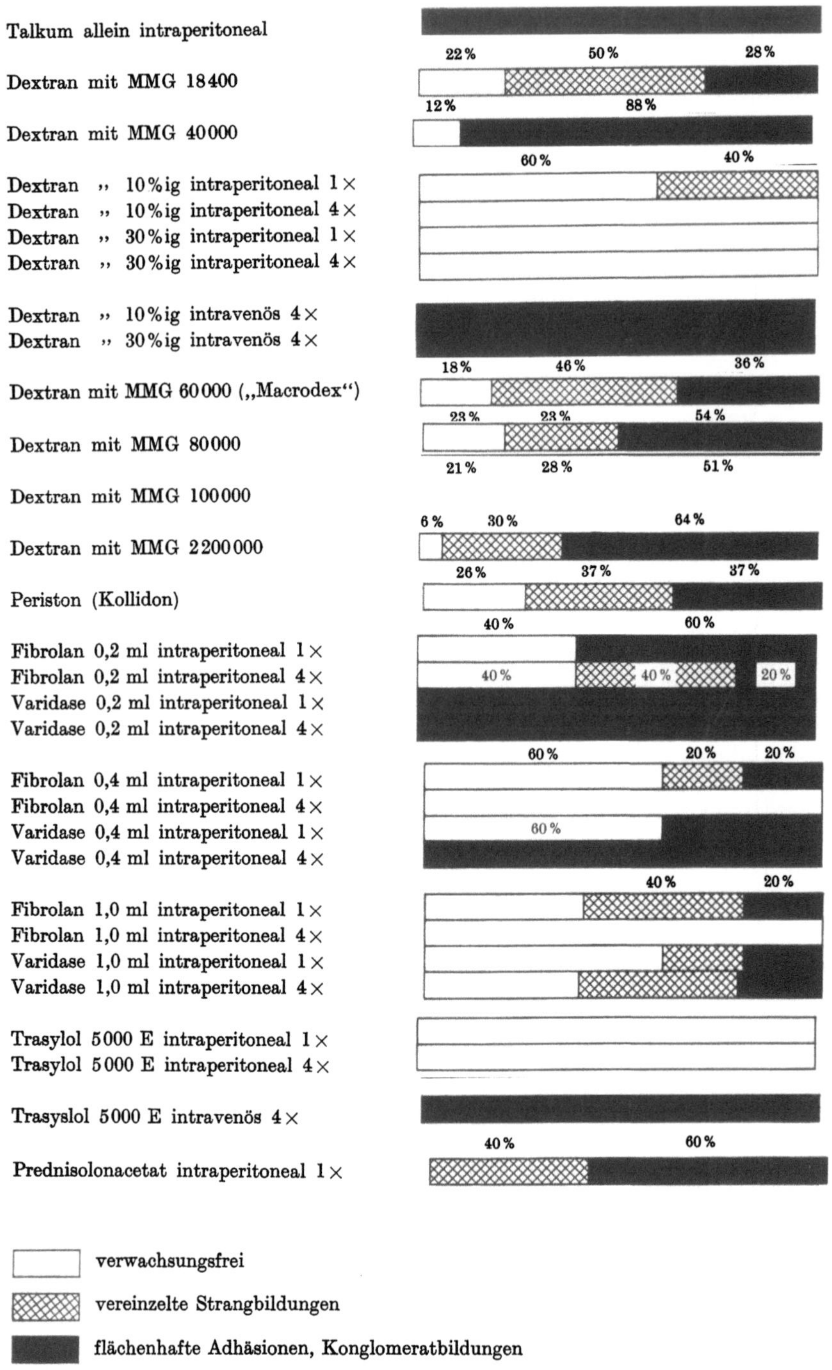

Substanz	Ergebnisse
Talkum allein intraperitoneal	
Dextran mit MMG 18400	22 % 50 % 28 %
Dextran mit MMG 40000	12 % 88 %
Dextran „ 10%ig intraperitoneal 1×	60 % 40 %
Dextran „ 10%ig intraperitoneal 4×	
Dextran „ 30%ig intraperitoneal 1×	
Dextran „ 30%ig intraperitoneal 4×	
Dextran „ 10%ig intravenös 4×	
Dextran „ 30%ig intravenös 4×	
Dextran mit MMG 60000 („Macrodex“)	18 % 46 % 36 %
Dextran mit MMG 80000	23 % 23 % 54 %
Dextran mit MMG 100000	21 % 28 % 51 %
Dextran mit MMG 2200000	6 % 30 % 64 %
Periston (Kollidon)	26 % 37 % 37 %
Fibrolan 0,2 ml intraperitoneal 1×	40 % 60 %
Fibrolan 0,2 ml intraperitoneal 4×	40 % 40 % 20 %
Varidase 0,2 ml intraperitoneal 1×	
Varidase 0,2 ml intraperitoneal 4×	
Fibrolan 0,4 ml intraperitoneal 1×	60 % 20 % 20 %
Fibrolan 0,4 ml intraperitoneal 4×	
Varidase 0,4 ml intraperitoneal 1×	60 %
Varidase 0,4 ml intraperitoneal 4×	
Fibrolan 1,0 ml intraperitoneal 1×	40 % 20 %
Fibrolan 1,0 ml intraperitoneal 4×	
Varidase 1,0 ml intraperitoneal 1×	
Varidase 1,0 ml intraperitoneal 4×	
Trasylol 5000 E intraperitoneal 1×	
Trasylol 5000 E intraperitoneal 4×	
Trasyslol 5000 E intravenös 4×	
Prednisolonacetat intraperitoneal 1×	40 % 60 %

verwachsungsfrei

vereinzelte Strangbildungen

flächenhafte Adhäsionen, Konglomeratbildungen

osmotischen Druck des Lösungsmittels (0,9%ige NaCl-Lösung) und dem onkotischen Druck der gelösten Dextranmoleküle zu verstehen. Die Größe der Werte wird deshalb zum überwiegenden Teil durch das Lösungsmittel bestimmt (= 308 m osm, entsprechend 76,4 m H_2O), der antiadhäsive Effekt dagegen durch die makromolekularen Anteile. Wie sich aus der Tabelle zeigt, ist der kolloidosmotische Druck weitaus am höchsten bei der 30%igen Lösung des Dextrans mit einem MMG von 40000, und beim Vergleich mit Tabelle 2 ist ersichtlich, daß bei dieser Frakton auch der stärkste antiadhäsive Effekt sichtbar wurde.

Tabelle 3. *Kolloidosmotischer Druck der verwendeten Dextranlösungen*
5%ige bzw. 6%ige Lösungen (obere Spalte, isoosmotische Lösungen (mittlere Spalte) und 10 bzw. 30%ige Lösungen (untere Spalte).

Mittleres Molekulargewicht des verwendeten Dextrans	Konzentration der Lösung (C%)	Kolloidosmotischer Druck (P in m H_2O)
2200000	5	76,795
100000	5	76,905
80000	5	77,02
60000 = „Macrodex“	6	77,44
40000	5	77,225
18400	5	77,525
2200000	10	77,89
100000	0,45	76,417
80000	0,36	76,421
40000	0,18	76,417
18400	0,083	76,413
40000 = „Rheomacrodex“	10	78,93
40000	30	92,39

3. Versuche mit fibrinolytischen und proliferationshemmenden Substanzen

In dieser Gruppe von Versuchen wurden die Präparate Fibrolan, Varidase und Trasylol verwendet. Auch hier wurden die Substanzen zunächst auf ihre peritoneale Verträglichkeit getestet, wobei sich weder Adhäsionen, noch Nebenwirkungen oder Todesfälle unter den Versuchstieren ereigneten.

Fibrolan ist eine Kombination der proteolytischen Fermente Fibrinolysin und Desoxyribonuclease; 1 cm³ der Lösung enthielt 1 E Fibrinolysin und 600 E Desoxyribonuclease*.

Varidase enthält die beiden Enzyme Streptokinase und Streptodornase. In 1 cm³ Lösung befanden sich 1000 E Streptokinase und 250 E Streptodornase. Die Fermente bewirken in erster Linie die Aktivierung und Umwandlung des körpereigenen Plasminogens in Plasmin*.

Trasylol ist eine Ferment (Trypsin- und Kallikrein-) inhibitorsubstanz, die nach neuesten Anschauungen das Plasmin (Fibrinolysin) hemmt und damit in den Wirkungsmechanismus der Fibrinentstehung und der Blutgerinnung eingreift*.

In einer Versuchsreihe mit intraperitoneal eingebrachtem Liquemin (Heparin) verstarben sämtliche Tiere innerhalb von 1—3 Tagen an intraperitonealen Blutungen, so daß hierauf nicht näher eingegangen wird, zumal in der Literatur zahlreiche Versuche mit Heparin, Hirudin und ähnlichen Substanzen vorliegen.

Auch hier sprachen die Versuchsergebnisse, wie sie aus Tabelle 2 zu entnehmen sind, dafür, daß die mehrmalige Gabe hochkonzentrierter Lösungen am wirksamsten ist; in der Versuchsreihe mit Fibrolan in der höchsten Dosierung und bei viermaliger Gabe post operationem blieben sämtliche Tiere adhäsionsfrei. Die Varidase zeigte einen nicht so günstigen antiadhäsiven Effekt; möglicherweise wurden hier die Konzentrationen zu niedrig gewählt. Erstaunlicherweise ergab sich völlige Adhäsionsfreiheit auch bei intraperitonealer Applikation von Trasylol,

* Den Firmen Parke, Davis & Co., München, Cyanamid G.m.b.H. München, und Bayer, Leverkusen, sei an dieser Stelle für die Überlassung von Versuchsmustern dieser Präparate gedankt.

und zwar auch schon bei nur einmaliger Gabe. Dieser Befund ist nicht ohne weiteres erklärlich, er regt zu weiteren Versuchen und auch zu Untersuchungen über den Wirkungsmechanismus dieses Fermentinhibitors an.

Intravenös verabreicht blieben sämtliche Substanzen wirkungslos, sowohl die Gabe von Rheomacrodex (vgl. Abb. 3) als auch von Fibrolan, von Varidase und von Trasylol. Die Wirkung von Scheroson war in einer kleinen Versuchsgruppe nicht überzeugend.

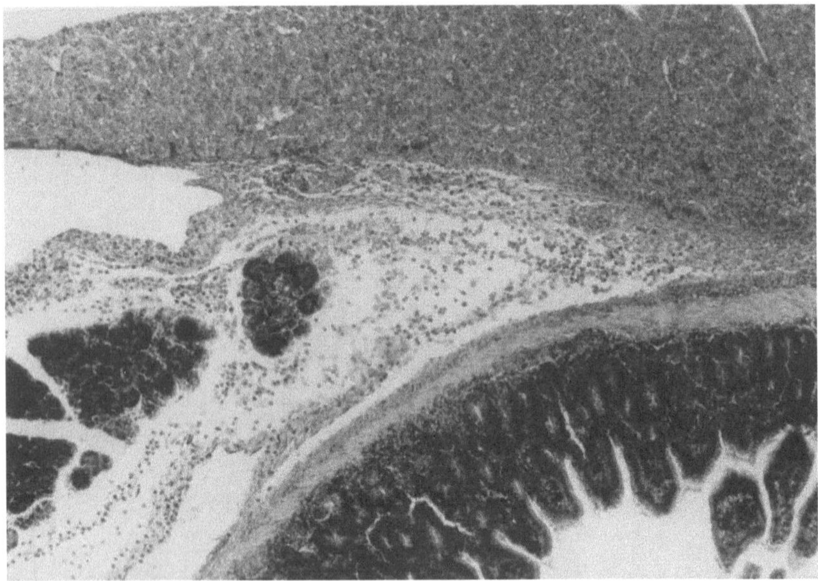

Abb. 3. Konglomerattumor mit flächenhaften Adhäsionen zwischen Darm, Leber und Pankreas (Gabe von Rheomacrodex intravenös)

4. Diskussion der Ergebnisse

Überblickt man kritisch die in den eigenen Versuchen erzielten wie auch die in der Literatur niedergelegten Befunde, so ergibt sich als Facit, daß es heute mit verschiedenen Substanzen möglich ist, mindestens im Experiment Adhäsionen mit Sicherheit zu vermeiden. Es gelingt dies sowohl mit makromolekularen Substanzen wie Dextranen oder Kollidon, als auch mit fibrinolytisch wirksamen Fermenten, wobei letztere jedoch hoch genug dosiert und am besten auch mehrmals postoperativ gegeben werden müssen, wenn ein sicherer Effekt erreicht werden soll. In den eigenen Versuchen zeigte sich das Rheomacrodex (Dextran mit einem Molekulargewicht von 40000 mit wesentlich geringerer Streubreite der Molekülgröße als die anderen verwendeten Dextrane) den anderen untersuchten Substanzen überlegen. Während z. B. das von SCHULZE verwendete Periston N noch in einem nennenswerten Prozentsatz Adhäsionen zuließ (Abb. 4), war bei der Verwendung von Rheomacrodex regelmäßig das zur Adhäsionserzeugung eingebrachte Talkum nur auf der Serosaoberfläche verteilt, leicht stumpf abzuschieben und hatte keine Adhäsionen verursacht (vgl. Abb. 5).

Eine Übertragung derartiger Ergebnisse auf die Humanpathologie und -therapie ist indessen nicht ohne weiteres möglich. Einmal ist immer wieder auf die Gefahr hinzuweisen, daß durch antiadhäsive Maßnahmen auch diejenigen Adhäsionen verhindert werden können, auf die der Chirurg baut: Die Verklebung der Serosaflächen an Naht- und Anastomosenstellen bildet die praktische Grundlage der gesamten Abdominalchirurgie. Zum anderen müssen alle Medikamente in hoher Dosierung und u. U. mehrmals postoperativ verabfolgt werden, was nicht ohne Gefahren und Nebenwirkungen möglich ist. Letzteres gilt vor allem auch für die Verwendung von Nebennierenrindensteroiden. Am ungefährlichsten

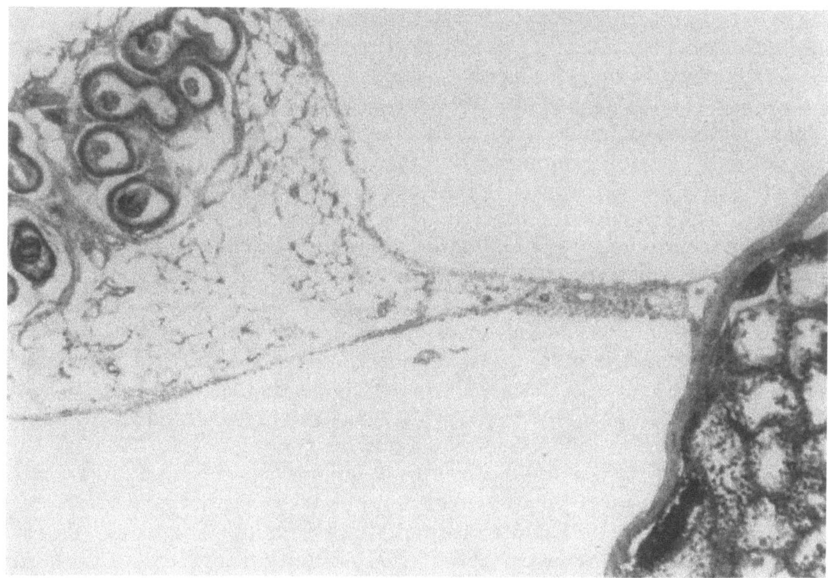

Abb. 4. Typische strangförmige Adhäsion zwischen zwei Darmschlingen. (Gabe von Periston N intraperitoneal)

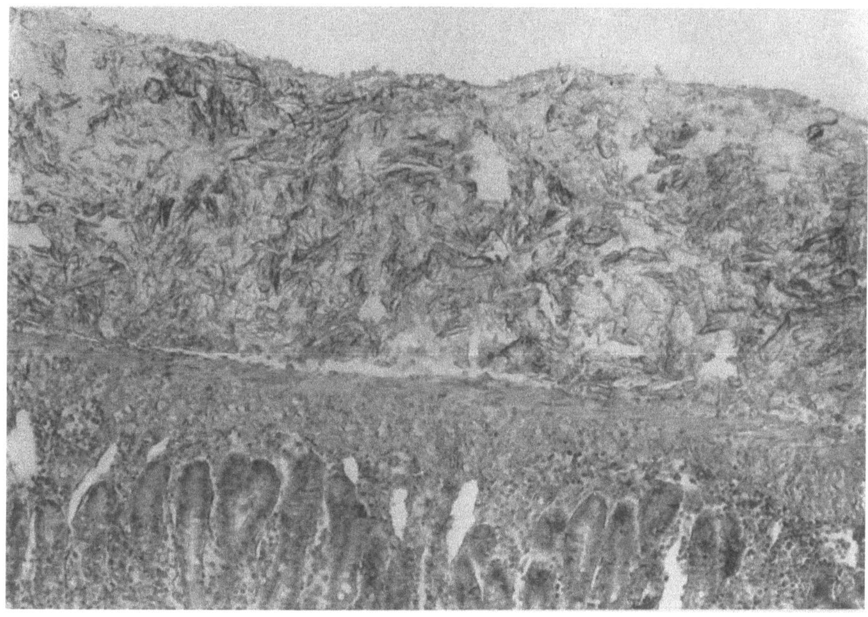

Abb. 5. Talkumauflagerungen an der Darmwand; nach Einbringung von 30%iger Dextranlösung (MMG 40000) in den Peritonealraum bilden sich jedoch keine Adhäsionen oder Talkumgranulome, sondern die Auflagerungen lassen sich ohne weiteres stumpf abschieben

für die Anwendung am Menschen dürfte heute die Erzeugung eines künstlichen Ascites in ausgewählten Fällen sein, wie dies SCHULZE propagiert hat. Indessen ist auch hier weder die Garantie für eine absolut sichere Wirksamkeit, vor allem auch auf lange Sicht, noch gegen Nebenwirkungen der oben erwähnten Art gegeben.

Vor allem dieser Zeitfaktor ist in allen, auch in den eigenen, Untersuchungen nicht genügend herausgearbeitet. SCHWAIGER hat ausgeführt, daß der anfänglich deutliche antiadhäsive Effekt z. B. von Cortison nach wenigen Wochen gegenüber den Kontrollgruppen nicht mehr nachzuweisen ist. Sicher können und werden Adhäsionen aber im Einzelfall auch erst lange Zeit nach dem auslösenden Ereignis erstmalig entstehen, zumal wenn es sich um chronisch-entzündliche Reize handelt, wie bei der Talkumeinbringung, die ja noch nach Jahrzehnten unverändert wirksam sein kann (STREULI), wenn die Wirkung aller getroffenen antiadhäsiven Maßnahmen längst abgeklungen sein muß. Es ist immer zu bedenken, daß der Fibrinauf- und -abbau ein dynamischer Vorgang ist und einem ausgewogenen Wechselspiel der beteiligten Fermentsysteme entspricht — der jeweilige morphologische Befund stellt stets nur eine Momentaufnahme dieser ständig fluktuierenden Prozesse dar. Es fehlt vor allem auch im Experiment und noch mehr für die klinische Therapie die gezielte Indikation dafür, wann und welche Maßnahmen getroffen werden müssen: Man müßte gewissermaßen endoskopisch den jeweiligen Verlauf der Peritonealveränderungen verfolgen können, um zum richtigen Zeitpunkt und in der richtigen Weise eingreifen zu können.

Demgemäß sind wir heute noch weit von einer gezielten und gleichzeitig sicheren und ungefährlichen Adhäsionsprophylaxe entfernt, und die symptomatischen chirurgischen Interventionen werden noch lange zur täglichen Routineaufgabe des Chirurgen gehören. Daß Adhäsionen nicht mehr mit dem Skalpell, sondern allein mit biochemischen Prinzipien beherrscht werden können, ist vorerst noch eine utopische, wenn auch wünschenswerte Vorstellung.

Kehren wir zum Ausgangspunkt zurück: Was dem Chirurgen in jedem Einzelfall zu tun bleibt, ist die strikte Vermeidung jeder initialen Schädigung, die zur unerwünschten und oft genug lebensgefährlichen Peritonealadhäsion führen kann. Schonendes Operieren sollte oberstes Gebot sein; die Verbannung des Talkums wie auch der zu heißen Kochsalzlösung aus dem Operationssaal sollte nicht mehr ausgesprochen werden müssen. Werden diese Richtlinien beachtet, so ist schon ein großer Teil der heute noch zu beobachtenden Adhäsionen vermeidbar; dem Rest sollte weiterhin unsere Beachtung und forschende Bemühung gelten.

Aus der Chirurgischen Universitätsklinik Heidelberg
(Direktor: Prof. Dr. Dr. F. LINDER)

Thorotrasttumoren
Quantitative Untersuchungen über das Dosis-Wirkungs-Problem bei der Thorotrastose

Von

W. WENZ

Mit 40 Abbildungen

Inhalt

Literatur

1. Abrahamson, L., M. H. O'Connor and M. L. Abrahamson: Bilateral alveolar lung carcinoma, associated with the injection of thorotrast. Irish J. Med. Sci. **6**, 229—235 (1950).
2. Alexander, L., T. S. Jung and R. S. Lyman: Arch. Neurol. Psychiat. (Chic.) **32**, 1143—1158 (1934).
3. Alken, C. E., J. C. Roucayrol, E. Oberhausen, A. Taupitz u. H. Überberg: Über das Problem der Carcinogenese nach Thorotrast-Pyelographie. Urol. int. (Basel) **10**, 137—156 (1960).
4. Anders, H. E., u. Z. Leitner: Über die röntgenologische Darstellung von Milz, Leber und Knochenmark durch Thoriumdioxyd und ihre histologischen Grundlagen. Klin. Wschr. **26**, 1097—1100 (1932).
5. Andervont, H. B., and M. B. Shimkin: Tumors in mice injected with colloidal thorium dioxide. J. nat. Cancer Inst. **1**, 361—366 (1940).
6. Angerman, M., u. K. Overhof: Histologische und chemische Untersuchung über die Thorotrastspeicherung in Kaninchenorganen. Z. ges. exp. Med. **94**, 121—126 (1934).
7. Arnell, S.: Encephalography with solution of contrast-salt. Acta radiol. (Stockh.) **13**, 43—50 (1932).
8. Aub, J. C., R. D. Evans, L. H. Hempelmann and H. S. Martland: The late effects of internally-deposited radioactive materials in man. Medicine (Baltimore) **31**, 221—329 (1952).
9. Austoni, B.: Epithelioma mammario maschile in sede di mastite cronica da Thorotrast. Chirurgia **5**, 145—152 (1950).
10. Baillif, R. N.: Gratuated loading of the Reticuloendothelium and growth rate of the Ehrlich Mouse Ascites Tumor. Cancer Res. **16**, 479—482 (1956).
11. Baker, G. S., and A. L. Karavitis: Painful granuloma of carotid sheath after thorium dioxyde angiography. Proc. Mayo Clin. **29**, 550—554 (1954).
12. Bali, T., and J. F. Furth: Morphological and biological characteristics of X-ray induced transplantable ovarian tumors. Cancer Res. **9**, 449—472 (1949).
13. Barkan, G.: Thorotrastspeicherung und Eisenstoffwechsel. Klin. Wschr. **42**, 1658 (1933).
14. —, u. F. Kienast: Sekundäre Thoriumspeicherung im Knochenmark. Klin. Wschr. **25**, 896—897 (1935).
15. Baserga, R., H. Yokoo and G. C. Henegar: Thorotrast-induced cancer in man. Cancer (Philad.) **13**, 1021—1031 (1960).
16. Batzenschlager, A., P. Réville et M. Weill-Bousson: Sarcome endothélial angioplastique du foie et thorotrastose hépatique. Bull. Ass. franç. Cancer **48**, 347—364 (1961).
17. —, et E. Wilhelm: Cancer primitiv de la travée hépatique sur cirrhose thorotrastique. Ann. Anat. path. **2**, 39—50 (1957).
18. Bauer, K. H.: Fortschritte der experimentellen Krebsforschung. Langenbecks Arch. klin. Chir. **189**, 123—129 (1937).
19. — Thorotrast und Krebsgefahr. Chirurg **15**, 204—207 (1943).

20. BAUER, K. H.: Das Krebsproblem. Berlin-Göttingen-Heidelberg: Springer 1949.
21. — Krebs durch radioaktives Thorium. Krebsarzt 14, 546—547 (1959).
22. BAUKE, E. E.: Milztumordiagnose vermittels des neuen Kontrastverfahrens nach RADT. Dtsch. med. Wschr. 27, 1148—1149 (1931).
23. BAUMANN, H., u. K. SCHILLING: Die Darstellbarkeit der Milz im Röntgenbild als Untersuchungsmethode für die Milzfunktion. Klin. Wschr. 5, 201 (1932).
24. BAXTER, E. W.: Combined oil-immersion, phase-contrast and dark-ground viewing of thorotrast in tissue sections. Nature (Lond.) 187, 162 (1960).
25. BECKER, J., u. K. E. SCHEER: Beitrag in: Künstliche radioaktive Isotope in Physiologie, Diagnostik und Therapie. Berlin-Göttingen-Heidelberg: Springer 1953.
26. — — Radioaktive Isotope in der Diagnostik und Therapie der Geschwulstkrankheiten. Krebsarzt 9, 129 (1954).
27. —, u. K. H. KÄRCHER: Die Mikroradiographie als diagnostische Methode. Röntgen-Bl. 14, 1—4 (1961).
28. BECQUEREL, P.: Influence of the salts of Uranium and Thorium on the development of B. tuberculosis. C.R. Acad. Sci. (Paris) 156, 164—166 (1913).
29. BEERMANN, U., u. H. SCHÄFER: Thorotrastspätschäden am Hals unter dem Bilde eines Peritonsillarabszesses. Z. Laryng. Rhinol. 40, 863—866 (1961).
30. BENASSI, E.: Should the use of thorium dioxyde in hepatosplenography be abandoned? Radiol. med. (Torino) 26, 81 (1939).
31. BENHAMOU, E., et R. MARCHIONI: Radioscopie et radiographie de la rate. J. Radiol. Électrol. 14, 33—42 (1930).
32. BERENBLUM, J.: A speculative review: The probable nature of promoting action and its significance in the understanding of the mechanism of carcinogenesis. Cancer Res. 14, 471—477 (1954).
33. BEUTEL, A.: Die röntgenologische Darstellung von Leber und Milz mittels Thorotrast. Fortschr. Röntgenstr. 46, 127—136 (1932).
34. BIEBL, R.: Weitere Untersuchungen über die Wirkung der α-Strahlen auf die Pflanzenzelle. Protoplasma (Wien) 35, 187 (1941).
35. BILTRIS, R.: Tumeurs malignes observées chez le cobaye après introduction de sources radioactives. Bull. Ass. franç. Cancer 22, 438—468 (1933).
36. BIRKNER, R.: Kritisches zur Frage der röntgenologischen Kontrastmitteldiagnostik. Chirurg 19, 529—541 (1948).
37. BLOCH, B.: Carcinome expérimental provoqué par les rayons X chez le lapin. Congr. Cancer (Strasbourg) 2, 31—38 (1923).
38. — Die experimentelle Erzeugung von Röntgen-Carcinomen beim Kaninchen, nebst allgemeinen Bemerkungen über die Genese der experimentellen Carcinome. Schweiz. med. Wschr. 54, 857—865 (1924).
39. BOEMCKE, F.: Thorotrastschäden der Nieren. Zbl. allg. Path. path. Anat. 95, 464—468 (1956).
40. BÖRNER, W., E. MOLL, P. SCHNEIDER u. K. STUCKE: Zur Problematik der Thorotrastschäden. Fortschr. Röntgenstr. 93, 287—297 (1960).
41. — — u. A. RUMMEL: Zur Frage der genetischen und Fruchtschädigung nach Thorotrastinjektion. Strahlentherapie 113, 479—482 (1960).
42. BÖTTNER, A., u. K. PAUL: Ein Beitrag zur Behandlung örtlicher Thorotrastschäden. Chirurg 21, 683—687 (1950).
43. BOGLIOLO, L.: Produzione col thorotrast di un sarcoma fusocellulare fascicolato nel Mus musculus var. alba. Pathologica 29, 372—376 (1937).
44. BOHATIRCHUK, F. P.: Erfahrungen der letzten 20 Jahre in der Anwendung der Mikroröntgenographie (Histröntgeno- oder Historadiographie) in der medizinischen Forschung. Fortschr. Röntgenstr. 87, 44—56 (1957).
45. BOND, V. P., E. P. CRONKITE, C. J. SHELLABERGER, S. W. LIPPINCROTT, J. FURTH and R. A. CONARD: Mechanism of induktion of mammary neoplasms in rats by radiation; relation to dose and ovarian status. Second United Nations Intern. Conf. on the Peaceful Uses of Atomic Energy. A/Conf. 16/P/885/USA. June 1958 Geneva.
46. BOSCH, H.: Thorotrast in der Karzinom-Therapie. Münch. med. Wschr. 23, 907 (1933).
47. BRADY, L. W., D. E. CHANDLER, R. O. GORSON and J. CULBERSON: Perivascular extravasation of thorotrast: report of a case with eleven-year follow-up. Radiology 74, 392—398 (1960).
48. BRAGG, W. H.: Studies in radioactivity. Zit. nach L. H. GRAY 1936.
49. BRODY, H., and M. CULLEN: Carcinoma of breast 17 years after mammography with thorotrast. Surgery 42, 600—605 (1957).
50. BROUWER, P.: Untersuchungen über das Geschwulstwachstum bei Kaninchen nach Vorbehandlung mit Thorotrast. Bruns' Beitr. klin. Chir. 168, 616—637 (1938).

51. Brues, A. M., G. A. Sacher, M. P. Finkel and H. Lisco: Comparative carcinogenic effects by x-radiation and P^{32}. Cancer Res. **9**, 545 (1949).
52. — Ionizing radiations and cancer. Advanc. Cancer Res. **2**, 177—195 (1954).
53. — Critique of the linear theorie of carcinogenesis. Science **128**, 693—699 (1958).
54. Brunner, H. E.: Thorotrastschäden. Dtsch. med. Wschr. **85**, 307—314 (1960).
55. Buchhorn, P. O., u. C. Wilberg: Bericht über die Erfahrungen mit Thoros (perorales Thorium-X-Präparat) in der Krebsbehandlung. Strahlentherapie **104**, 306—314 (1957).
56. Bucky, G., u. Z. Leitner: Biologische Beobachtungen bei der Speicherung von Thoriumdioxydsol. 1. Phagozytose. Fortschr. Röntgenstr. **45**, 561—565 (1932).
57. Budin, E., and J. Gershon-Cohen: The danger of cancer from Thorotrast as a diagnostic medium. Amer. J. Roentgenol. **75**, 1188—1193 (1956).
58. Büchner, F.: Zur Kontrastuntersuchung von Milz und Leber mit Thoriumdioxyd. Klin. Wschr. **25**, 1058—1060 (1932).
59. Bryan, W. R., and M. B. Shimkin: Quantitative analysis of dose-response data obtained with carcinogenic hydrocarbons. J. nat. Cancer. Inst. **1**, 807—834 (1940).
60. Cahan, W. G., H. Q. Woodard, N. L. Higinbotham, B. L. Coley and F. W. Stewart: Sarcome arising in irradiated bone. Cancer (Philad.) **1**, 3—29 (1948).
61. Campbell, J. E., E. S. Robaydek and D. S. Anthony: The metabolism of Ac 227 and its daughters Th 227 and Ra 223 by rats. Radiat. Res. **4**, 294—302 (1956).
62. Caroli, J., J. Etévé et R. Plattebourse: Thorotrast et hémangio-réticulome malin de foie. Rév. méd. chir. mal. foie. **31**, 53—60 (1956).
63. Case, J. T.: Umbrathor as substitute for barium in Roentgen study of acute intestinal obstruction. Amer. J. Roentgenol. **58**, 422—424 (1947).
64. Cassel, C., J. M. Rubbin, R. J. Reebes and L. D. Stoddard: Late effects of Thorium dioxide in man. Arch. intern. Med. **88**, 42—50 (1951).
65. Catell, R. B., and F. Kahn: Thorotrast and carcinogenesis. Report of a case. J. Amer. med. Ass. **174**, 413—415 (1960).
66. Chaiyawatana, D.: Tierexperimentelle Untersuchungen über die Wirkung von Thorotrast auf die Nieren. Thorotrastausscheidung, -speicherung, -ablagerung und -schäden. Diss. Heidelberg 1957.
67. Choné, B., u. H. J. Frischbier: Kombinierte Zytodiagnostik bei intrakavitärer Radiogoldimplantation mittels Autoradiographie. Strahlentherapie **116**, 242—250 (1961).
68. Cobb, L. M., and A. J. Cawley: Thorotrast in double-contrast cystourethrography in the dog. Cornell Vet. **49**, 152—157 (1959).
69. Conte, E., e G. Ceruti: Il thorotrast nella diagnosi del carcinoma epatico. Minerva med. **2**, 195—201 (1932).
70. Council on Pharmacy and Chemistry (USA): Thorotrast. J. Amer. med. Ass. **99**, 2183 bis 2185 (1932).
71. Court Brown, W. M., and R. Doll: The expectation of life and cancer mortality of British radiologists. Second United Nations Intern. Conf. on the Peaceful Uses of Atomic Energy. A/Conf. 15/p/99. United Kingdom, June 1958, Geneva.
72. Crabtree, H. G., and L. H. Gray: The influence of wave length on the biological effectiveness of radiation. Brit. J. Radiol. **12**, 39—53 (1939).
73. Cuer, P., C. M. Gros et R. Rechenmann: Application de la méthode photographique corpusculaire à la biologie des radioéléments. J. Phys. Radium. (Paris) **13**, 59—60 (1952).
74. Daels, F.: Contribution to the experimental provocation of tumors by means of radium. Brit. J. Radiol. **30**, 474—476 (1925).
75. Daels, F., et R. Biltris: Contribution à l'étude de la provocation de tumeurs malignes expérimentales au moyen de substances radioactives. Bull. Ass. franç. Cancer **20**, 32—77 (1931).
76. Dahlgren, S.: Thorotrasttumoren. Acta path. microbiol. scand. **53**, 147—161 (1961).
77. Davis, M. E., and S. Potter: Intrauterine respiration of humanfoetus (demonstrated by roentgenography following use of thorotrast. J. Amer. med. Ass. **131**, 1194—1201 (1946).
78. Dilla van, M. A., B. J. Stiver and J. S. Arnold: On the retention and translocation of Ra 224 (Th X) in dogs. Amer. J. Roentgenol. **77**, 503—510 (1957).
79. Dittmar, C.: Über die Verteilung radioaktiver Substanzen im Körper von Tumormäusen. Z. Krebsforsch. **48**, 121—128 (1938).
80. Dotter, C. T., and L. H. Frische: Visualisation of the coronary circulation by occlusion aortography. A practical method. Radiology **71**, 502—504 (1958).
81. Druckrey, H., u. K. Küpfmüller: Quantitative Analyse der Krebsentstehung. Z. Naturforsch. **36**, 254—266 (1948).
82. — — Dosis und Wirkung. 8. Beiheft: Die Pharmacie, 1. Erg.-Bd. 1949. Berlin: Arb. Gem. Med. Verlage GmbH. Verlag W. Saenger.

83. Druckrey, H.: Experimentelle Beiträge zum Mechanismus der cancerogenen Wirkung. Arzneimittel-Forsch. **1**, 383—394 (1951).
84. — Dosis und Wirkung im Wahrscheinlichkeitsnetz. Arzneimittel-Forsch. **3**, 394—398 (1953).
85. — Treffertheoretische Deutung der Dosis-Wirkungs-Beziehungen bei Pharmaka und ihre Anwendung bei der krebserregenden Wirkung des 4-Dimethylaminoazobenzols. Strahlentherapie **94**, 45—59 (1954).
86. — Ätiologie und Prophylaxe des Krebses. Strahlentherapie **93**, 165—180 (1954).
87. —, u. D. Schmähl: Quantitative Versuche zur Krebserzeugung mit 4-Dimethylaminostilben an Ratten. Experientia (Basel) **12**, 185—189 (1956).
88. Efskind, L.: Localized changes after intraperitoneal injection of Thorium dioxide (thorotrast). Acta chir. scand. **84**, 79—95 (1941).
89. — Changes in the blood vessels after intravenous injection of Thorium dioxide (Thorotrast). Acta chir. scand. **84**, 177—186 (1941).
90. Eger, W., u. H. Poppe: Autoradiographische Lokalisationsstudien am Gehirn und an innersekretorischen Drüsen von Katzen mit S 35-markiertem Dimethyl-aminopropyl-phenothiazin (Megaphen). Ärztl. Forsch. **5**, 262—265 (1960).
91. Eggs, F.: Zit. nach Löhr.
92. Ehrhardt, K.: Weitere Erfahrungen mit meiner Methode der intramuralen Thoriuminjektion (Fetale Organographie). Zbl. Gynäk. **3**, 114—120 (1941).
93. Estella, J., A. Ruiz y M. Suarez: Hepatolienografia en un caso de cirrhosis pigmentaria. Arch. Fac. Med. Zaragoza **1**, 402—406 (1932).
94. Etienne-Martin, P., J. de Girardier, C. Klepping, P. Aupecle, J. Guerrin et L. Duserre: Thorotrast disease. Case report (Frz.). Ref. Arch. Mal. Appar. dig. **50**, 547—553 (1961).
95. Evans, R. D.: Annual progress report. Radium and Mesothorium poisoning and dosimetry and instrumentation techniques in applied radioactivity. A.E.C.U. (US Atom Energy Comm.) **4285**, 1—162 (1959).
96. — Effects of small daily doses of fast neutrons on mice. Radiology **50**, 811—834 (1948).
97. — The influence of quantity and quality of radiation on the biologic effects. Symp. on Radiobiology. Edit. by Nickson, p. 393—413. New York: Wiley & Sons, Inc. 1952.
98. Fallot, P.: Commentaire à propos d'une oberservation de cancer du foie consécutif à l'administration de thorotrast. Rev. méd.-chir. Mal. Foie **31**, 60 (1956).
99. Federlin, K., u. H. Scior: Spätschäden und Tumorentwicklung nach Thorotrastinjektion. Frankfurt. Z. Path. **68**, 225—253 (1957).
100. Feine, U., u. J. Leonhardt: Nierenbeckencarcinom nach Thorotrastpyelographie. Z. Krebsforsch. **64**, 323—326 (1961).
101. Fetzer, H., u. G. Hoppe: Die Anwendung des Thorotrast bei der Diagnostik intraabdominaler Tumoren. Fortschr. Röntgenstr. **44**, 752—757 (1931).
102. Fierro, A. D.: Delayed localized damage from „thorotrast" (ital.) engl. Ref. Radiol. med. (Torino) **46**, 1095—1106 (1960).
103. Finkel, M. B., B. O. Biskis and G. M. Scribner: The influence of strontium 90 upon life span and neoplasms of mice. Int. Conf. on the peaceful uses of atomic energy. A/conf. 15/P/911 USA June 1958.
104. Fontaine, R.: L'Artériographie des membres, sa technique ses dangers, ses résultats dans les affections vasculaires. J. int. Chir. **11**, 559—608 (1937).
105. Foulds, L.: The production of transplantable carcinoma and sarcoma in guinea-pigs by injections of thorotrast. Amer. J. Cancer **35**, 363—373 (1939).
106. Freeman, W., H. H. Schoenfeld and C. Moore: Ventriculography with colloidal thorium dioxyde. J. Amer. med. Ass. **106**, 96—101 (1936).
107. Frenger, W., u. K. Heinkel: Zum laparoskopischen Bild der Thorotrastleber. Med. Bilddienst **2**, 18—21 (1962).
108. Fresco, J., E. Jetter and J. Harley: Radiometric properties of the thorium series. Nucleonics **10**, 60—64 (1952).
109. Freymann, R.: Zur Wahl des Kontrastmittels bei der rückläufigen Pyelographie. Chirurg **5**, 414—421 (1933).
110. Frieben: Demonstration eines Cancroids des rechten Handrückens, das sich nach lange dauernder Einwirkung von Röntgenstrahlen entwickelt hat. Fortschr. Röntgenstr. **6**, 106 (1902).
111. Friedrich, W.: Hypernephroides Carcinom nach Thorotrastanwendung und eosinophiles Adenom der Hypophyse. Z. Krebsforsch. **63**, 456—459 (1960).
112. Frick, K., u. T. Blühbaum: Eine neue Anwendungsart der Kolloide in der Röntgendiagnostik. Fortschr. Röntgenstr. **38**, 1111—1119 (1928).
113. Fritz-Niggli, H.: Strahlenbiologie. Grundlagen und Ergebnisse. Stuttgart: Georg Thieme 1959.

114. Fruhling, L., C. M. Gros et A. Batzenschlager: Sarcome endothélial angioplastique généralisé chez un malade ayant subi 12 ans auparavant une injection intraartérielle et paraartérielle de thorotrast. Bull. Ass. franç. Cancer **42**, 559—563 (1955).
115. — — — et M. Dorner: La maladie du thorotrast. Ann. Méd. **57**, 1—132 (1956).
116. —, et A. Batzenschlager: Diagnostic macroscopique de la thorotrastose généralisée. Ann. Anat. path. **2**, 32—38 (1957).
117. Furth, J., and O. B. Furth: Neoplastic diseases produced in mice by general irridation with x-rays. I. Incidence and types of neoplasms. Amer. J. Cancer. **18**, 54—65 (1936).
118. —, and M. C. Boon: Enhancement of leukemogenic action of methylcholanthrene by preirradiation with x-rays. Science **98**, 138—139 (1943).
119. — — Induction of ovarian tumors in mice by x-rays. Cancer Res **7**, 241—245 (1947).
120. —, and J. L. Tullis: Carcinogenesis by radioactive substances. Cancer Res. **16**, 5—21 (1956).
121. Gardner, D. L., and R. F. Ogilvie: The late results of injection of thorotrast: two cases of neoplastic disease following contrast angiography. J. Path. Bact. **78**, 133—144 (1959).
122. Gasteiger, H., u. S. Grauer: Zur Darstellung der Tränenwege im Röntgenbilde mit Hilfe eines neuen Kontrastmittels. Röntgenpraxis **3**, 410—415 (1931).
123. Gawellek, Fr.: Blutveränderungen durch ionisierende Strahlung. Z. ges. inn. Med. **14**, 653—656 (1959).
124. Gebauer, A., u. R. Heinecker: Iatrogene und gewerbliche Radium- und Thoriumschäden. Strahlentherapie **98**, 558 (1955).
125. Gelzer, J., u. S. Scheidegger: Samenblasen-Ca. 14 Jahre nach Kontrastdarstellung einer Harnfistel mit Thorotrast. Oncologia (Basel) **12**, 27—33 (1959).
126. Gerlings, P. G.: Thorotrast granuloma, an unusual cause of recurrent nerve paralysis. Ned. T. Geneesk. **104**, 1869—1871 (1960).
127. Gilbert, R., R. Junet et S. Kadrnka: Comportement du foie et de la rate vis-à-vis du radiations de Röntgen après introduction intravenieuse de thorotrast. Acta radiol. (Stockh.) **16**, 445—455 (1935).
128. Glücksmann, A.: Histogenesis of radiation-induced and of benzpyrene-induced epidermal tumors in mouse. J. Path. Bact. **63**, 176—177 (1951).
129. Goldberg, G. M.: The impregnation of the human spleen by particulate matter. A study of lymphogenic and hematogenic „involvement patterns" of the spleen. Amer. J. clin. Path. **35**, 328—337 (1961).
130. Grampa, G., and A. Tommasini Degna: Hemangioendothelioma of the liver following intravenous Injection of Thorotrast. Acta genet. (Basel) **8**, 65—77 (1958).
131. Gray, L. H.: An ionization method for the absolute measurement of gamma-ray energy. Proc. roy. Soc. B **156**, 578—596 (1936).
132. — Conditions which affect the biologic damage resulting form exposure of ionizing radiation. Acta radiol. (Stockh.) **41**, 63—83 (1954).
133. Grebe, S. F.: Beitrag zur Frage der Thorotrastspätschädigung. Strahlentherapie **94**, 311—319 (1954).
134. Greenhouse, J. M.: Treatment of dermatoses with Thorium X. J. Fla med. Ass. **45**, 181—183 (1958).
135. Gros, C. M., P. Cuer, C. Gegauff et A. Knobloch: Application de la méthode „trace histophotographique" aux formations normales et sarcomateuses du rat injecté au thorotrast. C. R. Acad. Sci. (Paris) **238**, 1164—1166 (1954).
136. — L. Fruhling et R. Keiling: Injection de thorotrast dans le sinus maxillaire; 15 ans après apparition d'un épithelioma malpighien. Bull. Ass. franç. Cancer **42**, 556—558 (1955).
137. — — A. Batzenschlager et R. Keiling: L'Autoradiographie dans le cancer du au Thorotrast. Acta Un. int. Cancr. **16**, 429—430 (1960).
138. Grossiord, A., J. C. Roucayrol, B. Duperrat, P. R. Ceccaldi et L. Meensbith: Adéno-cancer du foie avec cirrhose 21 ans après une artériographie au thorotrast. Sem. Hôp. Paris **32**, 1728—1737 (1956).
139. Grosskopf, K. W., F. Bolck u. H. J. Büll: Thorotrastschädigungen. Fortschr. Röntgenstr. **75**, 34—49 (1951).
140. Guimaraes, J. P., L. F. Lamerton and W. R. Christensen: Late effect of thorotrast administration review and experimental study. Brit. J. Cancer **9**, 253—267 (1955).
141. — — Further experimental observations on the late effects of thorotrast administration. Brit. J. Cancer **10**, 527—532 (1956).
142. Gustafson, P. E., L. D. Marinelli and E. A. Hathaway: A case of accidental puncture contaminated with Th 227; studies on elimination and residual body activity. Radiology **68**, 358—366 (1957).

143. Hackenthal, P.: Beitrag zu den morphologischen Veränderungen durch Thorotrastablagerungen. Zbl. allg. Path. path. Anat. **94**, 352—359 (1956).
144. Hampton, J. C.: An electrone microscope study of the hepatic uptake and excretion of submicroscopic particles injected into the blood stream and into the bile ducts. Acta anat. (Basel) **32**, 262—291 (1958).
144a. Hanke, H.: Experimentelle Untersuchungen biologischer Abwehrvorgänge bei Thoriumdioxydspeicherung des Retikuloendothels; der Einfluß der Milzexstirpation auf das Verhalten hyperergischer Tiere. Z. ges. exp. Med. 88, 391—420 (1933).
145. Harpers u. Neumann: Zit. nach Federlin u. Scior.
146. Harrington, H. L., and C. Huggins: Rate of removal of Thorium dioxide from the bloodstream. Arch. intern. Med. **63**, 445—452 (1939).
147. Hartweg u. Bauer: Zit. nach Melching.
148. Hatcher, C. H.: The development of sarcoma in bone subjected to roentgen or radium irradiation. J. Bone Jt Surg. **27**, 179—195 (1945).
149. Hathaway, E. A., A. J. Finkel, J. Sedlet and P. E. Gustafson: A thorium — 227 incident. Argonne National Laboratory Atomic Energy Commission (Chicago), Aug. 56, p. 24—27.
150. Hautefeuille, E.: Cervico-mediastinal thorotrastoma (engl. Ref.). J. franç. Méd. Chir. thor. **14**, 697—705 (1960).
151. Heckmann, K., u. E. Altenburger: Über eine Methode zur Untersuchung des subphrenischen Abszesses und seiner Ausdehnung durch Einspritzung von Thorotrast. Münch. med. Wschr. **45**, 1800—1802 (1935).
152. Heineke, H.: Experimentelle Untersuchungen über die Einwirkung der Röntgenstrahlen auf innere Organe. Mitt. Grenzgeb. med. Chir. **14**, 21—94 (1904).
153. Heitmann, W.: Carcinom des Gallenganges und der Leber nach Thorotrastinjektion. Chirurg **25**, 223—225 (1954).
154. Held, A.: Thorotrast und Infektionsabwehr. Klin. Wschr. **9**, 365 (1933).
155. Henshaw, P. S., C. T. Henshaw and D. S. Francis: The relative effects produced by 200 KV Roentgen rays, 700 KV Roentgen rays and Gamma rays. Amer. J. Roentgenol. **29**, 326—333 (1933).
156. —, and J. W. Hawkins: Incidence of leukemia in physicians. J. nat. Cancer Inst. **4**, 339—346 (1944).
157. Herzog, W.: Zur Mikroangiographie. Fortschr. Röntgenstr. **86**, 124—132 (1957).
158. Hesse, O.: Symptomatologie, Pathogenese und Therapie des Röntgencarcinoms. Zwanglose Abhandlungen aus dem Gebiete der medizinischen Elektrologie und Röntgenkunde, H. 10, S. 1—156 (1911). Leipzig: Johann Ambrosius Barth 1911.
159. Hicken, N. F.: Mammography: Roentgenographic diagnosis of breast tumors by means of contrast media. Surg. Gynec. Obstet. **64**, 593—603 (1936).
160. Hieronymi, G.: Kritische Untersuchung sogenannter Thorotrasttumoren nebst Mitteilung zweier Fälle. Zbl. allg. Path. path. Anat. **97**, 513—523 (1958).
161. Hofer, O.: Kieferhöhlencarcinom durch radiumhaltiges Kontrastmittel hervorgerufen. Dtsch. zahnärztl. Z. **7**, 736 (1952).
162. Homburger, F.: Progress in Experimental Tumor. Research vol 1. Basel and New York: S. Karger 1960.
163. Horta da Silva, J.: Reaccao dos tecidos ao torotraste. Referencia especial a casos examinados por biopsia e na autopsia varios anos apos a introducao do torotraste no organismo. Gaz. méd. port. **4**, 665—711 (1951).
164. — Lebersarkom einer Frau, 3 Jahre und 2 Monate nach Thorotrastinjektion. Endothelzellen-Sa. Chirurg **24**, 218—223 (1953).
165. — Late lesions in man caused by colloidal thorium dioxide (thorotrast); a new case of sarcoma of the liver twentytwo years after the injection. Arch. Path. **62**, 403—418 (1956).
166. — Deux cas de sarcomes angioplastiques du foie chez des individus ayant recu des injections de thorotrast. Congr. Intern. des Anatomopathologistes de langue francaise. 5. Réunion plenière de la Soc. anatomique Strasbourg 1956.
167. Hueper, W. C.: Occupational tumors and allied diseases. Springfield: Ch. C. Thomas 1942.
168. Hursh, J. B., L. T. Steadman, W. B. Looney and M. Colodzin: The excretion of thorium and thorium daughters after thorotrast administration. Acta radiol. (Stockh.) **47**, 481—498 (1955).
169. Hutschinson, E.: Bibliography on the biological effects of the thorium. US Atom Energy Comm. UR. **563**, 1—47 (1960).
170. Jakob, H., u. P. Schostock: Früh- und Spätfolgen nach Thorotrastanwendung. Langenbecks Arch. klin. Chir. **285**, 341—352 (1957).
171. Jacobi, W., u. W. Löhr: Eine neue Methode zur Reliefdarstellung des Zentralnervensystems im Röntgenbild. Dtsch. Z. Nervenheilk. **130**, 15—22 (1933).

172. Jacobson, L. O., and D. Rosenbaum: Postmortem findings and radioactivity determinations 5 years after injections of thorotrast. Radiology **31**, 601—607 (1938).
173. — E. K. Maiks, E. O. Gaston, M. Robson and R. E. Zirkle: The role of the spleen in radiation injury. Proc. Soc. exp. Biol. (N.Y.) **70**, 740—742 (1949).
174. Janke, H.: Thorium in der urologischen Röntgendiagnostik. Med. Welt **5**, 702 (1931).
175. Jantsch, G.: Handbuch der analytischen Chemie (W. Fresenius u. G. Jander), Bd. XV. Jantsch: Thorium, S. 46—59. Berlin-Göttingen-Heidelberg: Springer 1956.
176. Jin, E.: Histopathologie bei Versuchen mit Thorotrast-Injektionen. Mitt. allg. Path. path. Anat. **8**, 439—460 (1935).
177. Jochims, J.: Untersuchungen zur Hepato-Lienographie beim wachsenden Organismus. Mschr. Kinderheilk. **55**, 39—46 (1932).
178. — Demonstration zur Röntgenuntersuchung der Bauchorgane im Kindesalter. C.R. Klin. Woche **6**, 262 (1932).
179. Johansen, C.: A disseminated transmissible reticulo endothelial sarcoma in rabbits provoked by intravenously deposited thorium. Acta path. microbiol. scand., Suppl. **105**, 92—103 (1955).
180. Jones, R. K.: Tumor in the neck produced by thorotrast spilled into the tissues during an arteriography. J. Neuropath. clin. Neurol. **1**, 313—315 (1951).
181. Jorg, M. E., y J. A. Aguirre: Distribution citologica del dioxido de torio en las encefaloventriculografias. Arch. argent. Neurol. **14**, 115—122 (1936).
182. Kärcher, K. H., u. A. L. Saleh: Der Wert der qualitativen Mikroradiographie als diagnostische Methode. Strahlentherapie **114**, 63—75 (1961).
183. Kadrnka, S.: Hépatosplénographie. Méthode radiologique d'exploration du parenchyme hépatique et splénique par introduction intravenieuse de „thorotrast" substance colloidale à base de dioxide de thorium. Schweiz. med. Wschr. **61**, 425—428 (1931).
184. Kalkbrenner, H.: Über eine neue röntgenologische Untersuchungsmethode des Dickdarmes: Die Darstellung des Schleimhautreliefs mit Umbrathor. Fortschr. Röntgenstr. **38**, 325, 697 (1928).
185. Karcher, H.: Über Thorotrastschäden. Langenbecks Arch. klin. Chir. **261**, 459—481 (1949).
186. Kember, N. F.: Some problems of microdosimetry with alpha-emitters with particular reference to americium 231. Radiation damage in bone. Internat. Atomic Energy, Agency, Vienna. 1960, p. 29—30.
187. Kepp, R. K., u. D. Hofmann: Untersuchungen über die Verwendbarkeit von Thorium-X für die zusätzliche Allgemeintherapie metastatischer Tumoren. Strahlentherapie **100**, 358—365 (1956).
188. Kindler, K.: Entstehung des Röntgenkrebses innerer Organe. Z. Krebsforsch. **54**, 152—169 (1944).
189. Kligerman M., R. Lattes and R. Rankow: Carcinoma of the maxillary sinus following thorotrast instillation. Report of 3 cases. Cancer (N.Y.) **13**, 967—973 (1960).
190. Knorpp, C. T., M. H. Rennie, R. E. Hodges and D. R. Korst: Autoradiographie and spectrometric demonstration of interstitial thorium dioxide. Univ. Mich. med. Bull. **27**, 44—49 (1961).
191. Koch, W.: Zur Frage der Petheosthorschädigungen. Münch. med. Wschr. **94**, 1680 (1952).
192. — Der Nachweis von Thorium X in der Wachstumsfuge und sein Einfluß auf das Längenwachstum beim jugendlichen Kaninchen. Z. Orthop. **80**, 532 (1951).
193. — Die spez. Strahlenreaktion des Knochens; ein Behandlungsprinzip der innerlichen Radioisotopenanwendung bei Skeletterkrankungen. Fortsch. angew. Radioisot. **1**, 102—193 (1957).
194. Köckenberger, E.: Beiträge zur Frage der Thorotrastspeicherung unter besonderer Berücksichtigung der Spätschäden. Inaug.-Diss. München 1936.
195. König, W., u. F. R. Weber: Die Darstellbarkeit der Milz im Röntgenbild als Untersuchungsmethode für die Milzfunktion. Klin. Wschr. **13**, 552—553 (1932).
196. Kohoutek, J., u. D. Novak: Cholangiogenui karcinoma jater po thorotrast. Čs. Rentgenol. **14**, 110—116 (1960).
197. Krebs, C., H. C. Rask-Nielsen and A. Wagner: The origin of lymphosarcomatosis and its relation to other forms of leucosis in white mice. Acta radiol. (Stockh.), Suppl. **10**, 1—53 (1930).
198. Kremser, C.: Über ein neues Kontrastmittel (Thorotrast). Röntgenpraxis **4**, 189—191 (1932).
199. Krückemeyer, K.: Über organische Veränderungen nach Thoriumdioxyd-Injektionen. Internist (Berl.) **1**, 471—474 (1960).

200. KÜNKEL, H. A.: Krebserzeugung durch physikalische Noxen. Strahlentherapie, Sonder-Bd. **37**, 120—122 (1957).
201. KUHLENDAHL, H.: Darf das Thorotrast zur Angiographie heute noch angewandt werden? Chirurg **19**, 396—398 (1948).
202. KUSUMOTO, M.: Experimental production of sarcoma by thorotrast. Res. in Jap. J. Med. Sci. **5**, 62 (1940).
203. LABORDE, S.: Sur les dangers des substances radioactives introduites dans l'organism. Presse méd. **25**, 1915—1918 (1936).
204. LACASSAGNE, A., et G. GRIGONROFF: Action des radiations sur les tissus. Paris: Masson & Cie. 1941.
205. — Les cancers produits par les rayonnements corpusculaires. Paris: Hermann & Cie. 1945.
206. LAMY, J., et G. MICHOTEY: Thorotrastome de la racine de la cuisse. Une manifestation clinique tardive. Marseille chir. **5**, 65—67 (1952).
207. LANGENDORFF, J., R. KOCH u. H. SAUER: Untersuchungen über einen biologischen Strahlenschutz. III. Mitt. Der Einfluß des Milzschutzes und von Milz- und Leberimplantationen auf die Überlebenszeit röntgenbestrahlter Mäuse. Strahlentherapie **93**, 274—280 (1954).
208. LAUCHE, A.: Zit. nach HIERONYMI. Path.-anat. Demonstr. Med. Ges. 2. 11. 1955.
209. LAVEDAN, J., et J. CURTIAL: J. Press. Med. 1942. Zit. nach H. KARCHER.
210. LAZARUS-BARLOW, W. S.: An attempt at the experimental production of carcinoma by means of radium. Proc. roy. Soc. Med. (Sect. Path.) **11**, 1—17 (1918).
211. LEA, D. E.: Action of radiations on living cells, p. 1—402. Cambridge: Cambridge University Press 1946.
212. LE BEAU, J., et G. GUIOT: Ponction avec injection de thorotrast et ablation complète dans le traitement des abscès multiloculaires du cerveau. Sem. Hôp. Paris **22**, 1611—1617 (1946).
213. LEHOCZKY, T.: Sur les cavités kystiques des néoplasmes cerebraux rendues par injection de thorotrast. J. belge Neurol. Psychiat. **39**, 715—718 (1939).
214. LEIPERT, TH.: Über die Verteilung und Ausscheidung des Thoriums nach Thorotrastinjektion. Wien. klin. Wschr. **46**, 994—997 (1933).
215. LERICHE, R.: Sur la bénignité des artériographies au thorotrast. Bull. Mém. Soc. Nat. Chir. **61**, 175—180 (1935).
216. LETTRÉ, H., u. R. LETTRÉ: Biochemische Eigenschaften von Krebszellen und Mutationstheorie. Langenbecks Arch. klin. Chir. **294**, 473—482 (1960).
217. LEVI, H.: Improved alpha-track autoradiographs of biological specimens. Nature (Lond.) **171**, 123 (1953).
218. — Histocytäre, knötchenförmige, nicht geschwulstartige Wucherungen der Leber, Milz und Lymphknoten nach Thorotrastinjektion. Frankfurt. Z. Path. **70**, 423—446 (1960).
219. LINQUETTE, M., G. BONTE, A. GÉRARD, C. DELFOSSE et M. BENOIT: A propos de deux cas de rate calcificée. J. Radiol. Électrol. **38**, 813—817 (1957).
220. LISCO, H., and M. P. FINKEL: Carcinogenic properties of radioactive fission products and of plutonium. Radiology **49**, 361—363 (1947).
221. LIVERANI, E.: La placentografia col thorotrast (Ricerche istologiche e radiologiche). Minerva med. **2**, 341—344 (1932).
222. LOEB jr., V., W. B. SEAMAN and C. V. MOORE: Use of thorium dioxide solution (thorotrast) in roentgenologie demonstration of accessory spleens. Blood **7**, 904—914 (1952).
223. LÖHR, W., u. A. HENDRICK: Der pelvirenale (pyelovenöse) Übertritt von Thorotrast bei der Pyelographie. Zbl. Chir. **59**, 1312—1321 (1932).
224. — Spätbeobachtungen nach Injektion von Thorotrast. Röntgenpraxis **11**, 375—377 (1939).
225. LÖWENTHAL, A.: Zur Pyelographie mit Thorotrast. Münch. med. Wschr. **22**, 870 (1933).
226. LONDON, E. S.: Zur Lehre von den Becquerelstrahlen und ihren physiologisch-pathologischen Bedeutungen. Berl. klin. Wschr. **40**, 523—524 (1903).
227. LOONEY, W. B., and M. COLODZIN: Late follow-up studies after internal deposition of radioactive materials. J. Amer. med. Ass. **160**, 1—3 (1956).
228. — An investigation of the late clinical findings following thorotrast (thorium dioxide) administration. Amer. J. Roentgenol. **83**, 163—185 (1960).
229. — J. B. HURSH, M. COLODZIN and L. T. STEDMAN: Tumor induction in man following thorotrast (thorium dioxide) administration. Acta Un. int. Canc. **16**, 435—447 (1960).
230. LORENZ, E.: Some biologic effects of long continued irradiation. Amer. J. Roentgenol. **63**, 176—185 (1950).

231. Lorenz, E., L. O. Jacobson, W. E. Heston, M. Shimkin, A. B. Eschenbrenner, M. K. Deringer, J. Doninger and R. Schweisthal: Effects of long-continued total-body gamma irradiation on mice, guinea-pigs and rabbits: III. Effects on life span, weight, blood pictures and carcinogenesis and the role of the intensity of radiation. Biological Effect of External X and Gamma Radiation. New York: McGraw-Hill Book Co. 1954.
232. Lossen, H., u. R. Thyssen: Kontrastmittel. Berlin: J. F. Lehmann 1939.
233. Lucherini, T.: Tentativo di cura dell'ittero emolitico a mezzo del biossido colloidale di thorio (Thorotrast). Policlinico, Sez. prat. **41**, 1318—1321 (1934).
234. Lubarsch, O., u. J. Wätje: Allgemeine und spezielle Histologie der Strahlenwirkung. In: Lazarus' Handbuch der gesamten Strahlenheilkunde, Bd. I. München: J. F. Bergmann 1928.
235. Ludin jr., M.: Haemangio-Endotheliomatose von Leber und Milz bei Thorotrastspeicherung. Schweiz. Z. allg. Path. **6**, 987—994 (1953).
236. Lurz, H.: Ein Beitrag zur Frage der chronischen Thorotrastschäden. Chirurg **22**, 365—367 (1951).
237. Luys: Zit. nach Kadrnka.
238. Machata, G.: Rascher Nachweis einer Thorotrast-Intoxikation. Wien. klin. Wschr. **72**, 809—810 (1960).
239. MacMahon, H. E., A. S. Murphy and M. I. Bates: Endothelial cell sarcoma of liver following thorotrast injections. Amer. J. Path. **23**, 585—611 (1947).
240. Makart, C. D.: Thorotrast tumor of the submaxillary gland: Report of a case. Ann. Otol. (St. Louis) **62**, 584—586 (1953).
241. Mariani, P. L.: Cirrosi epatica volgare in sogetto che 15 anni prima era stato tratato con thorotrast a scope diagnostico. Riv. Anat. pat. **1**, 986—998 (1948).
242. Marie, P., J. Clunet et G. Roulot-Lapointe: Contribution à l'étude du dévélopement des tumeurs malignes sur les ulcères de roentgen. Bull. Cancer **3**, 404—426 (1910).
243. Marinelli, L. D.: Relevance of skeletal burden of thorotrast to problem of chronic toxicity of bone seekers in man. Radiology **70**, 93—94 (1958).
244. Martland, H. S., and R. E. Humphries: Osteogenic sarcoma in dial painters using luminous paint. Arch. Path. **7**, 406—417 (1929).
245. — The occurence of malignancy in radioactive persons. Amer. J. Cancer **15**, 2435—2516 (1931).
246. Martorell, A., F. Martorell and R. Roca de Vinals: Ulcerated thorotrastomas: presentation of two cases. Angiologia **11**, 228—232 (1959).
247. Matthes, Th.: Thorotrastschäden und Krebsgefahr. Arch. Geschwulstforsch. **6**, 162—182 (1953).
248. — Zur Frage der Entstehung eines Carcinoms auf dem Boden einer Thorotrast-Narbenleber. Strahlentherapie. **99**, 94—106 (1956).
249. Mayer, E. G.: Krebsentstehung durch ionisierende Strahlen. Krebsarzt **14**, 542—546 (1959).
250. Melching, H. J.: Über die Bedeutung der Milz beim Strahlenschaden. Fortschr. Röntgenstr., Beiheft **93**, 67—68 (1960).
251. Menkes, B.: Röntgendarstellung der Blut- und Lymphgefäße an der Leiche und am Lebenden mittels Umbrathor und Thorotrast. Fortschr. Röntgenstr. **46**, 571—575 (1932).
252. Menville, L. J., and J. N. Ané: Roentgenographic visualization of lymph nodes and vessels in human and laboratory animals by injection of thorium dioxyde. Proc. Soc. exp. Biol. (N.Y.) **30**, 979—981 (1933).
253. Merfenée, C. J. van, and D. A. Ten Thije: Tumors of spleen in rabbits following injection of thorotrast. Ned. T. Geneesk. **83**, 5622 (1939).
254. Meyer, H. S., G. Busch u. E. W. Doerfel: Beitrag zum Problem des „Pseudotumor cerebri" und einer intrazerebralen Verkalkung. Fortschr. Röntgenstr. **94**, 107—115 (1961).
255. Miescher, G., F. Almasy u. F. Zehender: Besteht ein Zusammenhang zwischen dem Benzpyrengehalt und der carcinogenen Wirkung des Teers? Schweiz. med. Wschr. 1002—1006 (1941).
256. Miura, C.: Zit. nach Jin.
257. Miyamoto, S.: Experimentelle Sarkomerzeugung durch Thorotrast. Strahlentherapie **64**, 683—690 (1939).
258. Mody, K. P.: Development of radiation and its contribution to medical science. Indian J. Radiol. **13**, 1—19 (1959).
259. Mole, R. H.: The dose-response relationship in radiation carcinogenesis. Brit. med. Bull. **14**, 184—189 (1958).
260. Moniz, E.: L'angiographie cérébrale. Paris: Masson & Cie. 1934.

261. MONIZ, E.: Die cerebrale Arteriographie und Phlebographie. In: Handbuch der Neurologie, Berlin: Springer 1940.
262. MONNIER, X.: Thorotrast et tumeur du foie. Maroc. méd. **37**, 848—851 (1958).
263. MORA, J. M.: Granulomatous tumor following intramammary injection of colloidal thorium dioxide. J. Amer. med. Ass. **115**, 363—364 (1940).
264. MORGAN, A. D., W. H. JAYNE and D. MARRAH: Primary liver cell carcinoma 24 years after intravenous injection of thorotrast. J. clin. Path. **11**, 7—18 (1958).
265. MUELLER, K.: Panmyelopathy and myelofibrosis after therapy with thorium X. (Ref.) Med. Mschr. **14**, 341—343 (1960).
266. MULLER, H. J.: The production of mutations by x-rays. Proc. nat. Acad. Sci. (Wash.) **14**, 714—726 (1928).
267. MURRAY, R. G.: The spleen. Histopathology of irradiation from external and internal sources (W. BLOOM). McGraw-Hill Book Co. 1948.
268. NAEGELI, TH., u. A. LAUCHE: Über experimentelle und pathologisch-anatomische Untersuchungen bei Kontrastdarstellung der Milz und Leber. Dtsch. med. Wschr. **51**, 2166 (1931).
269. — — Histologische und röntgenologische Veränderungen an den inneren Organen von Hunden 5 Jahre nach intravenöser Injektion von Thoriumdioxyd-Sol. Klin. Wschr. **15**, 436—437 (1936).
270. NATUCCI, G.: Sull'azione del thorotrast per via endovenosa. Arch. ital. med. sper. **4**, 865—878 (1939).
271. —, e G. DELL'ARMI: Ricerche sperimentali sul potere oncogeno del thorotrast. Arch. ital. med. sper. **4**, 591—616 (1939).
272. NETTLESHIP, A., and W. J. FINK: Neoplasms of the liver following injection of thorotrast. Amer. J. clin. Path. **35**, 422—426 (1961).
273. NEWCOMBE, H. B.: The action of x-rays on the cell. I. The chromosome variable. J. Genet **43**, 145—171 (1942).
274. — The action of x-rays on the cell. II. The external variable. J. Genet **43**, 237—248 (1942).
275. NICKSON, J. J.: Irradiation-carcinogenesis and protection. Med. Clin. N. Amer. **40**, 647—655 (1956).
276. NICOL, A.: Death associated with thorotrast. Lancet **1960**, No 7140, 2, 976.
277. NIELSEN, G., u. J. KRACHT: Zur Cancerogenese nach diagnostischer Thorotrastanwendung. Frankfurt. Z. Path. **68**, 661—676 (1958).
278. NOSIK, W. A.: Roentgenography: thorotrast myelography. Med. Phys. 1323—1324 (1944).
279. NOVIK, A.: Serious damage following carotid angiography with thorotrast. Acta otolaryng. (Stockh.) **52**, 509—518 (1960).
280. OBERLING, C., et M. GUÉRIN: Action du thorotrast sur le sarcome de Jensen du rat blanc. Bull. Ass. franç. Cancer **22**, 469—489 (1933).
281. OBERLING CH.: Le Cancer. Paris: Gallimard 1954.
282. OBIDITSCH-MAYER, J.: Thorotrastablagerung im Gewebe. Wien. klin. Wschr. **59**, 449—452 (1947).
283. — Über Thorotrastablagerung in der Lunge. Wien. med. Wschr. **99**, 121—122 (1949).
284. OKA, M.: Klinische Anwendung der „Lienographie" einer neuen Methode zur röntgenologischen Darstellung von Milz und Leber. Fortschr. Röntgenstr. **41**, 892—898 (1930).
285. OKINAKA, S., K. NAKAO, H. IBAYASHI, M. NAKAIDZUMI, H. KAKEHI and T. SUGIMURA: A case report on the development of biliary cancer eleven years after the injection of thorotrast. Amer. J. Roentgenol. **78**, 812—817 (1957).
286. OLIVER, C. P.: An analysis of the effect of varying the duration of x-ray treatment upon the frequeney of mutations. Z. indukt. Abstamm.- u. Vererb.-Lehre **61**, 447—488 (1932).
287. ONUFRIO, O.: Su di un caso di reticulo-sarcoma sperimentale da thorotrast. Folia med. (Napoli) **24**, 1245—1255 (1938).
288. OPPOLZER, R.: Splenektomie bei Thorotrastspeichermilz. Ein klinischer Beitrag zur Frage der Thorotrastschäden. Wien. med. Wschr. **110**, 496—498 (1960).
289. ORR, C. R., G. D. POPOFF, R. S. ROSEDALE and B. R. STEPHENSON: A study of the effect of thorium dioxide sol injected into rabbits. Radiology **30**, 370—381 (1938).
290. OTT, G., u. R. FREY: Klinik, Behandlung und Statistik der Sarkome. Ergebn. Chir. Orthop. **43**, 409—551 (1961).
291. OWEN, M., H. A. SISSONS and J. VAUGHAN: The effect of a single injection of high dose of 90 Sr 500—1000 μC/kg in rabbits. Brit. J. Cancer **11**, 229—248 (1957).
292. PAPACHARALAMPOUS, N. X.: Befunde an der Ratte nach langfristigen Versuchen mit intraperitonealen Injektionen von Trypanblau. Beitr. path. Anat. **117**, 85—89 (1957).

293. Papacharalampous, N. X.: Progrediente Retikulose der Ratte nach hohen Dosen von Trypanblau. Frankfurt. Z. Path. **69**, 357—362 (1958).
294. — Zur Frage der experimentellen Induktion von Tumoren am retothelialen System der Ratte nach langfristigen Versuchen mit intraperitonealen Injektionen von Trypanblau. Frankfurt. Z. Path. **70**, 598—605 (1960).
295. — Experimentelle Untersuchungen am Kaninchen zur Ursache der Anämie bei Hypersplenismus. Frankfurt. Z. Path. **71**, 290—299 (1961).
296. Pape, R., u. N. Jellinek: Die Milz als Indikator verschiedener biologischer Röntgenstrahlenwirkungen. Radiol. austriaca **1**, 59 (1948).
297. Pasinetti, A., e G. Giori: Fasi del decadimento del torio in un epato-sarcoma umano da thorotrast. Osped. maggiore **45**, 495—498 (1957).
298. Perkins jr., Ht., J. V. Verner, T. Yoneyama and Eh. Estes jr.: Unusual clinicopathological syndromes with Kaposi's visceral and related sarcomata. Report of 3 cases, one associated with thorium dioxide administration. Arch. intern. Med. **105**, 733—745 (1960).
299. Perroy, A., R. Besson et K. Heitz: Suites tardives d'une artériographie au dioxyde de thorium colloidal. J. Radiol. Électrol. **33**, 388 (1952).
300. Petersen, D. F., J. Deroin and K. B. duBois: Effects of sublethal doses of x-ray on phosphatases of animal tissues. Fed. Proc. **12**, 356 (1953).
301. Pirkey, E. L., R. C. Taylor, A. J. Miller, F. Denman and H. D. Kerman: The roentgen demonstration of the deposition of colloidal Thorium dioxide (thorotrast) in the gallbladder wall, with report of a case. Amer. J. Roentgenol. **66**, 208—214 (1951).
302. Plenge, K., u. K. Krückemeyer: Metastasierung eines am Ort der Thorotrastinjektion entstandenen Sarkoms. Zbl. allg. Path. path. Anat. **96**, 84 (1957).
303. Pohle, E. A., and G. Ritchie: Histological studies of the liver, spleen and bone marrow in rabbits following intravenous injection of thorium dioxyde. Amer. J. Roentgenol. **31**, 512—519 (1934).
304. —, u. C. H. Bunting: Histologische Untersuchungen an der Rattenmilz nach abgestuften Röntgenstrahlendosen. Strahlentherapie **57**, 121—131 (1936).
305. Pohlit, W.: Dosierungsprobleme. Strahlenbiologie, Strahlentherapie, Nuklearmedizin und Krebsforschung. Ergebnisse 1952—1958. S. 247—288. Stuttgart: Georg Thieme 1959.
306. Popper, H. L., u. R. Scholl: Über Leberschädigungen nach intravenösen Thorotrastinjektionen. Wien. klin. Wschr. **45**, 363 (1932).
307. Porte, A., et H. Batzenschlager: Le problème de l'élimination biliaire du dioxyde de thorium (thorotrast) chez la souris; étude en microscopie éléctronique. C.R. Soc. Biol. (Paris) **152**, 1183—1187 (1958).
308. Powell: Zit. nach Federlin u. Scior.
309. Prezyna, A. P., W. W. Ayres and W. C. Mulry: Late effects of thorotrast in tissues. Radiology **60**, 573—577 (1953).
310. Prüsener, L.: Die färberische Darstellung des Thorotrast. Beitr. path. Anat. **91**, 439—440 (1933).
311. Prussia, G.: Contributo allo studio dei tumori sperimentali da thorotrast. Sperimentale **90**, 522 (1936).
312. Puhl, H.: Ist Thorotrast ein für die urologische Röntgenuntersuchung geeignetes ungefährliches Kontrastmittel? Zbl. Chir. **33**, 1938—1940 (1933).
313. Quastler, H.: Modes of acute radiation death. Proc. inter. Conf. Peaceful uses Atomic Energy **11**, 121—124 (1956).
314. Radovici, A., et O. Meller: Encéphalographie liquidienne par le thorotrast sous-arachnoidien. Rev. neurol. **1**, 479—485 (1932).
315. Radt, P.: Eine neue Methode zur röntgenologischen Sichtbarmachung von Leber und Milz durch Injektion eines Kontrastmittels (Hepato-Lienographie). Med. Klin. **26**, 1888—1891 (1930).
316. Rajewsky, B.: Strahlendosis und Strahlenwirkung. Stuttgart: Georg Thieme 1954.
316a. Randerath, E., u. M. Schlesinger: Experimentelle Untersuchungen über die Wirkung des Thorotrast (Heyden) im Tierkörper. Z. ges. exp. Med. **80**, 245—260 (1931).
317. Raper, J. R.: Effects of total surface beta irradiation. Radiology **49**, 314—324 (1947).
318. Rathke, F. W.: Schädigungen und Spätschäden nach Peteosthorbehandlung. Münch. med. Wschr. **1954**, 884—886.
319. — Kritische Stellungnahme zur Frage der Schädigung nach Thorium-X-Behandlung. Münch. med. Wschr. **97**, 952 (1955).
320. Ravenna, P.: Histologische Beobachtungen über die Wirkung des intravenös injizierten Thoriumdioxydsol. Klin. Wschr. **52**, 2151—2152 (1932).
321. Reeves u. Morgan: Zit. v. A. Perroy u. Mitarb.

322. Ressler, N., and B. Zak: Simultaneous determination of serum copper and iron by means of the addition of thorium ion. Techn. Bull. Reg. med. Technol. **27**, 219—226 (1957).
323. Riegel, R.: Plasmazellenleukämie nach Behandlung mit Thorium X, zugleich ein Beitrag zur nosologischen Stellung der Plasmazellenleukämie. Ärztl. Wschr. **11**, 1093—1096 (1956).
324. Rigler, L. G., R. Koncky and A. L. Abraham: The effects of thorium dioxide sol. (thorotrast) in the human liver. Radiology **23**, 521 (1935).
325. Roberts, J. C., and F. J. Carlson: Hepatic duct carcinoma seventeen years after injection of thorium dioxide. Arch. Path. **62**, 1—7 (1956).
326. Rosenbaum, F. J.: Lebersarkom nach Thorotrast. Dtsch. med. Wschr. **84**, 428—430, 432—433 (1959).
327. Rotblat, J., and G. Ward: The radioactivity from thorotrast and its retention in tissues. Phys. in. Med. Biol. **1**, 125—137 (1956).
328. Roth, F.: Thorotrastkarzinom der Bronchien. Zbl. allg. Path. path. Anat. **96**, 417—418 (1959).
329. Rotter, W.: Über Gewebsschäden durch Thorotrast unter besonderer Berücksichtigung der Gefäßveränderungen und aplastischer Knochenmarksreaktionen. Beitr. path. Anat. **111**, 144—157 (1950).
330. Roussy, G., Ch. Oberling et M. Guérin: A propos de l'action sarcomatogène du dioxyde de thorium colloidal. Resultats globaux de nos expériences. Bull. Ass. franç Cancer **25**, 716—721 (1936).
331. — — — Über Sarkomerzeugung durch kolloidales Thoriumdioxyd bei der weißen Ratte. Strahlentherapie **56**, 160—167 (1936).
332. —, et M. Guérin: Le cancer expérimental provoqué par le dioxyde de thorium. Presse méd. **61/62**, 761—763 (1941).
333. Rudolphi, H.: Spätentwicklung eines Unterlidcarcinoms nach Thoriumdioxydinjektion. Beitr. path. Anat. **111**, 158—164 (1951).
334. Ruf, R., u. K. Philipp: Zur Radioaktivität des Thorotrasts, ein Beitrag zur Frage eventueller Spätschädigungen bei seiner Verwendung als Kontrastmittel. Langenbecks Arch. klin. Chir. **263**, 573—587 (1950).
335. Ruland, L.: Tierexperimentelle Untersuchungen zur Frage der Geschwulstentstehung durch intravenöse Thorotrastinjektionen. Chirurg **17/18**, 540—546 (1947).
336. Rundo, J.: Considerations of the limits of radiations dosage from thorotrast. Brit. J. Radiol. **28**, 615—619 (1955).
337. — The radioactivity of thorotrast. Phys. in Med. Biol. **1**, 138—146 (1956).
338. — The determination of the distribution of internally deposited thorium by means of studies with a realistic phantom. Acta radiol. (Stockh.) **47**, 65—78 (1957).
339. — A. H. Ward and P. G. Jensen: Measurement of thoron in the breath. Phys. in Med. Biol. **3**, 101—110 (1958).
340. Sabin, R., G. A. Doan and C. E. Forkner: The production of osteogenic sarcomata and the effects on lymphnodes and bone marrow of intravenous injections of radium chloride and mesothorium in rabbit. J. exp. Med. **56**, 32—38 (1932).
341. Salaman, M. H.: Cocarcinogenesis. Brit. med. Bull. **14**, 116—120 (1958).
342. Salvatori, G. B.: Über die Möglichkeit in Organen und Geweben aufgenommenes kolloidales Thorium zu mobilisieren. Zit. nach Löhr.
343. Sampaio, M. M.: The use of thorotrast for the electron microscopic study of phagocytosis. Anat. Rec. **124**, 541—553 (1956).
344. Samuel, E.: Thorotrast spleen. Brit. J. Radiol. **28**, 204—205 (1955).
345. Dos Santos, R., et J. Caldas: Les dérivés du thorium dans l'artériographie des membres. Arch. med. contemp. **49**, 234—236 (1931).
346. Sauerbeck, E.: Tierexperimenteller Beitrag zur Frage der Haut- und allgemeinen Organschädigung bei langdauernder externer Anwendung von Thorium X. Strahlentherapie **99**, 301—319 (1956).
347. Selbie, F. R.: Experimental production of sarcoma with thorotrast. Lancet **1936 II**, 847—848.
348. — Tumors in rats and mice following injection of thorotrast. Brit. J. exp. Path. **19**, 100—107 (1938).
349. Schäfer, H.: Ausgedehnter Halsabszeß als Folge eines Thorotrastoms. Fortschr. Röntgenstr. **94**, 834—836 (1961).
350. Schaeffer, H. J., and A. Golden: The effectiveness of colloidal thoriumdioxyd as an internal alpha-emitter. Yale J. Biol. Med. **27** (1955).
351. Scheer, K. E.: Autoradiographische Untersuchungen über die Ablagerung von Thorium X. Fortschr. Röntgenstr., Beitr. z. Bd. **76**, 65—66 (1952).

352. SCHEIBE, G.: Malignes intraperitoneales Thorotrastom beim Menschen. Zbl. Chir. **80**, 588—592 (1955).
353. SCHINZ, H. R., M. HOLTHUSEN, H. LANGENDORFF, B. RAJEWSKY u. G. SCHUBERT: Strahlenbiologie, Strahlentherapie und Krebsforschung. Stuttgart: Georg Thieme 1959.
354. —, u. R. WIDERÖE: Bemerkungen zu der vorgeschlagenen Definitionsänderung der Röntgeneinheit. Fortschr. Röntgenstr. **89**, 486—490 (1958).
355. SCHLÖGELHOFER, H.: Spätschäden durch Thorotrast. Radiol. austriaca **13**, 83—88 (1962).
356. SCHMIDT, W., A. SCHULTE u. H. LAPP: Klinischer und pathologisch-anatomischer Beitrag zur Frage der Schädigung durch Thorotrast. Strahlentherapie 81, 93—102 (1950).
357. SCHMITT, H. G.: Thorotrast sollte nicht mehr verwendet werden! Z. Urol. **42**, 2—4 (1949).
358. SCHREINER, L.: Über Thorotrastschäden mit Entstehung eines sarkomatösen Hämangioendothelioms der Leber. Z. Krebsforsch. **64**, 169—175 (1961).
358a. SCHAEFER, H.: Spurennachweis radioaktiver Substanzen in biologischem Gewebe speziell im Hinblick auf die Diagnostik der Radiumvergiftungen. Strahlentherapie 78, 563—568 (1949).
359. SCHUBERT, J.: Estimating radioelements in exposed individuals. II. Radiation dosage and permissible levels. Nucleonics 8, 66—78 (1951).
360. SCHUBERT, G., H. A. KÜNKEL, L. OVERBECK u. G. UHLMANN: Untersuchungen zur experimentellen Krebsauslösung durch lokale beta-Strahleneinwirkung. Strahlentherapie **100**, 335—351 (1956).
361. SCHULZ, R. J.: A method for in vitro determination of tissue dose from thorotrast. Work in Progress **11**, 94—95 (1958).
362. SCHÜRCH, O., u. E. UEHLINGER: Experimentelles Knochensarkom nach Radiumbestrahlung bei einem Kaninchen. Z. Krebsforsch. **33**, 476—484 (1930/31).
363. SCHÜTTEMEYER, W., u. H. W. ROTTHAUWE: Spätbeobachtungen nach Anwendung des radioaktiven Röntgenkontrastmittels „Thorotrast" (Thoriumdioxydsol) zur Gefäßdarstellung beim Menschen. Bruns' Beitr. klin. Chir. **195**, 316—329 (1957).
364. — — Außergewöhnlicher Fall eines paravasalen Thorotrastoms. Zbl. Chir. **83**, 897—904 (1958).
365. SCHUSTER, W.: Radiodystrophie der Leber nach diagnostischer Thorotrastanwendung. Inaug.-Diss. Zürich 1949.
366. SCHWAIGER, M., H. MAIER-LEIBNITZ u. K. SCHMEISER: Messungen an Thorotrast in Geweben. Klin. Wschr. **27**, 311—313 (1949).
367. — Intrakavitäre Thorotrastschäden. Langenbecks Arch. klin. Chir. **265**, 356—398 (1950).
368. SCHWENZER, A. W., u. K. FEDERLIN: Salpingographie mit Thorotrast vor 23 Jahren und Entstehung eines Ovarialcarcinoms. Geburtsh. u. Frauenheilk. **17**, 225—236 (1957).
369. SPAIN, J. D., and C. C. CLAYTON: Inhibition of azo dye carcinogenesis by thorotrast and ironoxide. Cancer Res. **18**, 155—158 (1958).
370. SPIER, J., L. E. CLUFF and W. D. URRY: Aplastic anemia following administration of thorotrast. J. Lab. clin. Med. **32**, 147—154 (1947).
371. SPIESS, H.: Schwere Strahlenschäden nach der Peteosthorbehandlung von Kindern. Dtsch. med. Wschr. **1956**, 1053—1054.
372. SPOTA, B. B.: Genética, faz biológica radiactividad en al desarrollo del cáncer. Semana méd. (B. Aires) **3355**, 299—310 (1958).
373. STAEHLER: Zit. nach KADRNKA.
374. STEMMERMANN, G. N.: Adenocarcinoma of the intrahepatic biliary tree following thorotrast. Amer. J. clin. Path. **34**, 446—454 (1960).
375. STENSTROM, W., and I. VIGNESS: Elimination of radioactive elements in patients who have received thorotrast intravenously. Proc. Soc. exp. Biol. (N.Y.) **44**, 18—22 (1940).
376. — Elimination of radioactive elements by patients and rabbits after injection of thorotrast. Radiology **37**, 698—704 (1941).
377. STERZI, G.: Zit. nach H. KARCHER.
378. STOVER, B. J., D. R. ATHERTON, N. KELLER and D. S. BUSTER: Metabolism of the Th228 decay series in adult beagle dogs. Radiat. Res. **12**, 657—671 (1960).
379. STREICHER, H. J.: Experimentelle Splenektomie in ihrer Wirkung auf Erythrozyten-Regeneration, Leukocyten-Regulation und Blutungsschock. Langenbecks Arch. klin. Chir. **293**, 245—321 (1960).
380. — Chirurgie der Milz. Berlin-Göttingen-Heidelberg: Springer 1961.
381. STRUPPLER, A.: Ein Beitrag zur Frage der Thorotrastschädigung. Dtsch. med. Wschr. **1952**, 311—312.

382. STÜTTGEN, G., u. R. POCHE: Zur Bedeutung ionisierender Strahlen für den Verlauf einer Hämoblastose. Hautarzt **7**, 171—173 (1956).
383. STUTZ, E., u. U. BLÜTHGEN: Krebsentstehung durch indirekte Strahlenwirkung. Strahlentherapie **105**, 503—511 (1958).
384. SUCKOW, E. E., G. C. HENEGAR and R. BASERGA: Tumors of the liver following administration of thorotrast. Amer. J. Path. **38**, 663—677 (1961).
385. TAFT, R. B.: The radioactivity of thorium dioxide sol. J. Amer. med. Ass. **108**, 1779—1781 (1937).
386. TAVARES, A., E. MORAIS u. F. SIMOES: Tumores experimentais do thorotraste. Folia anat. (Coimbra) **16**, 13—30 (1941).
387. — — — A acçao oncogéncado thorotraste. Impr. méd. (Lisboa) **7**, 21—37 (1941).
388. — — — Novos ensaios sôbre o poder carcinogénes do bioxido de tório. Impr. méd. (Lisboa) **8**, 1—12 (1942).
389. — — Estado actual de las investigaciones sobre la acción patógena del dióxido de torio. Trab. Inst. nac. Cienc. méd. (Madr.) **6**, 253—274 (1946).
390. TELOH, H. A., M. L. MASON and M. C. WHEELOCK: Histopathologic study of radiation injuries of skin. Surg. Gynec. Obstet. **90**, 335—348 (1950).
391. TESLUK, H., u. W. A. NORDIN: Hemangioendothelioma of liver following thorium dioxide administration. Arch. Path. **60**, 493—501 (1955).
392. THIERBACH, R., H. K. BOTHE u. H. LANGER: Spätschäden nach Thorotrastinjektion. Fortschr. Röntgenstr. **93**, 298—313 (1960).
393. THOMAS, S. F., G. W. HENRY and H. S. KAPLAN: Hepatolienography: past, present and future. Radiology **57**, 669—684 (1951).
394. THOMAS, R. G.: The metabolism of thorium 230 (ionium) administered by intratracheal injection to the rat. University of Rochester. Atomic Energy Project (Rochester N.Y.) 1. Jan. 1957, p. 1—26.
395. — Distribution and excretion of thorium with emphasis upon route of injection and amount of carrier present. US Atom Energy Comm. UR. **592**, 1—27 (1961).
396. TIMOFÉEFF-RESSOVSKY, N. W., u. K. G. ZIMMER: Das Trefferprinzip in der Biologie. Biophysik. Leipzig: Hierzel 1947.
397. TOKMAKOVA, E. V., and A. D. TÜRKIN: Opredelenie torria X i radiotoriia v biologicheshihk sredakh toronu. (Determination of the Th X and of radiothorium in biological media according to thoron.) (Engl. Referat.) Med. radiol. Moskva **3**, 61—65 (1958).
398. TRIPOLI, C. J., and E. V. HAAM: Effects of toxic and non-toxic doses of thorium dioxide in various animals. Proc. Soc. exp. Biol. (N.Y.) **29**, 1053—1056 (1932).
399. UEHLINGER, E., u. O. SCHÜRCH: Experimentelle Erzeugung von Knochensarkom durch Radium beim Kaninchen. Schweiz. med. Wschr. **28**, 664—667 (1934).
400. — — Über experimentelle Erzeugung von Sarkomen mit Radium und Mesothorium. Dtsch. Z. Chir. **251**, 12—33 (1939).
401. UNGERECHT, K.: Über die Exstirpation eines cervicalen Thorotrastoms. Zugleich ein Beitrag zur Klinik der Thorotrastspätschäden am Hals. HNO (Berl.) **13**, 339—349 (1961).
402. UPTON, A. C., A. W. KIMBALL, J. FURTH, K. W. CHRISTENBERRY and W. H. BENEDICT: Some delayed effects of atom-bomb radiations in mice. Cancer Res. **20**, 21—58 (1960).
403. — The dose-response relation in radiation-induced cancer. Cancer Res. **21**, 717—729 (1961).
404. VERHAAK, R. L. O. M.: Zit. nach DAHLGREN.
405. VÖGTLIN, J., u. W. MINDER: Über Thorotrastschäden nach Bronchographie, Salpingographie und Arteriographie. Rad. Clin. **21**, 96—115 (1952).
406. VOLICER: Zit. nach KADRNKA.
407. VOLLMAR, J., u. G. OTT: Experimentelle Geschwulstauslösung durch Kunststoffe aus chirurgischer Sicht. Langenbecks Arch. klin. Chir. **298**, 729—735 (1961).
408. WACHSMUTH, W.: Untersuchungen über die gewebsschädigende Wirkung des Thorotrast. Chirurg **19**, 390—396 (1948).
409. WALKER, R. M.: The pathology and managment of portal hypertension. London: Edward Arnold Ltd. 1959.
410. WARREN, SCH., and O. GATES: Spontaneous and induced tumors of the guinea pig. Cancer Res. **1**, 65—68 (1941).
411. WEGNER, W.: Zur Kontrastuntersuchung der Tränenwege mittels Thoriumdioxyd. Z. Augenheilk. **79**, 532—538 (1933).
412. WEINREICH, J.: Die Splenektomie bei der portalen Hypertension. Med. Klin. **57**, 2—8 (1962).
413. WEINSTEIN u. MARTIN: Zit. nach FEDERLIN u. SCIOR.
414. WEISER, A.: Die Verwendung von Thoriumverbindungen zur Urographie. Wien. med. Wschr. **80**, 1427—1429 (1930).

415. Weiser, M.: Strahlentod durch Thorotrast. Röntgen-Bl. **10**, 270—276 (1957).
416. Werthemann, A.: Über Spätschäden verschiedener Organe durch Thorotrast und autoradiographischer Nachweis desselben. Schweiz. Z. allg. Path. **22**, 350—363 (1959).
417. Weyeneth, R.: Spätschäden nach Pyelographie mit Thorotrast. Z. Urol. **9**, 513—542 (1958).
418. Wohlwill, F.: Untersuchungen über die Gewebsreaktion auf Thorotrast bei Anwendung dieser Substanz zu diagnostischen Zwecken am Menschen. Schweiz. Z. Path. **5**, 21 (1942).
419. Wong, T. C., M. Galton and D. G. McKay: Thorotrast effect on vasomotor changes of Shwartzman reaction. Arch. Path. **72**, 280—289 (1961).
420. Wuketich, S., u. T. Mark: Doppelcarcinom nach Thorotrast-Arteriographie. Z. Krebsforsch. **62**, 95—108 (1957).
421. Wyard, S. J., M. A. Nightingale and J. G. Austin: Radiation hazards in the use of thorium X for skin therapy. Brit. J. Radiol. **28**, 274—278 (1955).
422. Yagoda, H.: Radioactive measurements with nuclear emulsions. New York: John Wiley 1949.
423. — The tracks of nuclear particles. Sci. Amer. **194**, 41—47 (1956).
424. Yater, W. M.: Rate of deposition of thorotrast in human liver and spleen. Amer. J. Roentgenol. **38**, 447—449 (1937).
425. —, and H. H. Hussey: Ten years experience with thorotrast hepatosplenography. Ann. intern. Med. **18**, 350—366 (1943).
426. Zeitlhofer, J., u. P. Speiser: Hämangioendotheliomatose beim Kaninchen nach experimenteller Thorotrastverabreichung. Z. Krebsforsch. **60**, 161—168 (1954).
427. Zimmer, K. G.: Entwicklung und Stand der Hypothesenbildung in der quantitativen Strahlenbiologie. Naturwissenschaften **45**, 325—327 (1958).
428. Zollinger, H. U.: Ein Spindelzellsarkom der Niere, 16 Jahre nach Thorotrastpyelographie. Schweiz. med. Wschr. **52**, 1266—1268 (1949).
429. — Thorotrastschädigung der Nieren mit Hypertonie. Schweiz. med. Wschr. **87**, 1089—1091 (1957).
430. — Radio-Histologie und Radio-Histopathologie. In: Handbuch der allgemeinen Pathologie v. F. Büchner, E. Letterer u. F. Roulet. Berlin-Göttingen-Heidelberg: Springer 1960.

Einleitung

Die Gefährdung der Menschheit durch die zunehmende Anwendung radioaktiver Substanzen wird in Zukunft weiter ansteigen. Nur aus der Kenntnis um die Folgen der Strahlenexposition wird es gelingen, eigene Sicherheitsvorkehrungen zu treffen und Strahlenunfälle durch radioaktive Substanzen zu vermeiden oder zu behandeln.

Neben der Strahlenkrankheit mit der Vielfalt ihrer Symptomatologie lauert hinter jeder Strahlenexposition die Möglichkeit einer Krebsauslösung. Die cancerogene Wirkung der ionisierenden Strahlen hat vornehmlich deswegen eine besondere Bedeutung erhalten, weil trotz zahlreicher Untersuchungen eine Minimaldosis zur Krebsauslösung noch nicht bekannt ist. Im Tierversuch und leider auch beim Menschen ist der Strahlenkrebs längst nachgewiesen (K. H. Bauer). In einer sehr kritischen Übersicht über die bisherigen Ergebnisse hat Upton vor kurzem (1961) die dringende Forderung erhoben, weitere quantitative Versuche zur Krebsauslösung mit ionisierenden Substanzen durchzuführen.

Die vorliegende Arbeit untersucht die Frage, ob auch für die Cancerogenese durch radioaktive Substanzen eine Beziehung zwischen der verabreichten Dosis einerseits und der Latenzzeit bis zum Auftreten des Tumors andererseits besteht. Eine solche Dosis-Effekt-Abhängigkeit wurde 1943 im deutschen Schrifttum von Druckrey postuliert und 1948 zusammen mit Küpfmüller nach Versuchen an 700 Ratten veröffentlicht. Als carcinogenes Agens benutzten die Autoren Buttergelb, das nach Verfütterung selektiv zu Lebergeschwülsten führte. Die vielfältigen Applikationsmöglichkeiten radioaktiver Substanzen beim Menschen legen den Gedanken nahe, diese allgemeinen pharmakologischen Gesetzmäßigkeiten auch bei der physikalischen Krebsauslösung nachzuprüfen und ihre Gültigkeit auf das Gebiet der strahlenbedingten Tumoren zu erweitern.

Zur Krebsauslösung haben wir ein *Thorium*präparat benutzt, das uns in mehrfacher Hinsicht für unsere Versuchsanordnung geeignet erscheint. Das Thorotrast ist leicht zu dosieren und applizieren; es gibt nur eine ganz bescheidene Ausscheidung, und es läßt sich sehr leicht und durch mehrere Methoden nachweisen. Thorotrast kann außerdem hinsichtlich seiner biologischen Wirkungen im ungewollten Experiment am Menschen studiert werden. Seine Wirkungsweise bei der Krebserzeugung wird auf zweifache Weise gedeutet: 1. als chronischer Fremdkörperreiz und 2. als Quelle corpuscularer und elektromagnetischer Strahlung.

I. Krebs durch ionisierende Strahlung

1. Grundlagen der Strahlenwirkung

Voraussetzung für die Krebsauslösung durch ionisierende Strahlen ist die Kenntnis der allgemeinen Strahlenwirkung im biologischen Organismus. Ihre Erforschung und Beschreibung, Einordnung und Deutung ist im wesentlichen Aufgabe der modernen Strahlenbiologie. Auf ihren Ergebnissen muß die Krebsforschung beim strahleninduzierten Tumor aufbauen. Die folgenden Ausführungen lehnen sich daher eng an jene Ergebnisse an, die in der Monographie von FRITZ-NIGGLI (1959) zusammengestellt sind.

Die ionisierende Strahlung beeinflußt praktisch den gesamten biologischen Organismus. Organische und anorganische Strukturen werden in gasförmiger, flüssiger und fester Form verändert. Die unmittelbaren Strahlenfolgen bestehen physikalisch gesehen in einer Energieübertragung auf das getroffene Molekül. Es handelt sich also um eine Strahlenabsorption in der Materie. Der nächste Schritt ist eine Molekülveränderung mit chemischen Reaktionen, welche als Ausgangspunkt für die folgenden biochemischen und biologischen Veränderungen angesehen wird. Es tritt also eine Änderung biologisch wichtiger Systeme auf. Durch die geringe Energie des zur Wirkung gelangenden Strahlenquants wird nur das jeweilige Atom oder Molekül getroffen, wodurch die Elektronen nur eine Niveauverschiebung erfahren. Das bedeutet jedoch den Verbleib der Energie im absorbierenden Atom oder Molekül. Dieser Vorgang ist gerade durch den Verbleib der Energie genau zu berechnen. Schwierig ist jedoch die Analyse der chemischen Reaktionen im Gefolge der Strahlenabsorption. Man weiß hier, daß bei Bestrahlung von anorganischen und organischen Substanzen in Wasser nicht allein die gelösten Stoffe für den Strahleneffekt von Bedeutung sind, sondern auch das Wasser selbst. Die Beobachtung, daß gleiche Strahlendosen immer gleiche Molekülanzahl umwandelt, ungeachtet, ob viele oder wenige Moleküle im Wasser vorhanden sind, führt zur Annahme einer vorwiegend indirekten Strahlenreaktion. In den Folgeprodukten des bestrahlten Wassers dürfte das Zwischenglied zwischen Bestrahlung und biologischem Effekt zu suchen sein.

Neben der wohl indirekten chemischen Wirkung der Bestrahlung existiert jedoch auch eine Abhängigkeit von der Temperatur, vom Sauerstoffgehalt der Umgebung und eine chemische Schutzwirkung. Diese Beobachtungen wiederum sprechen eher für eine direkte Strahlenwirkung.

In vereinfachter Form gilt nach FRITZ-NIGGLI folgende Reaktionskette:

	↓	
Strahlenabsorption in der Materie		A
Änderung biologisch wichtiger Systeme		B
Beobachteter biologischer Effekt		C

Während A physikalisch mehr oder weniger genau zu definieren ist, sind quantitative Aussagen über B — da es sich um ein sehr komplexes Geschehen handelt — nur bruchstückhaft möglich, während der beobachtete biologische

Effekt im allgemeinen wieder gut zu beobachten ist. Für unser Problem heißt dies, daß die einwirkende Dosis — also das schädigende Agens — zwar gut zu erfassen ist, daß aber über die sich anschließenden Zwischenstufen, die sich im geschädigten Organismus abspielen, nur wenige Aussagen möglich sind, während der biologische Effekt — nämlich der Tumor, wiederum erfaßt werden kann; wobei schon hier gesagt werden muß, daß sowohl hinsichtlich der zur Wirkung gelangenden Dosis als auch bei der quantitativen Tumorauswertung keineswegs ein quantitativ exaktes Resultat erwartet werden darf. Hier sind nur Schlußfolgerungen aus Wahrscheinlichkeiten erlaubt.

Bei der Betrachtung der verschiedenen Effekte ionisierender Strahlen findet man einen erstaunlich weiten Dosisbereich. Nach Brues erfordern Eiweißdenaturation und Tötung einfachster Organismen eine Dosis von 1000000 r. Etwa 50000 r führen zum sofortigen Tod höherer Tiere. Röntgendosen zwischen 200 und 1000 r wirken bei höheren Tieren erst nach einer Latenzzeit von wenigen Tagen bis 3—4 Wochen letal, während Leukopenie und sichtbare Chromosomenschädigung schon nach weniger als 100 r sichtbar wurden.

Die Strahlenkrankheit nach Ganzkörperbestrahlung kann weitgehend auf der Basis von Zellschädigungen strahlenempfindlicher Zellen erklärt werden. Dies mag weniger für die Strahlenfrühreaktion gelten, die noch weniger erforscht ist, als für die Spätveränderungen. Die eigentliche Strahlenkrankheit besteht in einer Unterfunktion der blutbildenden Organe und in einer Zerstörung des Epithels im Magendarmtrakt. Demgemäß haben alle therapeutischen Maßnahmen hier bloß eine unterstützende Wirkung.

Für alle übrigen Strahlenwirkungen sind die Schädigungen an Kern und Cytoplasma verantwortlich. Am empfindlichsten sind die Kernbestandteile. Sie sind schon nach niedrigsten Dosen nachweisbar: Hemmung der Zellteilung, Chromosomenzerstörung mit abnormaler Teilung. Die strahlenempfindlichsten Zellen sind jene in dauernder Teilung.

Nach Furth und Tullis kann die Tumorerzeugung infolge ionisierender Strahlen bedingt sein durch:

1. Direkte Einwirkung (Haut, Knochen, Weichteile).
2. Indirekte Wirkung (Mammatumoren, Ovarialtumoren, Leukämie).
3. Cocarcinogene Wirkung (aseptische oder mikrobielle Infektion, Fraktur, carcinogene Kohlenwasserstoffe).

Die Tumorerzeugung wird durch die Mitosenaktivität nur in bescheidenem Umfang beeinflußt. Starker Ersatz verletzter Zellen muß nicht notwendigerweise zu häufiger Tumorentstehung führen. Der Zellzerfall der Cornea und des Dünndarmes ist sehr hoch, und trotzdem sieht man bei dieser Lokalisation nur selten Geschwülste. Auf der anderen Seite ist der wachsende menschliche Knochen strahlensensibler als der ausgewachsene.

Für die Tumorentstehung durch radioaktive Substanzen ist die Kenntnis einiger Faktoren bedeutsam:

1. Halbwertzeit.
2. Die im Körper verbleibende Menge radioaktiver Substanz.
3. Charakter und Dosis der emittierten Strahlung.
4. Charakter der Zerfallsprodukte.
5. Individuelle Empfindlichkeit der Zellen und Gewebe.
6. Grad der Schutzwirkung der nichtbestrahlten Zellen gegenüber den bestrahlten.
7. Eine Anzahl bekannter und unbekannter cocarcinogener Faktoren.

Der Glaube, daß langdauernde und wiederholte Bestrahlung zur Krebserzeugung notwendig seien, ist trügerisch und wurde durch die Auswirkungen der Atombombenexplosionen widerlegt. Wenn die Strahlenexpositionen wiederholt werden, sind die Dosishöhe, das Intervall zwischen den einzelnen Bestrahlungen und die Gesamtdosis maßgebend. Anscheinend gibt es eine Akkumulation der Dosiswirkung. Kleine Dosen eines Carcinogens können verborgene Veränderungen hervorrufen, welche nach BERENBLUM erst durch einen „second stimulus“ manifest werden können.

Es überschreitet den Rahmen dieser Arbeit, auf die verschiedenen Theorien einzugehen, die sich aus der krebserzeugenden Wirkung ionisierender Strahlung entwickelt haben. Es sei nur der kurze Hinweis erlaubt, daß nach wie vor die im wesentlichen von K. H. BAUER ausgearbeitete Mutationstheorie der Krebsentstehung die meisten Anhänger hat. Kern dieser Theorie ist die Anschauung, daß ionisierende Strahlen Krebs und Mutation erzeugen, und daß damit wohl am ehesten eine somatische Mutation als Krebsursache vorliegt. FRITZ-NIGGLI plädiert für eine erweiterte Mutationstheorie, eine Chromosomenmutations-Selektionstheorie. Rein schematisch soll sich hiernach die Krebsentstehung so abspielen, daß durch Noxen verschiedener Art die Zellen zu abnormer Zell- und Kernteilung veranlaßt werden, was zu Chromosomenvermehrung und -verlust führen kann. Aus diesen Zellen selektionieren sich vitale Typen, die zum Krebs führen und eine gestörte Chromosomen-Balance aufweisen.

Schließlich muß in diesem Zusammenhang noch auf WARBURGs Theorie hingewiesen werden. Hier soll durch den Mangel an Atmungsfermenten die Zelle gezwungen werden, zur Gärung zu greifen (zit. nach BAUER, K. H.).

Besonders aktuell und immer wieder — vornehmlich von französischen Forschern — aufgegriffen, ist die Virustheorie der Krebsentstehung. Es wird hier angenommen, daß durch die ionisierende Strahlung entweder Proviren in Viren umgewandelt werden oder latente Viren zur Vermehrung angeregt werden.

2. Historische Darstellung der Strahlentumoren

Schon wenige Jahre nach der Entdeckung der Röntgenstrahlen und der Radioaktivität werden die ersten Fälle von Strahlenkrebs bekannt, die auf den Umgang mit Röntgenstrahlen zurückgeführt werden. Das Tierexperiment bemächtigt sich in der folgenden Zeit dieses Problems, und schon bald werden hier die carcinogenen Wirkungen der Röntgenstrahlen und der radioaktiven Substanzen bestätigt. Der Einfachheit halber seien die wichtigsten Publikationen über Krebserzeugung durch äußere Bestrahlung in Tabellenform angeführt:

1902 FRIEBEN	Hautkrebs nach Röntgendermatitis.
1910 MARIE u. Mitarb.	Bei der Ratte Krebs nach Applikation von 13200 r.
1911 HESSE	54 Fälle von Strahlenkrebs, den er Röntgencarcinom nennt.
1923 BLOCH	Hautcarcinom beim Kaninchen durch Röntgen-Strahlen.
1924 BLOCH	Hautcarcinom beim Kaninchen durch Röntgen-Strahlen.
1930 SCHÜRCH	Hautcarcinom beim Kaninchen durch Röntgen-Strahlen.
1945 HATCHER	Sarkome nach Bestrahlung chronischer Gelenksinfektionen.
1948 CAHAN	Maligne Knochentumoren nach Bestrahlung von Knochentuberkulose (Dosen bis 16000 r).
1953 PETERSEN	21 Fälle von strahleninduzierten Hautcarcinomen.

Nach Totalbestrahlung des Körpers ist die Krebsbereitschaft wahrscheinlich erhöht. Dies gilt insbesondere für die Entstehung der Leukämie:

1930 KREBS u. Mitarb.	Strahlen als Ursache der Leukämie. Bei bestrahlten Mäusen 3,5‰ Leukämie gegenüber 0,06‰ der Kontrolltiere.
1936 FURTH u. FURTH	Siebenfacher Anstieg der Leukämierate nach minimal 200 bis 400 r bei Mäusen.
1944 HENSHAW u. Mitarb.	Erhöhung der lymphatischen Leukämie bei der Maus durch γ-Strahlen und Neutronen.
1960 UPTON u. Mitarb.	Nach 110—165 rad schneller Elektronen 43% Leukämie bei den Tieren.

Als Pendant beim Menschen darf man die strahleninduzierte Leukämie bei Radiologen betrachten, die von verschiedenen Autoren als gesichert angesehen wird (HENSHAW und HAWKINS 1944; COURT BROWN u. DOLL 1958), von anderen jedoch nicht bestätigt wird. Trauriges Experiment am Menschen waren die Beobachtungen bei den Atombombenabwürfen in Hiroshima und Nagasaki, auf deren quantitative Auswirkungen noch später eingegangen wird. Auch die Leukämiefälle nach Bestrahlung der Spondylitis ankylopoetica (Bechterew) wiesen eine Dosisabhängigkeit auf.

Unter den natürlichen radioaktiven Elementen werden Versuche zur Tumorauslösung mit dem zuerst bekannten und erforschten Radium unternommen. 1918 beschreibt LAZARUS-BARLOW im Rattenversuch und an Mäusen mit implantierten und injizierten Radiumpräparaten Carcinome der Haut. Spindelzellsarkome werden 1925 von DAELS im Experiment an der Maus durch subcutane Anwendung von Radium erzielt. SCHÜRCH und UEHLINGER haben 1931 Knochentumoren am Kaninchenkiefer durch Implantation von 1 mg Radium hervorgerufen. Auch hier wird der Tierversuch durch Beobachtungen am Menschen übertroffen, als MARTLAND und HUMPHRIES (1929) und MARTLAND (1931) Knochensarkome bei Leuchtzifferblattarbeitern fanden. Krebserzeugung durch Injektion von Radiumsalzen wird von LOONEY u. Mitarb. (1956) beschrieben, während RAJEWSKY u. Mitarb. (1942, 1943) die Ursache des sog. Schneeberger Lungenkrebses durch einen erhöhten Radongehalt der Luft in den Minen interpretieren.

Ganz besondere Bedeutung kommt dem Thorium und seinen Abkömmlingen bei der Krebsentstehung durch ionisierende Strahlung zu; wir werden auf diese Frage im Rahmen unserer eigenen Versuche zurückkommen.

Im Tierversuch mit künstlich-radioaktiven Elementen ist die carcinom- und sarkomerzeugende Eigenschaft durch Bestrahlung mit ^{32}P, $^{89,\,90}$Sr, ^{91}Y, ^{131}J bekannt geworden.

3. Quantitative Beziehungen zwischen Dosis und Krebsauslösung durch Strahlenwirkung

Krebs durch ionisierende Strahlung kann sowohl nach einmaliger als auch wiederholter Kurzzeitbestrahlung entstehen. Auch langdauernde Strahlenbelastung, wie im Falle beruflicher Dauerexposition, kann zur Cancerisierung von Gewebe führen. Im allgemeinen tritt der Strahlenkrebs am Ort der Strahlenwirkung auf. Im Tierexperiment zeigt sich jedoch, daß die Krebsbildung nicht in allen Fällen ausschließlich eine Folge der lokalen Strahlenbelastung des Gewebes ist. Vielmehr scheint durch Strahleneinwirkung auf den Organismus die Geschwulsthäufigkeit über hormonale und nervöse Einflüsse erhöht zu sein. Beim Menschen sind solche krebsbegünstigenden Faktoren noch nicht eindeutig nachgewiesen. STUTZ u. BLÜTHGEN haben 1958 bei 198 männlichen und 146 weiblichen Wistarratten bis zu 6000 r auf ein 3 cm langes Schwanzstück — unter Abdeckung des übrigen Körpers — verabreicht. Es entstanden danach 30 bösartige und 34 gutartige Tumoren fernab der Bestrahlungsstelle. Auf die Krebsbildung nach lokaler Überdosierung von Röntgenstrahlen und radioaktiven Substanzen haben wir bereits hingewiesen. Radioaktive Stoffe haben nach Inkorporierung im Falle der Leuchtziffermaler, Uranbergleute und Radiumvergiftungen zum Krebs innerer Organe geführt.

RAJEWSKY u. Mitarb. haben 1954 die bis dahin publizierten Versuche zur Strahlenkrebserzeugung hinsichtlich ihrer Dosis-Effekt-Beziehung zusammengestellt.

Durch einmalige Röntgenbestrahlung können bereits mit wenigen 100 r bei Ratten, Kaninchen und verschiedenen Mäusestämmen Carcinome, Sarkome sowie Leukämien erzeugt werden. Die Latenzzeiten werden in den einzelnen Versuchen mit Monaten und Jahren angesetzt, wobei innerhalb begrenzter Dosisbereiche eine Beziehung zwischen der Höhe der Dosis und der Latenzzeit besteht. Immerhin wird man bei Betrachtung der angeführten Werte (Tabelle 1 und Abb. 1), welche verschiedene Tierarten und Dosen zwischen 30 bis 100 r berücksichtigen, eindeutige Vergleiche hinsichtlich der Tumorausbeute nach Dosis und Latenzzeit anstellen können, zumal bei den Mäusen teilweise Leukämie (HUEPER), Leukämie und Lungenadenom (FURTH u. Mitarb.), Ovarialtumor (LORENZ u. Mitarb.; FURTH u. BOON; BALI u. FURTH) usw. als Variationen der beobachteten Tumoren angegeben werden.

Interessanter ist die Dosisabhängigkeit der Tumorhäufigkeit von Haut- und Unterhauttumoren infolge einmaliger Bestrahlung durch β-Teilchen von P^{32}. Die Tumorhäufigkeit steigt hier mit wachsender Dosis bis zu 100% bei 4000 rep an (RAPER 1947). Ganz Ähnliches gilt auch für die Dosis-Effekt-Beziehung bei Neutronenbestrahlung von außen bei der Maus. Hier gelingt es HENSHAW u. Mitarb., bei Mäusen Leukämie, Ovarialtumoren und Lungentumoren hervorzurufen.

Man kann auch durch Ganzkörper-Dauerbestrahlung oder sehr lange dauernde fraktionierte Bestrahlung mit täglich wiederholten Dosen von Röntgen- und γ-Strahlen bei Tieren Carcinome und Sarkome der Haut und der inneren Organe, außerdem Leukämien und gutartige Tumoren bereits bei Dosisleistungen von wenigen r/Tag und Gesamtdosen von etwa 500 r erzeugen. *Eine zur Tumorbildung notwendige Mindestdosis und deren Abhängigkeit von der Dosisverteilung ist jedoch auch im Tierexperiment noch nicht bewiesen.*

Nach RAJEWSKY u. Mitarb. läßt sich aus den Krebsexperimenten der Jahre 1918—1933 durch radiumhaltige, geschlossene Präparate keine eindeutige Dosisbeziehung ableiten.

Erste quantitative Beziehungen zwischen Dosis und Wirkung stellen RAJEWSKY u. Mitarb. (1936—1941) bei Radiumvergiftungen fest. Die Autoren folgern, daß bereits bei Ablagerung von 1 μg Radium, das nach Abklingen der anfänglichen Ausscheidung im menschlichen Organismus zurückbleibt, mit der Entwicklung von Knochensarkomen gerechnet werden muß.

Auch durch Inkorporation künstlich radioaktiver Isotope können Geschwülste erzeugt werden, wie die von RAJEWSKY u. Mitarb. veröffentlichte Tabelle (Tabelle 1) zeigt.

Von wesentlicher Bedeutung ist schließlich noch die folgende Kurve, die die Tumorerwartung von der Menge eines zugeführten radioaktiven Isotopes deutlich macht. Die von den Mäusen retinierte Menge von ^{89}Sr wurde durch wiederholte Injektionen über die ganze Lebenszeit des Tieres konstant gehalten, um eine zeitlich gleichmäßige Strahlenbelastung zu erzielen. Aus dem Diagramm folgt, daß die tägliche Zunahme von Knochentumoren linear mit der Zeit wächst, wobei die Zunahme bei größerer Strahlenbelastung stärker anwächst. Demnach nimmt die Zahl der tumortragenden Tiere quadratisch mit der Zeit zu. Weiterhin folgt aus dem Diagramm, daß die Latenzzeit bis zur Ausbildung der ersten Tumoren mit steigender Strahlenbelastung kürzer wird (Abb. 1).

BRUES u. Mitarb. (1949) finden einen Zusammenhang zwischen der Menge von ^{89}Strontium und dem Auftreten von Tumoren. Die Häufigkeit der Tumoren verhält sich proportional zur Dosis und umgekehrt proportional zur Latenzzeit.

FINKEL u. Mitarb. (1958) erhalten keine lineare Dosis-Effektkurve, wenn sie die Häufigkeit von osteogenen Sarkomen bei Mäusen in Beziehung zu den intra-

Tabelle 1. *Krebs durch künstlich radioaktive Substanzen* (nach Rajewsky u. Mitarb. 1954)

Tierart	Isotop	Dosis	Applikationsart	Tumorform	Latenzzeit (Monate)	Autor und Jahr
Ratten	^{90}Sr	2,9 μC/g	intraperitoneal	Osteosarkom	12	Lisco u. a. (1946)
	^{144}Ce	50 μC	Inhalation	Lungencarcinom	10—12	
Ratten, Mäuse, Kaninchen	^{89}Sr	0,05 μC—5,0 μC/g	einmalige und wiederholte Injektionen	Knochentumoren	7	Lisco u. a. (1947)
Ratten	^{91}Y	1—6 mC	Verfütterung	Coloncarcinom	4—17	Lisco u. a. (1947, 1949)
		3 Monate lang 0,46, 0,2, 0,06 mC/täglich insgesamt 31,2, 15,6, 4,68 mC	Verfütterung	Coloncarcinom	10—18	
Mäuse	^{91}Y ^{239}Pu ^{144}Pr	1,5—31,5 μC	Inhalation	Atypisches Bronchialepithel beginnendes Carcinom	12—16	Bloom (1948)
	^{210}Po	0,00046 μC/g	intravenös	Osteosarkome	9	Finkel (1948—1950)
Ratten	^{32}P	4,5 μC/g	intraperitoneal	Knochensarkome und Carcinome	7—12	Koletzky (1950)
	^{32}P	12 μC/g	1,5 μC/g alle 3 Wochen	Knochensarkome und Carcinome	4—7	
	^{131}J	32 μC	intraperitoneal	Metastasierende Carcinome der Schilddrüse	12—24	Doinach (1950)
Mäuse	^{131}J	600 μC	intraperitoneal	Hypophysentumoren	8	Goldberg u. Chaikoff (1951)
Ratten	^{131}J	400 μC	intraperitoneal	Carcinome der Schilddrüse und Adenome	18	
Mäuse	^{131}J	4 μC/mg Schilddrüse	intraperitoneal	Hypophysentumoren, fibröse Wucherungen der Luftröhre	18	Gorbmann (1952)

venös gespritzten Radiostrontium-Radioyttrium-Dosen bringen. Als Schwellendosis für Tumoren der blutbildenden Gewebe erweist sich eine Körperbelastung von 1 μc/kg.

Rückblickend sind es nicht wenige Experimente, die sich mit quantitativen Versuchen zur Dosis-Effekt-Beziehung zwischen Strahleneinwirkung und Krebs beschäftigen. Viele der Versuche — besonders die älteren Datums — ermangeln jedoch einer genau definierten Dosis und sind untereinander wegen der verschiedenen Tierarten und Applikationsform und Strahlenart nicht vergleichbar, so daß sich kaum Beziehungen, wie das von DRUCKREY und KÜPFMÜLLER geforderte Dosis-Effekt-Gesetz, daraus ableiten lassen. Es liegt deshalb nahe, an einem

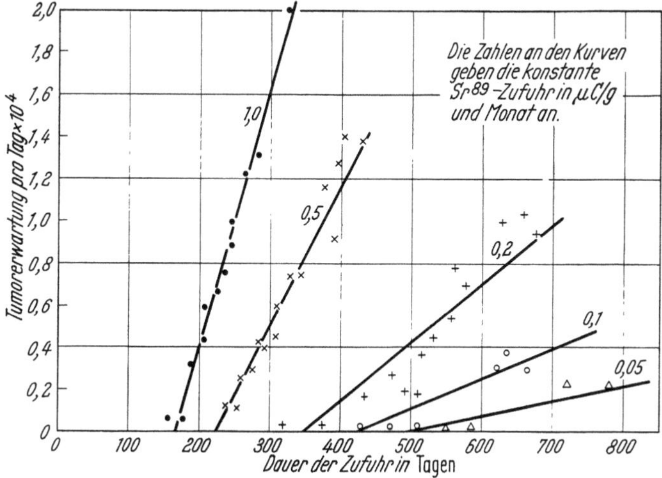

Abb. 1. Dosisabhängigkeit bei der Tumorerwartung nach Applikation von Radiostrontium (zit. nach RAJEWSKY u. Mitarb.)

möglichst homogenen Material mit einem wohl zu dosierenden, leicht nachweisbaren Strahlenerzeuger nachzuprüfen, ob diese Beziehung uneingeschränkt auch für die Krebsauslösung durch ionisierende Strahlung Geltung hat.

II. Thorotrast

1. Allgemeines

Thorotrast ist die Firmenbezeichnung eines Röntgenkontrastmittels, dessen Thoriumgehalt eine nahezu ideale Schattendichte abgibt (Fa. Heyden). Entwicklungsmäßig ist es aus dem Umbrathor der gleichen Firma hervorgegangen, das 1928 zur Darstellung des Dickdarms eingeführt wurde. Infolge seiner Ausflockung bei Berührung mit der Darmmucosa eignete sich Umbrathor vor allem zur Darstellung des Oberflächenreliefs der Schleimhaut, weshalb es auch von urologischer Seite für Blasendarstellungen — besonders bei Tumorverdacht — vorgeschlagen wurde (WEYENETH).

Beim Thorotrast handelt es sich um eine kolloidale Lösung von Thoriumdioxyd mit einem Gehalt von 25% ThO_2 oder 22% metallischem Thorium.

Zunächst erweisen sich die ersten kolloidalen Lösungen des Thoriumdioxyd als instabil, womit das Risiko kleiner *capillärer Embolien* gegeben ist. Erst die Zugabe von Kohlenhydraten zur Stabilisation des metallischen Soles ermöglicht die Anwendung am Patienten. Eine Ampulle enthält 12 cc Thorotrast oder 3,0 g Thoriumdioxyd oder 2,6 g metallisches Thorium. Man schätzt die Größe der

Thoriumdioxydkörnchen auf 15 mμ. Die einzelnen Thoriumdioxydkörner wären sehr schwierig nachzuweisen, wenn Thorotrast im Gewebe nicht ausflockte. Es bilden sich Konglomerate, welche schon bei Lupenbetrachtung die Erkennung gestattet. Die Röntgenkontrastgebung beruht auf dem hohen Atomgewicht des Thoriums von 232.

2. Geschichtliches

1929 Der Japaner OKA versucht experimentell die Toxicität verschiedener Schwermetallsalze zu prüfen und bekommt überraschenderweise schöne Röntgenbilder von Leber und Milz. Der Deutsche RADT versucht die Untersuchung von Leber und Milz zu ermöglichen, indem er die Speicherfähigkeit des RES ausnützt. Nur die Oxyde des Thoriums zeigen sich dabei als wenig toxisch. Versuche: Injektion von 0,20—0,25 g Thorotrast/kg in Kaninchen, denen vorher operativ Fremdkörper in Leber und Milz gebracht worden sind. Hinweis auf die Möglichkeit, durch Aussparung im angespeicherten Material die Fremdkörper zu entdecken. Dadurch vermutlich auch Abscesse, Tumoren und Cysten darzustellen.

1929 FRICK u. BLÜHBAUM benützen Thorotrast zur „Bronchoradiographie";
RADT: Hepatolienographie;
VOLICER injiziert parenteral 50 ml Thorotrast ohne schädliche Folge;
KADRNKA bemerkt einige Intoleranzzeichen, bezeichnet das Präparat aber als ungefährlich und seine Radioaktivität als „négligeable". Er erweitert Indikation und Methode.

1930 WEISER: Pyelographie; ebenso JANKE (1931) und LÖWENTHAL (1933).

1931 BAUKE lokalisiert einen Milztumor dank der Hepatolienographie.
POPPER und KLEIN empfehlen Thorotrast in Dosen zwischen 12 und 108 cc. In 12 Fällen eines generalisierten Krebses kontrollieren sie nach Thorotrastinjektion das Blutbild und die Verteilung in die einzelnen Organe bei der Sektion. Sie stellen wie andere Autoren fest, daß es keine Ausscheidung gibt und stellen eine sehr zurückhaltende Prognose hinsichtlich der Spätwirkungen.

1930—1933 unübersehbare Literatur über Th, das nun auch bei Jugendlichen injiziert wird, um das Wachstum der Organe beobachten und beurteilen zu können (JOCHIMS).

3. Anwendungen

VOLICER, KADRNKA, POPPER und SCHOLL: Injektion in die Venen, um Blutspeicherung der Milz unter verschiedenen Umständen (Hyperthermie bei Malariakur, CO_2-Atmung, Muskelarbeit, Adrenalinwirkung, Ephedrin und Derivate) zu studieren.

HECKMANN und ALTENBURGER: Zur Ausdehnung und Formbestimmung subphrenischer Abscesse: Lokalinjektion.

LE BEAU und GUIOT: Lokal in Hirnabscesse.

LEHOCZKY: Lokalisation von Hirntumoren.

ARNELL, JACOBI und LÖHR, RADOVICI und MELLER, NOSIK: intralumbal und suboccipital zur Encephalomyelographie.

WEISER, JANKE, LÖWENTHAL: Pyelographie.

LUYS, STAEHLER: Vesiculographie. Außerdem Anwendung in den Nebenhöhlen, Hautfisteln, Tränendrüsen, Mammographie, Hysterographie.

EHRHARDT, DAVIS und POTTER: Injektion in die Amnionhöhle, um die Verdauungs- und Atmungsverhältnisse am menschlichen Fetus zu studieren.

EGAS MONIZ empfiehlt 1934 Thorotrast für die Arteriographie. In der Folgezeit haben DOS SANTOS u. Mitarb., LÖHR, LERICHE, FONTAINE u. a. auf die ausgezeichnete Kontrastwirkung des Thorotrastes hingewiesen. Daneben: YATER und HUSSEY (1943) und BENASSI (1939).

Neuere Publikationen stammen von CASE (1947) bei Ileus-Situation und LOEB u. Mitarb. (1952) zur Darstellung von Nebenmilzen.

a) Thorotrastvorteile

Keine Endothelreizung, schmerzlose Injektion, keine Spasmen. Keine falsche Interpretation der Röntgenaufnahmen möglich. Kontrastreichtum auch nach Verdünnung mit dem Blut.

b) Therapeutische Anwendung des Thorotrasts

BOSCH: Injektion von Th in den Uterus nach Bestrahlung. Es soll damit ein Narbengürtel um den zerstörten Tumor geschaffen werden.
LUCHERINI: intravenöse Injektion gegen hämolytischen Ikterus.

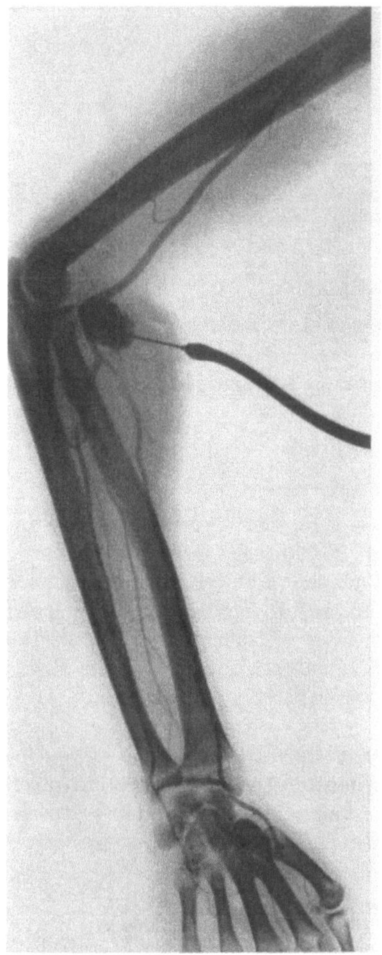

Abb. 2. Brachialis-Arteriographie: Punktion eines Brachialis-Aneurysmas und Kontrastdarstellung der zu- und ableitenden Gefäße mit Th

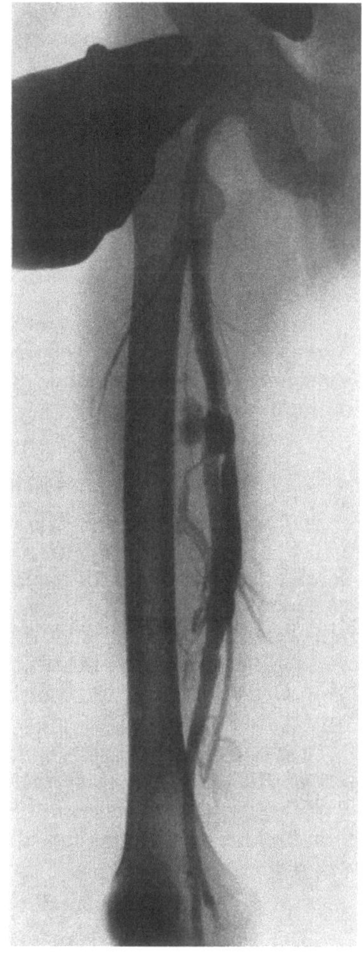

Abb. 3. Femoralis-Arteriographie: Simultane Füllung von A. und V. femoralis bei posttraumatischer arteriovenöser Fistel und sackförmigen Aneurysmen

c) Nachteile des Thorotrasts

1932 Warnung des „Council of Pharmacy and Chemistry": Schädlich für die Anwendung am Menschen.
1936 Eine Kommission von Chirurgen (BECLÈRE, DUVAL, REGAUD, ROUHIER und BAZY) verwirft Anwendung des Th als radioaktive Substanz (zit. von FRUHLING u. a. 1956).
1937 K. H. BAUER warnt erstmals vor Thorotrastanwendung.
1943 K. H. BAUER: Latenzzeit für Th-Krebs wahrscheinlich 12—18 Jahre.

4. Physikalisch-chemische Eigenschaften

Das Thorium gehört zu den drei großen Familien der natürlich-radioaktiven Elemente. Seine Halbwertszeit ist außerordentlich lang und beträgt $1{,}39 \times 10^{10}$ Jahre. Thorium emittiert α-Strahlen und steht im Thorotrast im Gleichgewicht mit dem Isotop Radiothorium ($_{90}Th^{228}$). Die Zerfallsprodukte des Thoriums sind im umseitigen Thoriumzerfallsschema festgehalten. Neben α-strahlenden Zerfallsprodukten findet man auch β-Strahler von einer Energie zwischen 0,3 und 2,25 MeV und γ-Strahler, deren Energie etwa 1 MeV entsprechen. Wegen der Bedeutung der α-Strahlen für unseren Versuch sind in der folgenden Aufstellung die prozentuale Verteilung der α-Strahler und die α-Energie in MeV angegeben:

Tabelle 2

Isotop	Verteilung der α-Strahler in %	α-Energie in MeV	Isotop	Verteilung der α-Strahler in %	α-Energie in MeV
Th^{232}	65,0	4,0	Po^{216}	7,0	6,8
Th^{228}	7,0	5,4	Bi^{212}	2,3	6,1
Ra^{224}	7,0	5,7	Po^{212}	4,7	8,8
Rn^{220}	7,0	6,3			

Die Emission dieser Radioelemente besteht demnach aus α-, β- und γ-Strahlen. Von der Materie absorbiert verursachen sie verschiedene Effekte, insbesondere eine Ionisation, von welcher die Serie chemischer, biologischer und histologischer Veränderungen abhängt.

5. Thorotrastnachweis

a) Morphologische Erkennung

Ungefärbte Schnitte: Thorotrastkörnchen sind auf Grund ihres Brechungsindex und ihres gräulichen oder violetten Schimmers gerade sichtbar. Die Körnchen sind nicht doppelbrechend und zeigen keine Reaktion auf doppelbrechendes Licht. Die Körnchen sind leicht gegen schwarzen Hintergrund zu erkennen. Entweder sieht man sie isoliert oder — meistens — als krümelige Massen, brillierend, schillernd. Dank ihres Leuchtens kann man die Konturen von Gefäßen erkennen, sonst jedoch im Dunkelfeld natürlich keine Gewebsstrukturen.

Gefärbte Schnitte: Im Gefrierschnitt sowohl als auch im eingebetteten Präparat ist die H.E.-Färbung vollständig ausreichend. Das *Thoriumdioxyd färbt sich nicht.* Es erscheint in Form kleiner Körnchenmassen, die bräunlich oder schwarz schimmern, besonders wenn man sie in die Mitte rückt und die Mikroskopbeleuchtung variiert.

b) Histochemischer Nachweis

Der Gebrauch von Kanadabalsam zur Fixierung der Schnitte verändert nicht den Aspekt der Th-Granula. Die Fettreaktion auf Scharlachrot und die Berlinerblaureaktion auf Eisen bleiben gegenüber dem ThO_2 negativ.

In der Massonschen Trichromfärbung scheinen die Th-Körner manchmal ein leichtes Blau anzunehmen, das sich aber gegenüber dem Blau des Bindegewebes abhebt.

Nach PRÜSENER gelingt es im Gefrierschnitt, Thorotrast rot nach der Bestschen Carminfärbung anzufärben.

Es gibt demnach keinen spezifisch färberischen Nachweis des Th. Es unterscheidet sich in seinem Verhalten nicht gegenüber Eisenpigmenten, dem Melanin usw., die für sich jedoch besondere Reaktionen aufweisen.

c) Autoradiographie

1903 LONDON fertigt als erster eine Autoradiographie eines ganzen Tieres an (Frosch, welcher Radiumemanation eingeatmet hatte).

1. Autoradiographie durch Schwärzung: Von LACASSAGNE u. Mitarb. eingeführt zum Nachweis radioaktiver Substanzen am Beispiel des Poloniumnachweises.

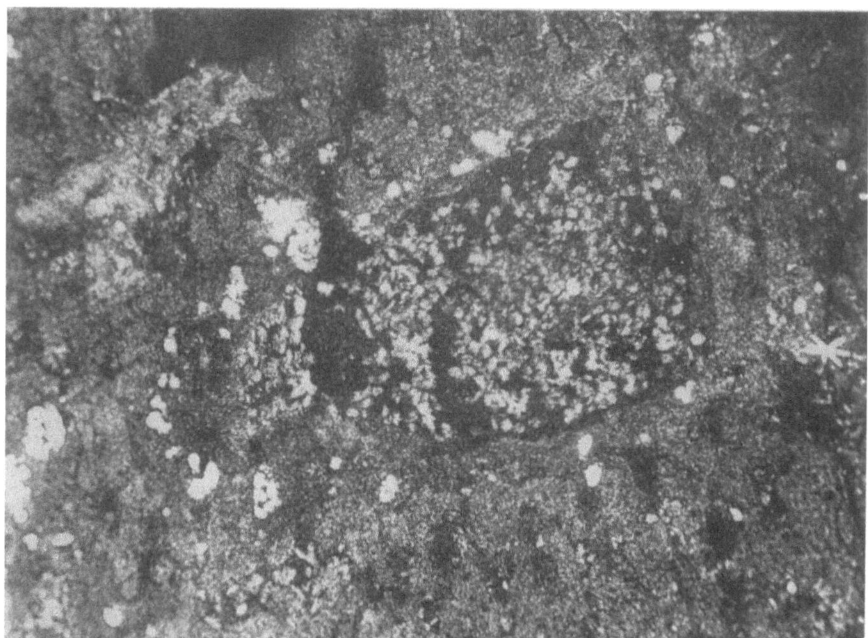

Abb. 4. Mikroradiographischer Thoriumnachweis. Thoriumablagerung in der Leber. Speicherung im Reticulum in der Umgebung einer Zentralvene. Philipps Mikroradiographiegerät. Belichtung 15 min bei 1,5 kV, 1 mA. Film: Gevaert-Lipmann-Platte

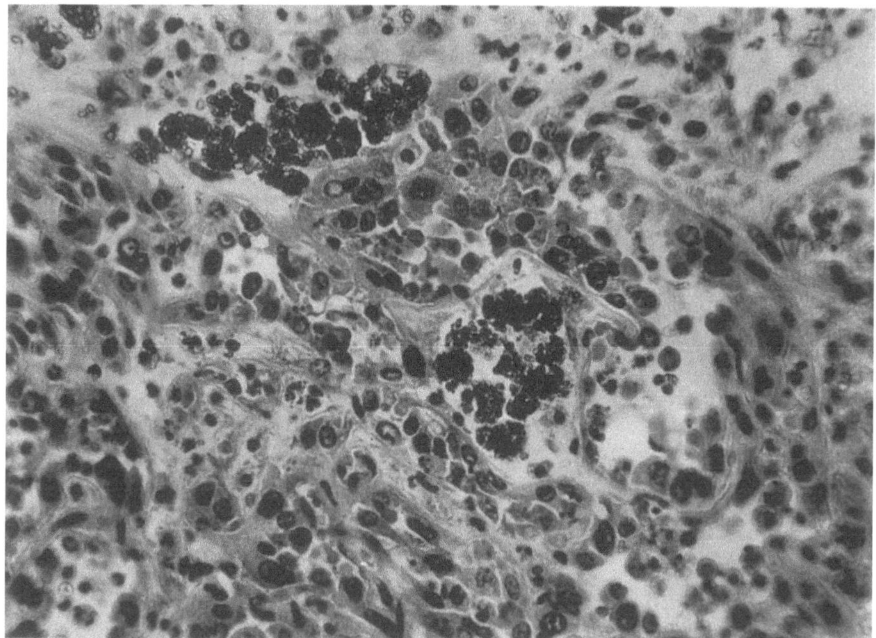

Abb. 5. Histologischer Thoriumnachweis. H.E.-Färbung. Vergrößerung 160fach. Thorotrastdepots in der Leber bei Leberzellcarcinom. Applizierte Menge: 500 mg ThO_2. Tumorlatenzzeit rund $1^1/_2$ Jahre

Die Methode ist für ThO_2 kaum brauchbar, da zu lange Expositionszeiten resultieren.

1946 untersuchen Belanger u. Leblond als erste gleichzeitig den gefärbten histologischen Schnitt, dem ein Film aufgelegt worden ist (zit. nach Federlin und Scior). Yagoda benutzt eine ähnliche Technik.

2. Historadiographie durch Spuren: Nucleare Emulsionen — erstmals in der Kernphysik angewandt durch Powell — werden in der Biologie durch Yagoda eingeführt. Man erhält mit ihnen Bahnen ionisierender Korpuskeln. Bereits bei niedrigen Dosen werden α- und β-Bahnen dargestellt.

Coating-Methode oder Stripping-Film-Methode

Am besten für Routineuntersuchungen geeignet: Der histologische Schnitt wird mit einem von der Glasunterlage bzw. Celluloidunterlage gelösten 5—10 μ dicken Film überzogen, exponiert, entwickelt und gefärbt, sodann mit Kanadabalsam eingedeckt.

Verfahren. Kodak Autoradiographic scientific plates:

1. Gesäuberter Objektträger mit bei 28° verflüssigter Gelatine hauchdünn bestreichen unter Lichteinwirkung hart werden lassen.
2. Dünner Aufstrich mit Eiweiß-Glycerin.
3. Histologischer Schnitt mit dem so vorbehandelten Objektträger aus dem Wasserbad nehmen.
4. Trocknung im Thermostaten.
5. Entparaffinieren über Xylol, Butanol, Isopropylalkohol, Alkohol 96%, Alkohol 70%.
6. In der Dunkelkammer bei Rotlicht dem Schnitt entsprechend großes Stück Film von der Glasplatte lösen und mit der Schichtseite nach unten auf die Wasseroberfläche einer Glasplatte legen. Den Objektträger unter den Film führen und mit diesem langsam aus dem Wasser heben. Die Filmoberfläche darf nicht mit Wasser benetzt werden.
7. Wasser abtropfen lassen. Filmfalten durch vorsichtiges Ziehen an den Rändern beseitigen und Objektträger in einen lichtdichten Kasten legen.
8. Nach beendeter Exposition Entwicklung in Finalentwickler (AGFA) 10 min.
9. Kurzes Zwischenwässern.
10. Im Fixierbad (normal) 10 min fixieren.
11. 15 min wässern.
12. Aus Aqua dest. den Objektträger 2—10 min (je nach gewünschtem Färbegrad) in filtrierter Trioxyhämatinlösung (nach Hansen) färben. Die Lösung ergibt gute Kern- und schwache Plasmafärbung sowie eine genügende Darstellung des Bindegewebes.
13. Abspülen in Aqua dest.
14. Eindecken in Glyceringelatine oder nach möglichst langer Entwässerung in 70%igem Alkohol, 96%igem Alkohol und in Xylol mit Kanadabalsam (kein HCl-Alkohol, kein Aceton!).

d) Chemischer Thorium-Nachweis

Die Untersuchungen zur Thorium-Bestimmung in Rattenmilz, -leber und -skelet wurden im anorganisch-chemischen Institut der Universität Heidelberg (Direktor: Prof. Dr. U. Hofmann) in dankenswerter Weise von Herrn Dipl.-Chem. W. Scholz durchgeführt. Die angewandte Methode sei im folgenden kurz dargestellt.

Die frisch isolierten Organe werden bis zur vollständigen Vertreibung des darin befindlichen Wassers bei 110° C getrocknet, danach zur Zerstörung der orga-

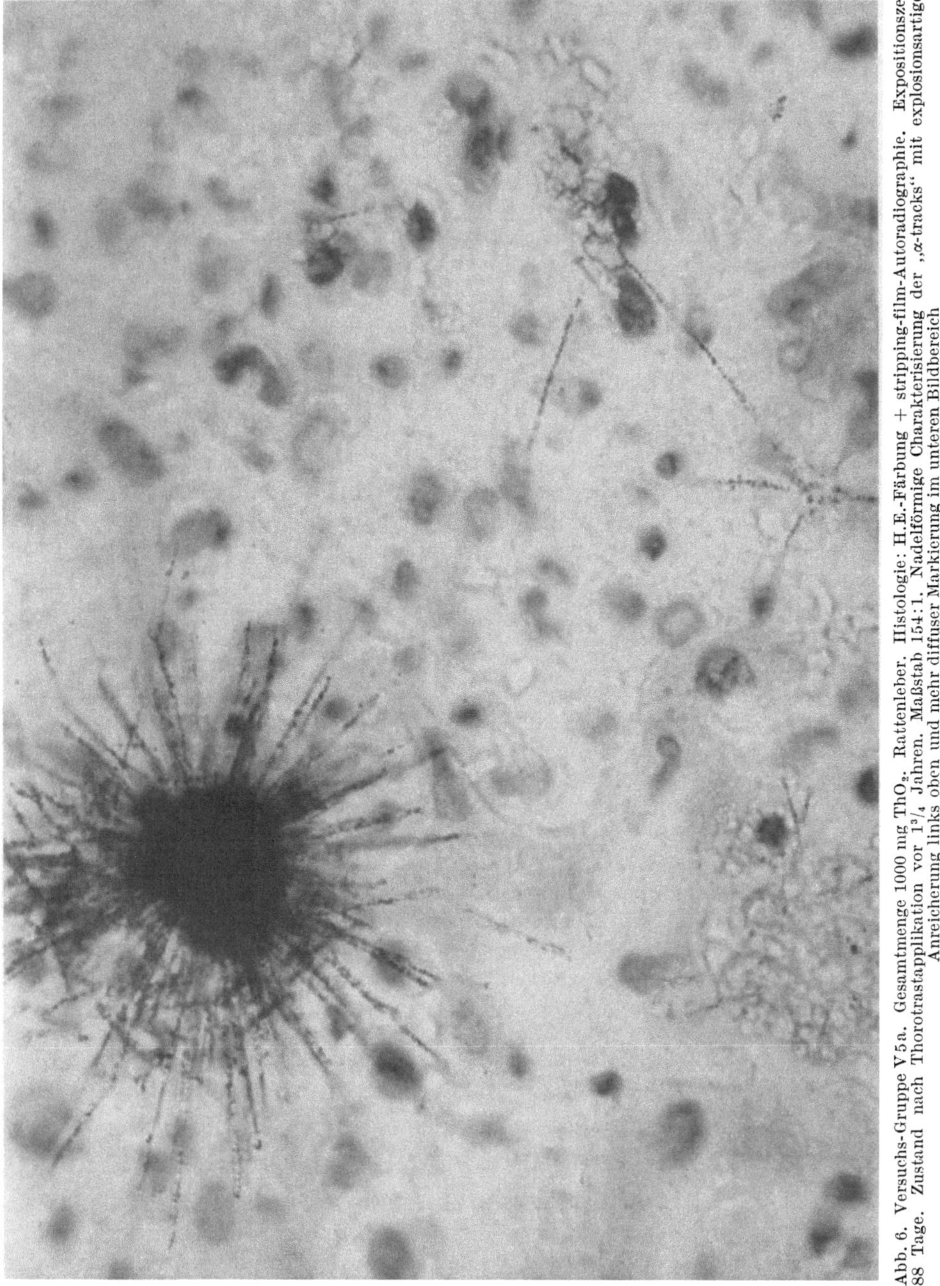

Abb. 6. Versuchs-Gruppe V 5a. Gesamtmenge 1000 mg ThO_2. Rattenleber. Histologie: H.E.-Färbung + stripping-film-Autoradiographie. Expositionszeit 88 Tage. Zustand nach Thorotrastapplikation vor $1^3/_4$ Jahren. Maßstab 154:1. Nadelförmige Charakterisierung der „α-tracks" mit explosionsartiger Anreicherung links oben und mehr diffuser Markierung im unteren Bildbereich

nischen Substanz im Platintiegel verascht und der Rückstand im Muffelofen bei 1000° C 2 Std geglüht. Dabei geht das Thorium in ein schwerlösliches Oxyd über. Zur Entfernung der anderen, leichter löslichen Bestandteile, wird mit warmer

(30—40° C) zweinormaler Salzsäure aufgenommen und wegen der Feinteiligkeit des Rückstandes über ein dichtes Filter abfiltriert. Die Überführung des Thoriums in das lösliche Sulfat erfolgt durch Schmelzaufschluß des Filterrückstandes mit Natriumhydrogensulfat. Die erstarrte Schmelze wird in Wasser gelöst. Bei der Zugabe von Ammoniak fällt das Thorium als Hydroxyd aus. Das abfiltrierte Hydroxyd wird danach auf dem Filter mit warmer, verdünnter (1:1) Salzsäure gelöst.

Zur Thoriumbestimmung werden vom Filtrat aliquote Mengen entnommen und mit $^1/_{10}$ bzw. $^1/_{100}$ m Komplexon (Titriplex III) gegen Brenzcatechinviolett bis zum Umschlag von Rot nach Gelb titriert.

Brenzcatechinviolett (3,3′,4′-Trihydroxyfuchson-2″-sulfonsäure) gehört zu den Metallindicatoren, Substanzen, die ebenso wie die Titriplexe mit dem zu titrierenden Metall komplexe Bindungen (Chelatbildung) eingehen. Jedoch sind die Metallindicatorkomplexe *anders gefärbt* als der metallfreie Indicatorfarbstoff. Nach Zusatz des Metallindicators zu der zu titrierenden Lösung wird ein äquivalenter Teil der vorliegenden Metallionen komplex gebunden. Die Probelösung nimmt dadurch die Färbung des gebildeten Metallindicatorkomplexes an. Wenn nun bei Einhaltung eines bestimmten p_H-Wertes mit Titriplex III-Lösung (Dinatriumsalz der Äthylendiamintetraessigsäure) titriert wird, so werden zunächst die freien Metallionen der Lösung als Titriplex III-Chelate gebunden. Am Schluß wird auch dem weniger stabilen Metallindicatorkomplex das Metall entzogen, das dann ebenfalls in das stabile Triplex III-Chelat übergeht. Dabei wird der Indicator in Freiheit gesetzt und die ursprüngliche Indicatorfarbe tritt spontan wieder auf. Damit ist der Titrationsendpunkt angezeigt. Vor der Titration ist die Thoriumlösung durch Zugabe von verdünntem Ammoniak auf einen p_H von 2—3 eingestellt worden. Vom Indicator (0,1 g Brenzcatechinviolett in 100 ml Wasser gelöst) wird zu jeder Probe 0,1 ml zugegeben.

Zur Bestimmung des Thoriumgehaltes im Knochengerüst der Ratten muß der Analysengang modifiziert werden. Zunächst muß die dem Skelet anhaftende restliche organische Substanz zerstört werden. Dies geschieht durch vierstündiges Glühen der in einer Platinschale befindlichen Knochen unter schwachem Sauerstoffstrom bei 700° C im Muffelofen. Nach dem Erkalten wird das Material pulverisiert und mit konz. Schwefelsäure bei 250—300° C aufgeschlossen. Die wesentlichen Bestandteile der Knochen, Calciumphosphat und Calciumcarbonat, gehen dabei in Calciumsulfat über, Phosphorsäure und eventuell als Silikat vorliegende Kieselsäure werden dabei in Freiheit gesetzt. Der Aufschluß wird nun mit zweinormaler Schwefelsäure digeriert und über eine 1 G 4-Glasfritte abgesaugt. Der verbleibende Rückstand wird zur Erfassung von eventuell eingeschlossenem Thoriumsulfat aufgearbeitet.

Um eine Trennung von der störenden Phosphorsäure zu erreichen, werden die erkalteten und vereinigten Filtrate mit einem Überschuß an Oxalsäure versetzt. In der Lösung befindliches Thorium müßte jetzt als Thoriumoxalat ausfallen.

6. Transport, Speicherung, Ausscheidung

a) Histologische Untersuchungen

In den Thorotrastablagerungen paravasal oder intrakavitär passiert eine geringe Menge die Gewebsspalten und die Lymphbahnen und wird im RES und den regionären Lymphknoten festgehalten. Von hier aus können die Th-Körnchen sogar in den Blutweg gelangen.

Bei generalisierten Thorotrastosen infolge intravasaler Applikation kann es zu zwei Transportwegen kommen:

1. Lymphatisch: In der Leber ist die Anhäufung besonders in den peripheren Zonen überwiegend unter der Glissonschen Kapsel. Radiologisch und histologisch findet man Spuren des Th. im Leberhilus und im lig. triangulare ebenso wie in den Leberpfortenlymphknoten und im Mediastinum.

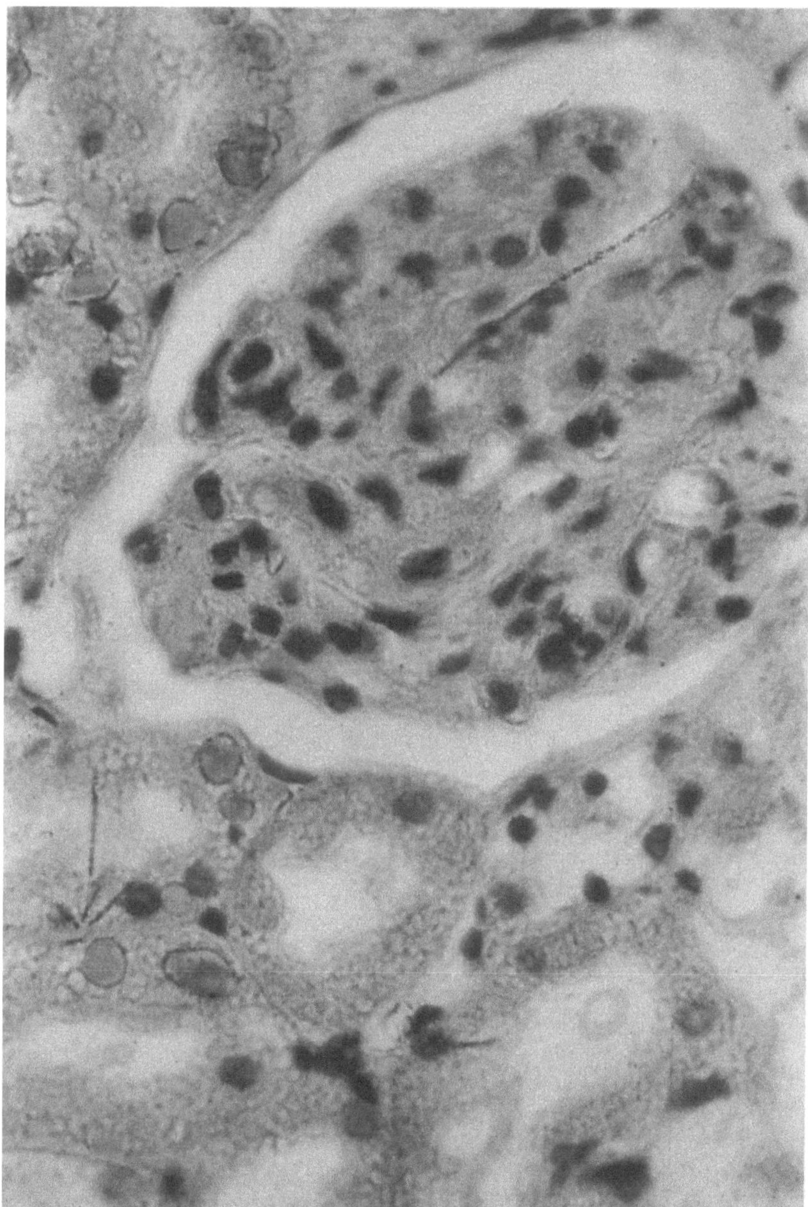

Abb. 7. Versuchs-Gruppe V 5a. Gesamtmenge 1000 mg ThO_2. Rattenniere. Histologie: H.E.-Färbung + stripping-film-Autoradiographie. Expositionszeit 88 Tage. Zustand nach Thorotrastapplikation vor $1^3/_4$ Jahren. Maßstab 154:1. Vereinzelt „α-tracks" in Glomeruli und Tubuli ohne erkennbare morphologische Organschädigung. (Autoradiographischer Beweis für die Richtigkeit der von FRUHLING u. Mitarb. angegebenen Thorotrastverteilung in der Niere s. Text)

Für die Milz ist die hilusnahe Ansammlung besonders charakteristisch. Man findet perivasculäre Spalten, die von tätowierten Zellen umsäumt sind (Makrophagen). Die Lymphknoten im Hilusgebiet der Milz und parapankreatisch sind meist vollgepfropft. Manchmal schwimmen Th.-beladene Makrophagen frei in einem Lymphgefäß.

2. Blutweg: Innerhalb von Milz, Leber und im Knochenmark können die Thorotrastmakrophagen in den Blutkreislauf gelangen, wo sie sich rasch entladen und die Th.-Körnchen in Freiheit setzen. Häufiger jedoch wird das Thorium am Platz der Speicherung frei, indem der Makrophage unter der toxischen Wirkung des Th. zugrunde geht. Hierdurch wird das Th. durch andere Elemente des RES aufgenommen oder in den Blutkreislauf abgegeben.

Literatur über die Wanderung des intravasal verabreichten Th. findet sich bei: ANDERS und LEITNER, BÜCHNER, BARKAN und KIENAST, KÖCKENBERGER, NAEGELI und LAUCHE, RANDERATH u. SCHLESINGER.

Thorotrast erfährt sowohl eine Verschiebung innerhalb der speichernden Organe als auch im gesamten Organismus.

Nach RADT, KADRNKA, POPPER und KLEIN sowie ANDERS und LEITNER wird das negativ geladene, kolloidale Thoriumdioxydsol zunächst in den Zellen des reticuloendothelialen Systems von Leber, Milz und Knochenmark, Lymphknoten und Nebenniere gespeichert. Das Thorotrast wird von den Bluteiweißkörpern — und zwar spezifisch von den Globulinen — gebunden. Die erste Aufnahme erfolgt bereits nach 30 min in den Reticulumzellen der Milzpulpa und in den Kupfferschen Sternzellen der Leber. Die Reticulumzellen von Milz und Lymphknoten zeigen nach 24 Std schon eine starke Speicherung, Vergrößerung und Abrundung (BÜCHNER). Es lösen sich die Kupfferschen Sternzellen ab und gelangen in das strömende Blut. Es besteht die Möglichkeit einer Verschleppung der Thorotrast speichernden Zellen aus Leber und Milz in die Lunge, wo sie verdaut werden, so daß das gespeicherte Thorotrast wieder frei wird. Nach erneuter Phagocytose durch das Alveolarepithel kann es nach Ablösung derselben in die Bronchien gelangen und ausgehustet werden. Vielleicht gelangen mit Thorotrast beladene Makrophagen auch aus dem Knochenmark wieder in den großen Kreislauf. Ganz geringe Mengen Thorotrast können also über die Lungen aus dem Körper entfernt werden. Der größte Teil der im Blut befindlichen Th.-Mengen passiert jedoch die Lunge und gelangt wiederum in die Peripherie des Organismus. Kleinste Mengen von Thorotrast, die in den Leberzellen gespeichert werden, gelangen mit dem Gallenfluß in die Gallenblase und über den Darm nach außen. RANDERATH und SCHLESINGER sahen abgelöste thorotrastspeichernde Zellen in den Nierencapillaren des Kaninchens und halten eine, wenn auch geringere Ausscheidung von Th. durch den Harn für möglich. Auch RAVENNA beobachtete Th. in den Endothelien der Glomerula sowie im Zottenstroma des Darmes.

Nach BÖRNER u. Mitarb. (1960) soll nach Thorotrastgabe auch eine Abwanderung von Thoriumspaltprodukten aus dem mütterlichen Organismus in den Fetus möglich sein. Als wahrscheinlicher Weg wird der Übertritt von Thoriumemanation angegeben, das im kindlichen Blut zerfällt. Es wird auch ein direkter Übergang mütterlicher Erythrocyten in Erwägung gezogen. Diese Betrachtungen werden im Rahmen einer Beobachtung bei einer 29jährigen Frau angestellt, bei der es zum vorzeitigen Blasensprung und zur Spontangeburt eines 42 cm langen und 2200 g schweren Mädchens gekommen war. 5 Tage post partum kam das Kind an einer Septikopyämie mit Asphyxie ad exitum. Mißbildungen fanden sich nicht. Bei der Mutter wurde in den Erythrocyten Thorium nachgewiesen und im Urin als Bleiisotop Thorium B. Im Stuhl fand sich das Radiumisotop Thorium X und in der Atemluft Thoron. 23 Jahre vorher war bei der Mutter wegen Hirntumorverdacht eine linksseitige Carotisangiographie durchgeführt worden.

b) Verschiebungen von Thorotrast im Organ

NAEGELI u. LAUCHE finden in der Hundeleber nach 2 Jahren deutliche Verschiebung vom Leberläppchenzentrum zur Peripherie in das periportale Bindegewebe. Das Thorotrast liegt nicht mehr in den Sternzellen oder frei in den Capillaren, sondern eingeschlossen in einkernigen Leukocyten. Man findet eine besondere Anhäufung dieser Substanz in dem näheren Umkreis der Gallengänge, der größeren Gefäße und den Lymphspalten. Im Gegensatz zu ANDERS u. LEITNER werden keine thorotrasthaltigen Zellen in den Venen beobachtet.

In der Milz besteht nach NAEGELI u. LAUCHE eine Reduktion des lymphatischen Gewebes bei der Thorotrastkrankheit, die nach 3 Jahren langsam wieder zurückgebildet wird. Thorotrast liegt am Rande der Trabekel und um größere Gefäße und Nerven. BARKAN u. KIENAST berichten von Thorotrastspätwanderung beim Kaninchen von Leber und Milz in das Knochenmark. Über gleiche Beobachtungen berichten ROTTER u. SCHUSTER. SPIER, CLUFF und URRY sahen jedoch eine stärkere Ablagerung von Thorotrast im Knochenmark als in Leber und Milz.

c) Thorotrastausscheidung

Zur Ausscheidung des Thorotrastes möchten wir die Versuche von CHAIYAWATANA aus unserer Klinik besonders betonen. Prinzip seiner Untersuchungen war die Injektion von Thorotrast in Konzentrationen von 1—25% in die linke Nierenarterie bei insgesamt 150 Ratten. Gesamtbeobachtungsdauer 6 Monate. Er findet dabei nach eingehender röntgenologischer Untersuchung, Histologie der Nieren und regelmäßiger Messung von Urin und Blutproben der Ratten mit dem Geiger-Müller-Zählrohr nach Veraschung folgende Ergebnisse:

1. β-strahlende Zerfallsprodukte lassen sich bis zu 5 Monate im Urin der Ratte nachweisen, wobei im 1. Monat die Höhe der radioaktiven Impulse abhängig ist von der Höhe der verabreichten Thorotrastkonzentration.
2. Gleiche Verhältnisse liegen im Blut vor. Hier läßt sich die Radioaktivität noch bis zum 6. Monat nachweisen und ist im 1. Monat ebenfalls der applizierten Konzentration verhältnisgleich.
3. Es gibt keine Speicherung oder Ablagerung von Thorotrast in den Nieren.
4. Thorotrast macht bei dieser Applikationsart (intraarteriell) keine Nierenschädigungen. Es lassen sich nur kleine Rundzelleninfiltrate nachweisen, die auch in der nicht mit Thorotrast durchströmten rechten Niere vorkommen.

FRUHLING u. Mitarb. weisen hin auf Th.-Granula in den afferenten Arteriolen und noch häufiger in den „bouquets capillaires“ der Malpighischen Körperchen der Niere. Ausnahmsweise findet man sie auch in den Epithelien der Tubuli contorti. Kleine Ansammlungen von Th. in der Bowmanschen Kapsel und in den Histiocyten scheinen nicht an der Ausscheidung teilzunehmen (Abb. 7).

Nach den gleichen Autoren ist es wahrscheinlich, daß im Laufe einer Thorotrastose doch eine gewisse geringe Ausscheidung stattfindet.

In der Lunge erkennt man thorotrastspeichernde Alveolarepithelien. Die Lungenausscheidung der Spaltprodukte (Thoron!) soll höher sein als die Nierenelimination!

7. Strahlenphysikalische Untersuchungen

Vor der Erörterung der Thorotrastverteilung im Gewebe sei zunächst auf Versuche von THOMAS aufmerksam gemacht, welche sich mit der Verteilung und Ausscheidung des Thoriums — unter besonderer Berücksichtigung des Injektionsweges und der Trägermenge — beschäftigen. THOMAS berichtet gleichzeitig über drei weitere Versuchsergebnisse anderer Autoren und kann so vier Testreihen miteinander vergleichen.

In den vier Versuchen wird der Stoffwechsel des Thoriums untersucht. Dabei zeigt sich, daß nach Verfütterung in tracer- oder carrier-Mengen Thorium praktisch unlöslich ist. Weniger als 0,5% werden vom Magendarmkanal resorbiert. Von diesem Material liegt der größte Anteil in den Knochen deponiert.

Nach intravenöser Applikation des Thoriums bestehen die Hauptablagerungsstätten im reticuloendothelialen System, von wo aus durch langsame „Lösung" ein Teil in das Skelet verlagert und ein weiterer Teil ausgeschieden wird.

Nach Injektion in Lunge, Muskulatur oder andere Reservoirorgane erweist sich das Thorium ebenfalls als unlöslich und tritt nur sehr zögernd in die Zirkulation ein. Die Verweildauer in diesen Reservoirs ist außerordentlich lang.

Von allen Versuchsreihen soll hier im einzelnen noch das Ergebnis der Organverteilung des Thoriums nach intravenöser Injektion an Hand einer kurzen Tabelle betrachtet werden.

Tabelle 3. *Organverteilung des Thoriums und Ausscheidung bei Ratten nach intravenöser Applikation*

(In % ermittelte Thoriummenge pro Organ) (nach THOMAS 1961)

Zeit in Tagen	Leber	Milz	Niere	MDK	Skelet	Fäces	Urin	Andere Organe
$^1/_4$	56,2	2,2	0,4	3,7	9,4	—	—	28,1
1	77,4	2,9	0,4	3,0	10,4	0,7	—	4,7
2	78,2	4,0	0,4	5,5	7,5	1,5	—	2,9
3	73,5	2,7	0,3	3,6	7,2	8,8	0,3	3,3
14	45,5	1,5	0,3	0,8	10,5	32,8	4,9	3,5
42	50,4	6,8	0,3	2,9	11,4	24,5	3,6	0,1

Gesamtdosis: Durchschnittlich 2,5 mg/kg.

Diese Darstellung ist sehr aufschlußreich. Sie zeigt, daß im untersuchten Zeitraum von $^1/_4$ Tag bis zu 42 Tagen die Ablagerung von Thorium erheblich schwankt. Die Speicherung von zunächst 56,2% in der Leber steigt bis zu einem Maximum von 78,2% nach 2 Tagen an, um dann wieder nach 42 Tagen auf 50,4% zurückzugehen. Die Milzwerte steigen in diesem Zeitraum mit wenigen Schwankungen von 2,2 bis 6,8%. Die Nierenwerte sind fast unveränderlich mit 0,4 bzw. 0,3%. Die Verteilung des Thoriums im Magendarmkanal schwankt um Werte von etwa 3%. Auch die gefundenen Werte im Skelet gruppieren sich recht konstant um 9%. Die Speicherung in den anderen Organen ist nach $^1/_4$ Tag am höchsten mit 28,1%, sinkt dann aber nach 42 Tagen auf 0,1%, ist also praktisch zu vernachlässigen. Sehr bedeutungsvoll ist das Ergebnis von Untersuchungen des Stuhls und des Urins, die von geringen Anfangswerten auf 24,5 bzw. 3,6% ansteigen.

Das heißt mit anderen Worten: Es gibt eine Thoriumausscheidung im Stuhl und im Urin, die sogar beträchtliche Werte erreicht, wenn das Thorium länger im Körper verweilt. Es gibt weiterhin eine nicht zu vernachlässigende Umschichtung des Thoriums in den einzelnen Organen.

Der Grad der Löslichkeit einer Thoriumverbindung spielt nach THOMAS keine Rolle für die Lokalisation im Körper. *Thoriumlösungen in Konzentrationen bis mindestens 2,5 mg/kg werden im RES gespeichert.*

Der Grad der Ablagerung im Knochenmark (RES-Zellen) scheint von der chemischen Form und in besonders hohem Ausmaß von der Konzentration des Thoriums pro Kilogramm Körpergewicht abzuhängen.

a) Die Radioaktivität des Thorotrastes

Bei 22% Thoriumgehalt des Thorotrastes entsprechen 75 ml Thorotrast etwa 15 g Thorium. Die emittierte Energie beträgt ohne Spaltprodukte $2{,}5 \cdot 10^5$ MeV. Zusammen mit den im Gleichgewicht mit Thorium stehenden Tochterprodukten wird die Energie mit $2{,}2 \cdot 10^6$ MeV angegeben (LOONEY u. a. 1955). Doch ist die Strahlenabgabe wesentlich abhängig von den Zerfallsprodukten.

Es gibt nur zwei langlebige Tochterprodukte des Thoriums ^{228}Ra (MsThl) und ^{228}Th (RdTh). Diese beiden bestimmen in erster Linie die Aktivität. Alle Thoriumpräparate enthalten das Isotop ^{228}Th. Dessen Tochterprodukte kommen etwa innerhalb eines Monats in ein Gleichgewicht, falls es nicht zu einem Verlust an Thoron kommt. Die Menge des ^{228}Th nimmt zunächst ab, erreicht nach einigen Jahren ein Minimum und nimmt durch Zerfall des inzwischen aufgebauten ^{228}Ra wieder langsam zu.

Das ^{228}Ra kommt im Gegensatz zum ^{228}Th in der kolloidalen Form des Thorotrastes nicht vor und wird zudem nach seiner Entstehung zum Teil bei einem p_H von 7 durch die Wand des Behälters adsorbiert. Aktivitätsbestimmungen im ursprünglichen Behälter ergeben deshalb einen deutlich höheren Wert als Messungen in einem anderen Glas.

Wie bedeutsam das Alter einer Thorotrastlösung für Aktivitätsbestimmungen ist, geht aus einer Arbeit von ROTBLAT und WARD hervor. Die relative Aktivität in den ersten 5 Jahren variiert erheblich, wobei die Aktivität im wesentlichen vom Anfangsgehalt des Kolloids an RdTh und Th abhängt.

Falls das Präparat weniger als 10 Jahre alt ist, reicht die einfache Angabe der applizierten Thorotrastmenge nicht aus, seine Aktivität festzulegen. Für frische Thorotrastlösungen müssen deshalb zunächst Radioaktivitätsanalysen durchgeführt werden.

Tabelle 4. *Zerfallsschema der Thorium-Reihe*

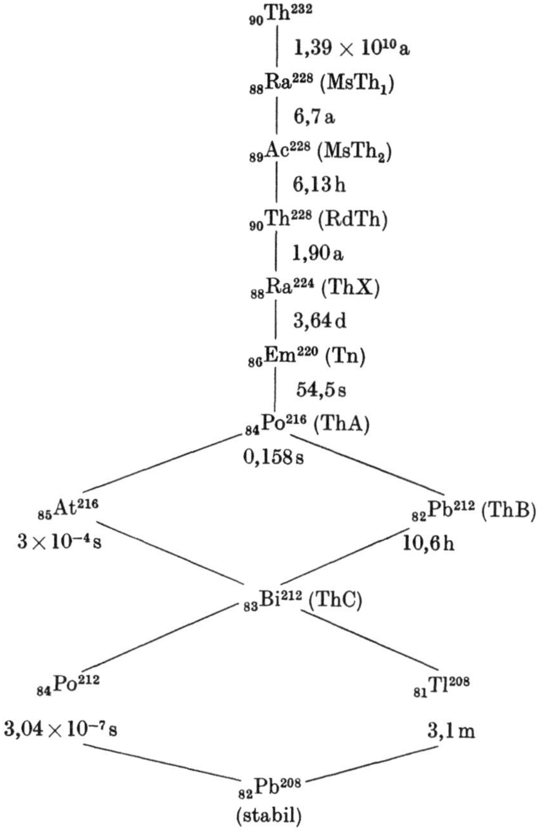

Wiederholte Messungen von ROTBLAT u. WARD (1956) über die Teilchenaktivität des α-Anteils bei der Autoradiographie über eine Periode von 2 Jahren ergaben eine deutliche α-Aktivität, die von der Wand des Thorotrastbehälters ausging. Die Thorotrastproben der Autoren waren amerikanischer Herkunft und nur wenige Jahre alt.

Eine andere Probe war aus Deutschland und wesentlich älteren Datums. In diesem Falle ließ sich zeigen, daß Mesothorium 1 nicht von der Gefäßwand adsorbiert worden war. Aus diesem Grunde ist nach Meinung der beiden englischen Forscher der Vergleich von Messungen an menschlichen und tierischen Objekten mit in vitro-Bestimmungen außerordentlich schwierig. Rotblat u. Ward zitieren folgendes Beispiel einer möglichen Fehlinterpretation:

Reeves u. Morgan (zit. 1953 von Perroy u. Mitarb.) haben 1937 die γ-Strahlung der Leber von sechs Patienten nach verschiedenen Zeiten bis zu 5 Jahren nach Injektion von 75 ml Thorotrast intravenös gemessen. Sie fanden, daß die Menge Thorium in der Leber initial zunahm bis zu einem Maximum etwa 1 Monat nach Injektion, um dann langsam auf etwa 80% des Maximums abzufallen. Nach etwa 4 Jahren gingen die weiteren Veränderungen nur noch außerordentlich langsam vor sich.

Die Gültigkeit dieses Versuches wird von Rotblat u. Ward aus zwei Gründen bestritten: 1. Bestand die stillschweigende Voraussetzung, daß das Verhalten des Thorotrastes in jedem Patientenkörper dasselbe gewesen sei. 2. wurden alle Messungen nur über eine Periode von mehreren Monaten vorgenommen, obwohl einige der Patienten schon 4 Jahre vorher das Thorotrast erhalten hatten. Außerdem sei der Radiothorium-Gehalt der Lösung vor der Injektion und nach der Präparation derselben zweifellos nicht identisch gewesen.

Von größerer Bedeutung als diese Einwände sind allerdings die Aktivitätsveränderungen nach Eintritt des Thorotrastes in den Blutstrom und die folgende Ablagerung in der Leber usw. Rundo nimmt an, daß *nur die kolloidalen Partikelchen* (^{232}Th und das ursprünglich vorhandene RdTh) *im RES abgelagert* werden, die anderen Isotope aber werden vom Blutstrom entsprechend ihrer chemischen Natur abgeschleppt. Auf diese Weise werden MsThl und ThX (die Radiumisotope) weitgehend ausgeschieden und nur 0,075% werden im Skelet abgelagert. Immerhin scheinen einige dieser Isotope an der Oberfläche der Kolloidpartikelchen angelagert zu werden, und einige sind sicher sogar darin eingeschlossen. In jedem Fall dürfte die Energie des einmal abgelagerten Thoriums eine initiale Zunahme erfahren durch die Halbwertszeit von ThX, das nach einem Monat ein Maximum erreicht.

Taft (1937) hat ebenfalls die γ-Strahlung der Leber eines Patienten nach intravenöser Injektion von 75 cm^3 Thorotrast gemessen und berichtet über eine Zunahme des Thoriumgehaltes. Er fand eine parabelähnliche Kurve, die steil zunahm bis zu 15 Tagen post injectionem. Die Kurve wird aber jetzt vom Autor (Rundo) so erklärt, daß sie vorgetäuscht war durch die 3,64 Tage-Halbwertszeit des ThX.

b) Ausscheidung der Zerfallsprodukte

Das ganze Bild wird weiterhin verwaschen und kompliziert durch das Verhalten der anderen Spaltprodukte. ThX und ThB können leicht im strömenden Blut nachgewiesen werden. Minimale Mengen langlebiger Spaltprodukte sind ebenfalls zu sehen, aber quantitativ nicht zu erfassen. Die α-Spurenzählung nach Rotblat und Ward kann kaum etwas aussagen über den Verlust an Spaltprodukten (RdTh zu MsThl bzw. ThB gegenüber ThX). γ-Messungen unmittelbar nach der Organentnahme aus dem Organismus können benutzt werden, um den Verlust von ThB und — wenn der Versuch über mehr als 1 Jahr fortgesetzt wird — von RdTh relativ zu MsThl festzulegen.

Looney u. a. (1956) berichten, daß 88% des aufgebauten ThX nach der Injektion im Körper zurückgehalten werden. Sie bestimmen dies aber durch Untersuchung von Ausscheidungen und nicht durch Aktivitätsbestimmungen an den Organen selbst. Interessanterweise verhielt sich das mit dem Thorotrast injizierte Thorium X wie intravenös appliziertes Radium und wurde in großem Umfange ausgeschieden. Andererseits wurden nur 3% MsThl ausgeschieden.

SCHWAIGER u. a. (1949) behaupten, alles Thorium X werde vom Blutstrom ausgewaschen, auch das MsThl, bevor es zerfällt zu RdTh. In diesem Fall würde die Körperaktivität mit der Halbwertszeit des RdTh zerfallen und zurück bliebe nur das reine Th 232. Messungen von RUNDO zeigen demgegenüber, daß dies beim Patienten nicht der Fall ist. Die Gesamtkörper-γ-Strahlung ist etwa $^1/_3$ der geschätzten und erwarteten vorhandenen Menge.

Dieses Haften der Spaltprodukte scheint seine Ursache darin zu haben, daß sich große Konglomerate von Thorium aus dicken Körnern bilden. Nur einige der Tochterprodukte können an die Oberfläche dieser Thoriumansammlungen diffundieren und können auf diese Weise vom Blutstrom abgeschwemmt werden.

Damit ist nach RUNDO erwiesen, daß die Retention der Tochterprodukte mit Zeit und Konzentration des Thoriums in den Ablagerungsstätten variiert. Es erscheint aber klar, daß sich das Thorium nach der Injektion rasch im RES — unter sehr langsamer Weiterverteilung — absiedelt. Dadurch sind einige gut bekannte biologische Faktoren wie Milzschrumpfung usw. bedingt.

c) Berechnung der Strahlendosis durch Thorotrast im Gewebe

Hierfür sind folgende Kenntnisse Voraussetzung:

1. Applizierte Thorotrastmenge.
2. Thorotrastalter.
3. Chemischer Reinheitsgrad.
4. Dauer der Einwirkung auf das Gewebe.

Von diesen Faktoren ist die Thorotrastdosis z. B. bei den publizierten Thorotrasttumoren in knapp $^1/_4$ aller Fälle bekannt. Über das Thorotrastalter dürften nach 10—20 Jahren überhaupt keine Angaben mehr zugängig sein, und ebensowenig wird man Aussagen über den Reinheitsgrad erhalten können. Lediglich die Dauer der Thorotrastwirkung nach Inkorporation ist mehr oder weniger grob zu bestimmen.

In diesen Unsicherheitsfaktoren liegen die erheblichen Schwierigkeiten begründet, welche bestehen, wenn man versucht, Thorotrastfolgen im Tierexperiment und beim Menschen quantitativ zu vergleichen. Gerade diese Schwierigkeiten erklären auch die divergierenden Strahlendosen, die man bei der Thorotrastose ermittelt hat. Die wichtigsten Berechnungsmethoden dieser Strahlendosen seien an dieser Stelle angeführt.

Die *Aktivitätsbestimmung durch α-Spurenzählung* geht auf SCHAEFER zurück. Es werden Gewebsstücke verascht, nachdem das Gewicht genau bestimmt wurde. Nach Anreicherung des strahlenden Materials wird dieses in einer Blende mit einer photographischen Platte bedeckt. Nach einer bestimmten Expositionszeit in einem lichtdichten Kasten erfolgt die Entwicklung der Platte und anschließend die Auszählung der durch die emittierten α-Teilchen erzeugten Spuren. Die Aktivität berechnet sich nach folgender Formel:

$$A = \frac{4 \cdot \frac{a}{f}}{R_L \cdot S_L \cdot T}$$

a = Spurenzahl pro Gesichtsfeld.
f = Größe des Gesichtsfeldes.
R_L = Reichweite der α-Strahlen in Luft (Mittelwert: 4,64 cm!).
S_L = Dichte der Luft ($1{,}293 \cdot 10^{-3}$).
T = Expositionszeit.

Emissionsspektralanalytische Bestimmung der Thoriummenge:

MACHATA gibt 1960 folgenden raschen Nachweis einer Thorotrast-Intoxikation an. Zur Untersuchung gelangten Bauchlymphknoten. Nach Vertrocknung auf dem Wasserbad wurden die Lymphknoten bei 600° verascht. Die Asche wurde emissionsspektralanalytisch auf Thorium untersucht (großer Spektrograph der Fa. Steinheil, UV-Bereich, Wechselstromabreißbogen, Kohleelektroden und Kohlendioxydschutzgas). Die quantitative Auswertung der Emissionslinien (2837, 3741 und 4019 Å) ergab einen Wert von etwa 30% Thorium. Anschließend erfolgte die Radioaktivitätsbestimmung mit dem Geigerzähler mit Endfensterzählrohr (Glimmerfenster von 1,5 mg/cm² für Betanmessungen). Im Vergleich zu einer bekannten Leberasche mit 45% Thoriumgehalt und 3772 Impulsen/min/100 mg ließ sich bei 2657 Imp/min/100 mg Lymphknoten ein Thoriumgehalt von 31,6% errechnen, der also dem spektralanalytischen Ergebnis weitgehend entsprach. Der Autor weist außerdem auf die Möglichkeit hin, auch mit dem γ-Spektrometer mit Szintillationszähler Messungen der γ-Energiespektren durchzuführen. Über ein solches Energiespektrum ist ebenfalls eine quantitative Aussage durch Vergleich von Strahlungsintensitäten möglich.

Weitere Möglichkeiten zur Berechnung der Thoriummenge im Gewebe als Voraussetzung zur Ermittlung der Strahlendosis sind nach SCHWAIGER u. a. die quantitative Kontrastauswertung auf Röntgenaufnahmen und die Bestimmung der Schwächung von weichen γ-Strahlen bei Durchstrahlung excidierter, thorotrasthaltiger Gewebsstücke. Die eigentliche Strahlendosis durch das Thorotrast errechnet sich nun weiterhin:

1 g Thorium emittiert 4500 α-Strahlen/sec.

0,1 g Thorium pro cm³ Gewebe erzeugt eine α-Strahlendosis von 3,3 r/Tag. Durch die Thoriumzerfallsprodukte kommt es zu einer Erhöhung dieser Dosis ungefähr um einen Faktor 8,5.

Im Versuch von SCHWAIGER wird als γ-Strahlenquelle ein RaD-Präparat benutzt. Nachweisinstrument ist ein Geiger-Müller-Zählrohr. Aus dem Vergleich mit einem Absorber bekannten Thoriumgehaltes ergibt sich die Thoriummenge in Gramm. Die Thoriumkonzentration bei den Versuchstieren (alle erhielten 1 cm³ Thorotrast) betrug zwischen 0,06 und 0,2 g/cm³ Gewebe.

Ergebnisse

Thorotrastdepot	0,189 g Thorium	= 0,15 g Thorium pro Gramm Gewebe
Milz	0,615 g Thorium	= 0,060 g Thorium pro Gramm Gewebe
Leber	0,146 g Thorium	= 0,017 g Thorium pro Gramm Gewebe

Bei 0,1 g Thorium pro Gewebe beträgt die α-Strahlendosis

3,3 r/Tag,

umgerechnet auf die Aktivität zusätzlich wirksamer Zerfallsprodukte:

30 r/Tag.

Da das im Versuch von SCHWAIGER u. a. benutzte Thorotrast 6 Jahre alt war, nur

8,6 r/Tag.

RUF und PHILIPP geben folgende Anleitung zur Berechnung der Strahlendosis infolge der Radioaktivität des Thorotrastes:

Thorotrast enthält 25% ThO_2 oder 22% Thorium mit einem Molekulargewicht von 264,12. Das Atomgewicht des Thoriums beträgt 232,12. 10 cm³ Thorotrast wiegen etwa 12,6 g und enthalten demnach 2,77 g Thorium.

1 g Radium emittiert pro sec $3,7 \cdot 10^{10}$ α-Teilchen.

1 g Thorium emittiert pro sec 4140 α-Teilchen.

1 g Thorium erzeugt pro sec 4538 Millionen Ionenpaare.

Davon ist die β-Strahlung nur mit 162 Millionen = 3,7% beteiligt.

1 g Thorium steht pro Tag Strahlung im Gleichgewicht mit 0,0032 r. (1 r erzeugt in 1 cm^3 Luft $2,1 \cdot 10^9$ Ionenpaare.)

Bei Injektion von 15 cm^3 Thorotrast entsprechend 4,16 g Thorium auf 2000 g Substanz (Leber und Milz) errechnen sich 0,5 r/Tag (Toleranzdosis pro Tag 0,25 r). In 10 Jahren addiert sich diese Dosis auf einen Wert von 1800 r.

SCHULZ wiederum geht bei seiner Berechnung der Thorotraststrahlendosis von einer anderen Überlegung aus: Innerhalb der Thoriumzerfallsreihe sendet Ra^{224} ein einziges Photon mit einer Energie von 0,25 MeV aus. Es gibt keine anderen Zerfallsprodukte, die eine Energie in der Höhe von 0,25 MeV aufweisen und deren Intensitäten größer wären als 1% der Ra^{224}-γ-Strahlen. Aus diesem Grunde läßt sich mit einem γ-Strahlen-Spektrometer, das auf 0,25 MeV fokussiert wird, die Aktivität in Mikrocurie Ra^{224} in einem Gewebsstück ermitteln, und zwar wird dies durch den Vergleich mit einer bekannten Menge J^{131}, mit einer Energie von 0,364 MeV direkt verglichen und ermittelt. Wenn die Zählrate für 0,25 MeV und 0,364 MeV bekannt ist, läßt sich die Dosis in Mikrocurie durch folgende Formel errechnen:

$$\mu\text{C Ra}^{224} = \frac{\mu\text{C I}^{131}}{\text{Zählrate (0,364 MeV)}} \cdot \frac{\text{Zählrate (0,25 MeV)}}{\text{R.C.E.}} \cdot 0{,}78$$

0,78 = Relative Intensität des Photons J^{131} (0,364 MeV).
R.C.E. = Relativer Zählfaktor, welcher im vorliegenden Falle 4,0 betrug.

Im radioaktiven Gleichgewicht muß die Aktivität des Ra^{224} gleich der des Th^{232} sein.

Auch THIERBACH u. a. betonen die Veränderlichkeit der Strahlendosis des Thorotrastes im Laufe der Jahre und schließen sich den oben zitierten Ergebnissen von RUNDO und SCHWAIGER an. Sie machen außerdem auf die Selbstabsorption der emittierten Strahlung aufmerksam, die durch jene charakteristische, traubige Häufung des Thorotrastes auftritt und von SCHAEFFER und GOLDEN mit 25% beziffert wird. Diese Unsicherheitsfaktoren erlauben nur eine angenäherte Ermittlung der Strahlendosis.

Was die *quantitative Verteilung* der einzelnen Thorotrastteilchen in den Organen anlangt, so sollen noch einige Autoren zum Vergleich angegeben werden:

ANGERMAN u. OVERHOF finden im Kaninchenversuch $^2/_3$ des Thorotrastes in Leber und Milz, $^1/_3$ schätzen sie im Knochenmark. Nach RUNDO verhält sich die prozentuale Verteilung für Leber:Milz:rotes Knochenmark wie 70:25:5. Im Thoriumgehalt pro Gramm Gewebe dominiere jedoch die Milz, kenntlich am Prozentgehalt Thorium der Asche und besonders am Absolutgehalt. WUKETICH und MARK haben für die Leber 3 mg/g Gewebe und für die Milz 28 mg/g Gewebe gefunden.

In der Arbeit von SUCKOW (1961) findet man folgende Übersicht:

Tabelle 5. *Thoriumgehalt auf frisches Organ oder Gewebe berechnet*

Leber		Milz		Knochen	Autor
Mg/gm	Gm/Org.	Mg/gm	Gm/Org.	Mg/mg	
3,00	4,90	28,00	4,00	—	WUKETICH u. a. 1957
1,57		122,00		1,10	MORGAN u. a. 1958
0,40	1,10	0,10	0,02		BASERGA 1960
2,74		64,20		0,97	LOONEY 1959
6,20	5,00	96,80	1,90	0,34	THIERBACH u. a. 1960
0,81	1,04	0,64	0,76	0,54	SUCKOW 1961

Die kurze Aufstellung gibt sehr klar zu erkennen, daß hier Werte ermittelt wurden, die ganz erheblich differieren. So schwankt der Milligrammgehalt Thorium pro Gramm Gewebe bei der Leber zwischen 0,40 und 6,20 entsprechend einem Umrechnungsgehalt auf das Gesamtorgan zwischen 1,04 und 5,00 oder bei der Milz 0,10 gegenüber gar 122,00 oder 0,02 g Thorium pro Organgewicht zu 4,00. Demgegenüber liegen die Verteilungswerte für das Knochenmark in etwa zwischen einem halben und einem Milligramm Thorium pro Gramm Knochensubstanz. Diese verschiedenartige Verteilung soll in unserem Versuch eine besondere Berücksichtigung erfahren. Annehmen darf man bei allen zitierten Publikationen eine Hepatolienographie, obwohl in keinem der Fälle eine Dosis sicher ermittelt worden ist. Im Falle von Thierbach u. a. war eine Beinarteriographie durchgeführt worden. Hier dürften also im Gegensatz zur Hepato-Lienographie keine 70—80 cm³ Thorotrast benutzt worden sein, sondern nur etwa 20—40 cm³. Immerhin ist doch sehr auffällig, daß von der Gesamtmenge Thorotrast, die sich durch einfache Multiplikation von der Gesamtmenge Thorium mal 4,54 ermitteln läßt, im Falle von Wuketich in der Leber rund 25 cm³, in der Milz rund 20 cm³, bei Baserga 5,5 cm³ bzw. 0,1 cm³, Thierbach 25 cm³ bzw. 9,0 cm³ und Suckow 5 cm³ bzw. 36 cm³ verteilt waren. Es ist bei all diesen Angaben außerordentlich schade, daß die ursprünglichen Werte bei der Injektion nicht zur Verfügung stehen. Das Verhältnis Leber zu Milzgehalt war ebenfalls völlig inkonstant.

Für die Höhe der Dosen seien folgende Angaben in Tabellenform miteinander verglichen:

Thierbach u. a.	Leber:	100 rem/Woche	Milz 1500 rem/Woche
Grossiord u. a.	Leber:	13 rem/Woche	Milz —
Federlin u. Scior	Leber:	21,7 rem/Woche und 94,4 rem/Woche	
Rotblat u. Ward	Leber:	—	Milz 23—83 rem/Woche

8. Das röntgenologische Erscheinungsbild der Thorotrastablagerung

Entsprechend der Applikationsart, dem ausführlich besprochenen Transport und dem endgültigen Ablagerungsgeschehen beim Thorotrast wird man — besonders bei paravasaler Injektion — in der Umgebung des Applikationsortes nahezu metalldichte Verschattungen finden, die sich den Gefäßscheiden entlang erstrecken und weiter peripher bandartig auflösen. Sie lagern sich am Übergang zu nicht thorotrastverseuchten Geweben zu kleinen, kugelförmigen Herdchen zusammen. Die Lymphknoten im Abflußgebiet erscheinen meist als metalldichte, geschrumpfte Gebilde, in einigen Fällen sind auch die Lymphbahnen durch Thorotrastreste noch dargestellt. Ausführliche Schilderung solcher Befunde findet man u. a. bei Mora (1940), Karcher (1949) und im neueren Schrifttum bei Brady u. a. (1960), Hautefeuille (1960)(Mediastinum!) und Schäfer (1961). Über exulcerierte Thorotrastome und ihre diagnostischen Besonderheiten berichten Martorell u. Mitarb. (1959).

Für die intrakavitäre Ablagerung gibt es keine festen Regeln. Immerhin kommt es auch hier — sei es im Nierenbecken, in der Kieferhöhle, in Fistelgängen usw. — zu unregelmäßigen, inhomogenen, zerklüfteten Ablagerungen des Kontrastmittels, die manchmal gegenüber Kalkablagerungen, Metallsplittern o. ä. kaum abzugrenzen sind. Sie machen sich klinisch meist erst dann bemerkbar, wenn sich granulomatöse oder neoplastische Veränderungen einstellen. So wird man ausgezeichnete Röntgenaufnahmen von thorotrastbedingten Verschattungen der Kieferhöhle bei den vier Fällen von Kligerman u. Mitarb. (1960) finden. Ähnliches gilt für die Kontrastmittelreste und deren Röntgensymptomatologie im Nierenbecken, die ausführlich u. a. von Boemcke (1956) und an Hand sehr eindrucksvoller Aufnahmen auch von FEINE u. Mitarb. (1960) und weiterhin sehr ausführlich von ALKEN u. Mitarb. (1960) dargestellt worden sind.

Nach intravenöser oder intraarterieller Anwendung des Thorotrastes, den häufigsten Applikationsformen, wird man sich im wesentlichen neben den paravasalen Depots mit dem Aussehen von Leber und Milz zu beschäftigen haben. Hier gelten wohl folgende röntgenologische Kriterien, welche die Differentialdiagnose eigentlich rasch auf Thorotrastkrankheit einengen sollten:

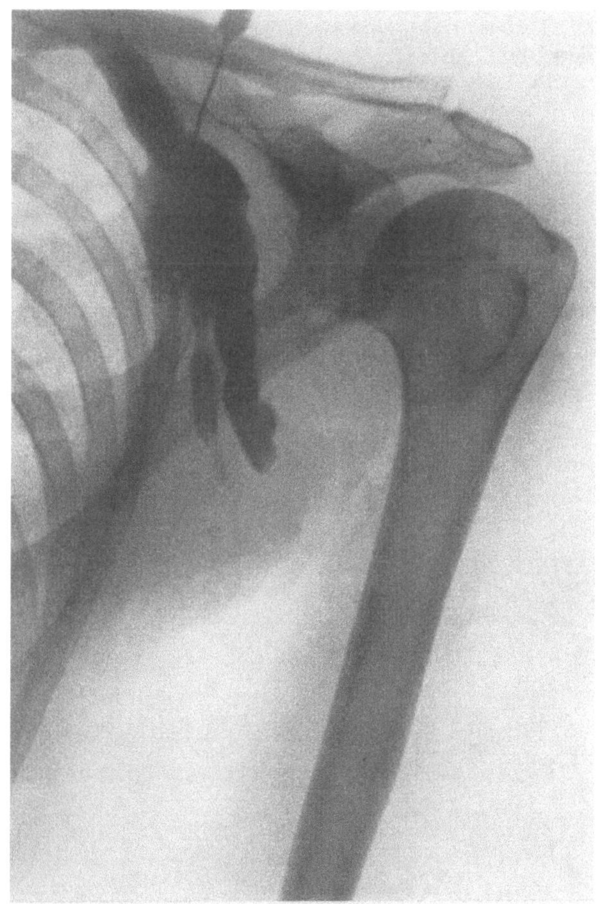

Abb. 8. Röntgenaufnahme aus dem Jahre 1940. Keine klinischen Angaben. Ausgedehntes Thorotrastparavasat beim Versuch, die linke Armarterie darzustellen

1. Anamnese: Frühere Thorotrastapplikation.
2. Generalisierte Zunahme der Schattendichte des Leber- und Milzschattens, ganz besonders des Milzschattens.
3. Granuliertes Aussehen der Verschattung, die sich besonders bei Feinfocustechnik in gröbere Körnchenzeichnung auflösen läßt. Es resultiert ein gesprenkeltes Aussehen. Die Körnelung in der Leber ist dabei wesentlich gröber und weniger dicht als in der Milz.
4. Keine Darstellung des Milz- oder Leberkapselschattens.
5. Meist Verkleinerung des Milzschattens bei deutlicher Vergrößerung des Leberschattens.
6. Wichtiger Hinweis sind dichte Verschattungen in Lymphknoten der Leberpforte, deren Schattendichte im allgemeinen die der Milz- und Leberherde deutlich übertrifft.

Zur Differentialdiagnose ist zu sagen, daß sich die intrakavitären Depots manchmal schlecht gegenüber Verkalkungen oder Fremdkörpereinlagerung anderer Genese abgrenzen lassen. In den Gefäßscheiden — besonders inguinal — könnte man bei oberflächlicher Beurteilung vielleicht einmal eine Myositis ossificans diagnostizieren.

In Leber und Milz sind das verkalkte Hämatom oder Kapselverkalkungen abzugrenzen gegen alle Formen miliarer Verkalkung (insbesondere nach Miliartuberkulose) oder multiplen verkalkten Thromben bei obliterierender Gefäßerkrankung. Die Kalkherde sind hierbei jedoch weniger dicht und gröber. Die perihepatitische oder perisplenitische Verkalkung bringt speziell die Kapselregion zur Darstellung und läßt sich besonders durch tangential eingestellte Aufnahmen differenzieren; und schließlich könnten noch Verkalkungen in Leber- oder Milzcysten Anlaß zu Fehldeutungen geben. Die rundliche Cystenbildung sollte aber bald auf die richtige Fährte lenken (Samuel 1955).

Differentialdiagnostische Schwierigkeiten ergaben sich in einem Fall von Meyer u. Mitarb. (1961). Hier war bei einem 29jährigen Patienten 10 Jahre

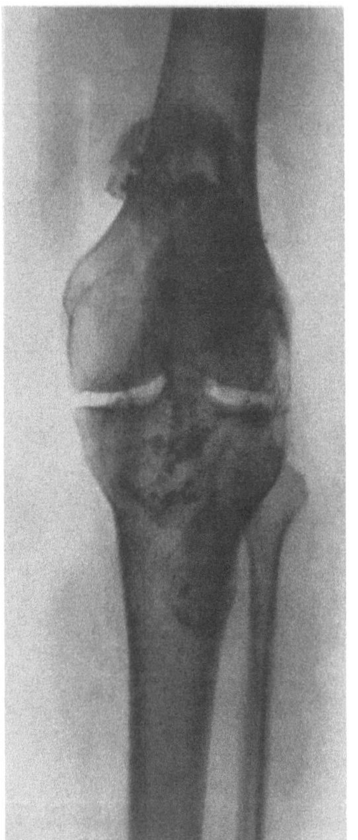

Abb. 9

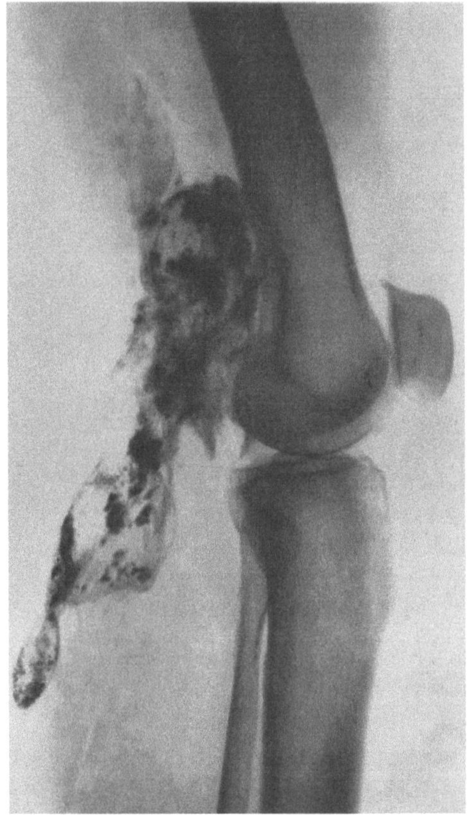

Abb. 10

Abb. 9 u. 10. B. J., 42 Jahre. Thorotrastablagerung in der Kniekehle nach Thorotrastinjektion vor 20 Jahren

vorher eine Thorotrastinjektion wegen Verdacht auf Hirntumor im linken hinteren Parietalbereich durchgeführt worden. Nachdem sich bei der Operation aber der Tumorverdacht nicht bestätigte, wurde jetzt ein Kalkherd festgestellt, dessen Entstehung zweierlei Möglichkeiten offen läßt:

1. Direktes Extravasat unter Druck während der Thorotrastarteriographie und
2. Speicherung in einem durch Thorotrastarteriographie gesetzten Malacieherd. Die thorotrastbedingte intracerebrale Verschattung machte klinisch den Eindruck eines Pseudotumor cerebri.

III. Thorotrasttumoren

1. Thorotrasttumoren im Tierversuch

Alle Tierexperimente, die sich mit der Tumorentstehung auf dem Boden von Thorotrastablagerungen im Organismus befassen, gehen letztlich auf die Versuche von OBERLING und GUÉRIN (1933) zurück. Bei der Prüfung der Thorotrastwirkung auf das Jensen-Sarkom der weißen Ratte fand sich nach Rückgang einiger Tumoren eine Peritonealcarcinose, die von den beiden Untersuchern auf das Thorotrast zurückgeführt wurde. Systematische Untersuchungen in den folgenden Jahren führten nun zum Nachweis, daß Thorotrast Tumoren zu erzeugen vermag. Die Ergebnisse der einzelnen Autoren sind in den folgenden Tabellen zusammengestellt und zwar chronologisch und nach Tierarten geordnet (Tab. 6).

Bei der Besprechung der Ergebnisse ist zunächst hervorzuheben, daß sich durch alle Arbeiten wie ein roter Faden eine Feststellung von ROUSSY, OBERLING und GUÉRIN aus dem Jahre 1936 hindurchzieht, welche folgende Dosisabhängigkeit der Tumorentstehung betont:

5,0 cm³ Thorotrast intraperitoneal bei 10 Ratten 10 Sarkome 100%
2,5 cm³ Thorotrast intraperitoneal bei 17 Ratten 11 Sarkome 65%
0,5 cm³ Thorotrast intraperitoneal bei 10 Ratten 4 Sarkome 40%

Da die Autoren in der in deutscher Sprache erschienenen Arbeit 1936 betonen, daß „Thorotrast bei der weißen Maus mit großer Leichtigkeit Sarkome hervorruft“, entsteht der Eindruck, daß es sich bei der Tumorerzeugung durch Thorotrastapplikation bei der Ratte um eine Gesetzmäßigkeit des Auftretens solcher Tumoren handelt, die durch entsprechende Dosierung leicht zu regeln sei. Hier ist jedoch zu bemerken, daß es sich „im klassischen Versuch“ dieser Autoren nur um eine kleine Versuchsreihe handelt, bei welcher außerdem von insgesamt 60 Tieren mehr als die Hälfte interkurrent starben, bis der erste Tumor auftrat, so daß sich die Zahlen erheblich verkleinern. Vielleicht darf zur Kritik noch hingewiesen werden, daß die Werte aus dem vorgenannten Versuch aus der Arbeit im „Bulletin de l'Association française de l'étude du cancer“ zitiert sind. Die entsprechenden Werte aus der in deutscher Sprache in der „Strahlentherapie“ erschienenen Arbeit lauten:

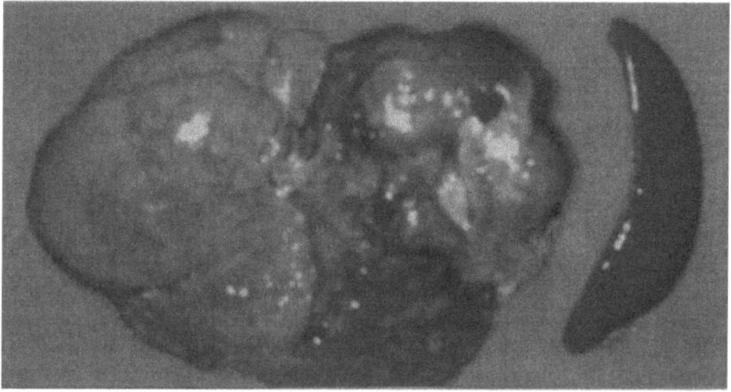

Abb. 11. Versuchs-Gruppe I 4b. Gesamtmenge 500 mg ThO_2. Sektionsbefund: Ausgedehnter, knolliger Tumor des rechten Leberlappens. Lebergewicht: 14,7 g. Normalgröße, äußerlich unveränderte Milz von 1,3 g Gewicht. Histologie: Leberzellcarcinom. Tumorlatenzzeit rund $1^3/_4$ Jahre

5,0 cm³ Thorotrast intraperitoneal bei 10 Ratten 10 Sarkome 100%
2,5 cm³ Thorotrast intraperitoneal bei 21 Ratten 15 Sarkome 71%
0,5 cm³ Thorotrast intraperitoneal bei 19 Ratten 8 Sarkome 42%

Der Unterschied in der Zahlenangabe ist unklar.

Von allen Autoren, die in der Folgezeit Rattenversuche mit Th unternommen haben, sind die Zahlen von SELBIE aus England wohl die repräsentativsten. Er benutzt 2 × 0,3 cm³ Thorotrast subcutan bei 60 Ratten und erhält etwa 14 Monate später unter 43 überlebenden Tieren 25 Tumoren, das sind 58%. Davon sind 18 Spindelzellsarkome, 4 Fibrosarkome und 3 Fibrome, davon 1 mit maligner Entartung.

Bei den sechs Tumoren, die von PRUSSIA beschrieben worden sind, gelang es in einem Fall, den Tumor zu transplantieren.

BOGLIOLO (1938) benutzte sehr hohe Dosen, indem er mit 30 Injektionen insgesamt 6,0 cm³ Thorotrast subcutan applizierte. Dadurch erzielte er nicht nur 23 Tumoren, sondern konnte in vier Fällen eine generalisierte Metastasierung in die Lymphknoten, Lungen, Leber, Zwerchfell, Mesenterium, Nierenkapsel, Pleura und Peritoneum beobachten.

NATUCCI und DALL'ARMI haben 1939 bei zehn Ratten eine Gesamtdosis von 4 cm^3 Thorotrast in sieben Injektionen subcutan injiziert. Nach 11—14 Monaten konnten sie bei vier Tieren Fibrosarkome feststellen.

MIYAMOTO schließlich konnte im gleichen Jahr mit insgesamt 2,5 cm^3 Thorotrast, das in fünf Injektionen verteilt war, unter 20 Ratten sieben Spindelzellsarkome im 11. Monat beobachten und konnte diese wiederum insgesamt bis zur elften Passage transplantieren, wobei eine deutliche Wachstumsbeschleunigung im Verlauf der Transplantation beobachtet werden konnte.

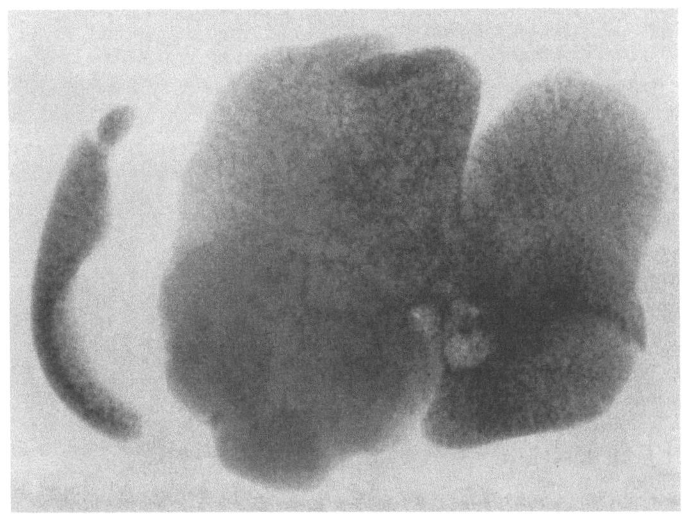

Abb. 12. Röntgenaufnahme zu Abb. 11. Diffuse, reticuläre Anordnung der Thorotrastteilchen in Leber und Milz. Im Bereich des Leberzellcarcinoms ist das Thorotrast durch den Tumor weitgehend verdrängt und im Tumor nur noch sporadisch nachweisbar

Die Tumorerzeugung bei anderen Tierarten bereitete den meisten Untersuchern erhebliche Schwierigkeiten. Betrachten wir zunächst die Versuche an der Maus: Hier stehen im Vordergrund wiederum die Experimente von SELBIE, die dieser gleichzeitig mit Versuchen an der Ratte durchführte. Unter 60 Mäusen erhielt er nach Injektion von 2 × 0,1 ml den ersten Tumor nach 39 Wochen. Im Durchschnitt dauerte es mehr als 1 Jahr bis zu 23 Monaten. Schließlich erreichte er 26% Tumorausbeute. Histologisch handelte es sich nicht nur — wie bei den Ratten — um Spindelzellsarkome, die er hier sechsmal zählen konnte, sondern um ein Osteosarkom, ein Histiocytom und ein capilläres Angioendotheliom. Es bestanden zwar keine Metastasen, aber bei zwei Tieren eine diffuse, intraperitoneale Ausbreitung bis zur Nierenkapsel. Auch hier ließ sich der transplantierte Tumor bis zur 13. Passage verfolgen.

Weitere Versuche an der Maus durch ROUSSY u. GUÉRIN mit hohen Dosen Thorotrast erbrachten von 24 Tieren nach mehr als 1 Jahr makroskopisch keinen Tumorbefund, mikroskopisch jedoch vier Lungentumoren.

Bei BOGLIOLO war unter 16 Tieren die Ausbeute mit zehn lokalen Spindelzellsarkomen auffallend hoch.

Schließlich sei noch auf die Versuche von GUIMARAES u. Mitarb. verwiesen, die unter 20 Mäusen nach Injektion von 0,1—0,5 ml Thorotrast intravenös insgesamt fünf Hepatome, ein Reticuloendotheliom der Leber, ein Hämangioendotheliom der Milz und sieben Lungentumoren beobachten konnten.

ONUFRIO benutzte als erster 1938 das Kaninchen, um die Späteffekte hoher Thorotrastdosen zu studieren. Nach intravenöser Gabe von 6,0 cm^3 Thorotrast pro Kilogramm Tier sah er nach 1 Jahr bei einem Tier ein diffuses Reticulosarkom der Leber, der Milz, der Lungen und der mesenterialen Lymphknoten.

VAN MERFENÉE u. TEN THIJE benutzten 1939 14 Kaninchen und applizierten zwischen 1 und 18 ml Thorotrast pro Kilogramm Körpergewicht intravenös. Unter den ersten zehn verendeten Tieren beobachteten sie zwischen 2 und 3 Jahren fünf Sarkome der Milz mit Metastasen in den Lungen und der Leber und ein Lungensarkom mit Metastasen in Leber und Niere.

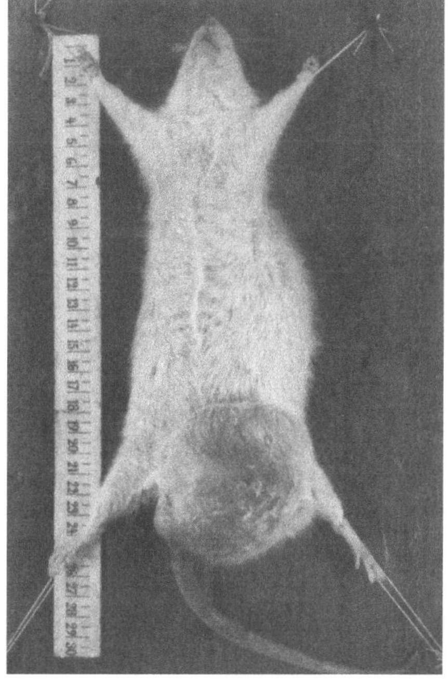

Abb. 13. Versuchs-Gruppe II 3b. Gesamtmenge 125 mg ThO_2. 6 cm im Durchmesser haltender Tumor an der Schwanzwurzel, der sich etwa 14 Monate nach Thorotrastapplikation entwickelt und der Unterlage fest aufsitzt. Tumorkachexie

Das krebsresistent geltende Meerschweinchen erwies sich in den Versuchen von FOULDS (1939) ebenfalls zur Tumorauslösung mittels Thorotrast geeignet. In die Umgebung der Mamille beim jungen weiblichen Tier gespritzt, zeigten sich nach langem Intervall unter neun Überlebenden vier Tumortiere. Der erste Tumor trat erst nach $2^1/_2$ Jahren auf. Histologisch handelte es sich um polymorphe Sarkome, Spindelzellsarkome und ein Fibrosarkom.

Schließlich seien noch die Versuche von ZEITLHOFER u. SPEISER am Kaninchen erwähnt. Nach hohen Dosen von 10 ml Thorotrast intravenös kam es nach 4jähriger Latenz zum Auftreten einer Hämangioendotheliomatose von Leber und Milz.

Ebenfalls am Kaninchen experimentierte JOHANSEN und erzielte nach mehr als 70 μC nach 2 Jahren Tumoren verschiedenster Histologie (Fibro-; Rhabdomyo-; Alveolarzell-Sarkome und Carcinome, Endothelio-Sarkom in Lunge, Milz und Leber).

TAVARES u. Mitarb. (1941 und 1942) haben fibroplastische, polymorphe Sarkome durch Injektion hoher Dosen Thorotrast subcutan oder intravenös beim Hasen erreicht, einem Tier, das sich bis dahin weitgehend als refraktär gegenüber Versuchen zur Krebserzeugung gezeigt hatte.

a) Auswertung und Kritik der vorliegenden Tierversuche

Aus der tabellarischen Übersicht (Tabelle 6) lassen sich einige Schlußfolgerungen ziehen, die schließlich auch für die Durchführung unserer Versuchsanordnung nicht unwesentlich blieben. Die Folgerungen beziehen sich auf

1. Tierart
2. Applikationsart
3. Dosishöhe.

Tierart. Man kann ROUSSY u. Mitarb. zustimmen, wenn sie schon 1936 erklärten, daß sich mit Thorotrast bei der weißen Ratte mit Leichtigkeit Sarkome erzielen lassen. Immerhin übersehen wir 98 Thorotrasttumoren bei der weißen Ratte, die seit der Arbeit von OBERLING u. GUÉRIN (1933) veröffentlicht worden sind. Die angegebene Versuchstierzahl betrug für die gesamten Experimente 221; das bedeutet eine Tumorausbeute von rd. 44%.

Bei den Mäusen betrug die Ausgangszahl 140 Tiere, davon wurden — soweit angegeben — unter 21 überlebenden Tieren insgesamt acht Tumoren beschrieben;

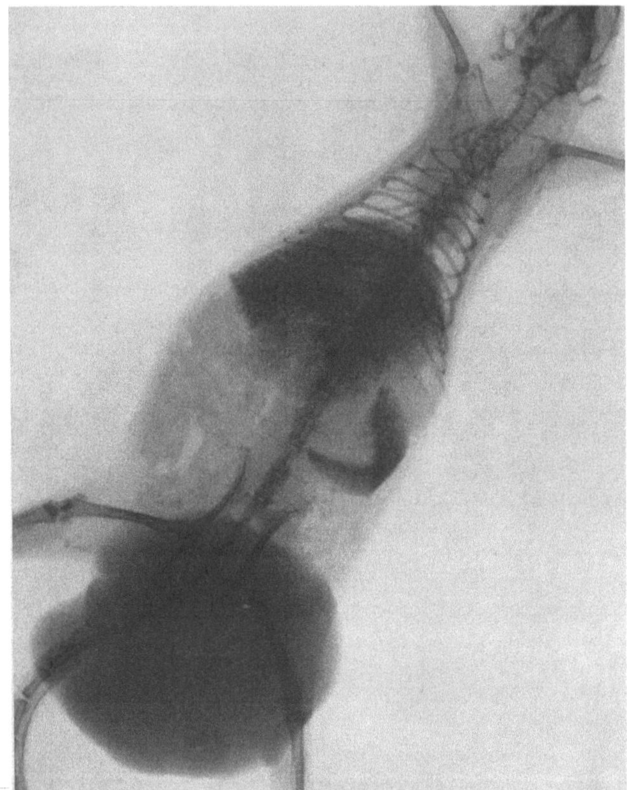

Abb. 14. Röntgenaufnahme: Thorotrast in Leber, Milz und multiplen Lymphknoten. An der Schwanzwurzel durch den Tumor überlagerte kleine Thorotrastdepots

das sind rund 38%. Und im Meerschweinchenversuch von FOULDS betrug der Anteil der tumorpositiven Tiere genau 20%.

Trotz aller Einschränkungen, die einer solchen Zusammenstellung zukommen, zeigt sich doch, daß bei der weißen Ratte die Tumorausbeute am größten war.

Applikationsart. Die häufigste Applikationsart des Thorotrastes im Tierversuch ist die subcutane Injektion. Gegenüber den Verhältnissen beim Patienten bestehen bei dieser Applikationsform wesentliche Unterschiede, weshalb wir auf die subcutane Thorotrastanwendung verzichtet haben. Geben wir zunächst einen kurzen zahlenmäßigen Überblick: 102 Tumoren nach subcutaner Gabe des Präparates sind beschrieben worden. Demgegenüber treten die 20 Tumoren nach intraperitonealer Applikation stark zurück. Auffallend ist die Tatsache, daß es Jahre bedurfte, bis bei der Ratte erstmals nach intravenöser Gabe von Thorotrast ein Thorotrasttumor entdeckt wurde. Es sind inzwischen 23 Tumoren. Charakterisiert sind diese intravenösen Versuche mit Thorotrast durch eine unverhältnismäßig lange Latenzzeit. Ratte: mehr als 24 Monate; Maus: bis zu 21 Monaten; Kaninchen 2—4 Jahre.

Dosishöhe. Was die Dosishöhe anlangt, so wurden Thorotrastmengen zwischen 0,5 und 6,0 cm³ angewandt. Es läßt sich insofern eine Dosisabhängigkeit konstruieren, als die höchste Tumorausbeute von BOGLIOLO mit 23 von 30 Tieren bei 6,0 cm³ Thorotrast erzielt wurde.

Bei der Maus versuchte GUIMARAES mit 0,1 cm³ die niedrigste Dosierung. Leider wird in der Arbeit nicht angegeben, wieviel Tiere der einzelnen Dosierungen einen Tumor bekamen. Im großen Versuch von SELBIE zeigten sich von insgesamt 60 Tieren neun Tumoren in einem Abstand von 9—23 Monaten bei 0,2 cm³. Die

Tabelle 6. *Thorotrasttumoren im Tierversuch*

			cm³		Tumoren	Monate	
				Ratte			
1933	OBERLING u. GUÉRIN	20	1,0	intraperitoneal	10	10—13	Spindelzellsarkom
1934	ROUSSY u. Mitarb.	16	0,5—5,0	subcutan	11	10	Spindelzellsarkom
1936	SELBIE	60	2 × 0,3	subcutan	25	14	Spindelzellsarkom
1936	PRUSSIA	14	15 × 0,3	subcutan	6	13—16	Spindelzellsarkom
1936	ROUSSY u. Mitarb.	20	0,5	subcutan	7	14—24	Spindelzellsarkom
	ROUSSY u. Mitarb.	20	1,0	intraperitoneal	4	?	Spindelzellsarkom
	ROUSSY u. Mitarb.	10	0,5	intravenös	1	24	Spindelzellsarkom
1937	BOGLIOLO	30	30 × 0,2	subcutan	23	10—17	Spindelzellsarkom
1939	NATUCCI	10	4,0	subcutan	4	11—14	Fibrosarkom
1939	MIYAMOTO	21	5 × 0,5	subcutan + intraperitoneal	7	12—19	Spindelzellcarcinom
				Maus			
1936	SELBIE	60	2 × 0,1	subcutan	9	9—23	Spindelzellsarkom, Osteosarkom, Histiocytom, Angioendotheliom
1937	BOGLIOLO	16	3,0	subcutan	1	10	Spindelzellsarkom
1941	ROUSSY u. GUÉRIN	24	0,25—0,4	subcutan + intraperitoneal	4	12	Spindelzellsarkom
1940	ANDERVONT u. SHIMKIN	20	0,2—0,8	subcutan	6	15—18	Spindelzell- und Hämangiosarkom
1955	GUIMARAES u. Mitarb.	20	0,1—0,5	intravenös	14	bis 21	Reticuloendotheliose der Leber, Hämangioendotheliomatose der Milz, Lungentumoren
				Kaninchen			
1938	ONUFRIO	6	10—15	intravenös	1	24	Reticulozellsarkom
1939	VAN MERFENÉE u. Mitarb.	14	bis 45,0	intravenös	6	31—36	Polymorphzelliges Sarkom
1954	ZEITLHOFER u. Mitarb.	1	10	intravenös	1	48	Hämangioendotheliose der Leber, Milz, Lunge
1955	JOHANSEN	?	mehr als 0,07 g Ra-Äquivalent	intravenös		24	Disseminiertes Reticuloendotheliosarkom, Fibrosarkom, Rhabdomyosarkom, Alveolarsarkom

höchste Dosis benutzte wie bei den Ratten Bogliolo und beobachtete trotzdem nur einen Tumor. Die hohe Zahl von sechs Tumoren nach intravenöser Gabe von Thorotrast beim Kaninchen in den Versuchen von van Merfenée und ten Thije erklärt sich durch die große Menge von 45 cm³ Thorotrast. Von 14 Tieren bekamen sechs Tumoren. Hingegen erzielt Onufrio mit 10—15 cm³ unter sechs Tieren nur einmal einen Tumor nach 24 Jahren.

b) Mißlungene Thorotrastversuche zur Krebserzeugung

Arbeiten, die sich auf Beobachtungen am Menschen beziehen und eine Krebsgefährdung durch Thorotrast verneinen, wurden von Benassi (1939), Löhr (1939), Jacobsen (1938), Moniz (1940), Rigler u. Mitarb. (1935), Wohlwill (1942), Yater und Hussey (1943) u. a. veröffentlicht. Aber auch im Tierversuch gelang es in einigen Fällen, trotz intensiver Bemühungen einiger Autoren nicht, Krebsbildung nachzuweisen. Wir beschränken uns hier auf die Arbeit von Ruland (1947). Dosen von 0,5 bis 3 cm³, auf drei Injektionen verteilt, wurden insgesamt 37 Meerschweinchen und 25 Ratten intravenös appliziert. Bei einer Beobachtungsdauer von 16 Monaten wurde dabei bis auf einen fraglichen Fall keine Tumorbildung nachgewiesen. Ähnliches berichtet auch Brunner (1960): Er schreibt wörtlich: „Im Zusammenhang mit Fragen zur sog. experimentellen Retikulose haben wir Thorotrast im langfristigen Speicherversuch gebraucht. Es gelang uns, an der Rattenleber cirrhoseähnliche Bilder zu erzeugen, *eine Cancerisierung ist aber trotz mehr als einjähriger Versuchsdauer ausgeblieben.*"

Anhänger jener Anschauung, daß Thorotrast keine krebserzeugende Wirkung hat, argumentieren ganz besonders gegen die hohen Dosierungen, die in den beschriebenen Tierversuchen angewandt wurden. So zitieren z. B. Fruhling u. Mitarb. aus Verteidigern des Thorotrast den Zahlenvergleich, daß die benutzten Dosierungen von 0,5 bis 5,0 cm² bei einer 150 g schweren weißen Ratte enorm seien im Vergleich zu denen, die in der menschlichen Medizin verwandt worden sind. Diese Mengen entsprechen Dosen von 250—2500 cm³ bei einem 75 kg schweren Menschen, obwohl man doch im allgemeinen Dosen benutzt hat, die sich zwischen 10 und 100 cm³ im Maximum 200 cm³ bewegt haben.

„Die Verstreuung von Thorotrast auf eine riesige Fläche des gesamten reticuloendothelialen Apparates ist nicht gleichzusetzen mit der lokalen Massierung von Thorotrast", sagt Löhr (1939) in seiner Arbeit über Thorotrastschäden und fragt sich, wo denn die Krebskranken unter den Tausenden von Hepatolienographierten seien? Ihm sei (1939) noch kein einziger Thorotrasttumorfall bekannt geworden. Nun, die Antwort auf diese Feststellung ließ nicht allzu lange auf sich warten. K. H. Bauer warnte 1943 — also nur 4 Jahre später — vor möglichen Thorotrasttumoren beim Menschen und schätzte die Latenzzeit auf 12—18 Jahre. Das nächste Kapitel wird zeigen, in welcher Weise diese Vorhersage eingetreten ist.

2. Der Thorotrasttumor beim Menschen

Trotz der im Tierversuch durch die klassischen Experimente von Roussy u. Guérin nachgewiesenen cancerogenen Eigenschaften wurde das Thorotrast noch Jahre später von verschiedenen Autoren wegen seiner augenfälligen Vorteile zur Applikation beim Menschen empfohlen. Wie eingangs bereits erwähnt, ist dieses merkwürdige Verhalten nur dadurch zu erklären, daß in großen Nachuntersuchungsreihen amerikanischer Autoren (Benassi 1939, Yater u. Mitarb. 1943) trotz 10jähriger Beobachtungsdauer keine Tumorbildung nachgewiesen werden konnte.

Betrachten wir zunächst einmal die Publikationen, die sich mit Thorotrasttumoren beim Menschen befassen, so werden in der graphischen Darstellung Zunahmen solcher Beobachtungen seit der Erstbeschreibung 1947 durch MACMAHON u. Mitarb. erkennbar.

Wir überschauen vom Jahre 1947 bis einschließlich 1961 insgesamt 76 publizierte Thorotrasttumorfälle ohne Leukämien und ohne die sog. Thorotrastome. Die Masse der Veröffentlichungen fällt in die Jahre 1956—1961. Für die Zukunft ist der weitere Trend natürlich aus einer solchen Darstellung (Abb. 15) nicht abzulesen; sie wird sich erst später durch die Darstellung der einzelnen Latenzzeiten (Abb. 16) in etwa festlegen lassen. Zur Kritik solcher Erörterungen muß jedoch folgendes gesagt werden:

Tabelle 7. *Publizierte Thorotrasttumoren*

Thorotrastapplikation	Zahl der Fälle		Tumorlatenzzeit (abgerundet) Jahre
1. intraarteriell		*33*	
Carotisangiographie	15		16
Femoralisangiographie	18		16
2. intravenös		*14*	
Hepatolienographie	14		18
3. intrakavitär		*27*	
Pyelographie	10		19
Kieferhöhlendarstellung	7		14
Mammographie	2		15
Bronchialfistelfüllung	2		12
Salpingographie	2		22
Vesiculographie	1		14
Cöcalfistelfüllung	1		17
Bronchographie	1		18
Tränensackdarstellung	1		35
4. ungenaue Angaben	2	2	—
Insgesamt		*76**	

* rund 17 Jahre Durchschnittslatenzzeit.

1. Es sind bei weitem nicht alle Thorotrasttumorfälle publiziert worden. Es liegt hier also nur ein ausgewähltes Material vor.

2. Die Liste der publizierten Fälle kann nicht lückenlos sein, da besonders in Spezialfächern publizierte Tumoren unserer Erfassung entgangen sein können (Neurochirurgie, Oto-Rhino-Laryngologie, Odontologie usw.).

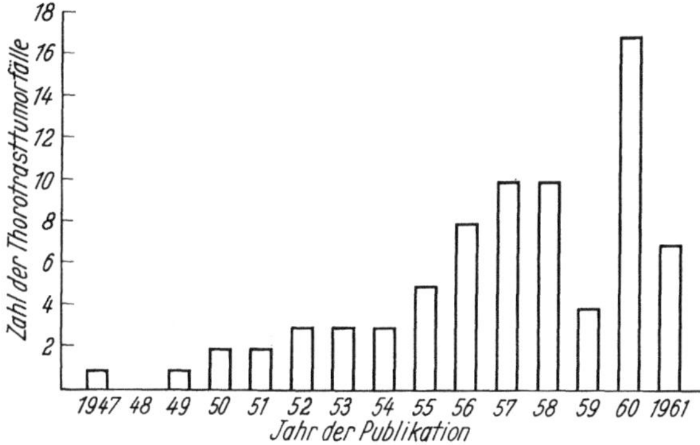

Abb. 15. Zunahme der Publikationen über Thorotrasttumoren

Die ungleichmäßige Gestaltung unserer Abb. 15 erklärt, warum keine gleichmäßige Zunahme der Publikationen zu erwarten ist, da sich ja auch das Ausgangsmaterial und damit das Erstauftreten der Tumoren über einen mehr als zehnjährigen Zeitraum erstreckt. Immerhin ist es interessant, den Kurvenverlauf der Latenzzeiten zu untersuchen.

Die Kurve stellt praktisch eine binomische Verteilung dar. Die Extremwerte 3 und 35 Jahre fallen als weite Streuung aus dieser Verteilung etwas heraus.

Ansonsten gruppiert sich das Gros der Tumoren um eine Latenz zwischen 12 und 24 Jahren.

Betrachten wir jetzt die Verteilung nach der von K. H. Bauer prophezeiten Latenzzeit, so ergibt sich folgendes Schema:

Tabelle 8. *Tumorlatenzzeit*

unter 12 Jahren	8	= 68
12 bis 18 Jahre	36	
über 18 Jahren	24	
	7	unvollständige Angaben

Wir sehen demnach, daß die untere Grenze durch die Vorhersage mit einer hohen statistischen Wahrscheinlichkeit getroffen worden ist, während die obere Grenze der Latenzzeit eher um einige Jahre höher zu liegen scheint. Hier ist kritisch zu vermerken, daß wir natürlich noch mitten in der Beobachtung stehen und die Zahl der Fälle mit sehr langer Latenzzeit sicher noch zunehmen wird.

Die bisherigen Publikationen ergeben übrigens eine Durchschnittslatenzzeit für die Thorotrasttumoren von

17,05 Jahren.

Aufgegliedert nach der Applikationsart des Thorotrastes ergeben sich folgende Latenzzeiten:

Tabelle 9. *Tumorlatenzzeit*

nach intravenöser Applikation	16	18,3 Jahre
nach intraarterieller Applikation	24	15,1 Jahre
nach intrakavitärer Applikation	23	18,1 Jahre
	12	ungenaue Angaben

Aus dieser Aufstellung ergibt sich, daß intravenöse und intrakavitäre Applikation etwa gleiche Latenzzeit aufweisen bis zum Auftreten der ersten Tumoren, daß aber die Latenz nach intraarterieller Anwendung verkürzt ist.

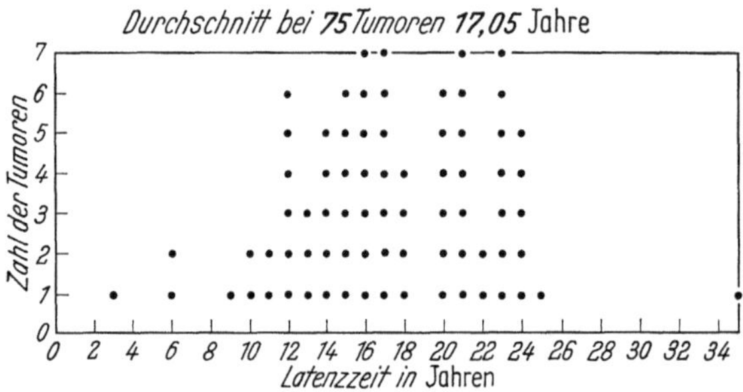

Abb. 16. Publizierte Thorotrasttumoren und Latenzzeit

Zur Klärung dieser Feststellung interessiert zunächst einmal die Tumorlokalisation nach verschiedenen Applikationsformen (s. Tabelle 10).

Wie man der Tabelle 10 entnehmen kann, gibt es für die thorotrastinduzierten Tumoren zwei Hauptlokalisationen: 1. Die Leber nach intravenöser und intraartieller Applikation. 2. Der Injektionsort nach intrakavitärer Anwendung. Die Lokalisation von Tumoren in anderen Organen zählt demgegenüber zu den Seltenheiten und ist außerdem in den meisten der angegebenen Fällen entweder

Tabelle 10

Tumorlokalisation	Applikationsart		
	intravenös	intraarteriell	intrakavitär
Injektionsort		1	25
Leber	11	19	
Milz und Lymphknoten	—	—	—
Lunge	1	2	
Colon	1	—	—
Niere	—	1	—
Niere und Pankreas	—	1	—
Rectum	1	—	—
Generalisiert	1	1	—

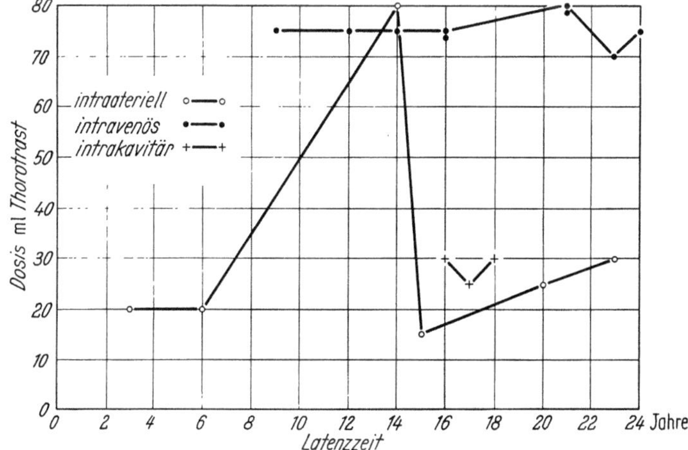

Abb. 17. Beziehung zwischen Dosis + Tumorlatenzzeit bei 18 publizierten Thorotrasttumoren

vom Autor selbst oder doch von anderen Autoren als nicht gesichert hinsichtlich der kausalen Wirkung des Thorotrastes angesehen.

Als Beispiel möchten wir hier im einzelnen anführen:

Im Fall ABRAHAMSON u. Mitarb. ist in den Lungen, in der Umgebung eines multizentrischen Alveolarzellcarcinoms kein Thorotrast nachgewiesen worden. Ein echter Zusammenhang ist demnach fraglich.

Bei HACKENTHAL ist die nachgewiesene Thoriumdioxydmenge sehr gering, so daß ein Zusammenhang auch hier nicht gesichert erscheint.

Im Falle von BUDIN u. Mitarb. ist das Coloncarcinom zwar in der Nähe von Thorotrastablagerungen in Milz und parapankreatischen Lymphknoten; das Kontrastmittel konnte aber nicht im Tumor nachgewiesen werden.

WUKETICH u. Mitarb. sind selbst sehr skeptisch hinsichtlich der Thorotrastgenese eines Doppelcarcinoms (Pankreaskopfcarcinom und Hypernephrom) und berufen sich lediglich auf die Nähe von Thorotrastablagerungen.

Auch einige Fälle von Lebertumoren sind vereinzelt angezweifelt worden, da teilweise zusätzliche andere Schädigungen schon vorausgingen (HEITMANN: Echinococcuscysten; MACMAHON: schwere Leberschädigung mit hochgradiger Narbenbildung bei syphilitischem Gumma; MATTHES: Echinococcuscyste). HIERONYMI bezweifelt übrigens auch die Fälle von LUDIN, TESLUK u. NORDIN, FRUHLING u. Mitarb. und HORTA DA SILVA: Hier handele es sich um hyperplastische, endotheliale Wucherungen, die zwar nach Thorotrast besonders in Leber und Milz auftreten, jedoch nicht die Bedingungen eines malignen Tumors erfüllten.

Hinzu kommt noch, daß die beiden Extremfälle hinsichtlich der Latenzzeit, die Beobachtung von RUDOLPHI mit einem Unterlidcarcinom 35 Jahre nach Thoriumapplikation und die Beobachtung von HORTA (zweiter Fall), bei welcher 3 Jahre und 2 Monate nach Carotisangiographie wegen Meningeom ein spindelzelliges, angiomatöses Sarkom auftrat, ebenfalls angezweifelt werden. Für den Fall RUDOLPHI wird außerdem ins Feld geführt, daß hier Thorium an ebenfalls nicht indifferentes Paraffin gebunden gewesen sei.

Tabelle 11. *Histologie der publizierten Thorotrasttumoren*

Endothelsarkom	—	14
Lebersarkom	—	2
primäres Lebercarcinom	7	—
Gallengangscarcinom	10	—

Tabelle 12

	Carcinom	Sarkom
Lunge	6	—
Niere	6	2
Ovar	2	—
Mamma	3	—
Kieferhöhle	6	—
Lid	1	—
Tränendrüsengang	1	—
Samenblase	1	—
Glandula submaxillaris	—	fibröser Tumor
Colon	1	—
Pankreas	1	—
Rectum	1	—
Milz	1	Brill-Symmers
Generalisiert	2	—
	31	4
Leber	17	16
Gesamt	48 8 ungenaue Angaben	20

Damit kämen wir zu einem weiteren Punkt unserer Betrachtung, nämlich zur Frage nach der Histologie der mitgeteilten Thorotrasttumoren, zumal hier auf eine Bemerkung von GROSSIORD aufmerksam gemacht werden muß. Er behauptet, daß nur die angioplastischen Thorotrastgeschwülste als echte Tumoren durch das Kontrastmittel anzusprechen seien.

Diese Aufstellung (Tabelle 11 und 12) widerlegt die Behauptung von GROSSIORD. Es ist kaum zu leugnen, daß die Mehrzahl der am Ort der Injektion entstandenen Thorotrasttumoren, und zwar im wesentlichen die intrakavitär applizierten Fälle, Carcinomen entsprechen (Beispiel: Nierenbecken, Kieferhöhle, Bronchialbaum usw.). In der Leber halten sich sarkomatöse und carcinomatöse Tumoren mit 16 bzw. 17 Fällen in etwa die Waage. Ihre Aufteilung nach Applikationsart ergibt folgendes Bild:

Tabelle 13

Lebersarkom		Lebercarcinom
6	intravenös	8
8	intraarteriell	7

Ein Zusammenhang zwischen Applikationsart und Histologie ist demnach kaum anzunehmen.

Bisher läßt sich also sagen, daß die Thorotrasttumoren eine ganz bestimmte Latenzzeit haben, die in weiten Grenzen zwischen 12 und 24 Jahren variiert. Die Histologie der Tumoren hängt bei den intrakavitären Injektionen vom Applikationsort ab und ergibt vorwiegend Carcinome, soweit epitheliales Gewebe den Untergrund der Tumoren bildet. Für die Leber, die am Tumorwachstum relativ am stärksten beteiligt ist, hatte die Applikation ob intravenös oder intraarteriell keinen Einfluß. Da es sich beim cancerogenen Agens immer um den gleichen Stoff handelte, der sich allerdings hinsichtlich seiner augenblicklichen physikalisch-chemischen Gegebenheiten strahlenmäßig different verhalten kann, ist die nächste und zwar in unserem Rahmen bedeutsamste Frage die nach dem Zusammenhang zwischen Dosis und Latenzzeit.

Hier versagt allerdings das große Experiment am Menschen hinsichtlich der notwendigen Angaben weitgehend. Nach 20 und mehr Jahren wissen die Patienten zwar noch, in welchem Jahr sie untersucht worden sind, selten aber läßt sich die damals applizierte Dosis in Erfahrung bringen. Das heißt, daß wir aus all den 76 publizierten Fällen nur von insgesamt 18 Fällen Dosisangaben haben. Die Zahl ist also im Hinblick auf die Gesamtziffer der Fälle gerade $^1/_4$ und deshalb statistisch in signifikanter Weise nicht verwertbar. Wir bringen deshalb graphisch diese 18 Fälle in ihrem Verhältnis zwischen Dosis und Latenzzeit und unterteilen gleichzeitig nach der jeweiligen Applikationsart (Abb. 17).

Betrachten wir zunächst die intravenös applizierten Thorotrastfälle. Dabei zeigte sich, daß im Durchschnitt die Gesamtdosis zwischen 70 und 80 cm^3 für die Hepatolienographie war. Die Latenzzeiten verteilen sich hier völlig ungleichmäßig über einen Zeitraum von 9—24 Jahren.

Nach intraarterieller Injektion (zwischen 20 und 30 cm^3, ein Fall mit 80 cm^3) verteilen sich die Latenzzeiten zwischen 3 und 24 Jahren, wobei dem 3-Jahresfall 20 cm^3 Thorotrast entsprechen und dem 80 cm^3-Fall eine Latenzzeit von 14 Jahren zukommt. Eine Dosisabhängigkeit ist also hier nicht zu entnehmen.

Lediglich die Angaben der Dosis bei intrakavitärer Applikation (nur drei Fälle) gruppieren sich bei etwa 30 cm^3 zwischen 16 und 18 Jahren.

Zusammenfassend läßt sich also leider zu unserem Problem aus der menschlichen Thorotrastpathologie nicht eindeutig Stellung nehmen. Eine Dosiseffektkurve ist auf Grund dieser dürftigen Angaben nicht möglich.

3. Quantitative Beziehungen beim Thorotrastkrebs

Aus den bisher geschilderten Tierversuchen und den Beobachtungen am Menschen geht zwar hervor, daß man eine Dosis-Wirkungskonstanz fordert, der Beweis hierfür aber noch aussteht. Der „klassische“ Versuch, über das quantitative Geschehen Aufschluß zu erlangen, wurde von Oberling und Guérin schon kurz nach Beginn ihrer Thorotrastexperimente unternommen und zeigte zweifellos eine Abhängigkeit der Tumorhäufigkeit von der applizierten Menge. Im großangelegten Versuch wurden diese Ergebnisse bisher jedoch noch nie auf die Gültigkeit jener quantitativen Beziehungen überprüft.

Dabei bietet sich im Vergleich zu anderem radioaktivem Material gerade das Thorotrast als Versuchssubstanz mit einigen Vorteilen an. Obwohl jedoch der Thorotrastnachweis einfach und durch verschiedene Untersuchungsmethoden zu erbringen ist, gibt es eine Schwierigkeit gerade im Hinblick auf quantitative Aussagen, die einer besonderen Erwähnung bedarf. Wir meinen damit die Bestimmung der Bestrahlungsdosis im Gewebe. Wir haben eingehend die verschiedenen Methoden dargelegt, die zur Bestimmung der im Gewebe wirksam werdenden Strahlungsmenge führen und konnten auf die besonderen Schwierigkeiten hinweisen.

Die Meinungen einzelner Autoren differieren bei den Thorotrastbestrahlungsdosen in Leber und Milz beispielsweise um 1—2 Zehnerstellen! Besonders eingehend mit diesen Problemen haben sich Baserga und Looney beschäftigt. Die Fragestellung läßt sich gerade im Hinblick auf die Thorotrastablagerungen im

Tabelle 14. *Thorotrasttumoren beim Menschen*

Nr.	Jahr	Autor	Geschlecht	Alter	Applikationsart	Dosis cm³	Latenz Jahre	Ort	Histologie
1	1947	MacMahon	♀	70	Hepatolienographie	75	12	Leber	Endothelzellsarkom
2	1949	Zollinger	♂	64	Pyelographie	30	16	Nierenbecken	Spindelzellsarkom
3	1950	Abrahamson	—	—	Hepatolienographie	75	16	Lunge	Alveolarzellencarcinom
4	1950	Austoni	♂	47	Mammographie	10	12	Mamma	Carcinom
5	1951	Rudolphi	♂	51	Dakryocystographie		35	Unterlid	Carcinom
6	1951	Thomas	—	—	Hepatolienographie		9	Leber	Gallengangscarcinom
7	1952	Vögtlin	♂	47	Bronchographie	30	18	Lunge	Plattenepithelcarcinom
8	1952	Hofer	♀	64	Kieferhöhlenfüllung		10	Kieferhöhle	Plattenepithelcarcinom
9	1952	Struppler	♀	37	Carotisangiographie		23	Hals	ohne Histologie
10	1953	Makart	♀	30	Carotisangiographie		6	Gl. submacillaris	Fibröser Tumor
11	1953	da Silva Horta	♀	—	Carotisangiographie	20	3	Leber	Endothelzellsarkom
12	1953	Ludin	♀	63	Hepatolienographie	75	14	Leber und Milz	Hämangio-Endotheliomatose
13	1954	Matthes	♀	53	Hepatolienographie		21	Leber	Gallengangscarcinom
14	1954	Heitmann	♀	39	Hepatolienographie		20	Gallengang	Adenocarcinom
15	1954	Plenge	♀	54	Carotisangiographie	20	6	Hals	Fibrosarkom
16	1955	Tesluk	♂	54	Carotisangiographie		14	Leber	Hämangioendotheliom
17	1955	Fruhling	♂	49	Femoral-Arteriographie		12	Generalisiert	Endotheliales, angioplastisches Sarkom
18	1955	Scheibe	♀	60	Cöcalfistelfüllung	24	17	Peritoneal	Sarkomatöses, peritoneales Sarkom
19	1955	Gros	♂	36	Kieferhöhlenfüllung		17	Kieferhöhle	Malpighisches Epitheliom
20	1955	Lauche	—	—	Arteriographie		12	Leber	Leberzellcarcinom
21	1956	Roberts	♀	45	Arteriographie		17	D. hepaticus	Gallengangscarcinom
22	1956	Grossiord	♂	54	Femoralarteriographie	80	21	Leber	Cirrhose mit Adenocarcinom
23	1956	Matthes	♂	46	Hepatolienographie		23	Leber	Gallengangscarcinom
24	1956	da Silva Horta	♂	46	Arteriographie		22	Leber	Malignes Hämangioendotheliom
25	1956	Caroli	♂	58	Arteriographie		24	Leber	Maligne Hämangioretikulose
26	1956	Hackenthal	♂	75	Arteriographie		16	Lunge	Anaplastisches bronchogenes Carcinom
27	1956	Boemcke	♂	75	Pyelographie		—	Nierenbecken	Teils Adeno-, teils Plattenepithelcarcinom
28	1956	Budin	♂	43	Mammographie		17	Mamma	Carcinom
29	1957	Budin	♀	65	Hepatolienographie		16	Colon	Carcinom
30	1957	Federlin	♂	37	Carotisangiographie		13	Leber	Primäres Leberzellcarcinom

31	1957	FEDERLIN	♂	67	Carotisangiographie		15	Rectum	Adenocarcinom des Rectum mit Lebermetastasen
32	1957	FEDERLIN	♀	45	Salpingographie		23	Ovar	Carcinoma adenoides
33	1957	BATZENSCHLAGER	♂	58	Arteriographie	—	11	Leber	Leberzellsarkom
34	1957	ROTH	♂	38	Bronchusfistelfüllung	—	13	Bronchus	Bronchialcarcinom
35	1957	WUKETICH	♂	70	Arteriographie	—	13	Pankreas/Niere	Pankreascarcinom, Hyper-nephrom
36	1957	WEISER	—	—	Lungenfistelfüllung	—	12	Bronchus	Bronchialcarcinom
37	1957	JAKOB	♀	49	Pyelographie	—	23	Niere	Sarkom und Carcinom
38	1957	OKINAKA	♀	40	—	—	11	Leber	Gallengangscarcinom
39	1958	VERHAAK	♀	43	Pyelographie	—	21	Niere	Adenocarcinom
40	1958	VERHAAK	♀	44	Pyelographie	—	23	Niere	Carcinoma in situ
41	1958	HIERONYMI	♂	49	Arteriographie	—	15	Leber	Malignes Hämangioendo-theliom
42	1958	HIERONYMI	♂	61	Arteriographie	—	16	Leber	Gallengangscarcinom
43	1958	GELZER	♂	68	Urethro-Vesiculographie		14	Samenblase	Carcinom
44	1958	NIELSEN	♂	43	Hepatolienographie	—	24	Lunge	Adenocarcinom, Bronchus
45	1958	NIELSEN	♀	66	Pyelographie	—	22	Niere	Hypernephroides Nieren-carcinom
46	1958	GRAMPA	♂	61	Hepatolienographie	75	24	Leber	Endothelzellsarkom
47	1958	MORGAN	♀	48	Hepatolienographie	—	24	Leber	Leberzellcarcinom
48	1958	WEYENETH	♀	68	Pyelographie	—	21	Nierenbecken	Carcinom
49	1959	WERTHEMANN	♂	57	Arteriographie	—	20	Leber	Leberzellcarcinom
50	1959	ROSENBAUM	♂	50	Arteriographie	80	14	Leber	Hämangiosarkom
51	1959	GARDNER	♀	65	Carotisangiographie	—	15	Milz/Lymphknoten	Großfolliculäres Lympho-blastom
52	1959	GARDNER	♀	47	Carotisangiographie	—	24	Leber	Gallengangscarcinom
53	1960	LOONEY	♂	52	Carotisangiographie	—	23	Leber	Hämangioendotheliom
54	1960	LOONEY	♀	43	Carotisangiographie	—	17	Leber	Mesodermaler Lebertumor
55	1960	PERKINS	♂	45	Arteriographie	—	18	Leber	Hämangiosarkom der Leber
56	1960	FRIEDRICH	♀	55	Carotisangiographie	24	20	Niere, Hypophyse	Hypernephrom, Hypophysen-adenom
57	1960	KRÜCKEMEYER	♀	45	Pyelographie	—	23	Nierenbecken	Carcinom
58	1960	GROS	♂	49	Arteriographie	—	12	Leber	Endothelioangiosarkom
59	1960	STEMMERMANN	♂	58	Arteriographie	—	20	Leber	Gallengangscarcinom
60	1960	STEMMERMANN	♀	56	Arteriographie	—	20	Leber	Gallengangscarcinom
61	1960	KLIGERMAN	♀	32	Kieferhöhlenfüllung	—	18	Kieferhöhle	Adenocarcinom
62	1960	KLIGERMAN	♂	39	Kieferhöhlenfüllung	—	21	Kieferhöhle	Plattenepithelcarcinom
63	1960	KLIGERMAN	♂	70	Kieferhöhlenfüllung	—	10	Kieferhöhle	Schleimbildendes Epitheloid-carcinom

Tabelle 14 (Fortsetzung)

Nr.	Jahr	Autor	Geschlecht	Alter	Applikationsart	Dosis cm³	Latenz Jahre	Ort	Histologie
64	1960	Kilgerman	♀	70	Kieferhöhlenfüllung	—	15	Kieferhöhle	Plattenepithelcarcinom
65	1960	Baserga	♂	37	Hepatolienographie	—	15	Leber	Gallengangscarcinom
66	1960	Catell	♀	48	Salpingographie	—	21	Abdomen	Undifferenziertes Abdominalcarcinom
67	1960	Kohoutek	♂	61	Hepatolienographie	75	16	Leber	Gallengangscarcinom
68	1960	Gros	♀	49	Kieferhöhlenfüllung	—	14	Kieferhöhle	Carcinom
69	1960	Alken	♂	56	Pyelographie	—	23	Niere	Nierencarcinom
70	1961	Schreiner	♂	48	Pyelographie	—	17	Leber	Hämangioendothelio-Sarkom
71	1961	Feine	♂	53	Pyelographie	—	18	Nierenbecken	Carcinom
72	1961	Suckow	♂	39	Hepatolienographie	—	15	Leber	Gallengangscarcinom
73	1961	Nettleship	♂	54	Hepatolienographie	—	16	Leber	Hämangioendotheliom
74	1961	Dahlgren	♂	41	Carotisangiographie	—	20	Hals	Neurofibrosarkom
75	1961	Dahlgren	♂	64	Carotisangiographie	34	21	Leber	Adenocarcinom
76	1961	Batzenschlager	♂	31	Femoralisangiographie beiderseits	—	17	Leber	Hämangioendotheliom

Gewebe und der dort wirksamen Strahlendosis jedoch insofern vereinfachen, als man nach Schubert (1951) bei intern abgelagerten Materialien die Strahlendosis, absorbiert pro Einheit Masse, der Konzentration des Isotops entsprechend festsetzen kann.

Mit diesen Berechnungen geben Thierbach u. Mitarb. die Durchschnittsdosis für die Milz durch Thorotrast mit 1,590 rem pro Woche an und für die Leber mit 100 rem pro Woche. Looney u. Mitarb. fanden Werte von 2,5 rad pro Woche für die Milz und 1,5 rad pro Woche für die Leber.

Damit kommen wir zum wichtigsten Punkt unserer Betrachtung über die bisher veröffentlichten Thorotrasttumoren: Die Strahlendosis in der Milz ist auf die Gewebseinheit berechnet höher als in der Leber. Trotzdem sind sowohl im Tierversuch als auch beim Menschen Milztumoren im Rahmen der Thorotrastkrankheit eine absolute Seltenheit. Diese Feststellung widerspricht der bisherigen Anschauung bei der Strahlenkrebsbildung, bei der die Tumorhäufigkeit von der Strahlendosis abhängen soll. Nach der Treffertheorie (Timoféeff-Ressovsky, Zimmer) soll die krebsauslösende Schädigung der Zelle durch direkte Wirkung der elektromagnetischen Wellen oder Teilchenbestrahlung auf ein sensibles Zellvolumen durch einen einzigen oder mehrere „Treffer" entsprechen.

Dieser Widerspruch soll wegen der grundsätzlichen Bedeutung für die Krebsentstehung durch ionisierende Strahlung zunächst an Hand verschiedener Literaturhinweise eingehend diskutiert werden.

Man findet beispielsweise folgende Dosis-Effekt-Kurven bei anderen Autoren: Für Schilddrüsentumoren bei Ratten, denen eine einzige Injektion von J^{131} verabreicht wurde, ist die Dosis-Effekt-Kurve curvilinear (Mole). Dies bedeutet, daß die Tumorhäufigkeit mit ansteigender Dosis nur bis 10 μC zunimmt, um dann zu fallen, bis bei 40 μC eine Basis wie bei den Kontrolltieren erreicht wird.

Ähnliches sah man bei Mäusen, die Atombombenexplosionen ausgesetzt waren. Die Häufigkeit einiger Neoplasmen (Hepatome) erreichte ein Maximum bei mittleren Dosishöhen („intermediate dose levels"), während andere Tumoren sogar trotz steigender Dosis seltener auftraten (UPTON u. Mitarb.).

Es muß deshalb eine Dosis-Effekt-Kurve für das Thorotrast postuliert werden, in welcher die Leberstrahlendosis vielleicht im Rahmen einer maximalen Reizbeantwortung (dose-response) liegt. Die Milzdosis dürfte dann auf dem absteigenden Ast dieser Kurve verlaufen. Diese Deutung erklärt jedoch nicht jene Tumoren, die durch lokale Anwendung von Thorotrast hervorgerufen worden sind und einer besonders hohen lokalen Strahlungsdichte entsprechen (SUCKOW).

Neben der Dosis-Effekt-Kurve gilt es, zur Erklärung der eigenartigen Organverteilung beim Thorotrastkrebs noch ein weiteres Problem zu diskutieren. Wir meinen damit die Bedeutung der Gewebszerstörung als Vorbedingung zur Entstehung eines Tumors, also auch die strahleninduzierte Geschwulst (MOLE).

Daß Gewebszerstörung bedeutsam für die Pathogenese des strahleninduzierten Hautkrebses ist, wird durch Experimente von GLÜCKSMANN bewiesen und beim Menschen durch die Beobachtung von TELOH u. Mitarb. gestützt. Die Autoren beschreiben Ulcerationen an den Randpartien maligner Tumoren und herabgesetzte Regenerationsvorgänge. Bei Patienten mit Radiumvergiftung meint LISCO, daß eine gewisse und vielleicht kritische Ausdehnung zerstörter Gewebsbezirke zur Auslösung eines Tumors notwendig sei. Dies mag das lange Intervall bei strahlenbedingten Knochentumoren erklären, da sich Läsionen des daruntergelegenen Gewebes nur sehr langsam entwickeln. Schließlich soll in diesem Zusammenhang noch BRUES zitiert werden, wenn dieser Autor sagt: „A visible disorder of tissue architecture and of its vascular supply is universally characteristic of those dosage levels (of radiation) at which cancer is an observed end result."

In der Leber kennt man schwere Veränderungen vor dem Auftreten von Tumoren nach Thorotrast (Fibrose, Cirrhose, syphilitische Gummen, Echinococcus usw. Einschlägige Literaturhinweise siehe im vorangehenden Kapitel!) Der relativ hohe Befall der Leber mit Tumoren könnte hierdurch erklärt werden, weil trotz geringer Raumdosis ein vorgeschädigtes Gewebe zum Geschwulstwachstum induziert wird.

Andererseits muß man aber auch die Milzveränderungen berücksichtigen, die ja bis zur völligen Atrophie beschrieben worden sind. Die Veränderungen sind zwar im allgemeinen nicht so schwerwiegend wie in der Leber, aber doch signifikant (LOONEY; THIERBACH u. Mitarb.; FRUHLING u. Mitarb.; ZOLLINGER u. a.).

Die Tumorentstehung nach Einwirkung verschiedener Noxen, besonders im Bereich der Leber, mit den erwähnten pathologischen Veränderungen vor dem Tumorstadium entspricht der Ansicht K. H. BAUERs über die *Syncarcinogenese*, die später im Zusammenhang mit dem Thorotrastproblem noch erwähnt werden soll.

Ein anderes Problem taucht bei quantitativen Überlegungen auf: Die Berechnung der Strahlendosis. Zwei Faktoren sind hier notwendigerweise zu berücksichtigen:

1. Die Thorotrastverteilung im Gewebe ist unregelmäßig. Große Mengen können sich in der Porta hepatis, subkapsulär in der Milz und in der Leber ansammeln, während die Leberläppchen und die Milzpulpa weitgehend frei sind.

2. Die Reichweite der α-Strahlen von Thorium und seiner Zerfallsprodukte ist mit 83 μ außerordentlich gering. Auf diese Weise werden manche Kerne überhaupt nicht bestrahlt. KEMBER hat gezeigt, daß bei der maximal zulässigen

Dosishöhe des α-Strahlers Americium ein Zellkern nur einmal in 20 Jahren von einem α-Quant getroffen wird. Unter solchen Umständen wird die durchschnittliche Strahlendosis pro Gewebseinheit bedeutungslos, der relative Faktor ist dann vielmehr die Zahl von Zellen, welche besonders gefährdet sind, oder anders ausgedrückt, welche der Bestrahlung ausgesetzt sind. Suckow definiert diese „number of cells at risk" als die Gesamtzellzahl innerhalb der Zone der α-Teilchen, emittiert aus zerfallenden Thoriumatomen. Eine größere Zahl solcher „cells at risk" wird die Wahrscheinlichkeit erhöhen, daß ein empfindliches Zellvolumen einmal oder mehrfach einem „Treffer" ausgesetzt ist. In einem gegebenen Organ wird dies nicht von der Konzentration des Thorium pro Gramm Gewebe abhängen, sondern von der Gesamtmenge Thorium pro Organ. Eine höhere Gewebskonzentration an Thorotrast wird sich in einer größeren Dosis verschwendeter Strahlung bemerkbar machen (Suckow). Dies ist deshalb von besonderem Interesse, weil trotz höherer Thoriumkonzentration in der Milz die Gesamtmenge Thorium in der Leber höher ist als in der Milz.

Diese Betrachtungen gelten natürlich nur für die α-Strahler wie Thorium und seine Zerfallsprodukte und möglicherweise auch für β-Strahler niedriger Energie. Höhere Durchdringungsfähigkeit von β-Teilchen würde durch eine kreuzfeuerähnliche Bestrahlung praktisch einen Zustand hervorrufen ähnlich dem durch γ- oder Röntgenstrahlen. Während bei α-Strahlern die getroffenen Zellen eine hohe Dosis erhalten, bleiben die nicht berührten Zellen — und das sind die meisten! — ohne oder doch nur ohne geringe Strahlenabsorption. Die Tumorhäufigkeit hängt also in solchen Fällen von der Trefferwahrscheinlichkeit ab. Das Problem wird noch komplizierter durch die wechselnde Aufnahmefähigkeit und Empfindlichkeit verschiedener Gewebe gegenüber dem Strahlenschaden. Immerhin ließe sich mit dieser Betrachtungsweise der häufige Leberbefall bei Thorotrastfällen erklären, ohne die bestehenden Theorien über die Linearität der Dosis-Effekt-Kurven bei externer Bestrahlung ungültig zu machen (Burch, zit. v. Suckow).

Die Diskussion der verschiedenen Meinungen zur Erklärung der Thorotrasttumoren führt mitten in die Problematik, die wir in der vorliegenden Arbeit untersuchen wollen. Daß man mit Thorotrast Krebs erzeugen kann, wird auf Grund der bisherigen Literaturangaben kaum jemand mehr anzweifeln. Die offen stehenden Fragen sind jedoch folgende:

1. Nach welchen Gesetzmäßigkeiten verläuft diese Tumorinduktion durch Thorotrast? Gewebsverteilung? Dosisabhängigkeit?

2. Welche Forderungen ergeben sich aus diesen Versuchen für die bisherigen Anschauungen über die Krebsentstehung auf dem Boden ionisierender Strahlung und für die Thorotrastträger, die in diesen Jahren das Ende der Tumorlatenzzeit erleben?

Die noch ungelösten Thorotrastfragen sind also nicht qualitativer, sondern quantitativer Natur. Die Zahl steht also über dem ausgedehnten Tierversuch, über den wir nun im folgenden Kapitel berichten wollen.

IV. Versuchsaufbau

Entsprechend der eingangs erörterten Fragestellung wird der Versuch in mehrere Gruppen mit verschiedener Thorotrastdosierung eingeteilt.

Der Gesamtversuch umfaßt 500 weiße Wistar-Ratten eines Stammes, in welchem Spontantumoren selten vorkommen. Die Tiere sind zu Versuchsbeginn rund 100 Tage alt und haben ein Durchschnittsgewicht von 160 g. Es werden männliche und weibliche Tiere in etwa gleicher, zahlenmäßiger Verteilung verwandt. Die Ratten sind zu je 10 in Käfigen getrennt untergebracht und werden täglich kontrolliert. Die Ernährung ist einheitlich.

Tiere mit größeren Tumoren werden getötet, alle anderen Ratten werden nach Eintritt des natürlichen Todes seziert. Zur histologischen Untersuchung und quantitativen Auswertung werden Leber und Milz gewogen und in Formol eingelegt, dazu noch Niere und Nebenniere, und von vielen Tieren zusätzlich Lunge, Herz, endokrine Organe und alle Tumoren. Bei jedem Versuchstier mit Verdacht auf Tumorwachstum und in frühen Stadien, praktisch bei allen verendeten Ratten werden Röntgenübersichtsaufnahmen des ganzes Tieres oder einzelner Organe angefertigt.

a) Technik der Röntgenaufnahmen

Halbwellenapparat „Müller DA 100".
Expositionsdaten: 50 kv, 0,08 sec, 70 cm FFA.
Folienloser Film (Doneo).

Besonders auffallende Tumorbildungen werden photographisch registriert. Von einem repräsentativen Querschnitt unserer Versuchstiere werden quantitative Bestimmungen des Thorotrastgehaltes sowohl auf rein chemischem Wege als auch über die Aktivität des deponierten Materials durchgeführt. Die Radioaktivität im Versuchsraum wird mehrfach mit dem Geiger-Müller-Zählrohr kontrolliert und erweist sich während des Versuches als kaum erhöht.

b) Thorotrastverträglichkeit

Im Vorversuch an zehn Ratten ergibt sich, daß die „dosis letalis 50%" bei unseren Ratten für Thorotrast bei 2,5 cm^3 nach intravenöser Applikation liegt. Trotz sehr langsamer Applikation gehen einige der Tiere schon am gleichen Tage ein. Verdünnung des Kontrastmittels zur Hälfte mit physiologischer NaCl-Lösung hat kaum einen günstigeren Effekt. Um aber auf die Dauer mit Dosen arbeiten zu können, die in relativ kurzer Zeit eine recht hohe Tumorausbeute versprechen, haben wir zur Schonung unserer Tiere eine fraktioniert-protrahierte Applikation gewählt. Die 300 Ratten des Hauptversuches erhalten pro Woche $^1/_{50}$ der vorgesehenen Gesamtdosis, so daß die endgültige Thorotrastmenge in knapp 1 Jahr injiziert wird. Auf diese Weise konnten wir Thorotrastdosen erreichen, wie sie bisher noch in keinem anderen Tierversuch erzielt worden sind. Einzelheiten der Dosierung und der thorotrastfreien Kontrollgruppe sind weiter unten angeführt.

Wir haben die intravenöse Thorotrastapplikation aus verschiedenen Gründen anderen Applikationsarten — insbesondere der intraperitonealen Injektion — vorgezogen. Zunächst strebten wir eine Anlehnung unserer Versuchsanordnung an die Methode von Druckrey und Küpfmüller an, welche diese Autoren bei ihren quantitativen Versuchen zur Krebserzeugung mit Buttergelb ausgewählt haben. Dem bekannten Verteilungsmodus des Thorotrastes entsprechend verfolgten wir damit das Ziel, eine möglichst große Thorotrastmenge in der Leber anzulagern. Die zahlreichen Versuche mit intraperitonealer Thorotrastinjektion zeigen zwar auch eine kräftige Abwanderung des Kontrastmittels in Leber und Milz, andererseits aber so hohe Konzentrationen am Applikationsort, daß man eine größere Anzahl von Lebertumoren kaum erwarten durfte. Schließlich fehlt ein Vergleich dieser Applikationsform in der menschlichen Thorotrastpathologie, da es hier praktisch kaum Beispiele einer intraperitonealen Applikation dieser Substanz gibt. Die intraarterielle Thorotrastapplikation an der Ratte ist durch das enge Kaliber der Arterien zu schwierig und routinemäßig nicht durchführbar.

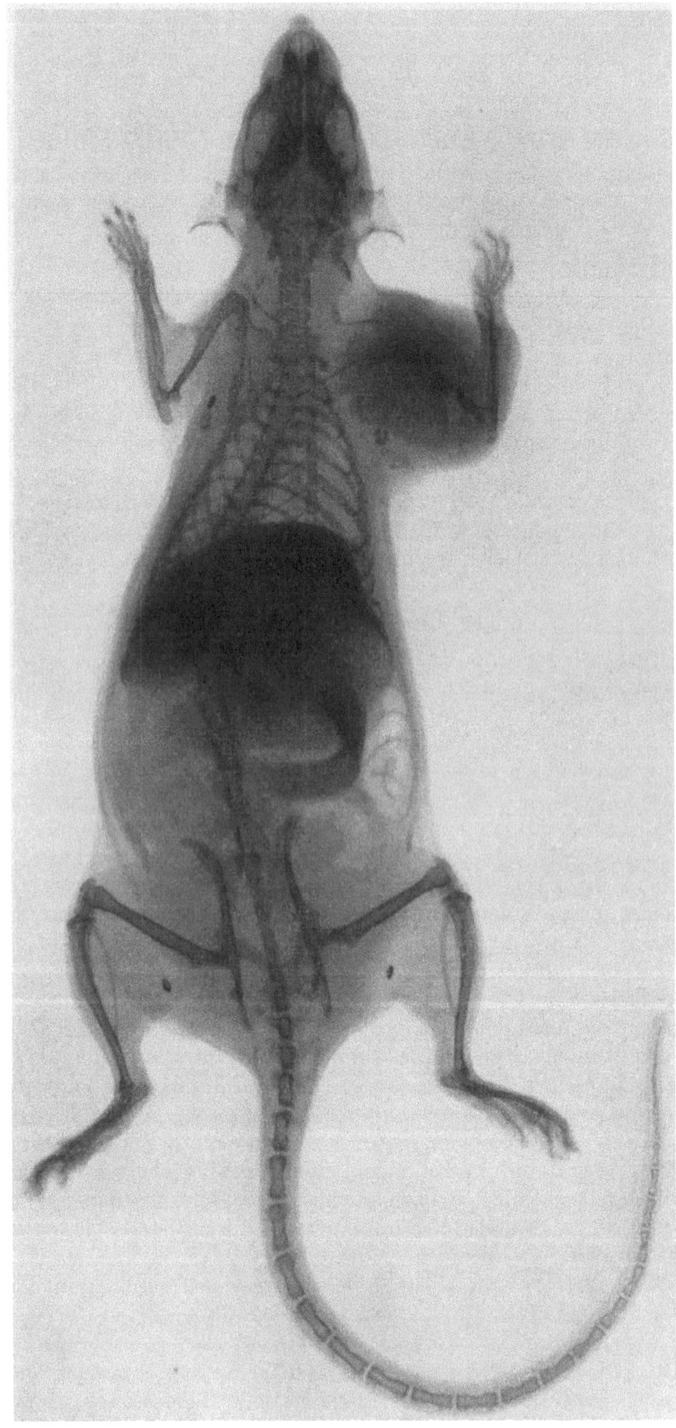

Abb. 18. Thorotrastratte I 5a. 1000 mg ThO_2. Osteosarkom linker Humerus. Latenzzeit 2 Jahre. Thorotrast in Leber, Milz und Lymphknoten. Röntgenaufnahme natürliche Größe

Die intravenöse Injektionstechnik eigneten wir uns in kurzer Zeit an, und zwar benutzten wir im Wechsel die vier Schwanzvenen und veränderten auch laufend die Höhe der Einstichstelle, um eine stärkere Traumatisierung einer Vene zu vermeiden.

Als Komplikation unserer Injektionstechnik erleben wir bei etwa 20 Ratten unvollständige Schwanznekrosen durch paravasal injiziertes Kontrastmittel. Eigenartigerweise treten diese Störungen praktisch nur in den Gruppen mit der niedrigeren Thorotrastdosierung auf, ohne daß wir eine Erklärung hierfür geben können. Die Nekrosen infolge venöser Drosselung nehmen nie einen bösartigen Verlauf. Innerhalb von etwa 10 Tagen stößt sich das nekrotische Schwanzstück von selbst ab. In einzelnen Fällen helfen wir der Demarkation durch eine Fadenligatur nach.

c) Applizierte Thorotrastmengen

Zunächst seien die Thorotrastmengen für die einzelnen Tiergruppen einzeln aufgeführt:

60 Ratten Gruppe 1 0,1 cm^3 Thorotrast = 25 mg ThO_2
60 Ratten Gruppe 2 0,2 cm^3 Thorotrast = 50 mg ThO_2
60 Ratten Gruppe 3 1,0 cm^3 Thorotrast = 250 mg ThO_2
60 Ratten Gruppe 4 2,0 cm^3 Thorotrast = 500 mg ThO_2
60 Ratten Gruppe 5 4,0 cm^3 Thorotrast = 1000 mg ThO_2

Die Thorotrastmengen der einzelnen Gruppen entsprechen demnach angenähert einer geometrischen Reihe. Die ursprünglich vorgesehene Höchstdosis von 10,0 cm^3 Thorotrast = 2500 mg ThO_2 erweist sich leider als zu toxisch und muß zugunsten einer weniger hohen Dosierung aufgegeben werden.

Die Umrechnung dieser Thorotrastdosen auf das Körpergewicht der im Durchschnitt nach Versuchsbeginn etwa 200 g schweren Tiere ergibt folgende Werte:

Gruppe 1 0,025 g ThO_2 ≙ 0,125 g ThO_2/kg KG Ratte
Gruppe 2 0,050 g ThO_2 ≙ 0,250 g ThO_2/kg KG Ratte
Gruppe 3 0,250 g ThO_2 ≙ 1,250 g ThO_2/kg KG Ratte
Gruppe 4 0,500 g ThO_2 ≙ 2,500 g ThO_2/kg KG Ratte
Gruppe 5 1,000 g ThO_2 ≙ 5,000 g ThO_2/kg KG Ratte

Auf die Verhältnisse beim Menschen übertragen errechnet sich die Thorotrastmenge wie folgt:

Gruppe 1 8,75 g ThO_2/kg KG Mensch ≙ 35 cm^3 Thorotrast
Gruppe 2 17,50 g ThO_2/kg KG Mensch ≙ 70 cm^3 Thorotrast
Gruppe 3 87,50 g ThO_2/kg KG Mensch ≙ 350 cm^3 Thorotrast
Gruppe 4 175,00 g ThO_2/kg KG Mensch ≙ 700 cm^3 Thorotrast
Gruppe 5 350,00 g ThO_2/kg KG Mensch ≙ 1400 cm^3 Thorotrast

Wir haben demnach in den beiden ersten Gruppen Thorotrastdosen gewählt, wie man sie im allgemeinen bei der Anwendung als Kontrastmittel beim Patienten antrifft. Die 35 cm^3-Dosis entspricht der Carotis- und Femoralisangiographie sowie den damals gebräuchlichen Dosen für intrakavitäre Applikationen. Zwischen 70 und 80 cm^3 betragen die Thorotrastmengen bei der Hepatolienographie. Die sehr hohen Dosen der Gruppen 3—5 sind in der menschlichen Pathologie bisher nie beobachtet worden.

V. Ergebnisse

1. Thorotrastverteilung in der Ratte

Zunächst ergeben unsere Untersuchungen — wie schon lange bekannt — eine rasche Verteilung des Thorotrastes in das RES. Bereits 30 min nach Injektion kann man Thorotrastansammlungen in Leber und Milz beobachten.

Schon zu Beginn der Thorotrastära hat man sich eingehend mit der zeitlichen Verteilung dieser Substanz in den einzelnen Organen auseinandergesetzt (Literatur siehe bei KADRNKA). Verwertbare Thorotrastansammlungen hat man schon nach etwa 30 min erhalten. Bei der Hepatolienographie erhielt man allerdings die besten Aufnahmen meist 1 oder 2 Tage nach der Injektion.

Wir haben versucht, diesen Verteilungsmodus mittels Röntgenkinematographie etwas näher zu untersuchen. Am 2 kg schweren Kaninchen wird die rechte Femoralvene freigelegt und ein dünner Polyäthylenkatheter bis zur V. cava vorgeführt. Anschließend werden 5 cm³ Thorotrast unter mäßigem Druck injiziert.

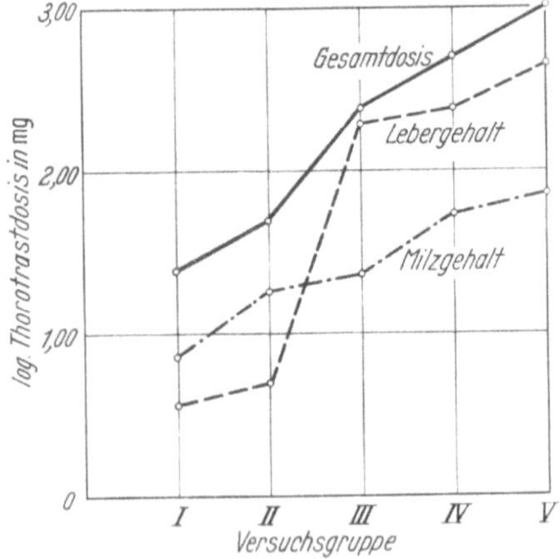

Abb. 19. Thorotrastverteilung in der Ratte nach intravenöser Applikation. 300 Tiere. Aufteilung in fünf Gruppen mit verschiedener Dosis: 25, 50, 250, 500 und 1000 mg ThO_2 (Gruppe I—V). Chemische bzw. strahlenphysikalische Thoriumbestimmung bei insgesamt 60 Tieren. Durchschnittswerte!

Die Thorotrastverteilung wird kinematographisch registriert und zwar mit folgender Apparatur:

Neun-Zoll-Bildverstärker mit Arriflex-Kinokamera 35 mm und Fernsehkontrolle. Röntgenuntersuchungsgerät: UGX (CHF Müller). Röntgenapparat: CHF Müller DA 700. Bildfrequenz 16/sec. Film: Gevapan 36.

Die Auswertung des Filmes zeigt eine vorübergehende schwache Kontrastgebung der Nieren schon während der Injektion, die etwa 30 sec dauert. Die Leber tritt erstmals deutlich 2 min post inj. als dichter Schatten auf und hebt sich deutlich gegenüber geblähten Darmschlingen bzw. Magen ab. Nach etwa 2 Std ist erstmals auch die Milz zu differenzieren. Auffallend ist der dichte Nierenschatten rechts. Mehrere Kontrollaufnahmen, die im Stundenrhythmus durchgeführt werden, zeigen ein gewisses Kontrastmaximum von Leber und Milz etwa 10 Std nach der Thorotrastapplikation.

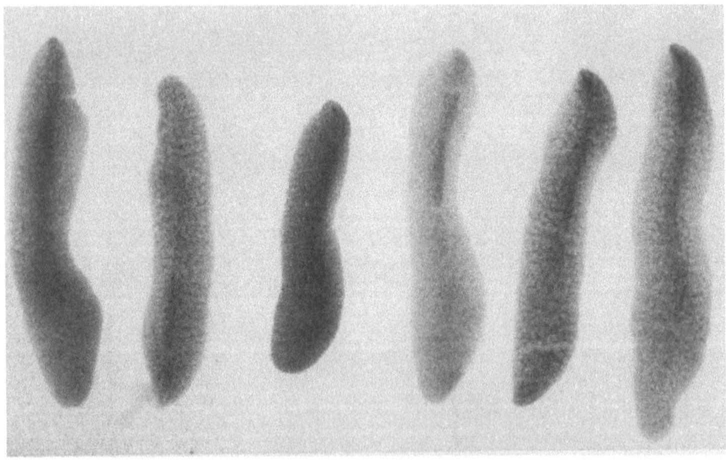

Abb. 20. Demonstration der individuellen Schwankungen bei der Thorotrastverteilung nach intravenöser Injektion: Röntgenaufnahmen von 6 Milzpräparaten nach Splenektomie. Versuchs-Gruppe IV 3a. Injektion von 250 mg ThO_2 als Einzeldosis intravenös. 8 Wochen später Splenektomie. Wechselnde Thorotrastmengen, kenntlich an der verschiedenen Schattengebung der einzelnen Milzpräparate. Die kleinste Milz zeigt — wie zu erwarten — die größte Thorotrastdichte

Der Versuch zeigt demnach, daß es vieler Kreislaufpassagen bedarf, bis die Thorotrastteilchen sich im feinen Reticuloendothel von Leber und Milz und nicht zuletzt auch im Knochenmark wie in einem Sieb ablagern und auf diese Weise eine immer stärkere Kontrastdichte hervorrufen. Die Beteiligung des Knochenmarks ist durch die intensivere Schattengebung besonders der Rippen nachzuweisen.

Röntgenologisch ändert sich hieran auch nach vielen Wochen oder Monaten wenig. Die Thorotrastdepots in Leber und Milz werden im Laufe der Zeit dichter, körniger, das Thorotrast scheint sich enger zusammenzulagern. Periportale Lymphknoten treten durch Thorotrasteinlagerung deutlich hervor. Im Skelet ist das Thorotrast kaum nachweisbar und macht sich erst durch die Entstehung von Knochentumoren indirekt bemerkbar. Auffallend ist bei niedrigen Thorotrastdosen eine relativ deutliche Milzzeichnung, wohingegen die Schattengebung in der Leber eher zurücktritt. Durch höhere Thorotrastmengen wird allerdings der Leberschatten besonders hervorgehoben. Bei sehr hohen Thorotrastmengen kommt es zu Ablagerungen im gesamten lymphatischen System, insbesondere in beiden Leisten, in den Axillen, im Kieferwinkel und in einem sehr instruktiven Beispiel sogar im lymphatischen Apparat des Darmes.

Diese auf Grund von Röntgenübersichtsaufnahmen natürlich nur grob quantitativ zu erfassenden Thorotrastverteilungen lassen sich durch entsprechende Messungen für Leber und Milz folgendermaßen umreißen:

a) Chemische Analyse bei fünf Tieren

I	1a	Gesamtmenge	25 mg ThO_2	Leber	4,3 mg	Milz	9,1 mg
III	2a	Gesamtmenge	50 mg ThO_2	Leber	10,1 mg	Milz	20,4 mg
III	3a	Gesamtmenge	250 mg ThO_2	Leber	177,0 mg	Milz	16,0 mg
I	4a	Gesamtmenge	500 mg ThO_2	Leber	251,4 mg	Milz	23,5 mg
I	5b	Gesamtmenge	1000 mg ThO_2	Leber	396,4 mg	Milz	14,3 mg

b) Strahlenphysikalische Bestimmung (Szintillationszähler)

I	1b	Gesamtmenge	25 mg ThO_2	Leber	3,8 mg	Milz	7,4 mg
III	2b	Gesamtmenge	50 mg ThO_2	Leber	5,1 mg	Milz	18,3 mg
III	3b	Gesamtmenge	250 mg ThO_2	Leber	194,8 mg	Milz	23,8 mg
III	4b	Gesamtmenge	500 mg ThO_2	Leber	240,7 mg	Milz	54,5 mg
I	5a	Gesamtmenge	1000 mg ThO_2	Leber	440,6 mg	Milz	42,0 mg

In beiden Meßreihen wurden die Organe verascht und dann chemisch bzw. strahlenphysikalisch der ThO_2-Anteil bestimmt. Da die Organe zur histologischen Untersuchung benötigt werden, wird diese Meßreihe ergänzt durch strahlenphysikalische Bestimmungen kleiner Organmengen (1 oder 2 g). Die Ergebnisse, die teilweise in den folgenden Tabellen wiedergegeben sind, lassen jedoch nur Schlüsse auf die gerade getroffene Thorotrastverteilung in dem betreffenden Organstückchen zu und zeigen bei Umrechnung auf das Gesamtorgan zum Teil höhere Dosen als überhaupt eingespritzt wurden. Die Fehlerquelle liegt hier in der ungleichmäßigen Verteilung in Leber und Milz. Man weiß aus den histologischen Untersuchungen, daß sich das Thorotrast mit Vorliebe in den subcapsulären Bezirken von Leber und Milz ansammelt, außerdem in der Nähe der Leberpforte und des Milzhilus. Wird eine solche Ansammlung bei der Gewebsentnahme zur quantitativen Untersuchung getroffen, so resultieren höhere Durchschnittsgewichte für die Gesamtmenge in einem Organ. Umgekehrt kann es passieren, daß Gewebe aus dem Milzsinusgebiet nur wenig Thorotrast enthält und dadurch für die Gesamtmenge in der Milz eine viel zu niedrige Zahl resultiert.

Die Tabelle ist trotzdem aufschlußreich, was das Verhalten der einzelnen Gruppen hinsichtlich des Thorotrastgehaltes im Gewebe angeht (Tabelle 15).

Tabelle 15. *Thorotrastgehalt; strahlenphysikalische Bestimmung kleiner Gewebsproben mit dem Szintillationszähler*

Leber

Nr.	Lebergewicht g	Gewicht der Gewebsprobe g	Imp/min pro Gewebsprobe	ThO_2-Menge pro Gewebsprobe mg	ThO_2-Gehalt der ganzen Leber mg
II 1a	10,5	2,0	72	5,5	28,6
III 2b	12,5	2,0	91	7,0	43,7
II 3b	9,0	2,0	402	30,9	139,5
II 4a	16,5	2,0	571	43,9	359,9
III 5a	13,0	2,0	1079	83,0	539,5

Milz

Nr.	Milzgewicht g	Gewicht der Gewebsprobe g	Imp/min pro Gewebsprobe	ThO_2-Menge pro Gewebsprobe mg	ThO_2-Gehalt der ganzen Milz mg
II 1a	4,6	0,7	18	1,4	9,1
III 2b	1,1	1,1	41	3,1	3,1
II 3b	1,5	1,5	148	11,4	11,4
II 4a	1,0	1,0	191	14,7	14,7
III 5a	1,5	1,5	332	24,8	24,8

Applizierte Gesamtdosis: II 1a 25 mg ThO_2
III 2b 50 mg ThO_2
II 3b 250 mg ThO_2
II 4a 500 mg ThO_2
III 5a 1000 mg ThO_2

Standard: 0,8 ml einer 25%igen Thoriumdioxydlösung (von Heyden) -0-Effekt = 10102 Imp/min.

Zusammenfassend läßt sich — unter der Voraussetzung, daß es keine ins Gewicht fallende Thorotrastausscheidung gibt — aus diesen bisher in der Literatur zweifellos stark vernachlässigten Messungen sagen:

1. Bei niedrigen Thorotrastmengen lagert sich die größte Menge in der Milz ab. Diese wirkt als primäres und wirksamstes Filter für die Kontrastmittelteilchen. Weniger als die Hälfte der in der Milz nachgewiesenen Menge lagert sich in der Leber ab. Der Rest verteilt sich auf das übrige RES, speziell wohl im Skelet (Abb. 19).

2. Bei höheren Thorotrastdosen (über 250 mg ThO_2) kommt es zu einer bevorzugten Ablagerung in der Leber. Die Milzmenge verliert dagegen vollständig an Bedeutung. Die Hälfte des Kontrastmittels liegt jetzt allerdings in Depots außerhalb von Leber und Milz. Ganz in Übereinstimmung mit dem im Kapitel über die Thorotrastverteilung Gesagten läßt sich dabei das Kontrastmittel vorwiegend im Skelet, im lymphatischen System und im Magendarmtrakt nachweisen.

3. Wenn das Produkt $C \cdot t = \text{const.}$ ohne Einschränkung auch für den Bereich der Tumorerzeugung infolge radioaktiver Incorporation Gültigkeit haben soll, dann sind besonders bei niedrigen Thorotrastmengen — infolge der starken Anreicherung — *Milztumoren* zu erwarten und bei höheren Dosen bevorzugt *Lebertumoren*. Die folgenden Kapitel werden zeigen, wann und in welcher Lokalisation sich die Tumoren präsentieren.

Beweis für diese verschiedenartige Thorotrastablagerung ist die Verteilung beim Patienten nach Dosen unter 20 ml und höheren Mengen, wie sie beispielsweise mit 70 bis 80 ml für die Hepatolienographie verabfolgt wurden. Man findet beispielsweise nach einer 20 ml Thorotrast-Arteriographie mit größerem Paravasat meist eine kräftige Milzanfärbung mit dem Kontrastmittel, während sich der Leberschatten röntgenologisch kaum darstellt. Ganz anders jedoch nach Hepatolienographie: Leberschatten und Bauchlymphknoten sind prall mit Thorotrast gefüllt, während die Milzanfärbung zurücktritt.

Nach Berechnung der in Leber und Milz abgelagerten Thoriumdioxydmengen interessiert jetzt die Strahlendosis, welche diesem Verteilungsprinzip des Thorotrastes besonders in Leber und Milz zugrunde liegt.

2. Thorotrast-Strahlendosis

Legt man die Ergebnisse der Arbeit von SCHWAIGER u. a. der Strahlendosisberechnung zugrunde, so darf man 0,1 g Thorium pro Gramm Gewebe mit 3,3 r pro Tag als α-Strahlendosis ansetzen. Diese Dosisangabe entspricht selbstverständlich nur einer Annäherung an die tatsächlichen Verhältnisse; sie berücksichtigt nicht die β- und γ-Strahlung, da diese kaum ein Zehntel der α-Strahlung ausmachen und außerdem nicht die Aktivität der zusätzlich wirksamen Zerfallsprodukte der Thoriumreihe.

Je nach dem Alter des Thoriumpräparates wird man den gefundenen Wert nochmals mit einem Faktor 2 bis 9 multiplizieren müssen. Da sich auch für das von uns benutzte Thorotrast — trotz Rückfragen — das Alter der Substanz nicht eindeutig ermitteln ließ, werden wir in der folgenden Tabelle absichtlich auf eine ins Detail gehende Dosisberechnung verzichten. Wir können nur die *Größenordnung* der Strahlendosis im Gewebe angeben. Grundlage unserer Berechnung ist die vorstehend erläuterte, chemisch bestimmte ThO_2-Menge in Leber und Milz bei einer ausgewählten Versuchsreihe mit steigender Dosis.

Tabelle 16. *Thorotraststrahlendosis im Gewebe*

Tiergruppe	Menge ThO_2 mg	Dosis pro 1 Tag r	Dosis pro 250 Tage r	Dosis pro 500 Tage r	Dosis pro 750 Tage r
		Gesamtdosis			
I 1a	25	0,8	200	400	600
III 2a	50	1,6	400	800	1200
III 3a	250	8,0	2000	4000	6000
I 4a	500	16,0	4000	8000	12000
I 5b	1000	32,0	8000	16000	24000
		Leberdosis			
I 1a	4,3	0,141	35	70	105
III 2a	10,1	0,333	83	166	249
III 3a	177,0	5,841	1460	2920	4380
I 4a	251,4	8,296	2074	4148	6222
I 5b	396,4	13,081	3270	6540	9810
		Milzdosis			
I 1a	0,1	0,300	75	150	225
III 2a	20,4	0,673	168	336	504
III 3a	16,0	0,528	132	264	396
I 4a	23,5	0,775	193	286	579
I 5b	14,3	0,471	117	234	351

Zu ganz ähnlichen Strahlendosen gelangt man bei Anwendung der von THIERBACH u. Mitarb. empfohlenen Berechnung: In 1 g Thorium zerfallen pro Sekunde $4{,}5 \cdot 10^3$ Atome des Ausgangsisotopes Th^{232}. Dadurch werden bei radioaktivem Gleichgewicht pro Gramm Thorium in der Sekunde $4{,}5 \cdot 10^3 \cdot 603 \cdot \cdot 10^{-6} = 2714 \cdot 10^3$ erg frei. Pro Gramm Thorium und Tag ergibt dies 234300 erg. Hieraus ergibt sich für 0,1 g Th/g Gewebe eine tägliche Dosis von 23,5 rad pro Tag. Dieser Wert ist um einen Faktor von rund 8 größer als der von SCHWAIGER u. Mitarb. ermittelte Dosisleistungswert, doch haben diese Autoren die α-Dosisleistung der Zerfallsprodukte absichtlich außer acht gelassen. Da sie für diese Spaltprodukte jedoch einen Faktor 8,5 angeben, kommt es zu einer guten Übereinstimmung der Ergebnisse.

Analog den in der Literatur niedergelegten Beobachtungen besteht auch auf Grund unserer Erfahrungen an excidiertem Thorotrastgewebe von Patienten und in unserem Tierversuch zweifellos eine erhebliche Diverganz zwischen berechneter Dosis und tatsächlich wirksamer Strahlendosis. Die dichte Anlagerung der kleinen Thorotrastkörnchen zu grobscholligen oder grobkörnigen Gebilden lassen sich vornehmlich nach länger zurückliegender Thorotrastapplikation röntgenologisch besonders in den Veränderungen der periportalen Leberlymphknoten nachweisen. Hier wirken die einzelnen Lymphknoten als sehr schattengebende, nahezu homogene Thorotrastdepots und weisen damit auf eine Möglich-

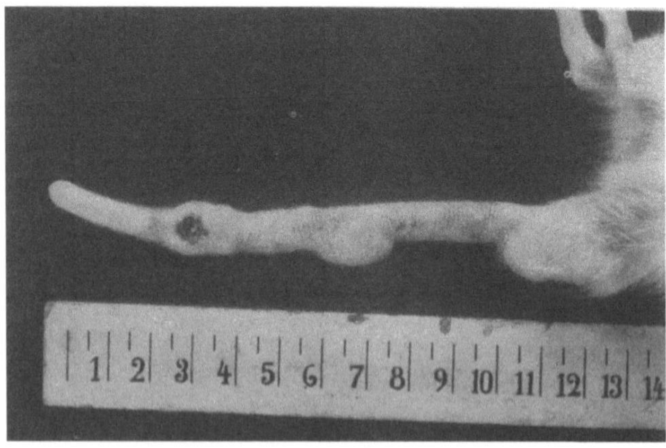

Abb. 21. Versuchs-Gruppe I 4b. Gesamtmenge 500 mg ThO_2, verabreicht in 50 wöchentlichen Einzeldosen. Multiple Schwanztumoren, vornehmlich in der Umgebung der Einstichstellen. Beginn des Tumorwachstums etwa nach $1^1/_2$ Jahren. Man beachte den ulcerösen Zerfall des distalen Tumors

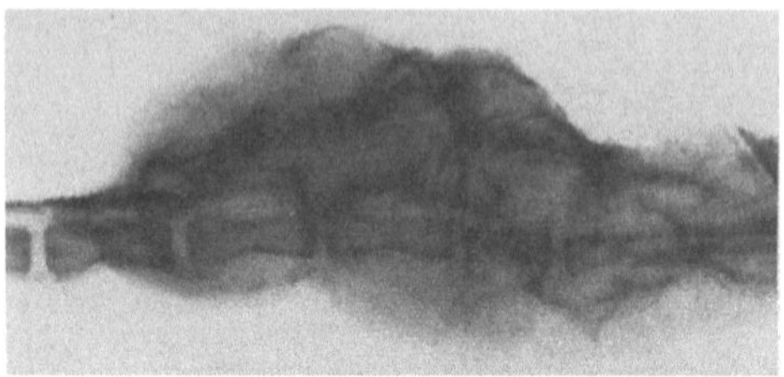

Abb. 22. Röntgendetailaufnahme eines Spindelzellsarkoms des Rattenschwanzes mit Destruktion mehrerer Schwanzwirbel, kolbiger Auftreibung des Schwanzes und deutlich erkennbaren Thorotrastablagerungen entlang der Gefäßscheide nach intravenöser Injektion

keit hin, die wir bereits im ersten Teil der Arbeit erörtert haben, nämlich auf die Selbstabsorption einzelner α-Strahlen aussendender Teilchen dieser radioaktiven Substanz.

Die zentralgelegenen Partikel werden zweifellos durch die peripher liegenden Thoriumkörnchen so abgeschirmt, daß deren Strahlung zu keiner Wirksamkeit im Gewebe kommen kann. Man muß deshalb damit rechnen, daß ein größerer Teil der α-Strahlung aus der Thoriumzerfallsreihe, besonders nach der Umlagerung, biologisch unwirksam bleibt. Damit sind aber auch alle theoretischen Überlegungen ebenso hypothetisch wie jene immer wieder propagierten Oberflächenmessungen. Sie vermitteln praktisch im vorliegenden Falle einer nur sehr kurzstreckig wirksamen Strahlung Annäherungswerte, die sich nur auf die Oberflächenaktivität beziehen und kaum Rückschlüsse auf die Organdosis erlauben.

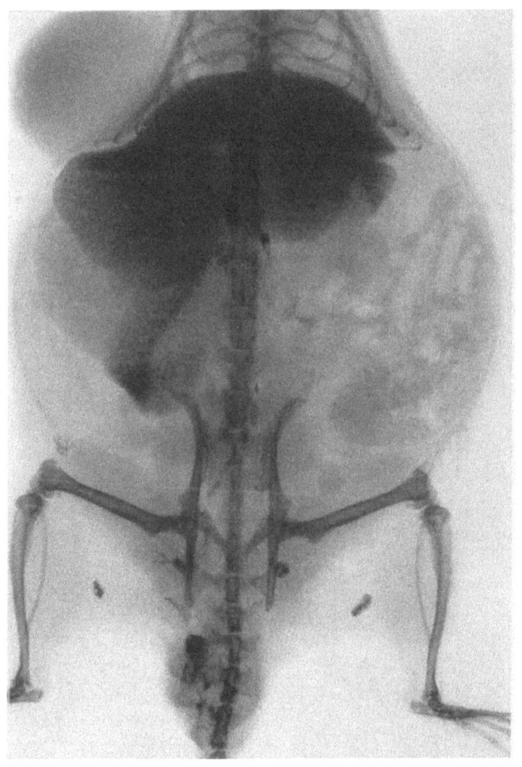

Abb. 23. Versuchs-Gruppe I 2a. Gesamtmenge 500 mg ThO_2. Paravasat Schwanzwurzel

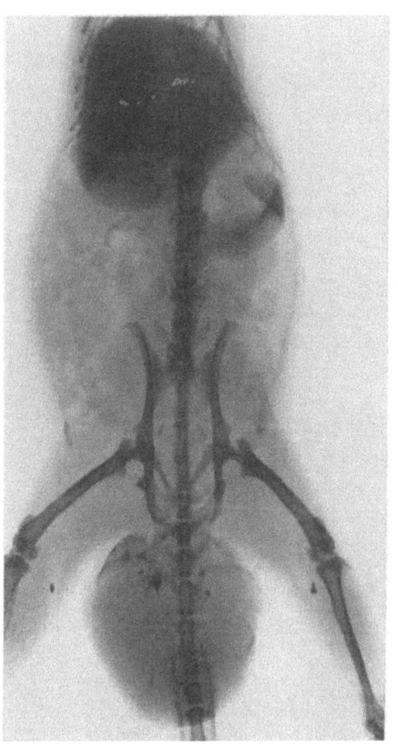

Abb. 24. Versuchs-Gruppe III 4b. Gesamtmenge 250 mg ThO_2. Gut abgegrenzter Tumor an der Schwanzwurzel

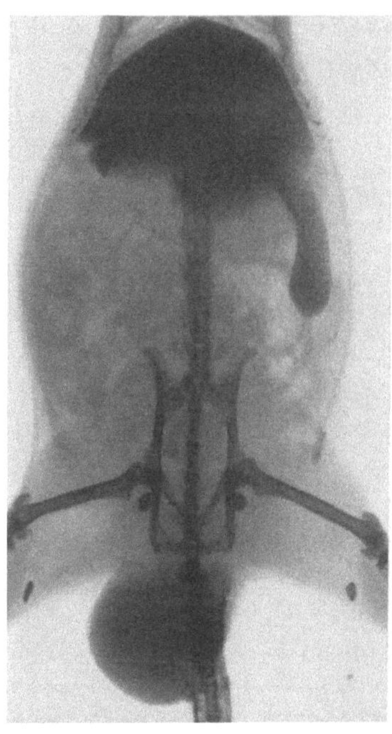

Abb. 25. Versuchs-Gruppe I 3b. Gesamtmenge 1000 mg ThO_2. Destruierend wachsender Tumor an der Schwanzwurzel mit diffuser Thorotrasteinlagerung

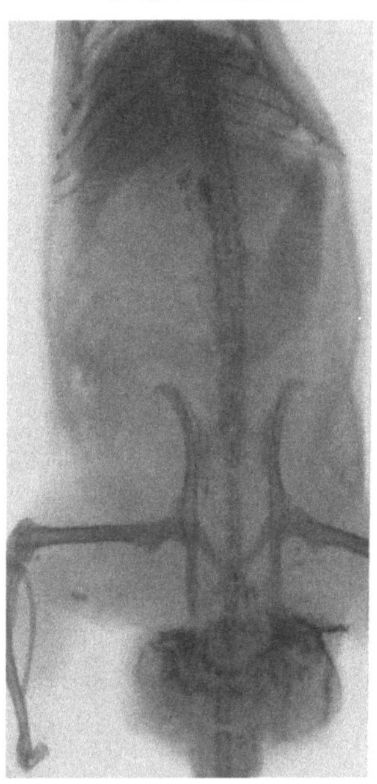

Abb. 26. Versuchs-Gruppe II 5a. Gesamtmenge 125 mg ThO_2. Gut abgegrenzter Tumor an der Schwanzwurzel mit herdförmiger Thorotrasteinlagerung

Trotz dieser kritischen Einschränkung darf man voraussetzen, daß sich die zur Wirksamkeit gelangende Strahlendosis durch Thorotrastablagerungen in etwa proportional der deponierten Thorotrastmenge verhält. Dosismessungen mit dem total-body-counter werden hier in Zukunft noch detaillierte Meßwerte vermitteln.

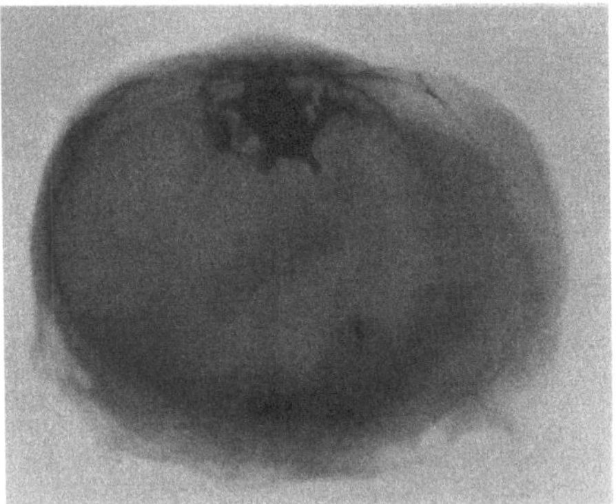

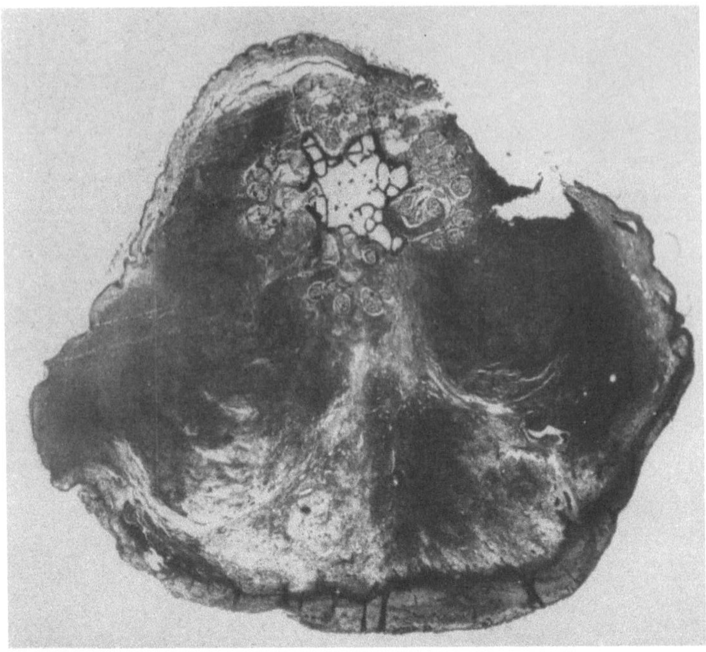

b

Abb. 27a—c. Versuchs-Gruppe I 4b. Gesamtdosis 500 mg ThO_2. Schwanztumor, histologisch Spindelzellsarkom. a Querschnitt durch den Tumor: Röntgenaufnahme. b Lupenvergrößerung des Schwanzquerschnitts. H.E.-Färbung.

3. Zur Lokalisation und Histologie der erzielten Tumoren

Als Kriterium eines experimentell erzeugten Tumors erachten wir das Sichtbarwerden eines mehr oder weniger gut abgegrenzten Knotens an der Injektionsstelle, in den Weichteilen sowie in inneren Organen oder am Skelet. Von jedem Tumorfall wird eine Röntgenaufnahme angefertigt, in welcher die Geschwulst entweder als verstärkter Weichteilschatten oder aber als Aussparung im dichten Thorotrastfeld wie beispielsweise in der Leber erscheint.

Wir haben sicher thorotrastbedingte Tumoren von Geschwülsten unterschieden, in denen wir kein Thorotrast nachweisen konnten. Den Thorotrastnachweis erachten wir für erbracht, wenn sich röntgenologisch im Tumor Thorotrastdepots nachweisen lassen. In solchen Fällen ist manchmal histologisch kein Thorotrast zu finden, wenn die Gewebsproben aus der Tumorperipherie entnommen worden

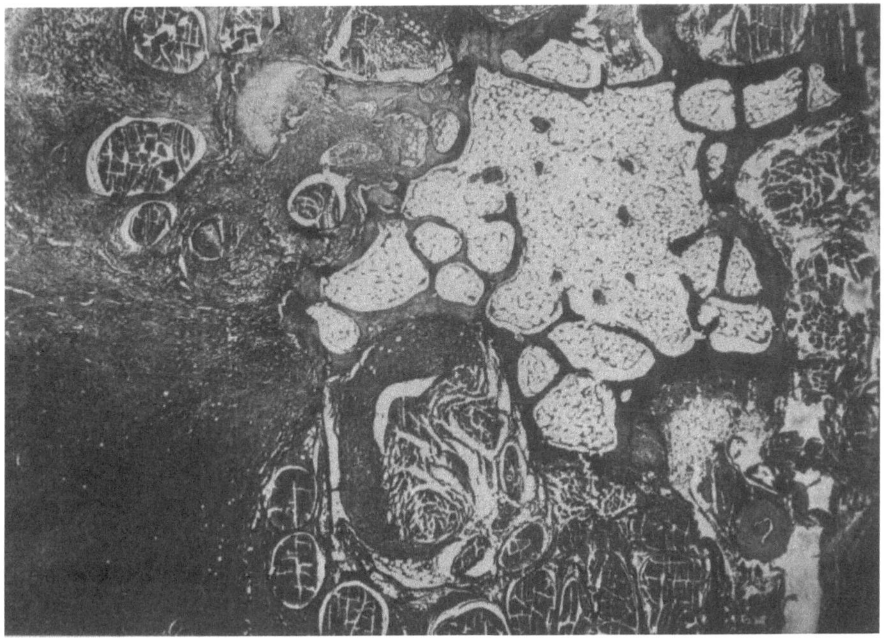

Abb. 127c. Vergrößerung 60fach: Der zellreiche Tumor geht von den Gefäßscheiden aus. Dort ist sowohl röntgenologisch als auch histologisch Thorotrast nachweisbar

sind. Regelmäßig ließ sich Thorotrast jedoch in den Leber- und Schwanztumoren mikroskopisch nachweisen. Über morphologische Einzelheiten wird HIERONYMI später ausführlich berichten.

Tabelle 17. *Lokalisation der Thorotrasttumoren* (total 84)

Injektionsort	57
Leber	10
Weichteiltumoren	9
Skelet	4
Ovar	2
Mesenterium	2

Tabelle 18. *Lokalisation der Tumoren ohne sichere Thorotrastspeicherung* (total 21)

Weichteiltumoren	10
Mesenterium	7
Uterus	1
Thymus	1
Pankreas	1
Nebenniere	1

Man erkennt aus dieser kurzen Aufstellung, daß sich das Gros der Thorotrasttumoren in der Umgebung der Injektionsstelle gebildet hat. Hier ließ sich praktisch in allen Fällen entlang der Gefäßscheiden auch Thorotrast nachweisen. In einem histologisch untersuchten Tumor war kein Thorotrast zu finden, obwohl die Röntgenaufnahme deutliche Thorotrastansammlungen aufwies. Wir haben diesen Tumor (Tiergruppe I 5a) mit dem Szintillationszähler untersucht und fanden eine ThO_2-Menge von 9 mg (Ausgangsmenge 1000 mg). In gleicher Weise wurde ein Schwanztumor bei einem Tier der Gruppe III 5a untersucht, dabei ergab sich eine ThO_2-Menge von 34 mg (Ausgangsmenge 250 mg ThO_2). Auf

Grund der Röntgenaufnahmen von Tieren mit Schwanztumoren kann gesagt werden, daß sich entsprechend der steigenden Dosishöhe in den einzelnen Gruppen auch die Zahl der Tumoren verhält, daß also in den Gruppen mit höherer Dosierung mehr Thorotrast in den Gefäßscheiden hängengeblieben ist, als bei den niedrigeren Dosierungen.

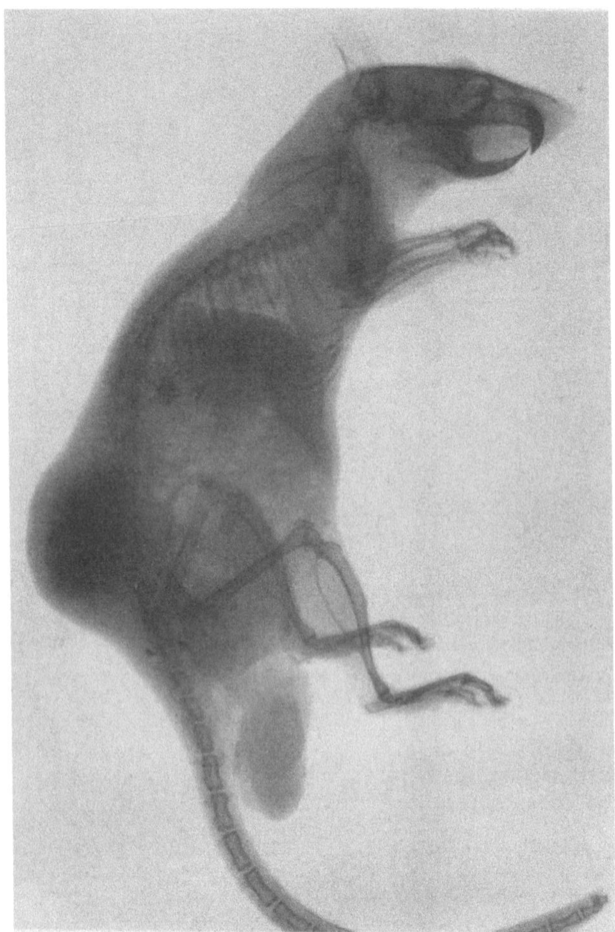

Abb. 28. Tumor der unteren Lendenwirbelsäule. Latenzzeit $2^1/_4$ Jahre. Gesamtmenge 125 mg ThO_2. Versuchs-Gruppe I 3b

Ohne der eingehenden pathologisch-anatomischen Auswertung unserer Präparate vorzugreifen, dürfen bereits im Rahmen dieser Arbeit einige histologische Diagnosen angeführt werden:

Tabelle 19

Tiergruppe	
I 1b	Fibroosteoidsarkom der Axilla
III 2a	teils Hämangioendotheliom, teils Spindelzellsarkom der Leber
IV 4a	Leberzellcarcinom mit Lungenmetastasen
IV 5b	Spindelzellsarkom der linken Thoraxwand
I 4b	Spindelzellsarkom des Schwanzes
III 5b	Osteoidsarkom des Humerus

Der histologische Aufbau unserer experimentell hervorgerufenen Geschwülste ähnelt also weitgehend den im Kapitel über die menschlichen Thorotrasttumoren zitierten morphologischen Beschreibungen.

Unklar hinsichtlich ihres histologischen Aufbaues und der Ätiologie sind vier Fälle von Hepatosplenomegalie mit einer Organvergrößerung oft um mehr als das Doppelte des Normalgewichtes, bei denen aber in zwei Fällen weder eine Leukämie noch ein Tumor sichergestellt werden konnte.

4. Quantitative Beziehungen zwischen Thorotrastmenge, Tumorhäufigkeit und Tumorlatenzzeit

Von den zu Versuchsbeginn vorhandenen 300 Ratten haben nach Ablauf von rund $2^1/_2$ Jahren insgesamt 105 Tiere Tumoren bekommen. Der Versuch wurde nach genau 900 Tagen beendet; zu diesem Zeitpunkt lebten noch zwei Kontrolltiere, sie wurden in Narkose getötet.

Die 105 Tumoren verteilten sich auf die fünf Versuchsgruppen so, daß eine deutliche Differenz zwischen den einzelnen Thorotrastdosierungen zu erkennen ist. Das Schaubild zeigt die Abhängigkeit sehr instruktiv (Abb. 20).

Entsprechend der Tumorhäufigkeit mit der dadurch bedingten größeren

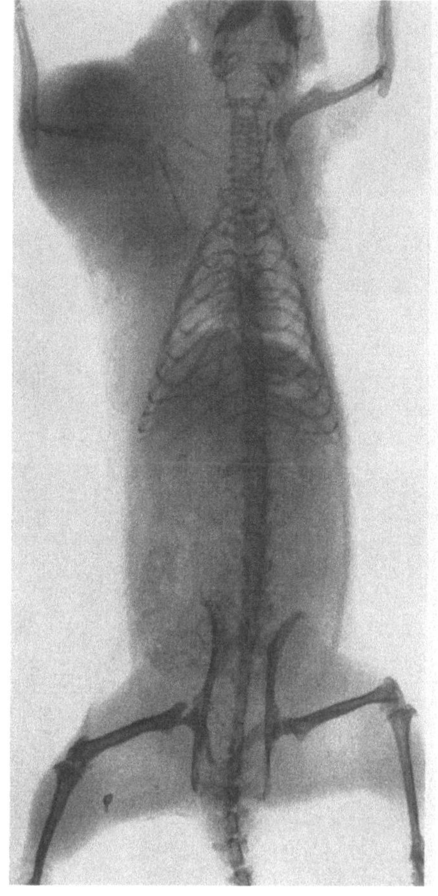

Abb. 29. Tumor der rechten Scapula. Latenzzeit $1^3/_4$ Jahre. Gesamtmenge 25 mg ThO_2. Versuchs-Gruppe I 1 b

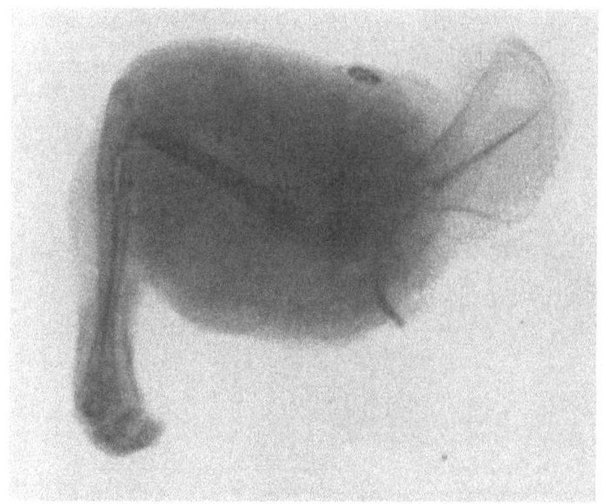

a

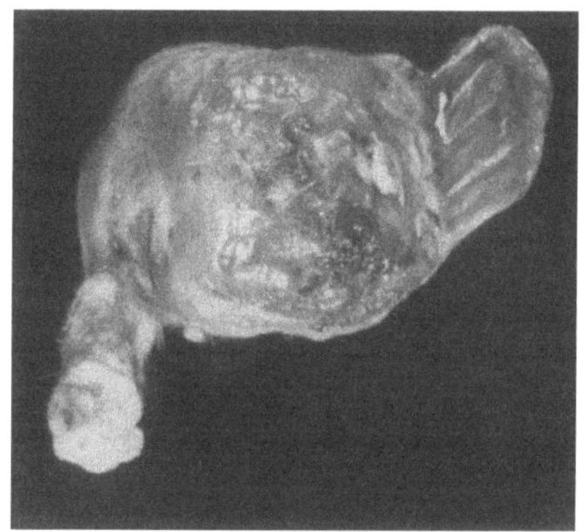

b

Abb. 30a u. b. Osteosarkom des Femur mit benachbartem Thorotrastlymphknoten. Latenzzeit 2 Jahre. Gesamtmenge 125 mg ThO_2. Versuchs-Gruppe I 3a

Absterbequote ist die Überlebenszeit in den Gruppen mit hoher Dosierung niedriger als bei kleinen Thorotrastdosen. Besonders die Tumoren der inneren Organe führen bei entsprechender Größe schon bald zum Tod des Tieres, ähnliches gilt für die Weichteilsarkome und Schwanztumoren, die bei einer bestimmten Größe ulcerös zerfallen und Anlaß zur Sepsis oder allgemeinen Kachexie geben. Die Absterbekurve gibt die Verhältnisse in den einzelnen Versuchsgruppen am anschaulichsten wieder (Abb. 37).

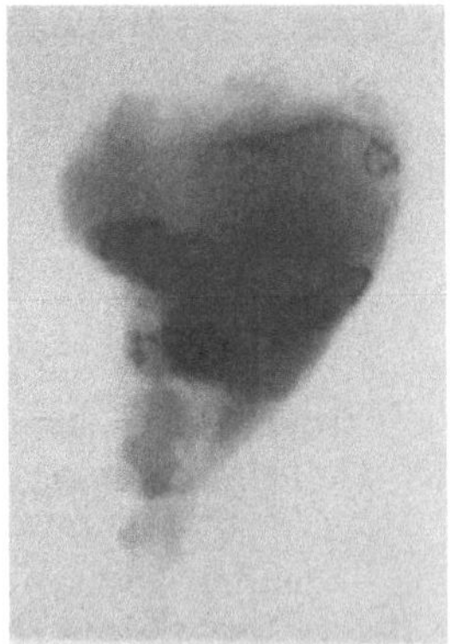

Abb. 32. Multiple Thorotrastgefüllte Lymphknoten in einem Beckentumor. Versuchs-Gruppe I 4b. Gesamtmenge 500 mg ThO_2. Latenzzeit rund 2 Jahre

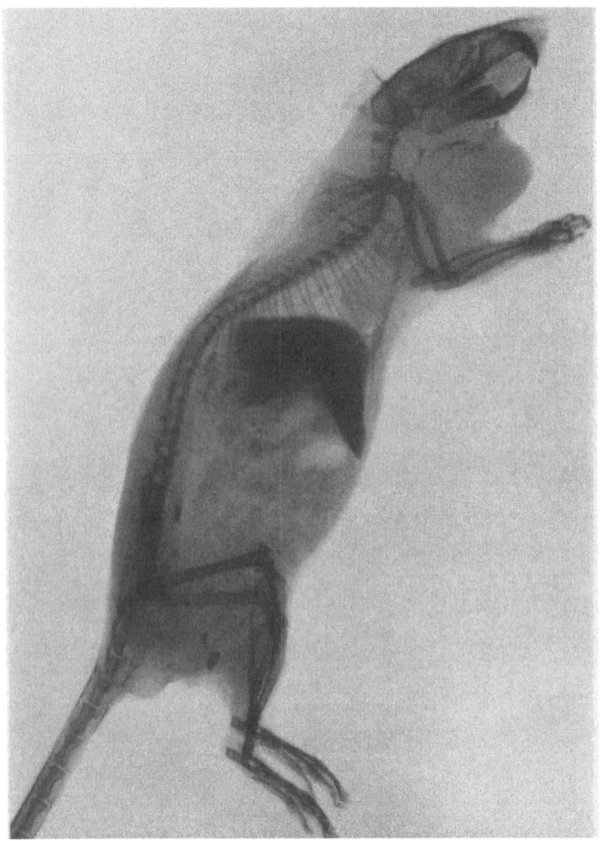

Abb. 31. Versuchs-Gruppe II 3b. Gesamtmenge 250 mg ThO_2. Tumor im Bereich der vorderen Halsseite (Schilddrüse ?). Keine Histologie. Eindeutiger Thorotrastnachweis in cervicalen Lymphknoten, außerdem in Leber, Milz und Bauch-Beckenlymphknoten. Tumorlatenzzeit etwa 1½ Jahre

Die durchschnittliche Tumorlatenzzeit weist zunächst keine einfache Dosisabhängigkeit auf. Mit 671,3, 675,5 und 668,5 Tagen für die Dosierung 25, 50 und 250 mg ThO_2 besteht kein statistisch signifikanter Unterschied zwischen den einzelnen Versuchsreihen. Erst bei der Gruppe mit 500 mg ThO_2 reduziert sich die Durchschnittslatenzzeit auf 630,7 Tage und beträgt bei der 1000 mg-Gruppe nur noch 506,1 Tage. Es zeigt sich also zwischen 25 und 250 mg ThO_2 keine

Tabelle 20. *Tumoranzahl, Latenzzeit und Überlebenszeit in Abhängigkeit verschieden hoher Thorotrastmengen bei 300 Ratten*

Dosis in mg ThO_2	25	50	250	500	1000
Anzahl Tumoren	10	16	20	23	36
Latenzzeit (Durchschnitt) Tage	671,3	675,5	668,5	630,7	506,1
Überlebenszeit (Durchschnitt) Tage	616,2	629,3	583,1	536,2	501,2

Dosisabhängigkeit, wenn man die Tumorlatenzzeit betrachtet. Wir werden im folgenden diesen Faktor noch gesondert zu betrachten haben,

Für die Beantwortung der eingangs gestellten Fragen nach Beziehungen zwischen Thorotrastmenge und Tumorhäufigkeit kann es nicht gleichgültig sein, wieviel Tiere zu einem bestimmten Zeitpunkt der Tumorentstehung noch leben. Allen Methoden zur Auswertung experimenteller Krebserzeugung haftet ebenso wie den Untersuchungen zur Errechnung klinischer Beobachtungszahlen der Nachteil einer gewissen Willkür an. Die gleichzeitige Erfassung von Tumorzahlen in Relation zu den jeweils überlebenden Tieren erlaubt jedoch eine Vergleichbarkeit einzelner Versuchsgruppen untereinander, besonders wenn es sich um Fragen der Dosierung handelt.

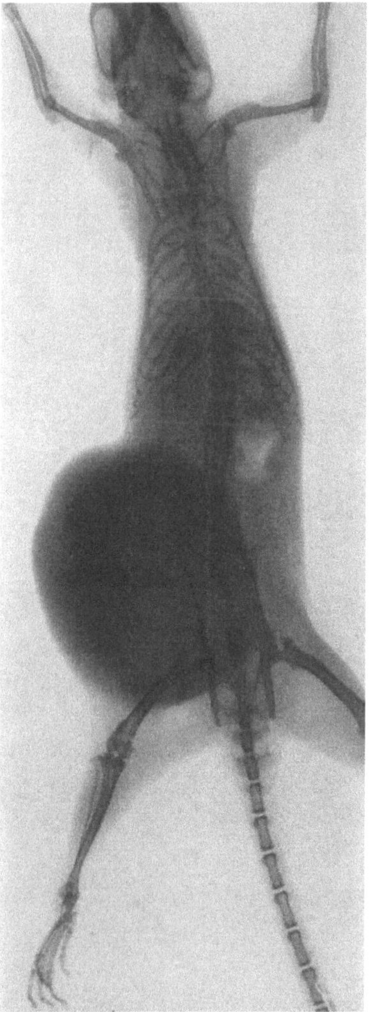

Abb. 33. Weichteilsarkom rechts inguinal. Versuchs-Gruppe I 1a. Gesamtmenge 25 mg ThO_2

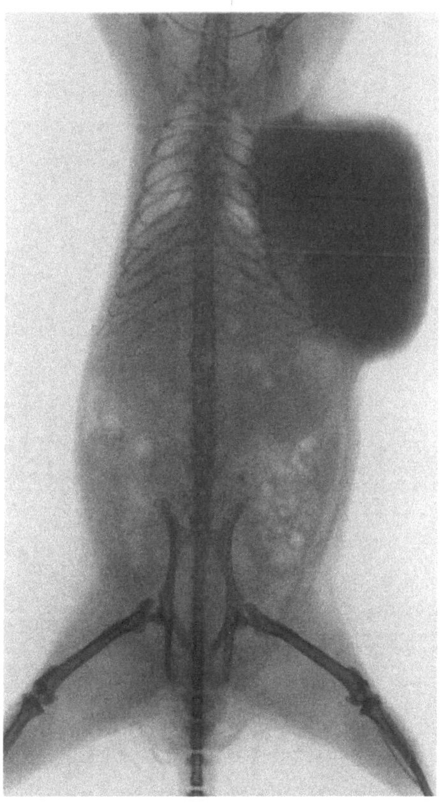

Abb. 34. Weichteilsarkom der linken Thoraxwand mit Impression des linken Brustkorbes. Versuchs-Gruppe I 1b. Gesamtmenge 25 mg ThO_2

Ott und Frey — aus unserer Klinik — haben beim Fehlen großer, statistisch auswertbarer Zahlen auf sog. bereinigte Absterbekurven hingewiesen. Im Rahmen einer Sarkomstatistik zur vergleichbaren Beurteilung des klinischen Krankengutes hinsichtlich der Sterbe- und Heilungsziffern haben sie ihrer Berechnung folgende Formel zugrunde gelegt:

a) Berechnung „bereinigter Absterbekurven“

$$\text{Überlebende}\,(\%) = 100 - \frac{100 \times \text{Gesamtkrebstote bis Jahresende}}{\text{Überlebende} + \text{Gesamtkrebstote am Jahresbeginn}}$$

Der Vorteil dieser Methode liegt zweifellos darin, daß auch jüngst verstorbene Tumorträger in einer solchen Berechnung mit enthalten sind. Es resultiert hieraus ein größeres Zahlenmaterial als bei der ausschließlichen Erfassung sog. 5-Jahresheilziffern.

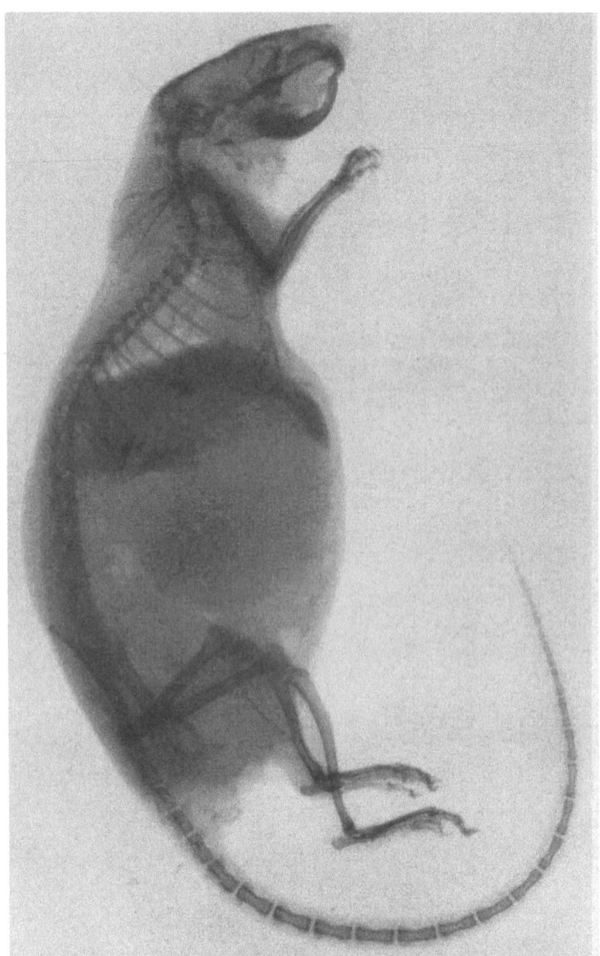

Abb. 35. Mesenterial„tumor“. Bei der Obduktion eindeutiger Absceß. Versuchs-Gruppe I 2b. Gesamtmenge 50 mg ThO_2

Sinngemäß läßt sich eine solche Formel auch auf die Errechnung einer sog. „Tumorquote“ anwenden, wie sie in ähnlicher Form von VOLLMAR und OTT (1961) für Experimente zur Tumorauslösung mit Kunststoffen verwandt wurden.

Für unsere Fragestellung wäre diese Formel folgendermaßen umzuwandeln:

$$\text{Tumorquote} = \frac{\begin{array}{c}100 \times \text{Tumorzahl}\\ \text{(am Ende des zu berechnenden Zeitabschnittes)}\end{array}}{\begin{array}{c}\text{Zahl der lebenden Tiere} + \text{Tumorgesamtzahl}\\ \text{(am Beginn des zu berechnenden Zeitabschnittes)}\end{array}}$$

Es liegt in der Natur der angewandten Formel, daß die Tumorquote nach Absterben der letzten Ratte 100% werden muß. Dies besagt jedoch keineswegs, daß es sich bei dem angewandten krebsauslösenden Agens notwendigerweise um

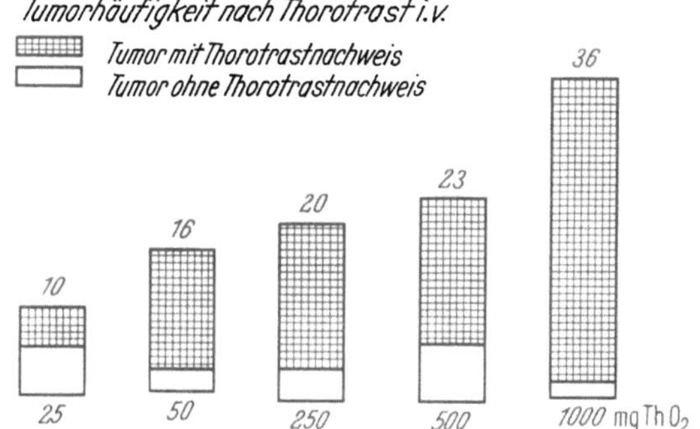

Abb. 36. Tumorhäufigkeit nach Thorotrastinjektion bei 300 Ratten

Tabelle 21. *Zahl der überlebenden Ratten und der bislang aufgetretenen Tumoren in Abhängigkeit von der Versuchsdauer in fünf Versuchsgruppen mit verschiedener Thorotrastdosierung und insgesamt*

	Versuchsdauer nach Monaten										
	6	9	12	15	18	21	24	27	30	33	36
Überlebende zu Beginn	55	53	53	51	47	42	37	17	5	2	0
Tumoren	—	—	—	—	2	3	6	10	11	11	11
Tumorquote (%)	—	—	—	—	4,2	6,8	15,0	43,5	73,3	84,5	100
	Gruppe I: 25 mg Thorotrast										
Überlebende zu Beginn	57	56	55	54	49	43	37	27	9	3	0
Tumoren	—	—	—	2	2	3	6	13	16	17	17
Tumorquote (%)	—	—	—	3,7	4,0	6,6	15,0	39,3	72,5	89,5	100
	Gruppe II: 50 mg Thorotrast										
Überlebende zu Beginn	59	57	57	57	55	51	32	17	5	0	0
Tumoren	—	—	—	1	2	6	9	17	21	21	21
Tumorquote (%)	—	—	—	1,7	3,6	11,3	23,8	65,4	95,4	10	100
	Gruppe III: 250 mg Thorotrast										
Überlebende zu Beginn	58	54	51	49	42	35	28	11	0	0	0
Tumoren	—	—	—	2	4	9	17	23	23	23	23
Tumorquote (%)	—	—	—	4,0	9,0	23,0	45,9	88,5	100	100	100
	Gruppe IV: 500 mg Thorotrast										
Überlebende zu Beginn	57	56	53	51	39	30	9	2	0	0	0
Tumoren	1	3	4	7	17	33	36	36	36	36	36
Tumorquote (%)	1,7	5,3	7,1	12,7	36,9	70,2	85,7	94,6	100	100	100
	Gruppe V: 1000 mg Thorotrast										
Überlebende zu Beginn	286	276	269	262	232	201	143	74	19	5	0
Tumoren	1	3	4	12	27	54	74	99	107	108	108
Tumorquote (%)	0,3	1,1	1,4	4,3	11,0	23,7	32,4	66,9	90,7	96,4	100

eine Substanz handelt, die nach entsprechend langer Versuchsdauer zu einer hundertprozentigen Tumorausbeute führen muß (Abb. 38).

Das Charakteristikum der hieraus resultierenden Kurve ist der s-förmige Verlauf mit einem zögernden Einsetzen des Tumorwachstums im ersten Versuchsjahr. Lediglich in der Gruppe mit der höchsten Dosierung sind schon verwertbare Tumorzahlen nachzuweisen, wodurch der Kurvenverlauf gegenüber den Vergleichsgruppen weit nach links in den Bereich einer kurzen Latenzzeit rückt. Zwischen dem 18. und 27. Monat ist der Anstieg bei allen Gruppen am steilsten und nähert sich praktisch überall einer Geraden, die sich in mehr oder

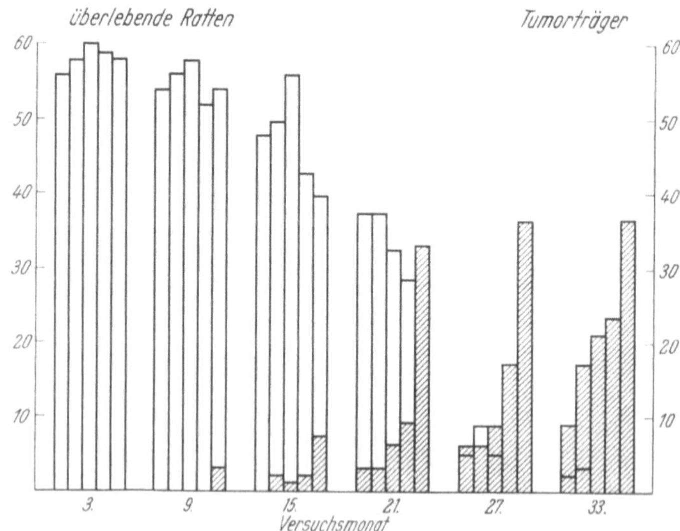

Abb. 37. Absterbediagramm und Tumorträger bei 300 Wistarratten, aufgegliedert in je fünf Gruppen verschiedener Dosierung

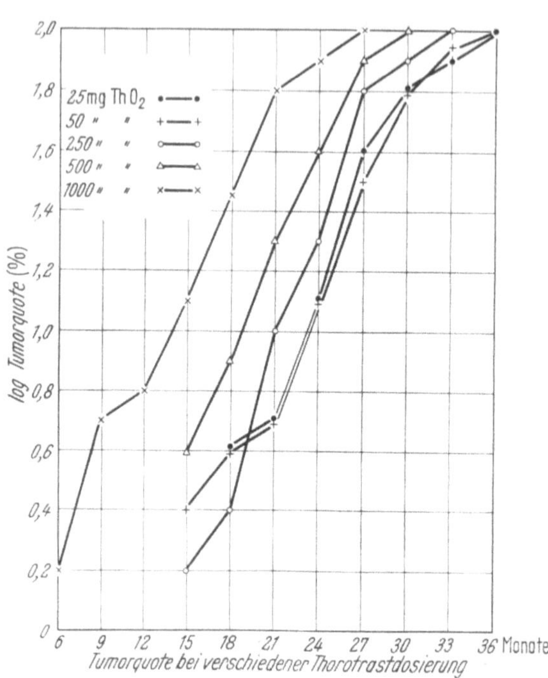

Abb. 38. „Tumorquote“ bei 300 Ratten mit verschieden hoher Thorotrastdosis (Berechnung in Anlehnung an Ott u. Frey 1961)

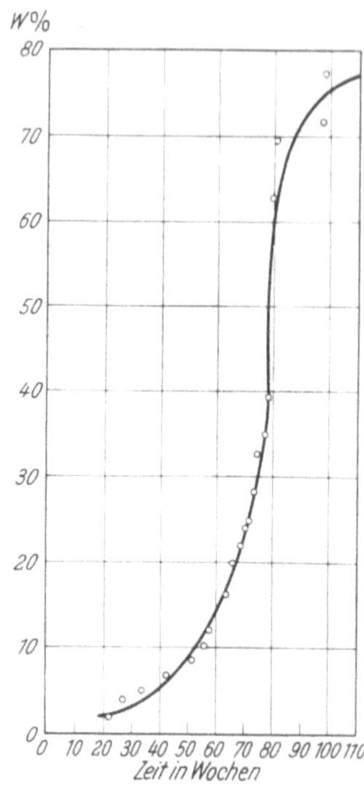

Abb. 39. Prozentuale Carcinomwahrscheinlichkeit nach Miescher u. Mitarb. (1941) im 1000 mg ThO_2-Versuch

minder stark gekrümmter Kurve der 100%-Grenze zuwendet. Je höher die angewandte Thorotrastmenge, um so steiler ist der mittlere Kurvenanstieg.

Die graphische Darstellung nach der „Tumorquoten"-Berechnung läßt also eine deutliche Dosisabhängigkeit der Geschwulstentstehung nach intravenöser Thorotrastverabreichung erkennen. Es bleibt den weiteren Auswertungen vorbehalten, zu klären, ob sich diese Beobachtungen ohne weiteres auf eine einfache Dosis-Wirkungs-Beziehung zurückführen lassen.

b) Berechnung der Beziehung zwischen Dosis und Wirkung nach Miescher, Almasy und Zehender

Druckrey und Küpfmüller haben in ihrer grundlegenden Arbeit über die quantitative Analyse der Krebsentstehung auf einen Vorschlag von Miescher, Almasy und Zehender hingewiesen. Diese Autoren haben 1941 ihre Versuchsergebnisse bei Experimenten über die carcinogene Wirkung des Teers auf die Tierzahl bezogen, welche am Tage der ersten positiven Fälle gezählt wurde. Da die Berechnung der Versuchsergebnisse zwangsläufig dadurch gestört ist, daß in der langen Zeit ein höherer Prozentsatz der Tiere interkurrent stirbt, hilft dieses Bezugssystem eine wesentliche Störung zu eliminieren.

Die außerordentlich lange Versuchsdauer von über $2^1/_2$ Jahren bei unserem Thorotrastversuch bringt es mit sich, daß die Zahl der Ratten sich allmählich vermindert. Die festgestellte Tumorzahl kann deshalb nicht ohne weiteres zu einem beliebigen Zeitpunkt in Prozenten des anfänglichen Tierbestandes angegeben werden. Diese einzige brauchbare Grundlage für den Vergleich der Auswertungsergebnisse verschiedener Versuche kann man nur dann anwenden, wenn die zeitliche Abnahme der Rattenbestände rechnerisch berücksichtigt wird.

Auf Vorschlag von Miescher u. Mitarb. werden die Versuchsergebnisse auf jene Tierzahl bezogen, die an dem Tag vorhanden war, an dem die ersten positiven Fälle auftreten (Versuchsbeginn). Diese Zahl wird gleich 100% gesetzt. Es wird also stillschweigend vorausgesetzt, daß die vom Versuchsbeginn bis zum jeweiligen Stichtag gestorbenen negativen Tiere bei ihrem Weiterleben mit gleicher Wahrscheinlichkeit an Krebs erkrankt wären wie die Tiere, die tatsächlich weiterleben. Die Rechnung geht dann folgendermaßen vor sich:

Ist p die Zahl der an einem Stichtag anfallenden positiven Tiere (= Tumorträger) und n die Gesamtzahl der an diesem Tage noch lebenden (positiven und negativen) Tiere, so wäre bei Versuchsbeginn in einem Idealbestand von $N =$ 100 Tiere die (%-)Zahl der positiven Fälle

$$P = \frac{p}{n} \cdot N.$$

Für die Berechnung eines beliebigen Stichtages sind später nur die inzwischen angefallenen P%-positiven Fälle vom Anfangswert der Tierzahl abzuziehen:

$$N = 100\% - P$$

In einem der Betrachtung zugrunde liegenden Idealbestand beträgt die totale Anzahl von Ratten, welche bis zum xten Versuchstage Tumoren aufweisen

$$W\% = P_1 + P_2 + \cdots + P_x = 100 - N_x$$

Die Größe W% stellt demnach in der Art der Sterblichkeitszahlen die prozentuale Wahrscheinlichkeit dar, mit der Tumoren nach Thorotrastinjektion bis zu einem gegebenen Zeitpunkt hervorgerufen werden. Damit ist der störende

Einfluß durch das natürliche Absterben der Tiere ausgeschaltet. Zu beachten ist allerdings, daß es sich hier um eine willkürliche rechnerische Methode handelt.

Die Größe P ist stetig veränderlich, während das dazugehörige P notwendigerweise ganzzahlig sein muß. Es erscheint deshalb nützlich, P für den kleinsten von Null verschiedenen Wert von p, also $p = 1$ zu berechnen. Durch Einsetzen in die Gleichung

$$P = \frac{p}{n} N$$

ergibt sich

$$P = \frac{N}{n}.$$

Der Ausdruck N/n stellt die durch die Ganzzahligkeit von p bedingte Unsicherheit von P dar. Insbesondere für den Fall, daß in einem Zeitraum überhaupt kein neuer Tumorfall auftritt, errechnet sich

$$0 < P < N/n.$$

In unserer Berechnung haben wir nach Miescher u. Mitarb. noch den gemittelten Wert von P pro 1 Tag aufgenommen, der mit

$$P/<t$$

bezeichnet ist.

Schließlich gibt die Größe $W\% + N/n$ die obere Grenze des durch die Ganzzahligkeit von p bedingten Unsicherheitsbereiches $W\%$ bis $W\% + N/n$ der prozentualen Tumorwahrscheinlichkeit an.

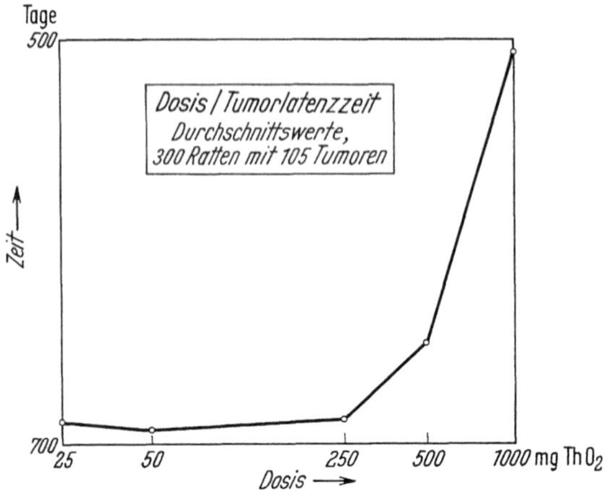

Abb. 40. Erklärung siehe Text

Bei der graphischen Darstellung von $W\%$ in Funktion von t zeigt sich, daß übereinstimmend mit den Ergebnissen von Miescher u. Mitarb. im Benzpyrenversuch die Prozentzahl der Tumorfälle mit der Zeit gemäß einer S-Kurve zunimmt. Besonders augenscheinlich gilt dies für die 1000 mg-Gruppe (Abb. 39). Bis zur 23. Woche treten überhaupt keine Tumoren auf, alsdann sieht man vereinzelte Geschwülste und dann zwischen der 65. und 80. Woche einen ganz steilen Kurvenanstieg, der einer Geraden nahekommt. Hierauf verläuft die Kurve wieder wesentlich flacher, um einem Grenzwert entgegenzugehen, der etwa zwischen 75 und 80% liegen dürfte.

Der Kurvenverlauf der hier nicht dargestellten übrigen vier Gruppen zeigt neben Gemeinsamkeiten auch einige Abweichungen. Identisch ist das zögernde Einsetzen des Tumorwachstums nach verschieden langer Zeit und ein zunächst ganz flacher Kurvenverlauf, der in ein steileres Mittelstück übergeht. Besonders der Kurvenverlauf in Gruppe 2 und 4 zeigt einen treppenförmigen Aufbau, der auch von Miescher beobachtet wurde.

Auch der maximale $W\%$-Wert ist kaum in den einzelnen Kurven vergleichbar, da gegen Versuchsende die Tierzahl immer kleiner wird und dadurch die Zuverlässigkeit der Ablesung immer geringer wird. Demgegenüber spricht das fast gerade verlaufende Mittelstück der Kurven für nahezu angenäherte Gleichheit der Versuchsbedingungen, ohne daß die durch natürliche Absterberate bedingte Störung sich schon wesentlich auswirkt. MIESCHER hat in seiner Arbeit noch den Wert $W\%/t$ im Diagramm dargestellt und dabei eine Hyperbel ermittelt, aus welcher hervorgeht, daß die prozentuale Zahl von Carcinomfällen, welche im Zeitraum t innerhalb der durch den linearen Anstieg von $W\%$ (t) gekennzeichneten Versuchsphase auftritt, proportional zum Produkt aus dem Benzpyrengehalt des Teeres und der Größe dieses Zeitraumes sei. Daraus folgert er, daß eine einfache und direkte Beziehung zwischen Benzpyrengehalt und carcinogener Wirkung der gereinigten Teere besteht und daß in diesen praktisch keine anderen aktiven Komponente als Benzpyren wirksam waren.

Unsere bisherigen Versuche lassen bei aller Vorsicht auf Grund des aufgezeigten Kurvenverlaufes den Schluß zu, daß nach chronischer Einwirkung von Thorotrast Tumoren entstehen, deren Häufigkeit in einer gewissen Proportionalität zur Höhe der applizierten Dosis stehen. Diese Analogie der Dosisproportionalität und das erhaltene Kurvenbild der Krebswahrscheinlichkeitsfunktion $W\%$ (t) (S-Kurve) legen die Vermutung nahe, daß es sich bei der Thorotrasttumorentstehung um ein Treffereignis handelt.

Nicht geklärt bleibt die Tatsache, daß sich die $W\%$ (t)-Kurven nicht dem Wert 100% nähern, sondern mehr oder weniger darunter in die Horizontale abbiegen. Man könnte einen gleichgewichtsähnlichen stationären Zustand vermuten, welcher den wechselnden Grad der Krebsdisposition widerspiegelt. Nach MIESCHER handelt es sich hierbei aber lediglich um einen vorzeitigen Abbruch der Einwirkung der getesteten carcinogenen Substanz, die in unserem Falle beim Thorotrast mit seiner steten Strahlenwirkung nicht vorliegen kann.

Erschwerend auf die Deutung der $W\%$ (t)-Kurven wirkt sich die Unkenntnis über die Tumorlatenzzeiten aus. Die genaue Definition der Latenzzeit müßte man mit dem Zeitraum vom Ende des Primärvorganges (falls dieser ein n-Treffer-Vorgang ist: vom erstmaligen Stattfinden des n-Treffers in irgend einer der exponierten Zellen der Ratte!) bis zum Auftreten der ersten Krebssymptome ansetzen. Diese Latenzzeit wurde im Versuch von MIESCHER stillschweigend als konstant angesehen. Es gilt hier also noch gesonderte Untersuchungen anzustellen.

c) Latenzzeit und „Ct-Produkt“

Im Gegensatz zu den Beobachtungen von DRUCKREY und KÜPFMÜLLER bestehen in unserem Versuch zunächst keine einfachen, zahlenmäßigen Beziehungen zwischen Thorotrastmenge und Latenzzeit. Vergleichen wir das Diagramm mit den logarithmisch aufgetragenen Werten für Dosis und Latenzzeit, so findet man für die Gruppen 500 und 1000 mg eine Abnahme der Latenzzeit bei hochdosiertem Thorotrast (Grundzahlen s. S. 152). Bei Gültigkeit des Verhältnisses

$$C \cdot t = \text{const.}$$

wäre bei numerischer Auftragung der Ordinate und Abszisse eine Hyperbel zu erwarten (Abb. 40). Obwohl also die von den Autoren geforderte notwendige Gesamtdosis zur Tumorauslösung vorliegt und auch hohe Konzentrationen angewandt wurden, um möglichst schnell zum (Tumor)-Ziel zu gelangen, lassen sich unsere Resultate nicht auf die Formel des $C \cdot t = \text{const.}$ zurückführen.

Dabei haben wir mit dem Thorotrast zweifellos eine Substanz angewandt, die alle notwendigen Voraussetzungen für ein sog. *Ct*-Gift mit sich bringt: Bindung des Giftes (Thorotrast) am Wirkungsort, irreversible Wirkung, Summation der Effekte. DRUCKREY erhebt den Einwand, daß die Dosis-Wirkungs-Konstante in vielen Versuchen zur experimentellen Krebserzeugung nur deshalb nicht gefunden wurde, weil die pharmakologische Wirkung nicht von der Höhe der Dosis unmittelbar abhängig sei, sondern von der Konzentration des Pharmakons am Wirkungsort. Zweifellos kann von einer gewissen Dosierung ab eine Sättigung der einwirkenden Substanz am Wirkungsort vorliegen und damit infolge gleicher Konzentration keine Dosisproportionalität für höhere Mengen auftreten. Diese Erklärung ist jedoch bei unseren Ergebnissen nicht möglich, da wir gerade für die höheren Thorotrastgaben eine Abhängigkeit der Latenzzeit von der Dosishöhe feststellen, in dem weiten Bereich zwischen 25 und 250 mg jedoch keinerlei Änderung der Latenzzeit mehr beobachten.

Auch wenn man die Häufigkeit einzelner Tumoren gesondert betrachtet, findet sich keine Dosis-Wirkungsbeziehung, die dem *Ct*-Gesetz folgt. Als Beispiel seien zunächst fünf Lebertumoren angeführt:

Dosis ThO_2 mg	Latenzzeit Monate
25	28
50	26
250	22
500	24
1000	17

In einem weiteren Beispiel verhält sich bei *57 Schwanztumoren* die Menge ThO_2 gegenüber der durchschnittlichen Latenzzeit wie folgt:

Menge ThO_2 mg	Latenzzeit Monate
25	20
50	24
250	24
500	22
1000	16

Interessant sind in diesem Zusammenhang Ergebnisse einer Arbeit von SCHUBERT u. Mitarb., über deren quantitative Folgerungen KÜNKEL (1957) in einem Kongreßvortrag hingewiesen hat.

Durch subcutane und intraperitoneale Implantation von radioaktiven β-strahlenden Glasperlen bei 214 Ratten wurden 91 Tumoren hervorgerufen. Die Versuchsanordnung bestand in einer lokalen, kontinuierlichen Bestrahlung mit den β-Strahlen des Sr^{90}. Dabei fand sich zwischen Tumorhäufigkeit und Intensität der Strahlenquelle eine Abhängigkeit, die im untersuchten Dosisbereich einen etwa logarithmischen Verlauf nimmt. Auch die mittlere Latenzzeit dieser Tumoren zeigte eine Abhängigkeit von der Aktivität der Perlen derart, daß die strahleninduzierten Tumoren zu ihrer Ausbildung bei geringeren Intensitäten offenbar längere Latenzzeiten benötigen. Und zwar zeigte sich hier eine *lineare Funktion.* Aus diesen Ergebnissen schließt KÜNKEL, daß die Funktion $C \cdot t =$ const., welche im Diagramm eine Hyperbel ergibt, für die Krebsentstehung durch ionisierende Strahlen keine Gültigkeit besitzt. Die Ergebnisse stimmen demnach nicht überein mit den Untersuchungen von Druckrey über die Auslösung von Lebertumoren durch Buttergelb, also durch eine chemische Noxe.

Das Gemeinsame zwischen den Versuchen Schuberts u. Mitarb. und unseren Experimenten ist also die Verwendung radioaktiven, incorporierten Materials zur Krebserzeugung durch kontinuierliche Dauerbestrahlung, im einen Falle durch β-Strahlen, in unserem Versuch vorwiegend durch die α-Strahlung der Thoriumzerfallsreihe. Gemeinsam ist das Resultat einer Dosisabhängigkeit der Tumorhäufigkeit und die Beobachtung, daß sich die Latenzzeiten nicht der C/t-Funktion zuordnen lassen.

Zusammenfassend dürfen wir also folgern, daß zur Krebserzeugung mit Thorotrast, einer vorwiegend α-Strahlen-emittierenden Substanz, zwar eine Dosisabhängigkeit hinsichtlich der Tumorhäufigkeit besteht, daß die Latenzzeiten jedoch nicht dem $C \cdot t = \text{const.}$ Gesetz folgen. Für das Thorotrast wäre außerdem für eine solche Dosis-Wirkungs-Beziehung gleichzeitig noch zu fordern, einen organspezifischen Faktor einzubauen, der von ganz besonderer Bedeutung ist und sich in unseren Experimenten praktisch in einer Resistenz der Milz gegenüber Thorotrasttumoren geäußert hat.

VI. Diskussion

Die Sichtung der umfangreichen Thorotrastliteratur gibt zum eingangs gestellten Problem einer Dosis-Effekt-Beziehung bei den Thorotrasttumoren nur wenig Hinweise. Die Substanz erscheint jedoch geeignet, quantitative Zusammenhänge zwischen radioaktiver Strahlung eines im Körper deponierten Stoffes und dem resultierenden Strahlentumor zu studieren.

Insgesamt 108 Thorotrasttumoren in einer Versuchsreihe von 300 Ratten lassen wohl keinen Zweifel mehr aufkommen, daß es thorotrastbedingte Tumoren gibt. Im Gegensatz zu Brunner (1960) sind wir keineswegs der Meinung, daß die Gefährlichkeit des Thorotrastes in erster Linie auf seinem fibrogenetischen Effekt beruht. Brunners Kritik an der cancerogenen Wirkung richtet sich u. a. gegen die ursächliche Beteiligung der Thorotrast-Radioaktivität. Er führt an, daß nach Arsenspeicherung in der Leber Tumoren beschrieben wurden, obwohl die Substanz nicht radioaktiv ist. Wir können weitere Beispiele nennen: Papacharalampous berichtet zwischen 1957 und 1961 über Versuche an der Ratte mittels intraperitonealer Injektion von Trypanblau. Im kurzfristigen Experiment gelingt es zunächst nur, eine progrediente Retikulose der Leber hervorzurufen. Schon nach 200 Tagen jedoch werden Bauchwandsarkome und Reticulosarkome der Leber beobachtet. Auch Trypanblau ist keine radioaktive Substanz und wirkt trotzdem nach längerer Ablagerung cancerogen.

Diese Versuche beweisen jedoch keineswegs, daß die cancerogene Thorotrastwirkung nur über einen Fremdkörperreiz durch abgelagerte Thoriumteilchen zu erklären ist. Dafür liegen bereits die anfangs zitierten, detaillierten Messungen der vom Thorotrast ausgehenden radioaktiven Strahlung vor. Zweifellos ist aber die Tumorbildung Folge einer Kombination von Fremdkörperreiz und radioaktiver Strahlung, womit dieses Kontrastmittel als Muster für die sog. Syncarcinogenese (K. H. Bauer) angeführt werden kann. Die Cancerogenität des Thorotrastes zu verharmlosen — wie es in der Arbeit von Brunner geschieht — erachten wir für außerordentlich gefährlich und ist heute nicht mehr zu verantworten.

Die ersten und für das Thorotrast als klassisch zu bezeichnenden Versuche der französischen Arbeitsgruppe um Roussy (1932) am Anfang der Thorotrastära haben festgelegt, daß die Tumorhäufigkeit eine Funktion der applizierten Dosis sei. In keinem der späteren Experimente wird dieser Frage in größerem

Rahmen nachgespürt. Die in den folgenden Jahren durchgeführten Tierexperimente ergeben eine Fülle von histologisch differenten Tumoren der verschiedensten Organe. Neben sehr hohen Dosen lassen sich Geschwülste schon durch 0,2 cm^3 Thorotrast, d. s. 50 mg ThO_2 hervorrufen.

Das traurige Experiment am Menschen ergibt bei den Thorotrastpatienten keinen eindeutigen Zusammenhang zwischen Höhe der Dosis, Lokalisation, Häufigkeit und Latenzzeit der Tumoren. Es liegt jedoch nahe, mit Hilfe dieser leicht nachweisbaren Substanz — eines überwiegenden α-Strahlers — quantitative Untersuchungen zur Krebsauslösung vorzunehmen.

Trotz des mühelosen Thorotrastnachweises und einer verhältnismäßig unkomplizierten parenteralen Applikationsmöglichkeit zeigen sich erste Schwierigkeiten bei der verschiedenen Thorotrastverteilung im Organismus. Hier setzen zunächst unsere Messungen an. Sie zeigen eine bestimmte Gesetzmäßigkeit bei der Absiedelung der einzelnen Thorotrastkörnchen zunächst in der Milz, bei höheren Dosen in der Leber und dann erst in Knochenmark und Lymphknoten. Damit resultiert bei kleinen Thorotrastmengen eine ganz andere Organverteilung als bei höheren Quantitäten. Die außerordentlich divergierenden Zahlenangaben in der Literatur über Dosisbestimmungen und Mengenablagerungen, die für einzelne Organe gemessen wurden, werden durch diese Beobachtung erklärt.

Erst nach Klärung dieser dem Thorotrast eigenen Organverteilung werden die Versuchsergebnisse mit 108 Tumoren in Vergleich zur Arbeit von Druckrey und Küpfmüller gesetzt. Diese beiden Autoren haben bei insgesamt 700 Ratten nach Buttergelbfütterung 35 Tumoren erzielt und festgestellt, daß die Latenzzeit bis zum Auftreten der ersten Lebergeschwülste eine einfache Funktion der täglich verabreichten Dosis ist. Damit unterliege die krebserzeugende Wirkung genau so bekannten, physikalisch-chemischen Gesetzmäßigkeiten wie jede andere Wirkung auch.

Unsere Versuchsergebnisse lassen sich nicht unmittelbar mit jenen der Druckreyschen Publikation vergleichen. Die *Unterschiede* in der Versuchsanordnung seien kurz einander gegenübergestellt:

Buttergelb-Versuch	Thorotrast-Versuch
Chemisches Agens	Physikalisches Agens
Orale Applikation	Intravenöse Applikation
Kontinuierliche, tägliche Anwendung über die ganze Lebenszeit	Kontinuierliche, wöchentliche Applikation bis zum Ende des 1. Versuchsjahres

Folgende *Gemeinsamkeiten* können demgegenüber angeführt werden:

Buttergelb und Thorotrast sind sog. *Ct*-Gifte.
Beide Substanzen werden bevorzugt in der Leber gespeichert.
Beider Wirkung ist irreversibel und damit summationsfähig.

Wir können zwar eine lineare Beziehung zwischen Thorotrastmenge und Tumorhäufigkeit feststellen, finden jedoch keine Verknüpfung zwischen Dosis und Latenzzeit in Form der von Druckrey geforderten Funktion $C \cdot t = \text{const.}$ Auch Künkel berichtet lediglich über eine lineare Dosis/Wirkungs-Funktion bei Tumorauslösung mit dem β-strahlenden Polonium.

An dieser Stelle sei jedoch nochmals an die besonderen Schwierigkeiten bei solchen quantitativen Versuchen zur Krebsauslösung erinnert. Zunächst wird bei jedem Tier — trotz sorgfältigster Applikation und Dosierung — die pro Organ abgelagerte Menge radioaktiver Substanz variieren. Zum Beweis führen wir eine Röntgenaufnahme von sechs Milzpräparaten an. Es handelt sich um Splenektomie

8 Wochen nach intravenöser Gabe von 1,0 ml Thorotrast (= 250 mg ThO_2). Man sieht in Abb. 20, daß kaum zwei Milzpräparate gleiche Kontrastdichte aufweisen, obwohl das Milzgewicht bei den meisten dieser Organe nur um wenige Zehntelgramme voneinander variiert.

Damit ist gleichzeitig erwiesen, daß es eine exakte Strahlendosisbestimmung am Wirkungsort von der applizierten Thorotrastmenge her nicht geben kann. Außerdem kommt es bei der Zusammenlagerung größerer Thorotrastaggregate zu einer hochgradigen Selbstabsorption der im Inneren gelegenen, α-Strahlen emittierenden Thorotrastteilchen. ROUCAYROL gibt an, daß etwa 25% der Gesamtenergie an das Gewebe abgegeben werden (s. ALKEN u. Mitarb.) und stimmt mit den Zahlenangaben von ROTBLAT u. WARD überein. Neben der Selbstabsorption der radioaktiven Substanz resultiert — entsprechend dem Abstandsgesetz — eine Inhomogenität der absorbierten Dosis, so daß eine exakte physikalische Zuordnung der strahlenden Substanz grundsätzlichen Schwierigkeiten begegnet. Hinzu kommt noch eine gewisse Beeinträchtigung der Strahlenwirkung durch Streuung.

Auch die Höhe der applizierten Thorotrastmenge führt zu schwer zu deutenden Folgen. Nach hohen Dosen sieht man Gewebsschädigungen bis zur Gewebsnekrose, welche selbstverständlich die Entwicklung eines Tumors beeinträchtigen können. Wie bereits dargestellt, führen andererseits niedrige Dosierungen zu tumornegativen Ergebnissen, weil das begrenzte Lebensalter der Versuchstiere die notwendige Beobachtungszeit beschneidet. Diese Schwierigkeit besteht allerdings auch im chemischen Versuch.

Trotz dieser kritischen Einschränkungen an unserer Versuchsanordnung resultiert bei den erzielten Tumoren eine ganz bestimmte *Organspezifität.* Sie ist in der Druckreyschen quantitativen Analyse der Krebsentstehung nicht berücksichtigt. Der Forderung dieses Autors entsprechend müßten Tumoren in der Milz und in den Lymphknoten entstehen, zumal in den periportalen Lymphknoten die Thorotrastdichte erfahrungsgemäß am stärksten ausgeprägt ist. Aber gerade hier haben wir keinen einzigen Tumor entdecken können und finden auch in der Literatur sowohl im Tierversuch als auch beim Patienten praktisch kaum einen Hinweis. Milztumoren sind bei der Thorotrastose absolut selten und gelten als Ausnahmen. Die Häufigkeit der Lebergeschwülste ist demgegenüber kaum zu erklären. Außerordentlich selten werden auch Knochentumoren erwähnt. Die wenigen Osteosarkome in unserem Versuch stehen ebenfalls in keinem Verhältnis zur abgelagerten Thorotrastmenge, auch im Hinblick auf die Konzentration am Wirkungsort. Wenn die Funktion $C \cdot t = \text{const.}$ uneingeschränkt gelten soll, dann muß eine Tumorverteilung in Leber, Milz, Knochenmark, Lymphknoten und am Injektionsort resultieren, die in etwa proportional der jeweils abgelagerten Thorotrastmenge ist. Es muß demnach eine bestimmte Bereitschaft einzelner Organe vorausgesetzt werden, nach längerer Einwirkung von abgelagertem Thorotrast mit Geschwulstbildung zu reagieren.

In einer kritischen Übersicht der angloamerikanischen Literatur über Dosis-Wirkungs-Beziehungen beim strahlenbedingten Krebs berichtet UPTON (1961), daß Tumorhäufigkeit und Dosis nicht nur abhängig sind vom Organ, sondern auch von der Konstitution des Geschwulstträgers, von den Strahlungsbedingungen und vielen weiteren Faktoren, die noch weitgehend unbekannt sind. „In no instance, recorded to date, has a linear relationship between neoplasia and radiation dose been adequately demonstrated". Infolgedessen seien alle Aussagen über die carcinogene Wirkung kleiner Strahlendosen, wie sie z. B. in der Bevölkerungsexposition gegenüber dem radioaktiven fall-out bestehe, rein spekulativer Art.

Durmischian (1961) hat sich in jüngster Zeit mit dieser unterschiedlichen Reaktion verschiedener Organe und Gewebe auf eine innere Bestrahlung näher befaßt. In groß angelegten Versuchen an Ratten, Kaninchen und Hunden mit ^{24}Na, das peroral verabreicht wurde und sich sehr gleichmäßig im Organismus verteilte, fand er für jedes Gewebe einen eigenen Schwellenwert seiner funktionellen und morphologischen Veränderungen. Für verschiedene Gewebe sei dieser Bereich oft sehr unterschiedlich. Deshalb könne sogar bei gleichmäßiger Bestrahlung des ganzen Organismus ein und dieselbe Dosis für bestimmte Gewebe den Bereich der Schwellenwerte sowohl für funktionelle als auch für morphologische Veränderungen überschreiten, während andere Organe überhaupt nicht reagieren. Äußerst geringe Dosen sollen zu einer Stimulation der Funktionen und hohe Dosen zu einer Unterdrückung der Funktionen führen.

In diesem Zusammenhang weist der Autor auf die große Gefahr hin, die in der Summationswirkung äußerst geringer Dosen radioaktiver Strahlung für die Menschheit besteht. Diese Summationswirkung von Effekten kleinster Einzeldosen ist 1956 von Druckrey u. Schmähl mit 4-Dimethylaminostilben an Ratten untersucht worden. Die zur Erzeugung von Krebs erforderliche Gesamtdosis soll nach diesen Autoren bei Gabe kleinerer Tagesdosen über einen längeren Zeitraum nicht größer, sondern kleiner werden. Es scheint sich also um ein von der krebsauslösenden Substanz unabhängiges Phänomen zu handeln, das der cancerogenen Wirkung an sich zukommen dürfte.

Die Summationswirkung kleinster Thorotrastdosen haben wir im vorliegenden Experiment nicht gesondert untersucht, sind aber gerade auf Grund der beobachteten Tumoren in der Gruppe mit sehr niedriger Dosierung der Auffassung, daß wiederholte Gaben kleinster Dosen schneller zum (Tumor)-Ziel führen, als die Applikation der Gesamtdosis in einer Einzelinjektion. Immerhin sahen wir in der 25 mg-Gruppe nach 50 Einzeldosen insgesamt 10 Tumoren, nach einzeitiger Applikation der gleichen Thorotrastdosis in einem parallel laufenden Milzversuch keinen einzigen Thorotrasttumor.

Soweit wir die Thorotrastliteratur übersehen, sind bisher lediglich Tumoren mit einer Gesamtdosis von 50 mg ThO_2 erzeugt worden. Wir nehmen für uns in Anspruch, den Nachweis geführt zu haben, daß sich selbst mit 25 mg dieser Substanz Tumoren hervorrufen lassen. Da wir immerhin 10 Tumoren unter 60 Versuchstieren dieser Gruppe gesehen haben, darf die niedrigste Schwellendosis zur Thorotrasttumorauslösung innerhalb von 2—$2^1/_2$ Jahren bei der weißen Ratte wohl mit einer Größenordnung zwischen 1 und 10 mg ThO_2 angenommen werden. Die obere Grenze zur Tumorerzeugung bei der Ratte liegt nach unseren Ergebnissen bei 1000 mg ThO_2. Darüberliegende Dosen wirken innerhalb kurzer Zeit letal.

VII. Zusammenfassung

1. Das *Problem* des Strahlenkrebses ist durch die zunehmende Verwendung radioaktiver Substanzen besonders aktuell geworden. Für die Analyse des strahleninduzierten Tumorwachstums sind quantitative Untersuchungen zwischen der Dosis des krebsauslösenden Agens und der Art und dem Zeitpunkt des Effektes entscheidend. Es besteht die Frage, ob sich auch die Strahlenkrebsbildung durch radioaktive Substanzen im Sinne Druckreys, d. h. nach einfachen, pharmakologischen Gesetzmäßigkeiten vollzieht.

2. Als *Testsubstanz* wird Thorotrast, ein thoriumhaltiges Kontrastmittel, verwendet. Die Geschichte dieses Kontrastmittels seit seiner ersten Anwendung (1928) bis zu den jüngsten Berichten über Krebsbildung beim Menschen wird ausführlich dargelegt.

3. Die *Röntgendiagnostik* der Thorotrastose wird an Hand von Originalaufnahmen aus den Jahren 1939—1942 und an Spätbeobachtungen erörtert und die Differentialdiagnose abgegrenzt.

4. Die *Thorotrastverteilung* im Organismus wird erstmals im Tierversuch am Kaninchen *kinematographisch* untersucht. Bei 5 ml/kg Körpergewicht dauert es nahezu 10 Std, bis Leber und Milz einen Großteil der zirkulierenden Kontrastmittelmenge abgefiltert haben.

5. In den bisher veröffentlichten *Tierversuchen* ist eine *quantitative Beziehung* zwischen Thorotrastdosis und Tumorhäufigkeit nur im „klassischen" Versuch von ROUSSY, OBERLING u. GUÉRIN beschrieben worden. Zwischen 1933 und 1955 werden in 17 Arbeiten 98 Thorotrasttumoren bei der weißen Ratte, 34 bei der Maus und 8 beim Kaninchen publiziert. Die Tumorhäufigkeit ist im allgemeinen proportional der applizierten Thorotrastdosis.

6. Von 1947 bis 1962 sind *76 bösartige, thorotrastbedingte Tumoren beim Menschen* publiziert worden; lokale Thorotrastome und Leukämien sind dabei nicht mitgezählt. Die durchschnittliche Latenzzeit beträgt 17 Jahre. Sie ist am kürzesten (15,1 Jahre) nach intraarterieller Injektion und am längsten (24 Jahre) nach intrakavitärer Applikation. Prädilektionsorgan ist die Leber (37 Fälle). Die meisten anderen Tumoren haben sich an der Injektionsstelle — meist intrakavitär — entwickelt. Histologisch stehen 48 Carcinomen nur 20 Sarkome gegenüber (8 ungenaue Angaben). Alle Fälle sind tabellarisch dargestellt und fragliche Thorotrastgeschwülste einer eingehenden Kritik unterzogen worden.

7. Im Hauptversuch an 300 Ratten zeigt sich bei fünf verschiedenen Dosierungen zwischen 25 und 1000 mg ThO_2 eine von der applizierten Thorotrastmenge abhängige *Organablagerung*. Kleine Dosen werden bevorzugt in der Milz zurückgehalten, größere Dosen lagern sich vorwiegend in der Leber und im Knochenmark sowie in den Lymphknoten ab. Bei Mengen über 1000 mg ThO_2 spielt der Milzanteil praktisch keine Rolle mehr. Dies bedeutet für die Verteilung beim Patienten, daß Dosen unter 20 ml Thorotrast bevorzugt in der Milz retiniert werden, während im Rahmen der Hepatolienographie nach intravenöser Gabe von 70—80 ml Thorotrast speziell die Leber, Lymphknoten und das Knochenmark Ablagerungsstellen sind. Entsprechende Röntgenaufnahmen bringen analoge Beispiele beim Patienten. Die während der Thorotrastablagerung in den Depotorganen zur Anwendung kommenden Strahlendosen werden überschlägig berechnet, tabellarisch dargestellt und kritisch betrachtet.

8. Die *Beziehung* zwischen applizierter *Thorotrastmenge, Tumorhäufigkeit* und *Latenzzeit* wird an 108 durch Thorotrast hervorgerufenen Tumoren an Ratten untersucht. Die Latenzzeit beträgt zwischen $1^1/_2$ und $2^1/_2$ Jahren. Die meisten Tumoren finden sich an der Injektionsstelle am Schwanz und in der Leber. Die Tumorhäufigkeit ist abhängig von der applizierten Dosis (graphisch in Form einer Hyperbel), die nach MIESCHER u. Mitarb. statistisch gesichert wird. Auch eine sog. bereinigte Absterbekurve wird zur Auswertung der Ergebnisse tabellarisch durchgerechnet. *Die von* DRUCKREY *geforderte Beziehung zwischen Dosis und Latenzzeit* ($C \cdot t = const.$) *wird durch unsere Ergebnisse für Thorotrasttumoren der Ratte nicht bestätigt.* Auch für einzelne Tumoren (5 Lebertumoren und 57 Schwanztumoren) läßt sich keine strenge *Ct*-Beziehung feststellen. Unsere Ergebnisse werden in einer kritischen Arbeit von UPTON aus dem Oak Ridge Laboratory, USA., bestätigt: Bis 1961 ist in der angloamerikanischen Literatur keine einzige Beobachtung einer linearen Dosis-Wirkungs-Beziehung bei der Krebserzeugung durch ionisierende Strahlung bekannt geworden.

9. Die einseitige Bevorzugung von Injektionsort und Leber sowohl in unserem Versuch als auch bei den publizierten Thorotrastgeschwülsten spricht für eine

gewisse *Organspezifität.* Milz und Lymphknoten zeigen eine bemerkenswerte „Resistenz" gegenüber thorotrastbedingten Tumoren. Weder Tumorhäufigkeit noch Latenzzeit sind in Milz, Lymphknoten und Knochenmark proportional der abgelagerten Thorotrastmenge. Druckrey berücksichtigt diese Organspezifität in seiner „quantitativen Analyse der Krebsentstehung" nicht.

Die strahlenphysikalischen, mikro- und autoradiographischen Messungen und Aufnahmen wurden am Czernykrankenhaus für Strahlenbehandlung der Universität Heidelberg mit freundlicher Genehmigung des Direktors, Herrn Prof. Dr. K. Becker, durchgeführt.

Herrn Prof. Dr. K. Becker und seinen Mitarbeitern, Herrn Prof. Dr. K. E. Scheer (strahlenphysikalische Messung), Herrn Priv.-Doz. Dr. K. H. Kärcher (Mikroradiographie) und Herrn Dr. B. Choné (Autoradiographie) sei an dieser Stelle für ihre stets so bereitwillige Unterstützung und Förderung der Arbeit herzlich gedankt.

Ganz besonders gilt mein Dank den unermüdlichen Helfern bei den langdauernden Versuchen, Herrn Dr. med. W. Überle und unserem verdienstvollen Pfleger Herrn E. Finkenbein, ohne deren aufopfernde Mitarbeit die Durchführung der Versuche nicht möglich gewesen wäre.

Herrn Prof. Dr. G. Hieronymi, leitender Arzt des Pathologischen Institutes am Stadtkrankenhaus Offenbach danke ich für die histologische Auswertung unserer Präparate.

Nachtrag

Inzwischen sind seit Drucklegung dieser Arbeit weitere Publikationen über Thorotrasttumoren erschienen. Eine Arbeitsgruppe aus dem Pathologischen Institut der Universität Straßburg gibt einen ausführlichen statistischen Überblick über fünf eigene Lebermalignome und die bisher in der Literatur veröffentlichten Thorotrasttumoren. Man findet dort 14 Tumoren, die in unserer Aufstellung nicht enthalten sind. 12 Geschwülste haben wir wegen mangelhafter Angaben durch die jeweiligen Autoren nicht in unsere Aufstellung aufgenommen [Batzenschlager, A.; M. Dorner u. M. Weill-Bousson: La pathologie tumorale du thorotrast chez l'homme. Oncologia **16**, 26—63 (1963)].

Von Schwedischer Seite wurden Nachforschungen nach dem Schicksal von 908 Patienten angestellt, die in den Jahren 1932—1947 Thorotrastinjektionen zur Darstellung der Hirngefäße erhielten. Unter den nachuntersuchten Fällen fanden sich fünf Lebercarcinome, ein Hämangioendotheliom der Leber, zwei Neurofibrosarkome in der Umgebung von Thorotrastparavasaten an der Injektionsstelle am Hals [Blomberg, R., L. E. Larsson, B. Lindell u. E. Lindgren: Late effects of thorotrast in cerebral angiography. Acta radiol. (Stockh.) N.S. **1**, 995—1006 (1963)].

Als Einzelfall beschreibt Vellenga ein laparoskopisch und bioptisch gesichertes Hämangiosarkom der Leber bei einem 46jährigen Portugiesen 25 Jahre nach einer Carotisangiographie mittels Thorotrast [L. R. Vellenga: Een Geval van Hemangiosarcoom van de Lever, 25 Jaar na injectie van Thorotrast voor cerebrale Angiographie. J. Rad. belge **45**, 682—688 (1962)].

Gémenez-Salina u. Brasó berichten über einen 70jährigen Mann, der 30 Jahre vorher wegen einer Hydatidencyste der Leber Thorotrast bekommen hatte, und bei dem sich ein Adenocarcinom der Leber entwickelte [A. Gémenez-Salina u. S. Bradó: Neoplasia primitiva de Higado consecutiva a sales de Torio. Medicina clinica (Barc.) **48**, 246—247 (1963)].

Aus der Chirurgischen Klinik der Medizinischen Akademie Düsseldorf
(Direktor: Prof. Dr. E. DERRA)

Bericht über 360 operierte Aortenisthmusstenosen und die Begleitfehler, Früh- und Spätkomplikationen sowie Zweitoperationen

Von

WOLFGANG IRMER und NEMAI CHAND PATHAK

Mit 13 Abbildungen

Inhalt

Literatur

ABBOTT, M. E.: Coarctation of aorta of adult type; statistical study and historical retrospect of two hundred recorded cases with autopsy of stenosis or obliteration of descending arch in subjects above the age of two years. Amer. Heart J. **3**, 392 (1928).
ALEXANDER, J., and F. X. BYRON: Zit. nach BROCK (1944).
ASZENSI, A.: Contribution à l'étude morphologique et pathogénique de la sténose botallienne de l'aorte. Arch. Mal. Coeur **40**, 202 (1947).

Bailey, Ch. P.: Zit. nach H. C. Reid and R. Dattachy, Infarction of the ileum following resection of the coarctation of the aorta. Brit. J. Surg. **145**, 625 (1958).
Bernhard, F.: Die operative Behandlung der Isthmusstenose der Aorta. Chirurg **20**, 145 (1949).
Bircks, W., I. Kort u. K. Kremer: Die operative Behandlung tiefer Aortenstenosen. Thoraxchirurgie **10**, 291 (1963).
Blalock, A., and E. A. Park: The surgical treatment of experimental coarctation of the aorta. Ann. Surg. **119**, 445 (1949).
Bonnet, L. M.: Sténose congénitale de l'aorte. Rév. Méd. (Paris) **23**, 255, 355, 419, 481 (1903).
Brock, R. S.: Discussion of reconstructive arterial surgery. Proc. roy. Soc. Med. **46**, 115 (1953).
Brom, A. G.: Zit. nach Groves et al., J. thorac. cardiovasc. Surg. **39**, 115 (1953).
— Diskussionsbemerkung. Zit. nach Schuster u. Gross.
Campbell, M., and J. H. Baylis: The cause and prognosis of coarctation of the aorta. Brit. Heart. J. **18**, 475 (1956).
Clagett, O. T.: Surgical treatment of coarctation of the aorta. Proc. Mayo Clin. **23**, 359 (1948).
—, and R. W. Jampolis: Coarctation of the aorta. Arch. Surg. **63**, 337 (1951).
Cleland, W. P., T. B. Counihan, J. F. Goodwin and R. E. Steiner: Coarctation of the aorta. Brit. med. J. **1956 II**, 379.
Crafoord, C.: Diskussionsbemerkung. Zit. nach Schuster u. Gross.
—, and G. Nylin: Congenital coarctation of aorta and its surgical treatment. J. thorac. Surg. **14**, 347 (1945).
Degaris, C. F., I. H. Black and E. A. Riemenschneider: Patterns of the aortic arch. J. Anat. (Lond.) **67**, 599 (1933).
Derra, E., O. Bayer u. F. Loogen: Klinik und chirurgische Behandlung der Aortenisthmusstenose. Dtsch. med. Wschr. **81**, 1 (1956).
—, u. H. Franke: Die Chirurgie des Herzens und seiner großen Gefäße. In: B. Breitner, Chirurgische Operationslehre, Bd. III. Wien u. Innsbruck: Urban & Schwarzenberg 1957.
— W. Irmer, K. Kremer u. B. Löhr: Weitere Entwicklungen in der Technik der Chirurgie des Herzens und seiner großen Gefäße. In: B. Breitner, Chirurgische Operationslehre, B. III. Wien u. Innsbruck: Urban & Schwarzenberg 1963.
Dietrich, A.: Isthmusatresie, Mesaortitis, Coronartod im 68. Lebensjahr. Frankfurt. Z. Path. **59**, 398 (1948).
Doerr, W.: Morphogenese und Korrelation chirurgisch wichtiger angeborener Herzfehler. Ergebn. Chir. Orthop. **36**, 1 (1950).
— Pathologische Anatomie der angeborenen Herzfehler. In: Handbuch der inneren Medizin, B. 9. Berlin-Göttingen-Heidelberg: Springer 1960.
Downing, D. F., P. J. Grotzinger and R. W. Weller: Coarctation of the aorta. Amer. J. Dis. Child. **96**, 711 (1958).
Dubilier jr., W., T. L. Taylor and I. Steinberg: Aortic sinus aneurysm associated with coarctation. Amer. J. Roentgenol. **73**, 10 (1955).
Edwards, J. E.: Congenital malformations of the heart and great vessels. In: S. E. Gould, Pathology of the heart. Springfield, Ill.: Ch. C. Thomas 1953.
Fawcett, J.: Coarctation of the aorta. Guy's Hosp. Rep. **49**, 1 (1905).
Flynn, P. J., and A. A. Kattus: Coarctation of the aorta with proximal aortic dilatation and calcific atheromatous degeneration corrected by endarterectomy. J. thorac. cardiovasc. Surg. **38**, 369 (1959).
Frederiksen, T., and T. Paulsen: Poststenotic aneurysms complicating coarctation of the aorta. Acta chir. scand. **121**, 13 (1961).
Glass, I. H., W. T. Mustard and J. D. Kieth: Coarctation of the aorta in infants. Pediatrics **26**, 109 (1960).
Göppert, E.: Das Gefäßsystem. Broms Klassen und Ordnungen des Tierreiches, Bd. VI, Abt. 5, S. 1201. Leipzig: Winter 1902.
Grob, M.: Über Anomalien des Aortenbogens und ihre entwicklungsgeschichtliche Genese. Helv. paediat. Acta **4**, 274 (1949).
Gross, R. E.: Coarctation of the aorta. Circulation **7**, 757 (1953).
—, and C. A. Hufnagel: Coarctation of aorta: experimental studies regarding its surgical correction. New Engl. J. Med. **233**, 287 (1945).
Grosse-Brockhoff, F., F. Loogen u. A. Schaede: Angeborene Herz- und Gefäßmißbildungen. In: Handbuch der inneren Medizin, Bd. 9. Berlin-Göttingen-Heidelberg: Springer 1960.
Groves, L. K., and D. V. Effler: Problems in the surgical management of coarctation of the aorta. J. thorac. cardiovasc. Surg. **39**, 60 (1960).

HAFFERL, A.: Das Arteriensystem. In: Handbuch der vergleichenden Anatomie der Wirbeltiere, Bd. 6, S. 563. Berlin u. Wien: Urban & Schwarzenberg 1933.
HAMERNYK: Vjschr. prakt. Heilk. **1**, 41 (1844); **20**, 61 (1848).
HEBERER, G., G. RAU, K. G. v. BUCH u. H. GEHL: Die chirurgische Behandlung der Coarctatio aortae (Aortenisthmusstenose) im höheren Lebensalter und bei zusätzlichen Herz- oder Gefäßanomalien. Dtsch. med. Wschr. **88**, 773 (1963).
HOLSWADE, G. R., S. W. MOORE, M. A. ENGLE, H. P. GOLDBERG and F. GLENN: Multiple coarctations of the aorta. J. Amer. med. Ass. **174**, 180 (1960).
IKEDA, K.: Hypoplasia of the aorta as a possible cause of cardiac failure. Minn. Med. **16**, 172 (1933).
IRMER, W.: Vergleichende Kreislauf- und Stoffwechseluntersuchungen mit und ohne Dämpfung der vegetativen Reizübertragung durch Promethazin-Chlorpromazin am Hund. Langenbecks Arch. klin. Chir. **283**, 129 (1956).
— R. KONRAD, F. ROTTHOFF u. K. H. WILLMANN: Ergebnisse der Blalockschen Operation bei Fallotschen Tetralogien. Thoraxchirurgie **5**, 454 (1958).
—, u. F. H. KOSS: Experimentelle Voraussetzungen und praktische Anwendung der pharmakologischen Blockierung und der Hypothermie. In: H. KILLIAN u. H. WEESE, Die Narkose. Stuttgart: Georg Thieme 1954.
JÖNSSON, G., B. BRODÉN u. J. KARNELL: Selective Angiocardiography. Acta radiol. (Stockh). **32**, 486 (1949).
JOHANNSSON, B. W., P. HALL, H. KROOK, A. MALM, N. M. OHLSSON, L. ANDERNAND and H. B. WULFF: Aortic anomaly with atypical coarctation. Amer. J. Cardiol. **7**, 844 (1961).
KARNELL, J., C. CRAFOORD and B. BRODÉN: Coarctation of the aorta. In: Handbuch der Thoraxchirurgie von E. DERRA, Bd. II. Berlin-Göttingen-Heidelberg: Springer 1959.
KITTLE, C. F., and P. W. SCHAFER: Gangrene of the forearm after subclavian-arterio-aortostomy for coarctation of the aorta. Thorax 8, 319 (1953).
KONRAD, R. M.: Postoperative Magen-Duodenalblutungen und -perforationen nach cardiovasculären Eingriffen im Kindesalter. Zbl. Chir. **87**, 1551 (1962).
—, u. TH. SCHMITZ: Das Verhalten der Acidität des Magensaftes während operativer Eingriffe. Langenbecks Arch. klin. Chir. **300**, 559 (1962).
KRAFT-KINZ, J.: Zum Problem der Einheilung synthetischer Arterienprothesen beim Menschen. Langenbecks Arch. klin. Chir. **303**, 123 (1963).
KREMER, K.: Chirurgie der Arterien. Stuttgart: Georg Thieme 1959.
—, u. F. ROTTHOFF: Über die Typeneinteilung der Aortenisthmusstenose. Dtsch. med. J. **9**, 162 (1958).
KUNDT, H. W., u. K. KREMER: Die Aortenisthmusstenose. In: Die chirurgische Behandlung der angeborenen Fehlbildungen. Stuttgart: Georg Thieme 1961.
LINDER, F.: Die operative Behandlung der kongenitalen Herzfehler. Ergebn. Chir. Orthop. **36**, 91 (1950).
— Zur Indikation und Technik des plastischen Gefäßersatzes bei der Isthmusstenose der Aorta. Münch. med. Wschr. **98**, 1188 (1956).
LOBER, P. H., and C. W. LILLEHEI: Necrotizing panarteriitis following repair of coarctation of the aorta. Surgery **35**, 950 (1954).
MARCH, H. W., H. N. HULTGREN and F. GERBODE: Immediate and remote effects of resection on the hypertension in coarctation of the aorta. Brit. Heart. J. **22**, 361 (1960).
MEESSEN, H.: Zur Pathogenese, Progredienz und Adaptation der angeborenen Herz- und Gefäßfehler. Verh. dtsch. Ges. Kreisl.-Forsch. **23**, 188 (1957).
MORRIS, G. C., D. A. COOLEY, M. E. DE BAKEY and E. S. CRAWFORD: Coarctation of the aorta with particular emphasis upon improved techniques of surgical repair. J. thorac. cardiovasc. Surg. **40**, 692 (1960).
NIEDNER, F. J.: Die Behandlung der Aortenisthmusstenose. Langenbecks Arch. klin. Chir. **287**, 438 (1957).
— Bemerkungen zur Entstehung und Auswirkung der Aortenisthmusstenose und zu ihrer Abgrenzung gegen Aortenisthmus-Hypoplasie und -Aplasie. Thoraxchirurgie **5**, 213 (1957).
— Die Chirurgie des Herzens und der großen Gefäße. Klinische Chirurgie für die Praxis, Bd. II. Stuttgart: Georg Thieme 1961.
OECONOMOS, N.: Dacron prothesis for coarctation of Aorta with aneurysma: report of a case in pregnant woman. Arch. Surg. **181**, 77 (1958).
OLESON, O. L.: Coarctation of the aorta. Dan. med. Bull. **4**, 33 (1957).
OWENS, J. C., and H. SWAN: Complications in the repair of coarctation of the aorta. Bull. Soc. int. Chir. **21**, 216 (1962).
PAINTER, R. C., E. A. HINES and J. E. EDWARDS: Measurement of arterioles in coarctation of the aorta. Circulation **6**, 727 (1952).
PEREZ ALVAREZ, J. J., and S. OUDKERK: Necrotizing arteriolitis of the abdominal organs as a postoperative complication following correction of coarctation of the aorta. Surgery **37**, 833 (1955).

Poche, R.: Über das Schicksal alloplastischer Teflonprothesen im Gefäßsystem. 88. Tagg der Dtsch. Ges. Chir., München 1963.
Reid, H. C., and R. Dattachy: Infarction of ileum following resection of coarctation of the aorta. Brit. J. Surg. **45**, 625 (1958).
Reifenstein, G. H., S. A. Levine and R. E. Gross: Coarctation; Review of 104 autopsied cases of „adult type" 2 years of age or older. Amer. Heart J. **33**, 146 (1947).
Rotthoff, F., R. M. Konrad u. K. H. Willmann: Akute Magen- und Zwölffingerdarmgeschwüre nach Thoraxeingriffen. Langenbecks Arch. klin. Chir. **290**, 31 (1958).
Sanderud, A.: Arterial grafting for coarctation of the aorta. Acta chir. scand. **156**, 117 (1959).
Schneller, R.: Zur Korrelation der Herzmißbildungen an Hand von 100 Fällen von Isthmusstenose der Aorta. Inaug.-Diss. Heidelberg 1950.
Schoenmackers, J.: Die funktionelle Aortenisthmusstenose. Mschr. Kinderheilk. **97**, 79 (1949).
Schuster, S. R., and R. E. Gross: Surgery for coarctation of the aorta. J. thorac. cardiovasc. Surg. **43**, 54 (1962).
Schwartz, S. P., and D. Greene: Coarctation of the aorta in children. Amer. Heart. J. **23**, 99 (1942).
Sealy, W. C.: Indications for surgical treatment of the coarctation of the aorta. Surg. Gynec. Obstet. **97**, 301 (1953).
Shumacker jr., H. B.: Use of the subclavian artery in the surgical treatment of coarctation of the aorta. Surg. Gynec. Obstet. **93**, 491 (1951).
Skoda: Zit. nach Doerr, W.: Morphogenese und Korrelation chirurgisch wichtiger angeborener Herzfehler. Ergebn. Chir. Orthop. **36**, 1 (1950).
Sotgiu, G.: La stenosi congenita dell' istmo aortico. Riv. Pat. Clin. Tubers. **2**, 105, 145 (1947).
Stallworth, J. M., M. Weinberg and J. D. Jeffords: Surgical correction of coarctation of the aorta combined with aortic valve regurgitation. Surgery **40**, 575 (1956).
Steele, J. M.: Evidence of general distribution of peripheral resistance in coarctation of the aorta. J. clin. Invest. **20**, 473 (1941).
Valdoni, P.: Zit. nach Walker u. Haxton.
Varco, R. L.: Pers. Mitteilung N. C. Pathak.
Vossschulte, K.: Surgical correction of coarctation of the aorta by an „Isthmusplastik" operation. Thorax **16**, 338 (1961).
Walker, J. B., and F. D. M. Livingstone: Coarctation of the aorta. Lancet **1938 II**, 660.
Walker, R. M., and H. Haxton: Surgical treatment of coarctation of the aorta. Brit. J. Surg. **42**, 26 (1955).
Wesolowski, S. A.: Evaluation of tissue and prosthetic vascular grafts. Springfield, USA: Ch. C. Thomas 1962.
Whyte, D., and A. T. Lu: Coarctation of the aorta with aneurysm and rupture into the oesophagus. J. Pediat. **49**, 461 (1956).
Zenker, R., J. G. Schlitter, P. Schölmerich, G. Heberer, B. Schlegel u. E. Stein: Aortenisthmusstenose — Symptomatologie, operative Behandlung und Erfolgsbeurteilung. Med. Klin. **53**, 531 (1958).
Zindler, M.: Künstliche Hypothermie für offene Operationen angeborener Herzfehler. In: Die chirurgische Behandlung der angeborenen Fehlbildungen. Stuttgart: Georg Thieme 1961.

I. Einleitung, morphogenetische Erwägungen, Klassifizierung und operationstechnische Vorbemerkungen

Der Isthmus der Aorta ist die Strecke des auslaufenden Aortenbogens, die zwischen der linken Schlüsselbeinader und dem Abgang des Ductus Botalli liegt. Dort können gewisse Einengungen auch häufig bei der Obduktion Erwachsener nachgewiesen werden, obwohl nie eine klinisch bemerkbare vorgelegen hat. Dieses Stück des Aortenrohrs bildet sich in der zweiten Hälfte des Embryonallebens. Die verschiedene Länge des Isthmus hängt von der sog. Wanderung des Ursprungs der A. subclavia bzw. vom Deszensus des Herzens ab. Von einer Isthmusstenose oder Koarktation spricht man dann, wenn die Enge durch Erhöhung des Strömungswiderstandes hämodynamisch so gravierend wird, daß sich neben der suprastenotischen Hypertension eine mangelnde, im wesentlichen über die Kollateralgefäße erfolgende Minderdurchblutung der unteren Körperhälfte mit den entsprechenden Symptomen einstellt. Die Krankheitszeichen beginnen bei typischen Isthmusstenosen selten im Kleinkindesalter, sondern meist erst im 14.—15. Lebensjahr, wenn man an die überwiegenden postduktalen Stenosen denkt, die das Hauptkontingent der Operierten darstellen.

Über die *formale Genese* der Koarktationen besteht keine Einigkeit (BONNET, DOERR, GROB, SKODA). Eingedenk der untypischen Formen sind die morphogenetischen Möglichkeiten so zahlreich, daß man sich nicht zu einem Entstehungsprinzip bekennen kann (DOERR).

Für die Entstehung der verschiedenen Engen werden folgende Faktoren verantwortlich gemacht: Einerseits sollen auf die Aorta übergreifende Obliterierungsvorgänge des Ductus falten- oder diaphragmaartige Stenosen verursachen, andererseits aber Zugmechanismen des Ligamentum Botalli regelrechte Entwicklungsstörungen im Sinne der Unterentwicklung und des Zurückbleibens im Wachstum entstehen lassen. Für untypische Lokalisationen werden auch ontogenetische Atavismen und Varietäten in der Astfolge der Abgänge am Bogen verantwortlich gemacht, wodurch die Ausbildung bestimmter Abschnitte gestört wird (ASZENSI, BONNET, DIETRICH, DOERR, GÖPPERT, GROB, HAFFERL und SOTGIU). DOERR spricht von obliterativen und hypoplasiogenen Stenosen. Durch obliterative Vorgänge der 5., 6. und 4. Kiemenbogenarterie sollen die Arcusstenosen, die typischen Stenosen des Isthmus in Nähe des Ductus und die Descendensstenosen entstehen. Die hypoplasiogenen Stenosen kommen auch anderenorts vor. Im allgemeinen sind sie die Ursache der präduktalen Stenosen vom Neugeborenentyp.

Das Zurückbleiben des Aortenrohrs im Wachstum haben wir bei zwei Kindern beobachten können, bei denen sich nach doppelter Ligatur des Ductus arteriosus durch dessen Zugmechanismus bei der Entwicklung später bedeutsame Isthmusstenosen einstellten. MEESSEN erwähnt, daß die Stenosen im Laufe des Lebens durch Auflockerung der Intima, Verdickung derselben und thrombotische Vorgänge zunehmen können.

Es gibt mehrere Vorschläge zur *Klassifizierung* der verschiedenen Formen (BONNET; DOERR; EDWARDS; GROB; HAMERNYK; JÖNSSON, BRODEN und KARNELL; NIEDNER). Diese Einteilungen genügen den Anforderungen des Operierenden häufig, aber bei Sonderformen nicht immer.

HAMERNYK sprach schon 1844 von oberen, typischen und unteren Stenosen je nach der räumlichen Beziehung zum Gang des Botallo. Den bekannten Begriff des Neugeborenen- und Erwachsenentyps prägte BONNET (1903). Die in Schweden übliche Einteilung aus der Crafoordschen Klinik sieht vier Typen vor (JÖNSSEN, BRODEN und KARNELL): 1. Die umschriebene Stenose mit weitem und langem prästenotischen Isthmusteil, 2. mit hypoplastischem Isthmusbereich, 3. die hoch am Aorta-Subclavia-Bogen gelegene Enge mit fehlendem Isthmus und 4. lange Stenosen, Atresien und untypische Formen. DOERR teilt ein in Arcusstenosen, obere, mittlere und untere typische Isthmusstenosen sowie Descendensstenosen. Die Einteilung von NIEDNER unterscheidet kurze und atypisch lange Stenosen im Bereich des Ductus arteriosus mit ausgebildetem Kollateralsystem ohne Trennung der brachiocephalen und abdominofemoralen Zirkulation mit supraduktaler, duktaler und infraduktaler Koarktation, dann die Arcusstenosen und Descendensstenosen sowie Pseudokoarktationen ohne Trennung des Blutstroms und ohne Kollateralsystem im Sinne der funktionellen Stenosen SCHOENMACKERs und außerdem noch Hypoplasien und Aplasien des Isthmus ohne Kollateralsystem mit Trennung des Blutstroms. Bei obliteriertem Ductus differenziert EDWARDS in duktale und atypische Stenosen, sowie Stenosen der rechten und linken Arteria subclavia. Beim offenen Ductus sieht seine Einteilung infra- und supraduktale Koarktationen mit und ohne Kollateralsystem vor. KREMER und ROTTHOFF sprechen in Anlehnung an die klassische Klassifizierung von BONNET außer vom Erwachsenentyp vom kindlichen Typ mit und ohne Kollateralzirkulation je nach Weite des offenen Ductus und weisen insbesondere auf die Bedeutung der Hämodynamik hin, weil bei weitem Ductus ein Links-Rechts-Kurzschluß vorliegen kann, der durch die sekundären Veränderungen in der Lungenstrombahn mit Erhöhung des Strömungswiderstandes in seiner Richtung umgekehrt werden kann.

Wir unterscheiden an der Derraschen Klinik Neugeborenen- und Erwachsenentyp mit offenem und verschlossenem Ductus unter Berücksichtigung der Kollateralzirkulation und sprechen im Folgenden von präduktalen, duktalen und postduktalen Koarktationen mit weitem und langem prästenotischen Isthmusteil oder hypoplastischem prästenotischem Isthmus sowie von hohen Stenosen mit fehlendem prästenotischem Isthmus. Zu den untypischen Formen rechnen Arcusstenosen, Doppelstenosen, tiefe in der descendierenden Aorta gelegene Engen und lange Stenosen.

Der Themastellung zufolge wird bezüglich der Morphogenese und der Klassifizierung auf das zitierte Schrifttum verwiesen. Über *Klinik und Diagnostik*, die eigentlich keine besondere Problematik aufweisen, informieren im deutschen Schrifttum ausführlich Derra, Bayer und Loogen; Grosse-Brockhoff, Loogen und Schaede; Karnell, Crafoord und Brodén; Kremer; Linder; Niedner und Zenker u. Mitarb. Die operationstechnischen Belange sind in der Breitnerschen Operationslehre von Derra und Franke und von Derra, Irmer, Kremer und Löhr abgehandelt. Im wesentlichen folgt man überall den Methoden, die Crafoord und Nylin sowie Gross und Hufnagel (1945) entwickelt haben.

Auf Einzelheiten verschiedener Nahttechniken einzugehen, erübrigt sich. Wir vernähen zur Zeit beim wachsenden Organismus Zweidrittel der Hinterwand durch eine fortlaufende Matratzennaht und die vordere Zirkumferenz der Aorta durch einzelne Matratzennähte. Beim Erwachsenen werden die hinteren Zweidrittel der Hinterwände ebenfalls durch eine fortlaufende Matratzennaht vereinigt und die seitlichen Ecken dann durch zwei einzelne Matratzennähte adaptiert und evertiert. Die lang gelassenen Fäden der Ecknähte werden hiernach jeweils mit der hinteren Matratzennaht und der vorderen fortlaufenden, überwendlichen Naht verknüpft. Situationsweise zu applizierende Einzelnähte können ausnahmsweise noch erforderlich sein.

Die frühere Ängstlichkeit beim Opfern von Kollateralgefäßen erübrigt sich. Wir schlingen A. subclavia und die Aorta, distal der linken A. carotis comm. mit Gummizügeln an, über welche Schieber aus Gummiröhren geschoben werden. Das gleiche geschieht an der poststenotischen Aorta. Dann werden die Kollateralgefäße zwischen doppelten Seidenligaturen durchtrennt, bis genügend Raum vorhanden ist, Crafoord-Klemmen an der Hauptschlagader anzulegen. Nach Ligatur des Ductus erfolgt die Resektion der Enge. Andererseits ist es möglich, die Kollateralen weitestgehend zu schonen und die Aortenklemmen so stenosenahe wie möglich anzulegen. Die Stenose wird reseziert. Dann dreht man die Lumina des Aortenrohrs nach oben, um so insbesondere die nach rechts verlaufenden Kollateralgefäße und proximal das Abbottsche Gefäß versorgen zu können.

Die Modifikation von Bernhard an ductuswärts eingezogenen, umschriebenen Stenosen eine Seit-zu-Seit-Anastomose zwischen prä- und poststenotischer Aorta unter Belassung der Koarktation anzulegen, hat sich nicht durchgesetzt. Die Blalocksche Methode, ebenfalls ohne Resektion der Enge, die A. subclavia nach peripherer Durchtrennung herunterzuwenden und terminolateral mit der poststenotischen Aorta zu anastomosieren, gehört der Vergangenheit an, während die Clagett-Anastomose, nämlich die End-zu-End-Vereinigung einer genügend weiten Schlüsselbeinader mit der poststenotischen Aorta nach Resektion der Stenose noch indiziert sein mag, wenn sich der Operateur mit Recht scheut, bei langen Verengerungen alloplastische Überbrückungen einzusetzen. An diese Möglichkeit muß man sich insbesondere bei Kindern erinnern, wenn nichts anderes übrig bleibt, als Transplantate zu verwenden. Zu erwähnen bleiben noch Überbrückungen der nichtresezierten Stenose mit Röhren aus Kunststoff (Heberer, Rau, Buch und Gehl). Dem schon früher von Shumacker empfohlenen Einnähen von autoplastischem Material aus der A. subclavia statt alloplastischer Transplantate geben wir heute wieder den Vorzug, wenn man hierzu tatsächlich gezwungen ist.

Der folgende Bericht befaßt sich vornehmlich mit den Erfahrungen der Düsseldorfer Klinik unter Berücksichtigung der im eigenen Krankengut angetroffenen Begleitfehler, der Früh- und Spätkomplikationen sowie der Zweitoperationen. Dabei wird eine klar umrissene Meinung hinsichtlich der Verwendung alloplastischer Transplantate vertreten werden. In quantitativer Hinsicht wird die Häufigkeit assoziierter Fehler nicht mit den Angaben aus der Sicht der Pathologen übereinstimmen. Bezüglich des gemeinsamen Vorkommens von Isthmusstenosen mit anderen Mißbildungen und sog. Begleitfehlern bei Autopsien verweisen wir auf die Ausführungen von Abbott; Doerr; Reifenstein, Levine und Gross sowie Schneller.

II. Zahl der operierten Isthmusstenosen, Altersverteilung und Letalität

Von 1950 bis Ende 1962 wurden an unserer Klinik *360 Koarktationen* im Alter von 4—46 Jahren operiert. Das männliche Geschlecht überwog im Verhältnis

2,3:1. Zwei subisthmische epidiaphragmale Verengungen an der Aorta und drei abdominelle bleiben unberücksichtigt. Hierüber berichteten BIRCKS, KORT und KREMER.

Die *Altersverteilung* erhellt aus Tabelle 1. Vor dem 4. Lebensjahr haben wir keine Operation durchgeführt, weil bei keinem der in diesem frühen Alter angebotenen Kranken eine dringende Indikation bestand. Vorgerücktes Lebensalter (nach dem 4. Lebensjahrzehnt) ist andererseits nicht unbedingt ein Grund, die Resektion der Stenose zu verweigern.

Tabelle 1. *Altersverteilung*

Alter	Zahl der Operationen	Prozent	Gesamtmortalität im Zeitraum der Beobachtung
4—10	49	13,7	5
11—20	138	38,1	19
21—30	123	34,1	16
31—40	46	13,0	3
41—50	4	1,1	1
	360		44 (12,2%)

Das *Risiko der Operation* ist bei sog. reinen Stenosen und solchen, die mit Begleitfehlern verbunden sind, sehr unterschiedlich. Nähere Einzelheiten finden sich in einem abschließenden Kapitel, auf das verwiesen wird. Hier sei nur folgendes erwähnt. Bei 215 unkomplizierten Koarktationen betrug die Quote der Operationssterblichkeit während des Aufenthaltes im Krankenhaus 3,2% und die Gesamtmortalität im Zeitraum der Beobachtung 5,5%. Anders sah es bei Isthmusstenosen mit assoziierten Fehlern aus. Bei 145 Fällen dieser Art belief sich die Quote der Sterblichkeit während des stationären Aufenthaltes auf 13,9% und im Zeitraum der Beobachtung auf 22,0%. Die weiteren Ausführungen umreißen daher kurz die angetroffenen Verhältnisse bei der Operation und insbesondere die assoziierten, kardiovasculären Anomalien.

III. Lokalisation der Koarktationen in Beziehung zum Ductus Botalli

Die Isthmusstenosen waren 20mal präduktal und 258mal postduktal lokalisiert. Der Ductus arteriosus wurde 63mal funktionell offen angetroffen (17,5%). Insgesamt standen 65 obliterierte Botallische Gänge und 17 offene in direkter Beziehung zur Enge der Aorta. Von 20 poststenotisch einmündenden Botallischen Gängen waren 50% und von 258 prästenotischen Einmündungen nur 14% offen.

IV. Begleitfehler

1. Anomalien am Aortenbogen. An anomalen Gefäßabgängen vom Aortenbogen waren sechs linksseitige Schlüsselbeinadern zu verzeichnen, die in die Stenose der Aorta mit einbezogen waren. Hierbei waren präoperativ Druckdifferenzen von 40 mm/Hg und mehr zwischen rechter und linker A. brachialis gemessen worden. Bei einer völlig atretischen A. subclavia sinistra betrug die Druckdifferenz 100 mm/Hg. Dreimal sahen wir untypische Gefäßabgänge der A. mammaria interna und der A. thyreoidea ima und ebenfalls dreimal eine zusätzliche Stenose der Aorta zwischen A. carotis sin. und A. subclavia sin., so daß in einem Fall außer der typisch lokalisierten Verengerung auch das membranöse Hindernis zwischen A. carotis und A. subclavia reseziert werden mußte. Bei einer rechts descendierenden Aorta wurde die Isthmusstenose mit poststenotischer aneurysmatischer Dilatation nach rechtsseitiger Thorakotomie reseziert und durch ein Teflon-Transplantat ersetzt. Eine Dextrokardie mit normalem Verlauf des Bogens wandelte die übliche Operationstechnik nicht. In drei Fällen entsprang die A. subclavia dextra, ohne eine Dysphagia lusoria verursacht zu haben, als letzte distale Abzweigung einmal prä- und zweimal poststenotisch von der descendierenden Aorta in unmittelbarer Nähe der Isthmusstenose. Nur die prästenotisch abzweigende A. subclavia dextra wurde geopfert.

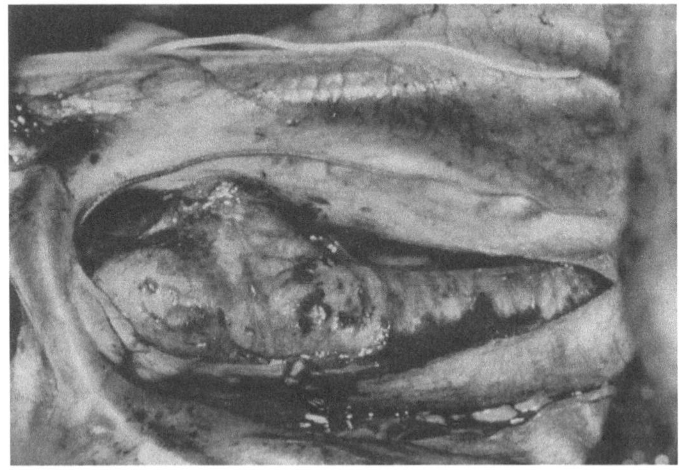

Abb. 1. Linkspersistierende obere Hohlvene (markiert durch hellen und dunklen Faden) mit einmündender V. hemiazygos. (Darstellung ist seitenverkehrt wiedergegeben)

Im Rahmen der Bogenanomalien sind Stenosen zwischen sämtlichen Gefäßabgängen, auch vor und hinter dem Truncus brachiocephalicus (JOHANSSON u. Mitarb.), multiple Engen (HOLSWADE u. Mitarb.) und ungewöhnliche Ursprungsstellen sämtlicher vom Bogen abgehender Gefäße einschließlich der A. vertebralis (DEGARIS u. Mitarb.) beschrieben worden, die wir nicht antrafen, weil die Majorität dieser zusätzlichen Komplikationen vor Beendigung des ersten Lebens-

Tabelle 2. *21 Hypoplasien der Aorta*

	Nr.										
	1	2	3	4	5	6	7	8	9	10	11
Druckveränderung in mm Hg nach der Operation oben	—40	—30	—15	—25	±0	—40	—	—	—35	—15	±0
unten	+50	+105	+150	±0	+100	+70	—	—	+25	+110	+100
Methode	E/E	Cla.	Tefl.	Tefl.	E/E	E/S	Cla.	Cla.	Tefl.	Tefl.	Tefl.
Länge der Resektion in cm	1,0	—	2,5	—	—	—			3,5	3,0	2,5
Ausgang	—	—	—	Thrombosiert	—	—	+	+	—	—	—

Bei 21 Hypoplasien der Aorta (6%) unter 360 Isthmusstenosen 14% Mortalität. In einer plantate, 4 Clagett-Anastomosen). Ein Teflontransplantat bei einem Kind ist throm-6 Monaten (einmal keine atraumatische Naht) durch Nahtinsuffizienz und Aneurysmaruptur. Der Patient starb trotz Aneurysmaresektion und bicuspidalisierender Valvuloplastik.

jahres stirbt. Bei einem Cor triatriatum mit partieller Transposition der Lungenvenen wurde die Isthmusstenose mit Erfolg reseziert.

2. Persistierende linke obere Hohlvene. Linkspersistierende obere Hohlvenen haben wir sechsmal festgestellt. Das Vorhandensein dieser Vene stört das operative Vorgehen nicht (Abb. 1). Einmal wirkte sich ihre Persistenz komplizierend aus, weil bei der Operation eines postoperativen Aneurysma intensive Verwachsungen zu der Vene bestanden. Die Ausbildung einer arteriovenösen Fistel von einem postoperativen Aneurysma in eine persistierende Hohlvene ist möglich. Ein Patient, der neben der linkspersistenten Hohlvene einen offenen Ductus, ein Aneurysma der Pulmonalarterie und eine geringfügige Mitralstenose hatte, verblutete während der Präparation aus dem verletzten Aneurysma. In keinem Fall wurde die persistierende linke V. cava sup. durchschnitten, wie es HEBERER u. Mitarb. taten, weil der das Venenblut aufnehmende Sinus coronarius in den linken Vorhof mündete.

3. Hypoplasien des Isthmus aortae (lange Stenosen). ABBOTT zufolge ist in 10%iger Häufigkeit bei postduktalen Stenosen mit einer Hypoplasie des Aortenrohres zu rechnen. In 6% unserer Operationsberichte waren Hypoplasien ausdrücklich vermerkt. Das ist bemerkenswert, weil bei 21 Hypoplasien nur siebenmal typisch operiert wurde. Eine von der Isthmusstenose bis zwischen die A. carotis sin. und A. subclavia sin. reichende, partielle Bogenhypoplasie verlangte nach ausgedehnter Resektion das Einnähen eines alloplastischen Transplantates mit Kunststoffverbindung zur A. subclavia hin.

Sonst waren bei 1,5 bis zu 5—6 cm langen Stenosen gehäuft untypische Maßnahmen wie Transplantationen, Clagettsche Anastomosen und auch nach Restenosierung Zweiteingriffe mit einer erhöhten Mortalitätsziffer von 14,3% erforderlich. Über Einzelheiten informiert Tabelle 2. Die Erfolge waren nach zehn eingesetzten Transplantaten, vier Clagett-Anastomosen, sechs terminoterminalen Vereinigungen der Aorta und einer End-zu-Seit-Anastomose bezüglich der Normalisierung des Druckes schlechter, als es dem Durchschnitt entspricht.

bei 360 Koarktationen

Nr. 12	13	14	15	16	17	18	19	20	21	Hypoplasien	Normalfälle
—40	—55	—70	±0	—15	—60	—40	±0	—20	+15	—28	—40
+40	+20	±0	+230	+40	+35	+50	+140	±0	+10	+70	+90
Tefl.	Tefl.	Tefl.	Tefl.	Homo.	E/E	E/E	E/E	Cla.	E/E	Durchschnitt der Druckänderung	
3,5	3,0	3,5	3,0	6,0	5,0	—	—	1,5	3,5		
—	—	—	—	—	—	—	—	+	—		

Häufigkeit von 70% war die direkte Vereinigung des Aortenrohres unmöglich (10 Trans-
botisch verstopft. Von 4 Clagett-Anastomosen erlagen 2 einer Nachblutung nach 4 Wochen und
Nr. 20 war durch Ascendensaneurysma und Aortenklappeninsuffizienz eine Risikooperation.

4. Aneurysmen. Die Möglichkeit der Ruptur von verschieden lokalisierten Aneurysmen stellt eine ernste Bedrohung dar, wenn nicht operiert wird, und eine gewichtige Erschwerung der Operation. Nach Brock resezierten Alexander und Byron (1944) das erste Aneurysma bei einer Isthmusstenose. In Ermangelung einer Überbrückung verschlossen sie die beiden Stümpfe. Der Patient, ein Student, erlag der Hypertension. Die Häufigkeit aneurysmatischer Aussackungen geht aus einer von uns ergänzten Zusammenstellung von Frederiksen und Paulsen hervor, die in Tabelle 3 veranschaulicht ist. Wir hatten

Tabelle 3. *Aneurysmen bei Isthmusstenosen*

Autor	Jahr	Abs. Zahl der Aneurysmen bei Koarktationen	Prozentsatz der Aneurysmen	Bemerkung
Fawcett	1905	3:18	16,6	22316 Sektionen
Abbott	1928	14:200	7,0	Sektionsgut
Gross	1953	21:270	7,7	Operationsgut
Eerland	1959	4:62	6,4	Operationsgut
Oeconomos	1958	2:14	14,2	Operationsgut
Sanderud	1959	2:97	2,0	Operationsgut
Amer. College of Chest Physicians	1956	64:1187	5,4	Sammelstatistik
Frederiksen und Paulsen	1961	4:101	4,0	Operationsgut
Owens und Swan	1962	10:120	12,0	Operationsgut
Düsseldorf	1962	34:360	9,4	Operationsgut

es, wenn man von zwei Aneurysmen der Aorta ascendens und zwei aneurysmatischen Ausbuchten des Sinus valsalvae, die nach Dubilier, Taylor und Steinberg nicht selten sind, absieht, mit 9,4% Aneurysmen zu tun. Ein Aneurysma dissecans beobachteten wir nicht. Die intraoperativ festgestellten 34 Aneurysmen gliedern sich in 6% Ausweitungen der Intercostalgefäße, 0,8% präduktale und 2,2% poststenotische (Abb. 2). Ein später Erwähnung findendes Aneurysma der A. pulmonalis bei offenem Ductus, die bei der Sektion anderenorts gefundenen und die häufigen poststenotischen Dilatationen der Aorta sind in diesen Ziffern nicht enthalten. Aneurysmen der A. vertebralis (Walker und Livingstone) oder am Abbottschen Gefäß (Schuster und Gross) haben wir nicht gesehen, und die Ansicht von Karnell, Crafoord und Brodén, daß Aneurysmen am häufigsten prästenotisch anzutreffen seien, bestätigt die eigene Erfahrung nicht. Daß die Spontanruptur der muskel- und elasticaarmen Wandung, die bindegewebig ersetzt ist, eine häufige Todesursache darstellt, ist nicht zu bezweifeln. Perforationen in die freie Pleurahöhle, ins Mediastinum, vorwiegend ins Bronchialsystem mit Hämoptoen und in den Oesophagus (Whyte und Lu, Eigenbeobachtung) mit Erbrechen schwarzen Blutes sind nicht ungewöhnlich.

Insgesamt mußten bei 35,3% dieser Operationen *Transplantate* eingesetzt werden. Beim Vorliegen von Aneurysmen, gleich welcher Lokalisation, hob sich die Quote tödlicher Ausgänge auf 23,3%. Bezüglich der Einzelheiten wird auf den Abschnitt, der die Todesursachen abhandelt, verwiesen.

5. Thrombotische Verschlüsse. Die thrombotische Verstopfung ereignet sich vorwiegend bei langen prästenotischen Aortenteilen und hochgradigen Stenosen, die intra operationem schon durch ungewöhnliche Erweiterungen der A. subclavia sin. zu erkennen sind. Die Thrombosierung kann Folge einer Entzündung der Intima sein, aber auch durch Stase und Abscheidung erfolgen. Die bakteriologische Untersuchung des thrombosierten Materials ist empfehlenswert. Klinisch manifestiert sich die Unwegsamkeit durch Verschluß mit Thromben in einer plötzlichen Verschlimmerung der Beschwerden oder in einer Dekompensation des

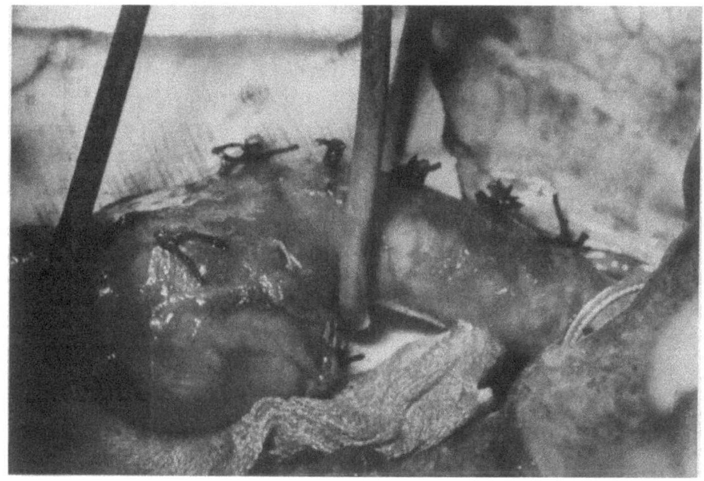

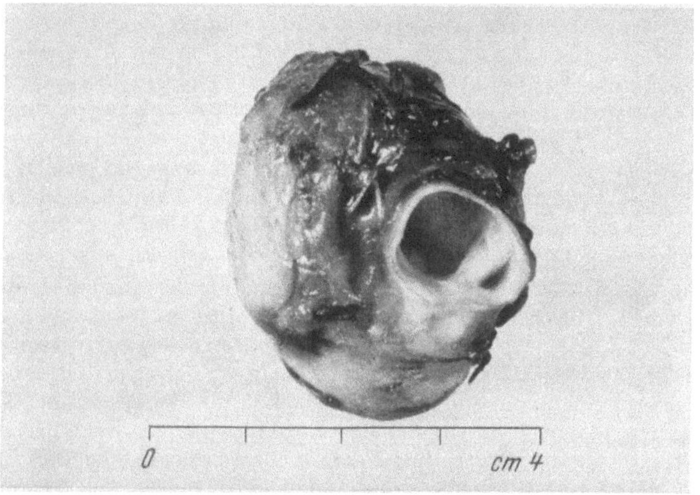

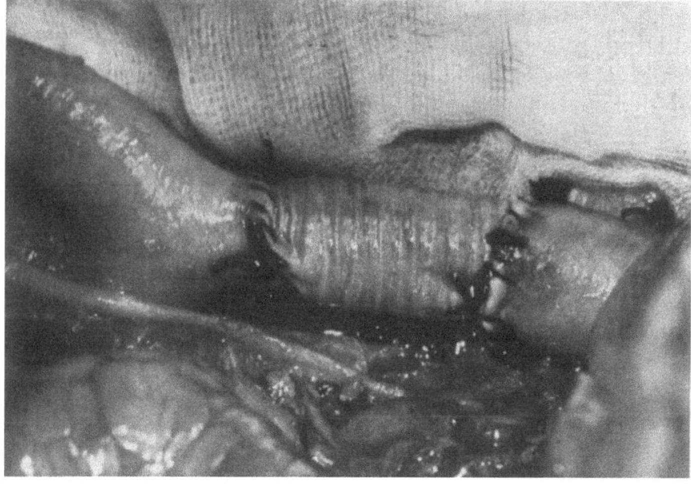

Abb. 2. Poststenotisches Aneurysma

Herzens. Bei einem 42jährigen hatte der Verschluß durch Herzdekompensation zur Lebervergrößerung mit Ascites geführt. Die langdauernde konsequente kardiale und diätetische Vorbehandlung führte bilanzmäßig zur Ausscheidung von 26 Liter Flüssigkeit und die Operation zur völligen Arbeitsfähigkeit. Eine komplette Verlegung der Isthmusstenose war bei 2,9% der Operierten vorhanden. Der Propf befand sich sechsmal im prästenotischen, dreimal im poststenotischen Aortenteil und einmal vor und hinter der Stenose. Auf die hieraus resultierenden operationstechnischen Besonderheiten wird später eingegangen werden.

6. Begleitende Herzfehler. Die den Isthmusstenosen assoziierten Herzfehler verlangen wegen der Erhöhung des Risikos eine besonders sorgfältige Diagnostik und Indikationsstellung zur Operation. Das eigene Operationsgut erfaßt 45 (12,5%) Patienten dieser Art mit einer Mortalitätsquote von 25%. Bleiben Todesursachen, die nicht dem Begleitfehler zur Last zu legen sind, unberücksichtigt, so erhellt eine Sterblichkeitsziffer von 20,5% immer noch die Erhöhung des Operationsrisikos.

Von gewichtigen zusätzlichen Herzfehlern erliegen offene Botallische Gänge in 65%iger Häufigkeit, Ventrikelseptumdefekte zu 33%, Transpositionen und Vorhofseptumdefekte mit einer Quote von 6—10% und die Fehler an der Aortenklappe mit einer Häufigkeit von 5% ihrem Leiden in den ersten Lebensmonaten (Glass, Mustard und Kieth). Insgesamt sind funktionell bedeutsame assoziierte Vitien bei 87% der tödlichen Ausgänge im ersten Lebensmonat verantwortlich zu machen.

Die *45 assoziierten Herzfehler* im eigenen Beobachtungsgut gliedern sich in *14 Stenosen* und *13 Insuffizienzen der Aortenklappen*, in *2 Mitralstenosen*, *4 Mitralinsuffizienzen*, *5 multivalvuläre Vitien*, in *2 mit Klappenfehlern kombinierte Defekte im Ventrikelseptum*, *4 Ventrikelseptumdefekte* und in einen *Ostium primum-Defekt*.

Von den 14 gleichzeitig vorhandenen *Stenosen* an der Aortenklappe starb ein Patient (Sch. L.), dessen Druckgradient zwischen linkem Ventrikel und Aorta durch transventrikuläre Commissurensprengung von 150 auf 40 mm/Hg erniedrigt worden war am 6. Tage nach gleichzeitig resezierter Isthmusstenose infolge einer Staphylokokken-Allgemeininfektion. Ein 15jähriger (F. G.) starb bei der transventrikulären Sprengung der Aortenklappe an Kammerflimmern. Die Doppelstenose in der Aorta descendens an typischer Stelle und zwischen A. carotis sin. und A. subclavia sin. konnte nicht mehr angegangen werden. Eine dritte Aortenklappenstenose wurde nach Beseitigung der Isthmusstenose erfolgreich transventrikulär gesprengt. Bei den restlichen Patienten war der Druckgradient an der Aortenklappe so gering, daß simultane Operationen nicht nötig erschienen (Druckgradient geringer als 50 mm/Hg). Nicht verschwiegen wird, daß ein 16jähriger (H. J.) nach erfolgreich behobener Isthmusstenose mit einer geringgradigen Stenose der Aortenklappe entlassen wurde. Eine Lobärpneumonie, die ein Jahr später aufgetreten ist, überlebte er nicht. Wir vertreten den Standpunkt, zuerst die Isthmusstenose zu beheben und dann nach Messen des Druckgradienten an der Aortenklappe dazu Stellung zu nehmen, ob in gleicher Sitzung ein transventrikulärer Sprengungsversuch unternommen, abgewartet oder später in extrakorporaler Zirkulation auf transaortalem Wege nachoperiert wird.

Von *13 Koarktationen mit überwiegend schlußunfähigen Aortenklappen* überlebten drei nicht. Eine Patientin (M. G.) überstand den Herzstillstand bei der Operation und auch die spätere Rethorakotomie wegen einer Nachblutung aus einem Intercostalgefäß. In den nächsten Tagen bluteten Erosionen der Magenschleimhaut. Am 10. Tag wurde eine Perforation des Magens übernäht. Auch das überstand die Frau noch gut. Die am 14. Tage eingetretene Lungenembolie war jedoch tödlich. Bei einem dekompensiert gewesenen Patienten (W. A.), der neben der Schlußunfähigkeit der Aortenklappe noch ein Aneurysma der Aorta ascendens aufzuweisen hatte, riß die Naht nach Resektion der Stenose aus, so daß eine Clagett-Anastomose angelegt werden mußte. Die Blutdruckamplitude erweiterte sich postoperativ bis zu nicht mehr meßbaren diastolischen Werten. Wegen des lebensbedrohlichen Zustandes wurde das Aneurysma reseziert und eine bicuspidalisierende Valvuloplastik an der Aortenklappe durchgeführt. Der Patient erlag dem Blutverlust und einer Herzschwäche. Ein 24jähriger (Sch. D.) überstand die Resektion der typischen Stenose und die Einpflanzung eines 4 cm langen Transplantates trotz seiner insuffizienten Aortenklappen gut. Die Korrektur an den Klappen wurde $1^1/_2$ Jahre später in extrakorporaler Zirkulation vorgenommen. Diesen Eingriff überlebte der Patient nicht.

Die beiden Patienten mit zusätzlicher *Mitralstenose* starben. Bei einem 7jährigen Knaben (M. D.) wurde die Mitralstenose bei vorhandener Endokardfibrose nach Bereinigung der Isthmusstenose digital gesprengt. Am 3. Tage trat der Tod infolge herzbelastender Hyperthermie an Herzschwäche ein. Ein anderer (Sch. R.) mit linkspersistierender Hohlvene, offenem Ductus, Pulmonalisaneurysma und funktionell nicht schwerwiegender Mitralstenose erlag einer intraoperativen Blutung, als in den Verwachsungen zwischen Hohlvene, Ductus und A. pulmonalis präpariert wurde.

Die *vier Begleitinsuffizienzen der Mitralklappen* überstanden die Isthmusresektion bis auf eine Ausnahme (W. F.). Hierbei kam es bei der Wiedereröffnung wegen einer Nachblutung aus der Anastomose zu einem irreversiblen Herzstillstand am 5. Tag. Die Regurgitationen an der Mitralklappe gehören dem sog. Dilatationstyp an. Sie bilden sich zurück, wenn Linkshypertrophie und -dilatation des Herzens nach Beseitigung der Isthmusstenose weniger werden. Schon nach 6—8 Wochen läßt sich das Schwinden der Mitralinsuffizienz nachweisen.

Von *fünf multivalvulären Defekten* überlebten vier nicht. Ein 39jähriger (M. H.) mit verkalkter Aortenklappenstenose, langer Isthmusstenose, pulmonaler Hypertension und relativer Mitralinsuffizienz verschied noch am Operationstage nach Einsetzen eines homoioplastischen Transplantates infolge Herzversagens. In einem anderen Fall (B. M.) mit pulmonaler Hypertension (95 mm/Hg), offenem Ductus, insuffizienten Aortenklappen und relativer Mitralinsuffizienz erweiterte sich nach Resektion der Stenose und terminoterminaler Aortenanastomose die Blutdruckamplitude auf 120 mm/Hg, trotzdem eine hypoplastische Aorta descendens vorlag. Der Tod durch Herzschwäche trat am 2. Tag ein. Medikamentös ließ sich der diastolische Druck nicht heben. Das gleiche, nämlich eine zunehmend sich vergrößernde Blutdruckamplitude mit Tachykardie und tödlicher Herzschwäche, erlebten wir noch einmal (M. G.) bei einer Aorten- und Mitralklappeninsuffizienz nach Implantation einer Teflonröhre.

Gross und auch Karnell, Crafoord und Brodén haben schon darauf hingewiesen, daß die hochgradige *Insuffizienz der Aortenklappe* eine *Gegenanzeige zur Operation der Isthmusstenose* darstellt. Die Behebung der Stenose verlangt eine plötzliche erhebliche hämodynamische Umstellung. Der diastolische Druck ist bei der Isthmusstenose erhöht (Steele). Nach Resektion der Enge ist der in den Arteriolen erzeugte periphere Strömungswiderstand trotz der durch Mediahypertrophie, Intimaproliferation und Elasticaverdickung veränderten Relation von Lumen zur Wanddicke (Steele; Painter, Hines und Edwards) nicht in der Lage, den diastolischen Druck genügend anzuheben. Die mit der Schlußunfähigkeit und Regurgitation an der Aortenklappe verbundene Störung der Windkesselfunktion und die vom Aortendruck abhängige, jetzt geminderte Coronardurchströmung bei fehlendem diastolischen und gemindertem systolischen Druck bringt den hypertrophierten Herzmuskel gerade in dem Augenblick in eine kritische Situation bezüglich seiner Durchblutung und Sauerstoffversorgung, in dem ein großes Schlagvolumen nach Resektion der Isthmusstenose ausgeworfen werden muß. Der Tod tritt durch Kammerflimmern oder Linksinsuffizienz des Herzens ein.

In dieser prekären Situation hat VARCO einmal nach End-zu-End-Vereinigung der Aorta ein Hufnagel-Ventil in die Hauptschlagader eingenäht, das die Druckamplitude normalisierte und nach $3^1/_2$ Jahren noch befriedigend arbeitete. Gleichfalls teilen STALLWORTH, WEINBERG und JEFFORDS mit, daß sie bei einer assoziierten Klappeninsuffizienz nach Resektion von Isthmusstenose und poststenotischem Aneurysma außer einem homoioplastischen Transplantat auch ein Kugelventil erfolgreich eingesetzt haben.

Aus der *Gruppe zusätzlicher multivalvulärer Fehler* starb ein Kranker (S. W.), der eine Hemiplegie hatte und an einer mäßigen Aorten- und Mitralklappenstenose litt, unabhängig von diesen Fehlern nach Resektion seiner Isthmusstenose und des Intercostalaneurysmas am 6. Tag infolge einer Allgemeininfektion. Die Sektion offenbarte bei ihm noch ein Cerebralaneurysma. Als Einziger überlebte ein Operierter, der zusätzlich eine geringgradige Aortenklappenstenose und eine unbedeutende Insuffizienz der Mitralklappen aufzuweisen hatte.

Zwei assoziierte *Scheidewanddefekte im Ventrikel*, einmal mit einem Valsalva-Aneurysma und einer Aortenklappenstenose, ein andermal mit kirschgroßem prästenotischem Aneurysma, offenem Ductus und Mitralstenose einhergehend, starben nach Resektion der Isthmusstenosen nicht infolge ihrer Begleiterkrankungen, sondern 10 Monate später infolge der Ruptur eines Aneurysma und 2 Wochen später an Staphylokokken-Allgemeininfektion. Vier weitere Defekte im Ventrikelseptum, die funktionell unbedeutend waren, störten die erfolgreiche Beseitigung der Koarktationen nicht.

V. Intraoperative Komplikationen und Indikationsstellung zur Verwendung von Transplantaten

Einschließlich der Zweitoperationen wurden bei 360 Isthmusstenosen 373 Operationen durchgeführt. Die Tabelle 4 gibt einen Überblick über Gesamtzahl,

Tabelle 4. *Gesamtzahl, Art und Mortalität der Operationen bei 360 Isthmusstenosen*

Zahl der Operationen	Art der Anastomose	%	Mortalität durch Nahtinsuffizienzen		Andere Todesursachen
			Abs. Zahl	%	Abs. Zahl
246	End-zu-End	65,8	16	5,7	10
34	End-zu-Seit	9,2	1	2,9	1
67	Alloplastische Transplantate	18,0	4	5,7	7
10	Homoioplastische Transplantate	2,7	—	—	1
10	Clagett-Anastomosen	2,7	2	—	1
3	Blalock-Anastomosen	0,8	1	—	—
3	Plastische Korrekturen	0,8	—	—	—
373*		—	24	—	20

* Die Zahl 373 erfaßt 18 Zweitoperationen mit. Nicht einbezogen ist die Zahl der Operationen, bei denen keine Anastomose vollendet werden konnte.

Technik der Anastomosierung und die Sterblichkeit. Insgesamt wurden die Aortenenden in einer Häufigkeit von 75% durch direkte Naht vereinigt. Die 25% ungewöhnlichen Anastomosen entfallen im wesentlichen auf 20,7% eingesetzte Transplantate.

Die Frage der Verwendung von Transplantaten bedarf einiger kritischer Erläuterungen. Die Tatsache, daß im eigenen Erfahrungsgut anfangs fast keine Transplantate verwandt wurden (DERRA, BAYER und LOOGEN) und KUNDT und KREMER (1960) bei einer Gesamtzahl von 250 Operationen nur 10,5% Transplantate und 1,5% Clagett-Anastomosen verbuchten, gibt bei der heute auf 20,7% erhöhten Quote bezüglich der Indikationsstellung zu denken. Die absolute

Indikation, nämlich der unumgängliche Zwang, ein homoioplastisches, autoplastisches oder alloplastisches Pflanzstück einzusetzen, dürfte bei größeren Aneurysmen und langen Stenosen in Übereinstimmung mit LINDER in etwa 10% der Operationen gegeben sein. Im Schrifttum bewegt sich die Häufigkeit von Transplantationen im allgemeinen zwischen 7,2 und 15,8% (KARNELL, CRAFOORD und BRODÉN; CLAGETT; CLELAND; SCHUSTER und GROSS; OWENS und SWAN). Als niedrigste Quote gab BROM in einer Diskussionsbemerkung 4:400 an. Auf Grund einer persönlichen Mitteilung von PATHAK beträgt die Häufigkeit der Transplantationen im Krankengut von BROM nur 4,4%. Am großzügigsten in der Anzeigestellung waren MORRIS, COOLEY, DE BAKEY und CRAWFORD mit 35%. Dem subjektiven Ermessen des Operateurs bleibt ein weiter Spielraum, denn im eigenen Operationsgut wurden im Zeitraum von 1950—1956 bei 74 Operationen 2,7%, von 1957—1959 bei 151 Eingriffen 17,9 und von 1960—1962 bei 147 Operationen 33,3% Transplantate verwandt, ohne daß sich die Operationsmortalität oder Komplikationsrate in den entsprechenden Zeiträumen wertbar geändert hätten. Das Schicksal der eingesetzten Fremdkörper ist noch nicht klar zu überblicken. Bei notwendig gewordenen Zweitoperationen, auf die später noch speziell eingegangen werden wird, haben wir Transplantate ohne jede gewebliche Beziehung zum Gewebe des Organismus gesehen. Wir vertreten zur Zeit hinsichtlich der Verwendung von Implantaten wieder den Standpunkt größter Zurückhaltung und waren im Jahre 1963 bei 48 Operationen ohne tödlichen Ausgang nur dreimal gezwungen ein Transplantat zu verwenden, wobei einmal ein autoplastisches Stück der A. subclavia verwandt wurde.

Als absolute *Indikationen* zur Einnähung eines Transplantates vermerken wir die lange Stenose, multiple Einengungen, das größere Aneurysma und letztlich die Degeneration der Aorta nur dann, wenn Nähte durchschneiden und bei einem zweiten Versuch auch nicht halten und die Operation ohne Transplantation nicht glücklich beendet werden kann. Die Resektionsstrecke, die noch durch eine direkte Vernähung der beiden Enden überbrückt werden kann, wechselt nach Alter und Elastizitätsgrad der Hauptschlagader. Oft lassen sich nach ausreichender Mobilisation der Aorta 3—5 cm resezieren ohne transplantieren zu müssen. Die Enden der Aorta weichen nach Resektion der Stenose infolge der noch vorhandenen Elastizität des Gefäßes immer mehr oder weniger weit auseinander. Als Kriterium der primären Vereinbarkeit gilt, ob man die beiden Öffnungen durch Näherung der Crafoord-Klemmen aneinander bringen kann. Vor einer gewissen Gewaltanwendung braucht man sich dabei nicht zu scheuen. In diesem Sinne ist zu werten, daß bei 34 Aneurysmen und 21 Hypoplasien in der Hälfte der Fälle die Aorta noch direkt vernäht werden konnte. Es handelt sich darum, die relativen Anzeigestellungen bei kurzen Hypoplasien, eventuellen kleinen poststenotischen Aneurysmen, Intercostalaneurysmen oder degenerativen skleratheromatösen Veränderungen nicht zu großzügig vorzunehmen. Wir haben beispielsweise, was im Schrifttum bisher nicht beschrieben ist, bei drei völligen thrombotischen Verschlüssen präduktaler, atheromatöser Aortenstücke Thrombendarteriektomien mit typischer Resektion und terminoterminaler Anastomose vor Jahren erfolgreich durchgeführt (Abb. 3). Bekannt wurde uns hinterher nur ein Bericht von FLYNN und KATTUS, die nach Aortotomie bei einer geringfügigen Isthmusenge den Thrombus entfernten und die Aorta ohne Resektion wieder vereinigten und zur Sicherung mit Kunststoffen umwickelten.

In wieweit man die *Clagett-Anastomose* der Einpflanzung von Kunststoff vorziehen soll, läßt sich weder auf Grund eigener Erfahrung noch aus dem Schrifttum bindend beantworten. Die Einpflanzung der A. subclavia in die poststenotische Aorta ist vertretbar, wenn sie bei hochgradigen Stenosen genügend ausgeweitet ist, die Lumina passen und das Herunterschlagen ohne Knickung vorgenommen werden kann. Die Berechtigung zur Durchführung dieser Methode ist unter Berücksichtigung der eben erwähnten Kriterien insbesondere bei Kindern gegeben, bei denen die Kunststoffröhre nicht mitwachsen und eine Zweitoperation implizieren würde.

Zu bemerken ist, daß die durchschnittliche Druckabnahme in den oberen Gliedmaßen nach Clagett-Anastomosen (—20 mm/Hg) geringer als nach normalen Anastomosierungen (—40 mm/Hg) oder Transplantationen (—36 mm/Hg) war. Die Druckzunahme in den Beinen betrug nach Normaloperationen und Clagett-Anastomosen durchschnittlich 88—90 mm/Hg, während nach Implantationen die postoperative Druckzunahme dort nur 64 mm/Hg ausmachte. Nachteilig ist nach Clagett-Anastomosen die Gangrängefahr für den linken Arm (KITTLE und SCHAFER), wie sie ja auch bei Blalock-Anastomosen beobachtet wurde (IRMER u. Mitarb.). Im übrigen besteht die Möglichkeit, daß der linke Arm im Wachstum zurückbleibt (SCHWARTZ und GREENE, Eigenbeobachtung).

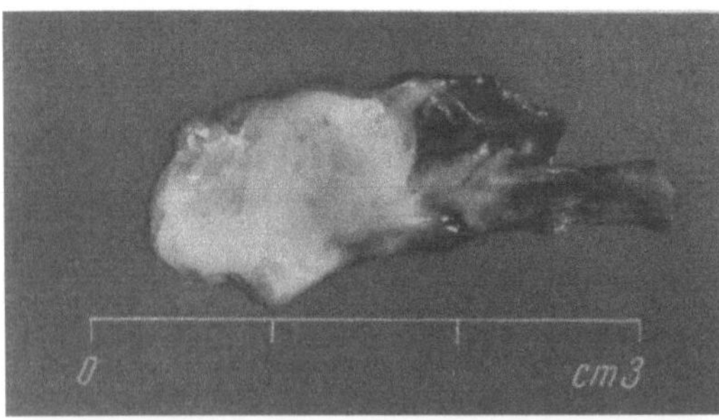

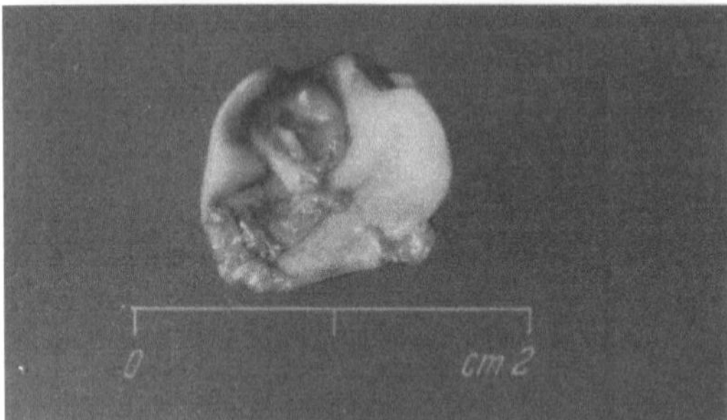

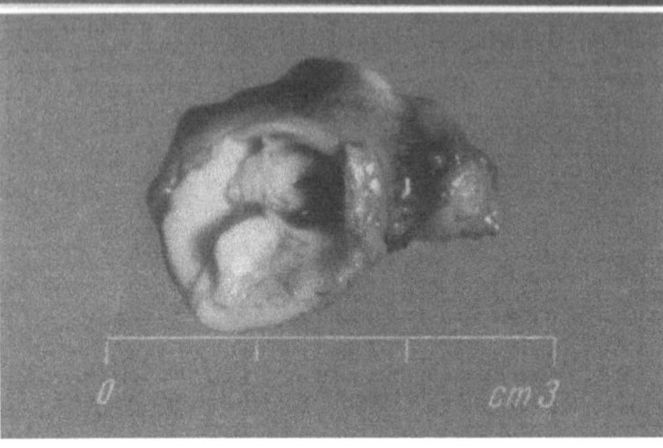

Abb. 3. Thrombendarteriektomie bei Isthmusstenose

In diesem Zusammenhang kann die *autoplastische Transplantation* nicht unerwähnt bleiben, zumal WESOLOWSKI in seiner den Gefäßersatz kritisch wertenden Arbeit die nicht zu bezweifelnde Überlegenheit des Autotransplantates betonte. In geeigneten Situationen braucht man sich nicht zu scheuen, ein Stück aus der A. subclavia herauszuschneiden, um es in die Aorta einzupflanzen. Aus forensischen Gründen sollte der Patient über den möglichen Armschaden aufgeklärt werden, obwohl die zu erwartenden Komplikationen (Gangrän, Zurückbleiben im Wachstum, Minderungen der Kraft) keine 2% erreichen. OWENS und SWAN haben die autoplastische Transplantation bisher dreimal erfolgreich durchgeführt. Die Frage, ob das frische homoioplastische Transplantat dem Kunststoff vorzuziehen ist, bleibt noch offen. SCHUSTER und GROSS berichten über 50 homoioplastische Pflanzstücke, die bis zu 13 Jahren nachbeobachtet wurden. Dilatationen und Aneurysmen beobachteten sie bisher nicht. Verkalkungen wurden 12mal festgestellt. Nur ein Todesfall war durch Infektion und Nahtinsuffizienz vorgekommen. Zu erwägen ist, daß die Dacronimplantate, die bei Isthmusstenosen eingesetzt werden, im Gegensatz zum alloplastischen Gefäßersatz bei arteriosklerotischen Verschlußerkrankungen des vorgerückten Lebensalters einer wesentlich längeren Verweildauer gerecht zu werden haben.

Nur in der ersten Zeit wurden zur Überbrückung der nicht resezierten Stenosen drei *Blalock-Anastomosen* angelegt. Davon thrombosierte eine. Der Patient starb infolge einer Nahtinsuffizienz. Der zweite Operierte ist nach nunmehr 12 Jahren als Friseurgeselle voll arbeitsfähig. Die dritte Blalock-Anastomose ist später unter besonderen Umständen bei einer präduktalen Stenose mit weit offenem Ductus arteriosus nach dessen Durchschneidung angelegt worden.

Für *plastische Verfahren*, nämlich rhombusartige Teilresektionen der Enge ohne Implantation von Fremdmaterial (WALKER und HAXTON; VALDONI) oder mit Einnähen von Kunststoffdeckeln (VOSSSCHULTE) vorzunehmen, besteht nur ausnahmsweise bei speziellen Befunden eine Anzeigestellung. Zweimal konnte bei leistenförmigen, membranösen Stenosen, die präduktal gelagert waren ohne den Umfang der Aorta wesentlich einzuschnüren, nach Aortotomie die ins Lumen vorspringende Leiste excidiert werden. In einem anderen Fall wurde ein durch Nahtdehiszens entstandenes Aneurysma durch Endaneurysmorhaphie beseitigt.

1. Hämorrhagien. Blutungen stärkerer Art waren in einer Häufigkeit von 7,9% zu verzeichnen, nämlich 16mal nach Abrissen oder Durchschnürungen der Intercostalgefäße, 3mal infolge Einreißens der Aorta zwischen linker A. subclavia und A. carotis sin. an der Hinterwand, 3mal nach Durchschneiden des Fadens am offenen Ductus, 2mal infolge Subclaviaverletzung durch applizierte Klemmen, 4mal aus der Anastomose nach Freigabe der Zirkulation und einmal aus einem Riß in der erweiterten A. pulmonalis. Wegen dieser Verwicklungen wurden insgesamt vier Transplantate eingenäht.

Bei stark dilatierten oder aneurysmatischen Kollateralgefäßen unterbindet man diese zunächst möglichst weit peripher in ihrem subpleuralen Verlauf. Aortennahe Blutungsquellen werden gegebenenfalls nach Abdrosseln der Strömung, andernfalls nach Applikation von speziellen Klemmen, die das blutende Aortensegment tangential ausklemmen, fortlaufend vernäht oder besser durch das Aufnähen kleiner Teflonstücke mit U-Nähten versorgt. Gleiches gilt für zu weit gestochene Fäden, die an der Anastomose nach Freigabe der Zirkulation durchschneiden und bluten.

Bedenklicher sind Blutungen proximal der herznahen Klemme, die wir dreimal aus Rissen an der Hinterwand der Aorta oberhalb der A. subclavia beobachteten. Wir neigen zu der Annahme, daß speziell diese Stellen der Aorta zwischen A. subclavia sin. und A. carotis sin., abgesehen von der dort existierenden Biegungsbelastung und der möglicherweise bis dorthin reichenden präduktalen Gefäßdegeneration, besonders hypoplastisch bzw. dünnwandig sein können. Schließlich ist das der Ort, wo sonst im Rahmen der Bogenanomalien zweite Stenosen oder auch einengende Leisten vorkommen. Nach provisorischer Blutstillung durch Finger-Tupferdruck oder Applikation von Klemmen, läßt sich diese bedrohliche Blutung nur meistern, indem der Bogen zur Abklemmung zwischen A. brachiocephalica und linker A. carotis kurz entschlossen freipräpariert, der Ductus sofort und eventuell auch die A. subclavia sin. nach Ligierung durchschnitten werden, damit teflonverstärkte U-Nähte den Defekt an der Hinterwand verschließen können. Die Abklemmung der linken A. carotis in Normothermie bedingte einmal eine reversible Aphasie. Nur eine intraoperative Hämorrhagie aus der Pulmonalarterie bei linkspersistierender oberer Hohlvene endete tödlich.

2. Herzstillstand. Er ist während der Operation ein seltenes Ereignis. Ein Stillstand infolge Volumenmangels bei einem Hinterwandriß des Aortenbogens konnte durch Massage und intraarterielle Infusion erfolgreich behoben werden. Die weiteren drei Stillstände waren bei der Operation behebbar, erlagen im späteren Verlauf aber schwerwiegenden Begleitfehlern, nämlich einer primären Pulmonalsklerose, einer Aorten- und Mitralinsuffizienz sowie einer Mitralstenose mit postoperativer Magenperforation und nachfolgender Lungenembolie.

VI. Postoperative Komplikationen

1. Blutungen. Postoperative Blutungen aus Intercostalgefäßen, A. mammaria int. oder insuffizienten Anastomosennähten entgehen der Beobachtung nicht. Von 21 Patienten mit Nachblutungen im unmittelbaren postoperativen Verlauf wurden 19 bis zum 7. Tag rethorakotomiert. Bei nicht sistierender Blutung aus den Drainagen oder röntgenologisch nachweisbaren Verschattungen des oberen Mediastinum durch Hämothorax entschließen wir uns sofort zur Wiederöffnung des Thorax, weil die Blutungen aus den degenerierten und unelastischen Gefäßen einerseits nicht spontan stehen und andererseits ein infektionsgefährdeter Hämothorax bei den gewundenen Kollateralgefäßen in der Brustwand nur ausnahmsweise durch Punktion zuverlässig beseitigt werden kann. Jeder Einstich führt möglicherweise zu einer neuen Blutung. Die säuberliche Ausräumung der Koagula samt Revision des Operationsgebietes ist die erfolgversprechendste Maßnahme.

Bei vier Blutungen aus der Anastomose wurde die Nahtreihe wieder reseziert. Dreimal gelang danach die erneute Nahtvereinigung und einmal wurde eine Kunststoffprothese implantiert. In einem Fall blutete es mitten aus einem Teflonimplantat, was auf einen Webfehler zurückgeführt wird. Dieser ringartige Bezirk wurde mit Bienenwachs abgedichtet. Die Prothese ist bis jetzt, 3 Jahre nach der Operation, in Ordnung. Zwei Patienten erlagen einem Collaps durch Volumenmangel am 5. Tag und in der 4. Woche während der Rethorakotomie, und ein Operierter starb in der 4. Woche an einer massiven Nachblutung in die Pleurahöhle.

Die Blutungen aus der Thoraxwand wurden teils nach Öffnung und gefäßkomprimierendem Spreizen der Thoraxwand nicht mehr gefunden. Sie standen aber durch die neue Verschlußnaht der Wunde. Auf die Möglichkeit, durch retrograde Aortographie ein Intercostalaneurysma zu perforieren, wird hingewiesen, weil wir einmal hiernach wegen zunehmender Verschattung des Mediastinum nachts dringend operieren mußten.

2. Magen- und Duodenalblutungen. Magen- und Duodenalblutungen erlebten wir nicht nur nach der Operation von Aortenisthmusstenosen (6,0%), sondern auch nach anderen intrathorakalen Eingriffen an Herz- oder herznahen Gefäßen und nur ausnahmsweise nach lungenverkleinernden Operationen. Teils wurden sie durch entsprechende subjektive Beschwerden offenkundig, teils manifestierten sie sich in Teerstühlen mit zunehmender Anämie (ROTTHOFF, KONRAD und WILLMANN; KONRAD). Diese Blutungen erfolgten entweder aus multiplen, makroskopisch kaum sichtbaren Erosionen oder aus regulären Ulcerationen an Pylorus und Duodenum. In der überwiegenden Mehrzahl führte die konservative Behandlung mit adäquater Blutsubstitution zum Ziel, wobei allerdings dreimal Blutmengen von 15—23 Konserven erforderlich waren. Bei nicht sistierender Blutung ist die Magenresektion nicht zu umgehen. Entsprechend der sonst gewonnenen Erfahrung läßt sich die aus zahlreichen kleinen Erosionen erfolgende Blutung durch subtotale Magenresektion beherrschen. Bei einem 10jährigen Jungen, dem es jetzt gut geht, sind wir zu dieser Maßnahme gezwungen gewesen. Die Magenperforation einer Patientin wurde übernäht. Sie starb später an einer Lungenembolie. Teilresektionen kommen nur bei umschriebenen Ulcerationen in Frage.

3. Die nekrotisierende Arteriitis. Mit diesem Vorkommnis (LOBER und LILLEHEI; PEREZ ALVAREZ und OUDKERK) verwechseln wir die Nachblutungen aus

Magen und Duodenum (3.—8. Tag) nicht. Die nekrotisierende Arteriitis, Periarteriitis oder Panarteriitis des Dünndarms, die im Schrifttum in einer Häufigkeit von 5—10% vermerkt ist (REID und DATTACHY; OWENS und SWAN), führt unter den Zeichen eines Ileus und der peritonealen Reizung mit Schmerzen, Leukocytose und eventuellen Blutabgängen im Stuhl ebenfalls zwischen dem 3. und 8. Tag unter Umständen zu Dünndarmperforationen (DOWNING, GROTZINGER und WELLER). Resektionen von 65—140 cm nekrotischen Dünndarms sind beschrieben worden. Wir haben das Krankheitsbild bisher nicht in einer Form erlebt, daß laparotomiert werden mußte. Insgesamt siebenmal klangen akute abdominelle Beschwerden, Druckempfindlichkeit und Meteorismus nach konservativer, abwartender Behandlung ab. Eine Laparotomie wegen angeblicher subakuter Appendicitis war der Harmlosigkeit des Wurmfortsatzes entsprechend möglicherweise durch den beschriebenen Komplex von Symptomen veranlaßt worden. Blut wurde im Stuhl der erwähnten sieben Patienten nicht nachgewiesen.

Für die nekrotisierende Arteriitis ist die plötzliche Änderung von Druck und Hämodynamik im Versorgungsgebiet der A. mesenterica sup. verantwortlich zu machen. Ob diese mit thrombotischen Verschlüssen und entzündlichen Zellinfiltrationen einhergehende nekrotisierende Entzündung von Intimarissen oder Überdehnungen der Arteriolen mit reaktiven Spasmen ausgeht, bleibe dahingestellt. Über diese postoperativen Komplikationen liegen jedoch so viele Mitteilungen vor, daß es ratsam ist, die Zirkulation während der Operation allmählich freizugeben und reaktiven sympathicomimetischen Hypertensionen während und nach der Operation mit Sympathicolytica (Chlorpromazin) und Ganglienblockern zu begegnen (MARCH, HULTGREN und GERBODE; IRMER und KOSS, IRMER).

4. Zentralnervöse Komplikationen. Wir hatten zwei reversible Cerebralhypoxien mit aphasischen Ausfällen zu verzeichnen, die durch längeres Abklemmen der linken A. carotis bedingt waren. Diese Abklemmungen waren beim Einsetzen einer Y-Prothese mit Verbindung zur A. subclavia und bei der Versorgung eines Hinterwandrisses an der Aorta proximal von der Schlüsselbeinader notwendig geworden.

Paraplegien ereigneten sich nach Resektion einer restenosierten Anastomose und Teflonimplantation, bei einer infantilen Stenose mit Blalock-Anastomose und nach langdauernder Einnähung einer homoioplastischen Gefäßbrücke. Sie bildeten sich ebenso wie drei auf die Lagerung zurückzuführende Plexusparesen und eine Radialislähmung zurück.

5. Verletzungen des Ductus thoracicus. Der Ductus thoracicus wurde mehrfach verletzt, insbesondere bei Zweitoperationen. Wird die Quelle des Lymphflusses bei der Operation gesehen, so läßt sie sich mit einigen Durchstichligaturen schließen. Bemerkt man den Lymphfluß noch bei liegender Drainage in der Bülauflasche, so kann die Drainage bis zum Sistieren des Lymphstromes ruhig 7 oder 8 Tage belassen werden, da der Lymphstrom bactericid wirkt. Dreimal kamen wir so zum Ziel. Insgesamt 6mal entstand ein postoperativer Chylothorax nach Entfernung der Drainagen. Auch hier war die Prognose gut, jedoch konnten vereinzelte Punktionen nicht vermieden werden. In keinem Fall wurde operiert.

6. Ergußbildung. Bei „serohämorrhagischen Ergüssen" (4%) ist tunlichst ihre spontane Resorption abzuwarten. Punktionen sollen auch hierbei unterbleiben. Die Gefahr, ein geschlängeltes Kollateralgefäß anzustechen, darf nicht unterschätzt werden.

7. Recurrensparesen. In einer Häufigkeit von 5% beobachteten wir Heiserkeit. Bei Verwachsungen, Aneurysmen und insbesondere bei Zweiteingriffen lassen sich Insultationen des N. recurrens nicht immer vermeiden. Bis auf drei bildeten sie sich spontan zurück.

8. Störungen der Wundheilung und Allgemeininfektionen. Komplikationen der Wundheilung durch pyogene Infektionen waren selten und nur bei 4,5% der Operierten zu verbuchen. Zwei Empyeme wurden konservativ zur Heilung gebracht. Eine Nahtinsuffizienz trat nicht auf. Anläßlich einer Drittoperation in infiziertem Gebiet wurde durch den 2. Intercostalraum ein dünnes Polyäthylenröhrchen eingelegt, durch welches 4 Tage lang eine antibiotische Lösung in den Thorax eintropfte. Der Abfluß erfolgte durch die übliche seitliche untere Drainage, die in dem entsprechenden Zeitraum nicht entfernt wurde. Diese Maßnahme, hochwirksame Konzentrationen von antibiotischen Mitteln zu instillieren, hat sich uns auch bei anderen septischen Operationen im Thorax bewährt. Reguläre pyogene Allgemeininfektionen machten 1,8% aus (5mal Staph. pyog. aur., 1mal Pyocyaneus, 1mal Proteus). Vier Patienten starben hieran.

Eine Unterarmamputation als Folge der retrograden Aortographie wegen infizierter, ischämischer Finger- und Mittelhandnekrose sei als Komplikation erwähnt, obwohl es sich um eine präoperative Verwicklung handelte.

9. Postoperative Lungenkomplikationen. Hierzu rechnen eine tödliche Aspirationspneumonie infolge eines technischen Versagens bei der Narkose und eine am Tode beteiligte Aspiration von Blut bei einem ins Bronchialsystem perforierten, postoperativen Aneurysma sowie fünf letal verlaufene Lungenembolien und eine Bronchopneumonie. Ausgedehnte Obstruktionsatelektasen wurden sechsmal durch endobronchiale Absaugung mit Metras-Kathetern unter dem Leuchtschirm beseitigt.

10. Spätkomplikationen. An Spätkomplikationen drohen Nahtinsuffizienzen und Rupturen von postoperativen Aneurysmen. Von der 3. Woche bis zum 9. Monat nach der Operation starben hieran neun Operierte, sieben davon außerhalb der Klinik.

VII. Zweitoperationen

Bisher sind *18 Zweitoperationen* durchgeführt worden (Tabelle 5). Dabei handelte es sich um fünf narbige Restenosierungen, zwei thrombotisch verstopfte Transplantate und elf Aneurysmen. Drei auswärts Operierte unberücksichtigt lassend beträgt die Rate der eigenen Komplikationen, die Zweitoperationen verlangte, 4,2%. Diese Operationen fanden 4 Monate bis zu 2 Jahre nach dem Ersteingriff statt. Ein auswärts Operierter kam allerdings erst nach Ablauf von 6 Jahren zur Operation. Obwohl wegen des Irrtums der kleinen Zahl und der Verschiedenheit von Indikation und Befunden keine signifikante Schlußfolgerung möglich ist, wird angeführt, daß von 280 typischen Anastomosen 3,5% und von 77 Implantaten 10,4% zum zweiten Mal operiert werden mußten.

Nach den typischen Anastomosen der Aorta wurden vier Restenosierungen und sechs Aneurysmen gesehen. Zwei Wiederverengerungen führen wir auf das Umwickeln gefährdeter Anastomosen mit Ivalon zurück, weil Bestandteile des Ivalons mit massenhaft Fremdkörperriesenzellen im schwieligen Bindegewebe der Narbenstrikturen von weniger als 0,8 cm Durchmesser nachgewiesen worden sind (Abb. 4). Derartige Umwicklungen, die von DE BAKEY für die Anastomosen an der abdominellen Aorta empfohlen worden sind, nehmen wir nicht mehr vor. Vier Wiederverengerungen und zwei Aneurysmen wurden reseziert und durch Implantate ersetzt. Zwei in die Lunge perforierte Aneurysmen mußten nach Wiedereinweisung notgedrungen sofort operiert werden. Sie erlagen der Blutung und aspirativen Weiterungen. Außerdem überlebte ein Aneurysma, das 1953 auswärts operiert worden war, infolge eines intraoperativen Herzstillstandes nicht und ein Patient verschied 2 Monate nach Resektion seiner Restenose und Einpflanzung einer Teflon-Prothese an einer Nachblutung infolge Nahtinsuffizienz.

Die acht Transplantate, einschließlich zwei auswärts eingesetzter, hatten zu einer Restenosierung (Abb. 5), zwei thrombotischen Verstopfungen (Abb. 6), vier Aneurysmen und zur Ausweitung eines in der Anfangszeit verwandten Ivalon-Implantates geführt. Die acht Zweiteingriffe mit Reimplantationen neuer Teflon- oder Dacronverbindungen gelangen nicht immer. Ein nach homoioplastischem Gefäßersatz entstandenes Aneurysma erwies sich infolge seiner Größe als inoperabel. Eine Patientin, die bei der Wiedereinpflanzung ihrer neuen Kunststoffbrücke einen Herzstillstand erlitt, erlag am 2. Tag nach der Operation einer Herzschwäche. Ein Patient, der einzige, bei dem pyogene Erreger nachzuweisen waren, starb am Aufflackern einer schon präoperativ vorhanden gewesenen Allgemeininfektion mit Proteus, obwohl sechs Blutkulturen vor der Operation negativ gewesen waren.

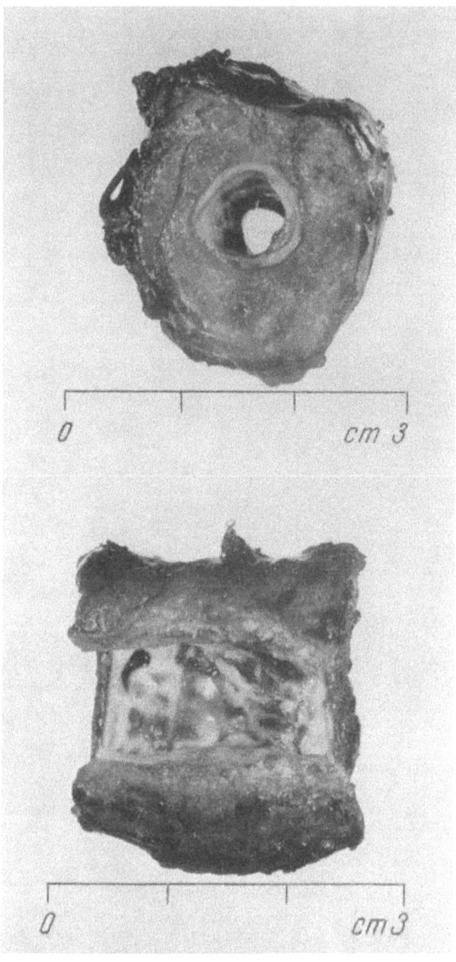

Abb. 4. Narbenstriktur nach Umwicklung mit Ivalon

Voraussetzung für derartige Nachoperationen ist die *Hypothermie durch Oberflächenkühlung* (ZINDLER), da die proximale Drosselung der Zirkulation relativ häufig zwischen A. brachiocephalica und linker A. carotis vorgenommen werden muß, um die proximale Aorta zuverlässig ans Transplantat nähen zu können. Infolge der vorhandenen Verwachsungen ist mit größeren Blutverlusten zu rechnen. Die benötigten Blutmengen zur Substitution bewegten sich zwischen 1800 und 10200 cm³ und betrugen im Durchschnitt 3200 cm³.

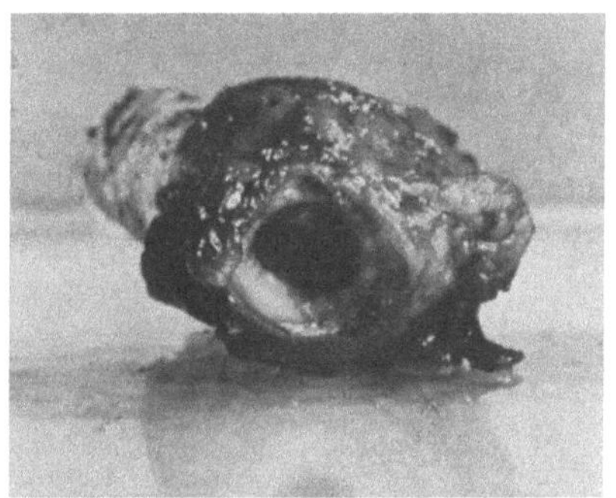

Abb. 5. Schwielig-bindegewebige Einnarbung einer Teflonprothese mit Restenose

Insgesamt ist die Aussicht bei Nachoperationen so gut — von 18 Zweitoperationen starben 6 —, daß sie bei der schlechten Prognose konservativen Verhaltens unbedingt empfohlen werden müssen. Sobald das Wiederansteigen des Blutdruckes an Thrombosierung oder narbige Wiederverengerung denken läßt bzw. Heiserkeit, zunehmende Verschattung im linken oberen Mediastinum (Abb. 7 und 8) und Oesophagusverdrängung ein postoperatives Aneurysma oder Reizhusten, Hämoptoen und eventuelle

Tabelle 5.

Nr.	Name Geschlecht	Alter	Art der Anastomose	Restenose	Thrombose	Aneurysma Nahtinsuffizienz
1	K. D. ♂	24	End-zu-End-Anastomose. Prästenotische Aorta hypoplastisch	Nach 2 Jahren Restenose	—	—
2	v. d. R., H. ♂	12	End-zu-End-Anastomose	—	—	Nach $1^1/_2$ Jahren Aneurysma
3	Z. J. ♂	22	8 cm langes, 1,3 cm ∅, Teflon-Transplantat (Hypoplasie, lange Stenose)	Nach 2 Jahren schwieliger Narbenwulst an Anastomose mit ∅ von 0,6 cm	Völlige Thrombose des Transplantates	—
4	F. W. ♂	20	End-zu-End-Anastomose. Poststenotische A. subclavia dextra			6 Monate später Vorderwandaneurysma durch Nahtinsuffizienz
5	K. G. ♂	20	Teflon-Prothese. 2,5 cm lang, ∅ 1 cm	Nach 2 Jahren und 4 Monaten bindegewebige Restenose durch Anastomosenwulst	—	—
6	R. L. ♀	31	End-zu-End-Anastomose	—	—	7 Monate später Aneurysma
7	Sch. R. ♀	30	Teflon-Prothese 6 cm. Poststenotisches Aneurysma 4:6 cm	—	—	1 Jahr später faustgroßes Aneurysma
8	O. L. ♂	21	End-zu-End-Anastomose. Ivalon-Umwicklung	Nach 1 Jahr und 2 Monaten Restenose ∅ < 0,8 cm	—	—
9	M. J. ♀	27	Ivalon-Transplantat. Poststenotisches Aneurysma	—	—	1 Jahr später postoperatives Aneurysma
10	B. H. ♂	23	Homoioplastisches Transplantat 4 cm. Intercostalaneurysma	—	—	Nach $^1/_2$ Jahr Aneurysma

Zweitoperationen

Durchgeführte Zweitoperation	Ausgang	Bemerkung
Resektion und 6 cm Teflon-Transplantat	gut	Anastomose im ∅ < 0,8 cm. Frischer Thrombus. Vorwiegend Thrombocyten, wenig Fibrin
Resektion und 8 cm Teflon-Transplantat	gut	
Resektion und 8 cm Dacron-Prothese	2mal rethorakotomiert wegen Nachblutung gut	8 cm Teflon-Transplantat in 2,5—3 mm dickem Bindegewebsmantel. An Anastomosen wulstige, bindegewebige Durchwachsung. Durch Wulst und Schrumpfung dort nur 0,6 cm ∅. Thrombus. Mittelstück außen ohne Gewebsverbindung. Innen: Hyalinisiertes, verschwieltes, fibröses Bindegewebe. Vereinzelte Büschel in den Maschen. Keine Intima, keine Elastica, keine Muskelfasern
Restaurative Endaneurysmorhaphie	gut	
Resektion und 4,5 cm Dacron-Prothese	gut	Bindegewebige, wulstige Einheilung der Anastomose mit ∅ <0,8 cm. Nur Bindegewebe. Maschen nicht durchwachsen. Innen: Fibröses Bindegewebe. Keine Intima, keine Elastica, keine Muskelfasern
Resektion und 6 cm Teflon-Prothese	gut	
Resektion und Transplantat aus Teflon	Herzstillstand bei der Operation. Myokardzerquetschung durch Herzmassage. Exitus 2. Tag	
Resektion und Teflon-Prothese 6 cm	2 Monate später Verblutung aus Nahtinsuffizienz	Narbiges Bindegewebe, das lumenwärts sehr gefäßreich ist und zur Peripherie in Fremdkörpergewebe mit massenhaft Riesenzellen übergeht. Ivalon unlösbar eingenarbt
Resektion und Teflon-Transplantat	gut	Das Ivalontransplantat schwamm, an einer Stelle der oberen Nahtzirkumferenz noch fixiert, im Aneurysma. Außen keine gewebliche Verbindung. Innenschicht zu 80% mit Bindegewebe bekleidet. Keine Intima, keine Elastica, keine Muskelfibrillen. 5 Monate später unkomplizierte Entbindung
Probethorakotomie (inoperabel)	ungeheilt	

Tabelle 5

Nr.	Name Geschlecht	Alter	Art der Anastomose	Restenose	Thrombose	Aneurysma Nahtinsuffizienz
11	H. F. ♂	27	Teflon-Transplantat 10 cm lang, 1 cm ∅. Lange Stenose	—	Nach 1 Jahr völlige Thrombosierung durch Knikkung	—
12	Sch. H. ♂	28	End-zu-End-Anastomose	Nach 6 Monaten Restenose	—	—
13	G. H. ♂	13	Teflon-Transplantat 5,5 cm lang, ∅ 1,3 cm		Prothese mit Thromben ausgefüllt	Nach 1 Jahr, 3 Monaten Nahtinsuffizienz und Perforation in die Speiseröhre. Proteus-Infektion
14	Sch. H. ♂	21	End-zu-End-Anastomose. Ivalonumwicklung	Nach 2 Jahren Restenose	—	—
15	H. H. ♀	21	End-zu-End-Anastomose	—	—	10 Monate später postoperatives Aneurysma mit Ruptur ins Bronchial-System und Hämoptoen
16	K. V. ♂	10	End-zu-End-Anastomose	—	—	7 Monate später Ruptur eines Aneurysma in die Lunge mit Hämoptoen
17	G. L. ♂	30	Ivalon-Transplantat	—	—	Ausbuchtung durch Binnendruck
18	B. H. ♂	24	End-zu-End-Anastomose	—	—	6 Jahre später faustgroßes Aneurysma mit Subclavia- und Carotiseinschluß

Hämatemesis dessen Ruptur in Lunge oder Oesophagus wahrscheinlich machen, muß der Befund sofort durch selektive Angiographie oder retrograde Aortographie geklärt und die Operation unverzüglich vorbereitet werden. Funktionell beträchtliche Restenosierungen sind nur dann zu befürchten, wenn die Anastomose mit einer hypoplastischen, suprastenotischen Aorta vorgenommen wurde und der Durchmesser zu eng, d.h. unter 1,3 cm blieb.

Sowohl *Intimaproliferationen* als auch die *Entwicklung eines wulstigen bindegewebigen Narbenringes*, teils ohne Endothelbekleidung, können durch Verlangsamung der Strömung distal der Enge die Abscheidung von Thromben veranlassen. Ikeda gibt den Umfang der Aorta distal des Abganges der A. subclavia für Frauen mit 4,4 und für Männer mit 4,8 cm an.

(Fortsetzung)

Durchgeführte Zweitoperation	Ausgang	Bemerkung
Resektion, Teflon-Transplantat 6 cm lang, ∅ 1,3 cm	gut	Prothese nur an Anastomosen bindegewebig fixiert. 3—4 mm dicker Mantel aus Bindegewebe ohne Beziehung zur Prothese. Sterile, schmierige, halbflüssige Massen zwischen Mantel und Außenseite. Thrombus. Eine fibröse Innenschicht existiert nicht. Hin und wieder Thrombocyten-Niederschläge
Resektion Teflon-Prothese	gut	∅ < 0,8 cm
Resektion und Dacron-Prothese	Exitus durch Aufflackern der Sepsis. Sept. Embolus aus A. femoralis entfernt	Außen bindegewebiger Schwielenmantel. Prothese nur an den Nahtreihen der Anastomose eingewachsen. Zwischen Bindegewebsmantel und Prothese schlaffes, schmieriges Granulationsgewebe. Innenfläche ungleichmäßig mit thrombotischem Material belegt
Resektion und Teflon-Prothese	gut	Siehe Nr. 8. Ivalon unlösbar in den bindegewebigen Narbenring mit massenhaft Fremdkörperriesenzellen eingewachsen
Noteingriff in Normothermie mit Versuch der Endaneurysmorhaphie	Exitus durch Aspiration und Kollaps	
Noteingriff in Normothermie	Exitus in tabula. Verblutungskollaps	
Resektion und Teflon-Transplantat	gut	
Ruptur des Aneurysma bei der Operation und Blutverlust	Exitus im Volumenmangelkollaps	

Brom verlangt einen Anastomosenumfang von 4 cm mit einem Durchmesser von mindestens 1,3 cm. Hämodynamische Untersuchungen von Spencer u. Mitarb. ergaben, daß ein innerer Durchmesser von weniger als 0,8 cm nicht mehr durch Druckerhöhung und schnellen Durchfluß ausgeglichen werden kann, sondern zur Minderung des Herz-Minutenvolumens führt. Groves u. Mitarb. stehen auf dem Standpunkt, den man für Kinder gelten lassen und für Erwachsene nicht uneingeschränkt befürworten kann, daß, wenn eine innere Lichtung der Anastomose von 1 cm Durchmesser zu erreichen sei, die Verwendung von Transplantaten unterbleiben soll. Die unsererseits beobachteten Restenosen nach direkter Nahtvereinigung und Implantation von Kunststoff waren Folge einer engen Anastomose und der zusätzlichen Einengung durch einen Bindegewebswulst, der bis zu 2 und 3 mm ins Lumen hineinragte. Von Kunststoffröhren mit einem Durchmesser von weniger als 1,3 cm muß abgeraten werden, da der Narbenwulst unter Umständen schon die kritische Enge verursacht. Die Implantate

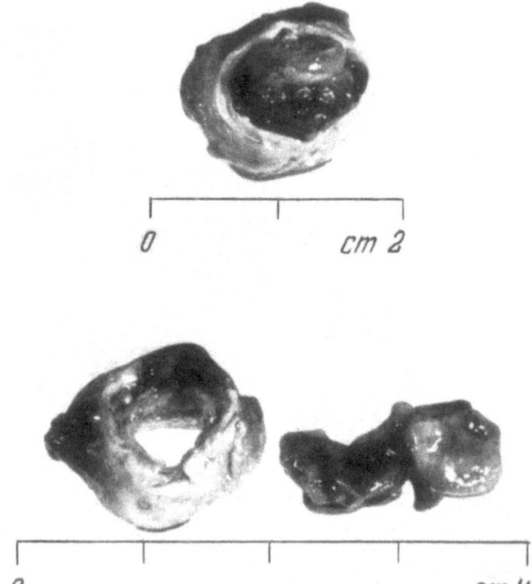

Abb. 6. Restenose mit Verstopfung durch Thrombus

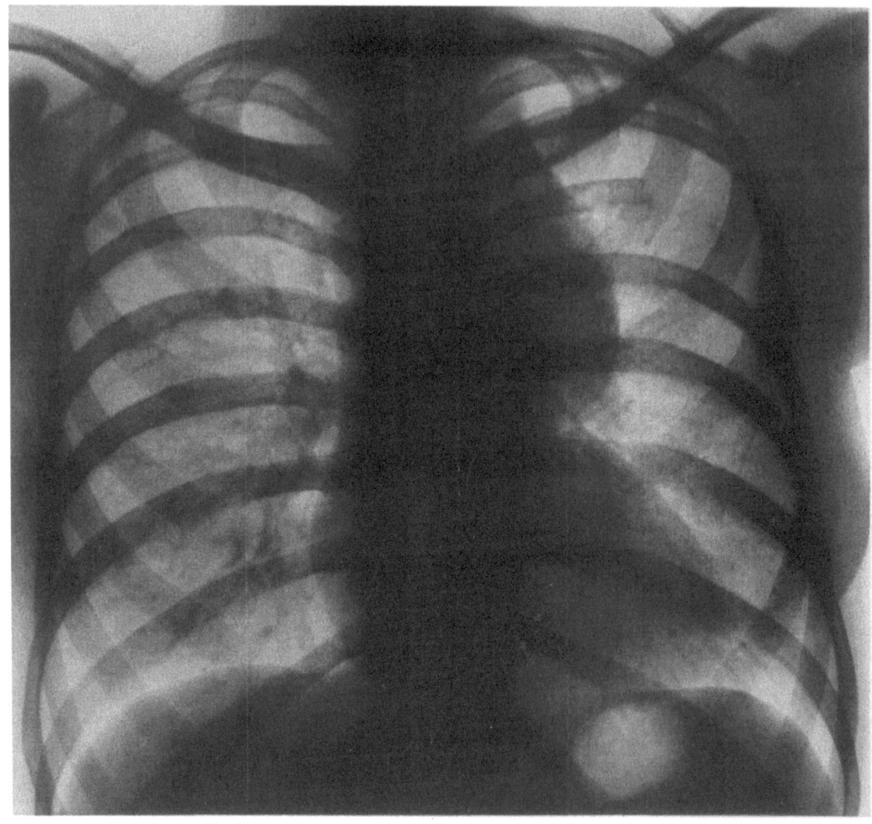

Abb. 7. M. J. Ivalon-Transplantat mit Aneurysma, 1 Jahr nach der Erstoperation

dürfen nicht zu lang sein, denn Biegungen S-förmiger Art, Verwerfungen oder Knickungen sind unbedingt zu vermeiden. Behinderung des Durchflusses und Turbulenz leisten thrombotischen Verstopfungen verständlicherweise Vorschub. Das Implantat muß nach seiner Einnähung gestreckt und gespannt sein. Wir stimmen mit NIEDNER überein, daß die Länge

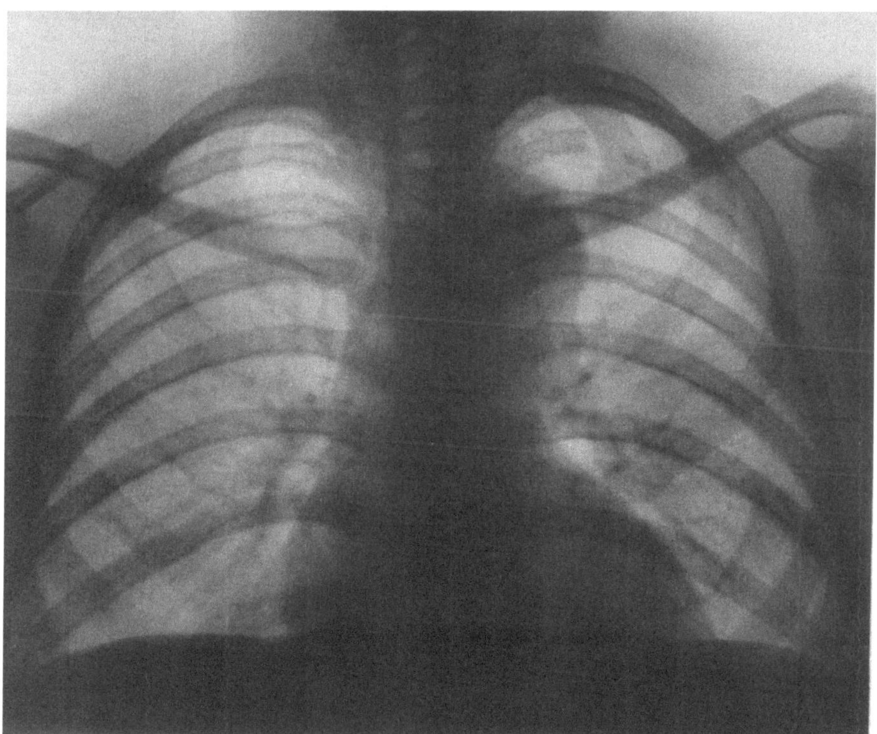

Abb. 8. Postoperatives Aneurysma 1 Jahr nach Einsetzung einer Teflon-Prothese

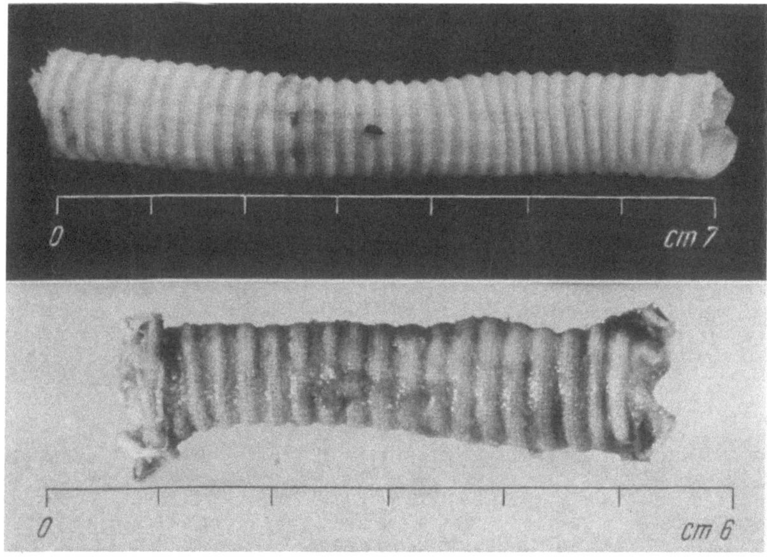

Abb 9. Nicht eingewachsene Teflon-Transplantate nach jeweiliger Verweildauer von mehr als 1 Jahr im Organismus

des Ersatzstückes keinesfalls mehr als $^1/_2$—$^3/_4$ cm des tatsächlich resezierten Gefäßstückes betragen soll.

Von den sieben bisher in einer Zweitoperation excidierten *Teflonröhren*, von denen nur eine infiziert war, war keine mit Endothel ausgekleidet und keinmal

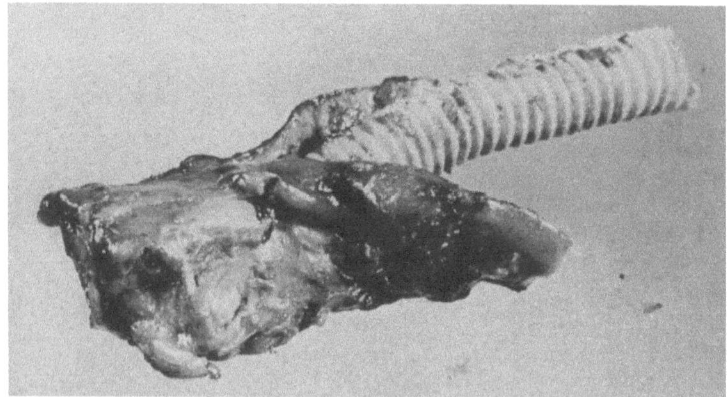

Abb. 10. Teflontransplantat, das nur an der Nahtreihe der Anastomose fest bindegewebig eingeheilt war (vgl. Abb. 5)

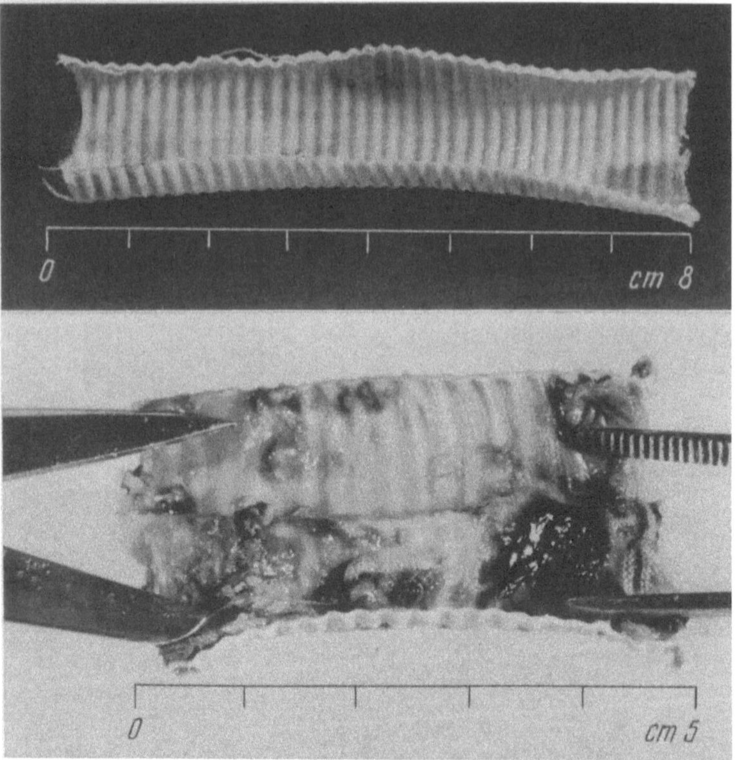

Abb. 11. Innenflächen der Transplantate. Ohne jede gewebliche Reaktion und mit Fibrin- und Thrombenauflagerung

fand sich eine adventitielle, bindegewebige Verbindung des körpereigenen Gewebes in die Maschen des Kunststoffnetzes (Abb. 9). Nur an den Nahtreihen ging körpereigenes Bindegewebe in das von Fremdkörperriesenzellen und Rundzelleninfiltrationen durchsetzte Bindegewebe der Anastomose über (Abb. 10). Die Innenschicht bestand aus Fibrininseln, thrombotischen Auflagerungen (Abb. 11), stellenweisen Kalkablagerungen und günstigenfalls aus einer wechselnd dicken Schicht kernarmen, weitgehend hyalinisierten, schwieligen Bindegewebes. In den Maschen des Kunststoffes (Teflon, Dacron) wurden Thrombocyten, amorphes und fädiges Fibrin, spärliche organische Fibrillen, stellenweise Makrophagen und vereinzelte Fremdkörperriesenzellen angetroffen. Die Implantate waren von einem 3—5 mm dicken bindegewebigen Schwielenmantel umgeben, in den wieder zahlreiche makroskopisch sichtbare Blutgefäße hineingesproßt waren, so daß dieselben bei der Operation vereinzelt zwischen Ligaturen zu durchschneiden waren. Dieser äußere Bindegewebsmantel, durchsetzt von einkernigen Rundzellen, Hämosiderin und Fremdkörperriesenzellen, war nicht in die Poren der Pflanzstücke hineingewachsen, geschweige daß von hier aus durch die Maschen hindurch eine bindegewebige Organisation der inneren Fibrinschicht nachweisbar gewesen wäre (Abb. 12).

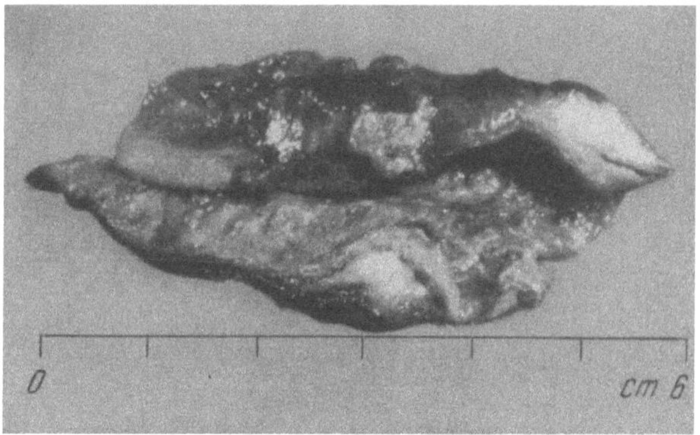

Abb. 12. Äußerer Bindegewebsmantel, der nicht ins Transplantat eingewachsen war

Statt dessen sahen wir zwischen der bindegewebigen Umhüllung und der Außenfläche der Implantate eine grauschwärzliche, in ihrer Konsistenz schleimige Schicht von Detritus mit zerfallenen corpusculären Blutbestandteilen dazwischengelagert. Die bakteriologischen Untersuchungen dieses Materials ergaben, abgesehen von einer schon erwähnten Ausnahme, keine Erreger. Die Länge der wieder herausgenommenen Transplantate war über 4 cm und ihre Weite betrug nur in einem Fall weniger als 1,3 cm.

Das Problem beim Gefäßersatz durch *Kunststoff* ist die *innere Schicht* und insbesondere die *Porenweite* des Implantates. Bei kurzen Prothesen bis zu 4 cm Länge (Eigenbeobachtung) ist es möglich, daß von den beiden Nahtreihen aus die Fibrinablagerung der Innenfläche zur Mitte hin soweit bindegewebig organisiert wird, daß eine haltbare Innenauskleidung resultiert. Nach Wesolowski wächst das randständige Bindegewebe nicht weit ins Innere der Prothese (1,5—2,0 cm). Die Fibrinschicht längerer Innenstrecken muß von außen her durch die Maschen hindurch bindegewebig organisiert werden, denn die Anlagerung von multipotenten Zellen aus dem Blut als Keimzentren zur Organisation der Fibrinschicht ist hypothetisch. Das durch die Maschen von außen eingewucherte Bindegewebe, von Gefäßsprossen begleitet, ist bei längeren Prothesen nicht beständig, da einerseits der Binnendruck des Blutes und andererseits der Narbendruck in den Maschen zum stellenweisen, ischämischen Untergang der Auskleidung im Innern führen. Über diesen lokalen Nekrosen kann sich thrombotisches Material oder Fibrin abscheiden, so daß Fibrininseln, Bindegewebe, Nekrosen, Kalkabscheidungen und Thromben ein wechselndes Bild von Degeneration und Reorganisation ergeben, ähnlich dem Bild einer Arteriosklerose (Abb. 13). Bei zirkulärer Degeneration der Innenschicht und netzartigem Fibrinausfall ist die Entstehung sekundärer Thrombosierungen bei engem Lumen durchaus denkbar.

Unsere eigenen Befunde und die vorangegangenen Erwägungen bestimmen uns, mit der *Verwendung körperfremden Ersatzmaterials* außerordentlich *zurückhaltend* zu sein, zumal die Kunststoffprothese bei Isthmusstenosen Jahrzehnte zu halten hat. Kraft-Kinz diskutiert ebenfalls die Fragwürdigkeit der Einheilung. Die von ihm beobachtete frühzeitige regressive Änderung des neugebildeten Gewebes an Prothesenwänden zwingt zur Kritik. WESOLOWSKI befürwortet auf Grund seiner eingehenden Bearbeitung dieser Probleme jüngst die Verwendung autoplastischen Materials oder frischer homoioplastischer Transplantate.

POCHE, der über die feingeweblichen Untersuchungen der Transplantate 1963 auf dem Deutschen Chirurgenkongreß in München berichtete, kommt bezüglich der von ihm untersuchten Prothesen aus unserem Krankengut zu folgender Schlußfolgerung: „Um die Prothesen herum bildet sich ein Mantel aus fibrösem Bindegewebe, das sehr schnell verschwielt. Dieses Bindegewebe dringt nur sehr wenig in die Maschen des Kunststoffs ein, dagegen nicht in die Faserbündel selbst, so daß die einzelnen Kunststoffasern nicht von kollagenen Fibrillen umgeben werden. In manchen Fällen bleibt selbst diese lockere Verbindung der Prothese mit dem umgebenden Bindegewebsmantel aus oder geht wieder verloren. Blutgefäße, die das Kunststoffgeflecht von außen nach innen durchdringen, wurden niemals gefunden. Der

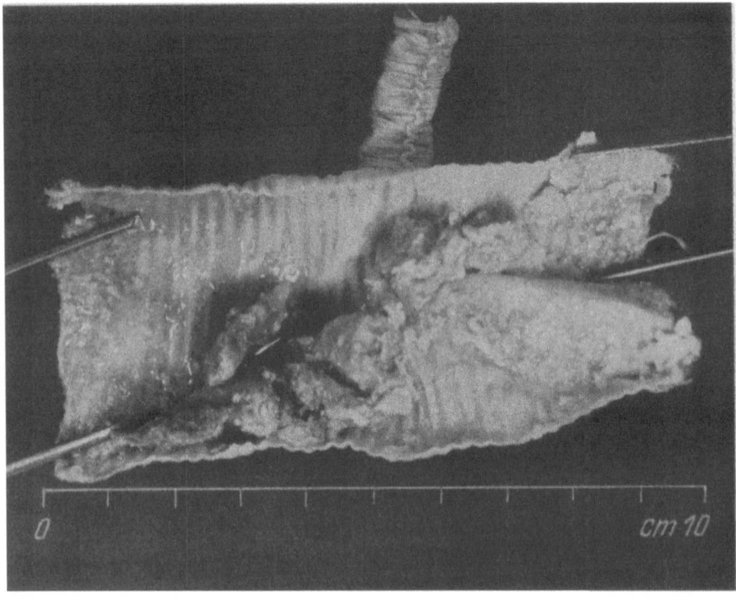

Abb. 13. Innenfläche eines Transplantates mit Bindegewebsinseln, Fibrinauflagerungen, Thromben und Kalkherden

schwielige Bindegewebsmantel ist im allgemeinen äußerst gefäßarm oder gefäßfrei. Die Innenfläche der Teflonprothese kann längere Zeit völlig nackt bleiben. Auf ihr können sich auch Thromben ablagern, die immer auffallend viel Thrombocyten enthalten. Diese Thromben werden vom Blutstrom aus organisiert und wandeln sich in verschieden breite, gefäßlose, fibröse Bindegewebsmembranen um, die weder elastische Fasern oder glatte Muskelfasern besitzen, noch von einer durchgehenden Endothelschicht überzogen werden. Diese fibrösen Innenschichten hyalinisieren schnell und verhalten sich dann wie arteriosklerotische Intimapolster. Wie diese können sie herdförmige Aufhellungen und ödematöse Auflockerungsherde aufweisen, über denen sich Thrombocyten abscheiden und flache Thromben bilden. Diese Thromben werden dann wieder organisiert und in die fibröse Innenschicht einbezogen. Auf diese Weise kann in der Prothese eine Stenose entstehen, deren Pathogenese ganz der spontanen Progredienz der Aortenisthmusstenose (MEESSEN) entspricht.“

VIII. Früh- und Spätletalität

Sämtliche unglücklichen Ausgänge vermittelt Tabelle 6. Die *Sterblichkeit* beläuft sich einschließlich der Spättodesfälle, krankheitsunabhängiger Todesursachen und der ungünstigen Ausgänge bei Zweitoperationen insgesamt auf *12,2%*.

Tabelle 6. *Todesursachen*

Nr.	Name	Alter	Geschlecht	Art der Operation	Begleitfehler	Komplikationen	Todesursache	Bemerkung
1	B. H.	24	♂	1953 End-zu-End-Anastomose (auswärts)	—	Postoperatives Aneurysma spurium	1959 Herzstillstand bei der Operation	
2	M. G.	24	♂	1961 Teflon-Transplantat	Aorteninsuffizienz, Mitralinsuffizienz, poststenotische Dilatation	Herzstillstand bei der Operation	Herzschwäche, Amplitude weit, kein diastolischer Druck	Druck 150/0 mm Hg. Bei Adrenalin-Tropf-Infusion 180/70 — 230/60 — 170/40
3	Sch. E.	22	♀	1961 Teflon-Transplantat	Kollateral-Aneurysma	—	4. Woche Nahtinsuffizienz	
4	B. M.	15	♀	1956 End-zu-End-Anastomose	Aorteninsuffizienz. Hypoplasie der abdominalen Aorta. Pulmonale Hypertension. 95/65 mm Hg. Offener Ductus. Mitralinsuffizienz	—	Herzschwäche am 2. Tag. Amplitude weit. Kein diastolischer Druck	RR 160 — 180/40 — 60 mm Hg
5	T. H.	12	♂	1952 Blalock-Anastomose	Bogenanomalie. 2. Stenose zwischen A. carotis sin. und A. subclavia. Kombinierter Aortenklappenfehler	Nachblutung. Rethorakotomie	3. Woche Nahtinsuffizienz	Keine atraumatische Nadel
6	S. W.	10	♂	1950 Clagett-Anastomose	Offener Ductus, lange Stenose	—	6. Woche Nahtinsuffizienz	Keine atraumatische Nadel
7	Sch. R.	21	♂	1956	Persistierende linke obere Hohlvene, offener Ductus und Aneurysma der A. pulmonalis. Mitralstenose	Pulmonalisriß	Verblutung	
8	S. G.	21	♀	1956 End-zu-End-Anastomose	—	1. Tag Rethorakotomie (Intercostalblutung)	2. Woche Staphylokokkensepsis	Staphylokokkensepsis ohne Organmanifestation (Toxinämie)

Tabelle 6 (Fortsetzung)

Nr.	Name	Alter	Geschlecht	Art der Operation	Begleitfehler	Komplikationen	Todesursache	Bemerkung
9	Sch. R.	27	♀	1958 Teflon-Transplantat	Poststenotisches Aneurysma 4:6 cm	1959 postoperatives Aneurysma spurium. Herzstillstand bei der Operation. Kammeruptur durch Herzmassage	2. Tag Herzschwäche	Transplantat geweblich nicht organisiert
10	H. H.	21	♀	1959 End-zu-Seit-Anastomose	Valsalva-Aneurysma	10 Monate später Ruptur des Aneurysma spurium	1. Tag Blutaspiration nach Endaneurysmorhaphie	Im Kollaps eingewiesen. Resektion in Hypothermie war vorgesehen
11	Sch. M.	22	♀	1961 End-zu-Seit-Anastomose	Offener Ductus, kirschgroßes prästenotisches Aneurysma. Mitralstenose. Ventrikelseptumdefekt	—	2. Woche Staphylokokkenpneumonie	
12	Sch. L.	15	♂	1958 End-zu-End-Anastomose	Commissurotomie der Aortenklappenstenose mit Abfall des Druckgradienten von 150 auf 40 mm Hg	Endokarditis, Magen-Duodenalblutung	6. Tag Hyperpyrexie, Herzschwäche	
13	W. A.	20	♂	1962 Clagett-Anastomose	Ascendens-Aneurysma. Aorteninsuffizienz (dekompensiert)	Kein diast. Druck. Herz-Lungen-Maschine: Bicuspidalisierung der Aortenklappe. Resektion des Aneurysma. Teflon-Transplantat	Verblutung aus Transplantat	Clagett, weil Nähte nicht hielten
14	B. R.	16	♂	1956 End-zu-End-Anastomose	Offener Ductus (geringfügig)	—	6. Woche zu Hause. Nahtinsuffizienz	
15	O. L.	19	♂	1961 End-zu-End-Anastomose (Ivalon-Umwicklung)	—	1 Jahr später Restenose. Resektion und Teflontransplantat	2 Monate später Nahtinsuffizienz und Blutung in Pleurahöhle	Exitus in auswärtigem Krankenhaus

16	K. V.	10	♂	1960 End-zu-End-Anastomose	Zweite 0,9 cm Stenose zwischen A. carotis sin. und A. subclavia	7 Monate später Ruptur eines postoperativen Aneurysma spurium	Exitus bei der Rethorakotomie durch Volumenmangelkollaps	Im Kollaps als Notfall mit Hämoptoen eingewiesen
17	K. R.	17	♀	1957 End-zu-End-Anastomose	—	—	3 Wochen später Exitus durch Nahtinsuffizienz und Blutung in Lunge	Starb in auswärtigem Krankenhaus
18	L. G.	11	♂	1957 End-zu-End-Anastomose	—	Rethorakotomie am 3. Tag wegen Nahtinsuffizienz. Nach Resektion neue End-zu-End-Anastomose	7. Tag Nahtinsuffizienz und Verblutung	Pyocyaneusinfektion
19	M. H.	39	♂	1957 Homoioplast-Transplantat	Lange Stenose. Aortenklappenstenose. Pulmonalsklerose. Mitralinsuffizienz	—	1. Tag an Herzinsuffizienz	
20	Š. T.	7	♂	1957 End-zu-End-Anastomose	Offener Ductus	—	7. Tag Nahtinsuffizienz und Blutung	Staph. pyog. aur.-Infektion
21	F. S.	27	♂	1961 Teflon-Transplantat	Rechts descendierende Aorta. Poststenotisches Aneurysma	—	4. Woche Nahtinsuffizienz und Nachblutung	
22	G. G.	36	♀	1960 Teflon-Transplantat	Prästenotische Hypoplasie	—	6 Tag. Lungenembolie	
23	F. D.	10	♂	1954 End-zu-End-Anastomose	Primäre Pulmonalsklerose	Herzstillstand bei der Operation	Herzversagen durch primäre Pulmonalsklerose	
24	M. G.	25	♀	1959 End-zu-End-Anastomose	Aorteninsuffizienz, Mitralstenose	Herzstillstand bei der Operation. Magenblutung. Magenperforation und Übernähung am 10. Tag	Lungenembolie am 14. Tag	

Tabelle 6 (Fortsetzung)

Nr.	Name	Alter	Geschlecht	Art der Operation	Begleitfehler	Komplikationen	Todesursache	Bemerkung
25	M. D.	7	♂	1958 End-zu-End-Anastomose	Simultane digitale Sprengung der Mitralstenose	—	Herzschwäche am 3. Tag	Endokardfibrose
26	P. R.	21	♂	1955 End-zu-End-Anastomose	—	—	Nahtinsuffizienz und Blutung am 20. Tag	Ruptur eines Aneurysma der A. lienalis (100 cm^3)
27	F. J.	20	♂	1955 End-zu-End-Anastomose	—	Postoperatives Aneurysma spurium mit Hämoptoen und Blutbrechen	5. Monat Herzstillstand bei Bronchoskopie	
28	H. M.	14	♂	1959 End-zu-End-Anastomose	—	—	Aspirationspneumonie 22. Tag	
29	S. W.	21	♂	1959 End-zu-End-Anastomose	Intercostalaneurysma. Aortenklappenstenose. Mitralstenose. Hemiplegie	—	6. Tag Allgemeininfektion	Cerebrales Aneurysma
30	St. W.	13	♂	1959 End-zu-End-Anastomose (Ivalon-Umwicklung)	Intercostalaneurysma	Nahtinsuffizienz 5. Tag. Rethorakotomie. Resektion. Teflon-Transplantat	16. Tag an Lungenembolie	
31	W. F.	31	♂	1959 End-zu-End-Anastomose	Mitralinsuffizienz		5. Tag Nahtinsuffizienz. Herzstillstand bei Rethorakotomie	
32	L. W.	27	♂	1959 End-zu-End-Anastomose	Offener Ductus	—	6 Monate später Aneurysmaruptur und Verblutung	
33	Sch. K.	18	♂	1950 End-zu-End-Anastomose	Lange Stenose. Offener Ductus	—	2 Monate später Nahtinsuffizienz	Keine atraumatische Naht
34	C. H.	16	♂	1950 End-zu-End-Anastomose	—	—	4. Woche Nahtinsuffizienz	Keine atraumatische Naht

35	O. W.	20	♂	1954 Clagett-Anastomose	Lange Stenose. Offener Ductus	—	6 Monate später Aneurysmaruptur und Hämoptoe	
36	G. H.	16	♂	1961 Teflon-Transplantat	—	Proteusinfektion. Nahtinsuffizienz. Einbruch in Lunge und Speiseröhre. Resektion, Dacron-Transplantat (1962)	Allgemeininfektion Sept.-Embolie	Proteusinfektion
37	M. E.	14	♀	1955 End-zu-End-Anastomose	—	—	5. Woche Nahtinsuffizienz	
38	F. G.	15	♂	1955 keine Anastomose	Aortenklappenstenose. Offener Ductus. Doppelstenose in der Aorta (vor und hinter der A. subclavia sin.), linkspersistierende V. cava sup.	Kammerflimmern bei transventrikulärer Commissurotomie	Kammerflimmern	
39	Sch. D.	24	♂	1961 Teflon-Transplantat 4 cm, 1,5 ∅	Aorteninsuffizienz	Transplantat intakt	$1^1/_2$ Jahre später Operation der Klappeninsuffizienz in extracorporaler Zirkulation, Herzschwäche	An Anastomosen eingenarbt, sonst vom Schwielenmantel lösbar. Innenseite frei von Bindegewebe. Stellenweise häutchenförmige Thrombenauflagerung
40	H. J.	16	♂	1955 End-zu-End-Anastomose	Aortenstenose		1 Jahr später zu Hause an Pneumonie	Keine Hämoptoe
41	F. J.	27	♂	1958 End-zu-End-Anastomose	Aortenstenose, Mitralinsuffizienz		3 Jahre später. Ursache unbekannt	
42	H. H.	41	♂	1961 Teflon-Transplantat	Aortenstenose	2,5 cm reseziert	1 Jahr später. Ursache unbekannt	
43	E. K.	17	♂	1961 Teflon-Transplantat	Hypoplasie	3 cm reseziert	9 Monate später Aneurysmaruptur auswärts	
44	T. M.	17	♂	1961 End-zu-End-Anastomose	—	Arteriitis mesenterialis (konservativ)	8 Monate später Aneurysmaruptur auswärts	

Den Ermittlungen von Abbott und Reifenstein ist zu entnehmen, daß nur 30—40% der an einer Koarktation Leidenden das 40. Lebensjahr überleben. Etwa 23% erliegen bis dahin Blutungen aus Rupturen, 22% der Endokarditis, 18% einem Linksversagen des Herzens und 11% cerebralen Blutungen.

Vor dem 4. Lebensjahr operierten wir nicht, weil die Isthmusstenose bis dahin nur selten eine Hypertension entwickelt und die hohe Sterblichkeit im 1. Lebensjahr meist den assoziierten Fehlern zukommt. Die Zusammensetzung unseres Krankengutes, in dem keinem Patienten wegen vorgerückten Alters die Operation abgeschlagen worden ist, weist nur 1,1% Operierte im Alter über 40 Jahren auf.

Bleiben vier Todesfälle unberücksichtigt, die an *Nahtinsuffizienzen* zugrunde gingen, weil anfänglich kein atraumatisches Nahtmaterial zur Verfügung stand, so erniedrigt sich die Rate der Gestorbenen auf 11,1%. Die primäre Operationsmortalität beläuft sich, wenn 1,5% tödliche Ausgänge bei Zweitoperationen und 1,5% Spättodesfälle noch eliminiert werden, auf 8,1%. Wie unterschiedlich das Risiko ist, zeigen folgende Ziffern. Die Sterblichkeit während des Aufenthaltes im Krankenhaus betrug bei 215 sog. reinen Koarktationen 3,2% und im ganzen Zeitraum der Beobachtung 5,5%. Anders sieht es bei den 145 Isthmusstenosen mit assoziierten Fehlern aus, bei denen sich die primäre Mortalität auf 13,9% und die Quote der gesamten Sterblichkeit im Zeitraum der Beobachtung auf 22% erhebt. Über die Mortalitätsquoten anderer informiert Tabelle 7.

Tabelle 7. *Sterblichkeit bei der Resektion von Koarktationen*

Autor	Jahr	Zahl	Bemerkung	Mortalität in %
Karnell, Crafoord u. Brodén	1958	165	—	6,6
Bailey	1958	1536	Sammelstatistik	8,8
Clagett u. Jampolis	1951	70	—	7,1
Sealy	1953	52	—	5,6
Oleson	1957	42	Mit Spätmortalität	21,4
Campbell u. Baylis	1956	648	Sammelstatistik	7,0
Schuster u. Gross	1962	487	—	4,1
Crafoord	1962	249	—	4,5
Brom nach Pathak	1963	386	—	7,0
Owens u. Swan	1962	120	—	4,1
Düsseldorf	1963	360	Mit Begleitfehlern und Spätmortalität	12,2
		215	Reine Koarktationen mit Spätmortalität	5,5
		145	Stenosen mit Begleitfehlern und Spätmortalität	22,0
		188	Operierte der letzten Zeit	2,0

Zu bemerken ist, daß das Alter sich nicht ungünstig auf die Sterblichkeit auswirkte. Wie Tabelle 1 zeigt, betrug die Operationsmortalität im 1., 2. und 3. Lebensjahrzehnt 10,2, 13,6 und 13,0% und bei 50 Operierten im Alter zwischen 31 und 50 Jahren nur 8%.

An diesen Zahlen hat sich nichts Grundsätzliches geändert. Die Quote der während des Aufenthaltes im Krankenhaus gestorbenen „reinen Stenosen“ betrug unter den letzten 188 Operierten 2,0%. Einschließlich der Spättodesfälle bleiben auch unter diesem Gesichtswinkel 5,6% tödlicher Ausgänge.

IX. Zusammenfassung

Es handelt sich um einen *Bericht über 360 Koarktationen der Aorta* im Alter von 4—46 Jahren, die im Zeitraum von 1950—1962 operiert worden sind. In einer Häufigkeit von 40,3% wurden assoziierte Fehler wie Bogenanomalien, mehrere Stenosen, 6% Hypoplasien der Aorta (14% Mortalität), 9,4% Aneurysmen (35,3% Transplantate, 23,3% Mortalität), 2,9% thrombotische Verstopfungen der Enge und 12,5% Herzfehler (20,5% Mortalität) angetroffen. Das Risiko des Eingriffs hängt nicht vom Alter, sondern von den Begleitfehlern ab, was sich in den verschiedenen Ziffern der Sterblichkeit widerspiegelt. Die *Sterblichkeitsziffer unkomplizierter Stenosen* betrug einschließlich der Spätkomplikationen *5,5%*. Im gesamten Operationsgut waren 12,2% tödliche Ausgänge zu verzeichnen. Darin sind eingeschlossen 18 Zweitoperationen (4,2% Spätkomplikationen) wegen 5 Restenosen, 2 verstopfter Transplantate und 11 Aneurysmen. Von den Zweiteingriffen endeten sechs tödlich. Die Koarktationen mit assoziierten Fehlern waren im Zeitraum der Beobachtung mit 22% tödlichen Ausgängen belastet.

Bei 246 Eingriffen gelang nach der Resektion der Stenose die *End-zu-End-Vereinigung* (65,8%) und 34mal wurde *terminolateral anastomosiert* (9,2%). Die Quote der eingesetzten 67 alloplastischen Transplantate (18%) und von 10 homoioplastischen (2,7%) ist im Vergleich zu anderen Autoren nicht zu hoch. Die Tatsache, daß acht bei Zweitoperationen entfernte und wiederersetzte alloplastische Pflanzstücke, eins davon infiziert, nur an den Nahtreihen bindegewebig fest einwachsen, von schwieligem Bindegewebe locker umgeben und innen entweder von Bindegewebspartien, thrombotischen Auflagerungen oder Fibrin, aber nie von Endothel, Elastica oder Muskelfibrillen ausgekleidet waren, zwingt dazu, bei ihrer Verwendung zurückhaltend zu sein. Nur absolute Indikationen wie lange Stenosen, Hypoplasien, größere Aneurysmen oder in der degenerierten Aortenwand immer wieder ausreißende Nähte berechtigen zum Einpflanzen der zur Zeit bevorzugten Dacron-Prothesen. Bei thrombotischen Verlegungen der Enge gelangen Thrombendarteriektomien und primäre Nahtvereinigungen. Statt Clagett-Anastomosen anzulegen oder Kunststoff-Prothesen zu verwenden, sind wir entschlossen bei Gegebenheiten autoplastische Stücke aus der A. subclavia zu notwendigen Überbrückungen einzusetzen, was mittlerweile auch schon erfolgreich geschehen ist.

Umwicklungen von Anastomosen mit Ivalon sind nicht empfehlenswert, da das Fremdmaterial, in das narbige Bindegewebe der Anastomosennaht eingewachsen, zu Narbenstenosen führen kann. Der Durchmesser der Anastomosen darf nicht kleiner als 1,3 cm sein. Das gilt auch für Pflanzstücke, die unter einer gewissen Spannung gestreckt einzunähen sind.

Auf intraoperative Blutungen (7,9%) und deren Beherrschung und 5,8% Nachblutungen bis zum 7. Tag ist eingegangen worden. Dann ereignen sich wieder Blutungen durch Nahtinsuffizienzen hauptsächlich zwischen der 3. und 4. Woche bis zur 8. Woche. Die übliche Zeit, in der die postoperativen Aneurysmen sich manifestieren oder rupturieren liegt zwischen 6 Monaten bis zu $2^1/_2$ Jahren. Nur wenige Ausnahmen davon existieren im vorliegenden Beobachtungsgut. Auf die Symptomatik ist eingegangen worden, da die rechtzeitige Behandlung befriedigend ist.

Sonstige Komplikationen, nämlich 6% Magen-Darmblutungen, Chylothoraces, septische Weiterungen, Lähmungen, Cerebralschäden, Recurrensparesen und Lungenkomplikationen blieben nicht unerwähnt. Die nekrotisierende Arteriitis des Dünndarms wurde in ausgeprägter Form nicht beobachtet.

Zweitoperationen und Todesfälle sind tabellarisch erfaßt worden.

Aus der Chirurgischen Universitätsklinik Hamburg-Eppendorf
(Direktor: Prof. Dr. L. ZUKSCHWERDT)
und der Chirurgischen Universitätsklinik Jena
(Direktor: Prof. Dr. H. KUNTZEN)

Die periphere Lungenstrombahn
(Chirurgische Bedeutung, Morphologie und Funktion)

Von

ROBERT SEMISCH

Mit 23 Abbildungen

Inhalt

Literatur

Anthony, A. J.: Funktionsprüfung der Atmung. Leipzig: Johann Ambrosius Barth 1937.

Arnaud, J., P. Tulon et R. Merigot: L'exploration de la fonction respiratoire. Paris 1947.

Barcroft, J.: The respiratory function of the blood. Cambridge: Cambridge University Press 1925.

Barthels, H., R. Beer, E. Fleischer, H. Hoffheinz, J. Krall, G. Rodewald, J. Wenner u. J. Witt: Bestimmung von Kurzschlußdurchblutung und Diffusionskapazität der Lunge bei Gesunden und Lungenkranken. Pflügers Arch. ges. Physiol. **261**, 99 (1955).

— — H. P. Koepchen, J. Wenner u. J. Witt: Messung der alveolär-arteriellen O_2-Druckdifferenz mit verschiedenen Methoden am Menschen bei Ruhe und Arbeit. Pflügers Arch. ges. Physiol. **261**, 133 (1955).

— H. P. Koepchen, J. Lühning, M. Mochizuki u. J. Witt: Die alveolär-arterielle O_2-Druckdifferenz bei Ruhe und Arbeit unter Hyperoxie (50% O_2). Pflügers Arch. ges. Physiol. **261**, 535 (1955).

—, u. D. Laue: Die praktische Durchführung der potentiometrischen Messung des Sauerstoffdruckes im Vollblut. Pflügers Arch. ges. Physiol. **254**, 2 (1951).

—, u. G. Rodewald: Neue Messungen der alveolär-arteriellen Sauerstoffdruckdifferenzen am Menschen. Tagg der Dtsch. Ges. für Physiol., Mainz 1951.

— — Die alveolär-arterielle Sauerstoffdruckdifferenz und das Problem des Gasaustausches in der menschlichen Lunge. Pflügers Arch. ges. Physiol. **258**, 163 (1954).

Berggren, S. M.: The oxygen deficit of arterial blood caused by nonventilating parts of the lung. Acta physiol. scand. (Stockh.) **4**, Suppl. 9 (1942).

Beyer, O., F. Loogen u. H. Wolter: Der Herzkatheterismus bei angeborenen und erworbenen Herzfehlern. Stuttgart: Georg Thieme 1954.

Blumberger, K. J., G. Kämmerer u. H. Linke: Untersuchungen über das Herz beim Lungenemphysem. Verh. dtsch. Ges. Kreislaufforsch. **44**, 328 (1955).

Bohr, C.: Über die spezifische Tätigkeit der Lungen bei der respiratorischen Gasaufnahme und ihr Verhalten zu der durch die Alveolarwand stattfindenden Gasdiffusion. Skand. Arch. Physiol. **22**, 221 (1909).

Bolt, W.: Funktionsgrößen des Lungenkreislaufs bei chronischen Lungenerkrankungen, speziell bei Lungentuberkulose. Verh. dtsch. Ges. Kreisl.-Forsch. **40**, 118 (1951).

— Pathologische Physiologie des Cor pulmonale. Verh. dtsch. Ges. Kreisl.-Forsch. **44**, 196 (1955).

— W. Forssmann u. H. Rink: Technik und praktische Bedeutung der Herzkatheterung für die funktionelle Diagnostik und die Therapie von Herz- und Lungenerkrankungen. Med. Klin. **44**, 1614 (1953).

— — — Selektive Lungenangiographie. Stuttgart: Georg Thieme 1957.

—, u. H. W. Knipping: Zur Klinik des Lungenkreislaufs. Verh. dtsch. Ges. Kreisl.-Forsch. **40**, 87 (1951).

BOLT, W., W. FORSSMANN, u. H. RINK: Praktische Herz- und Lungenfunktionsfragen in der Lungenchirurgie. Münch. med. Wschr. **14**, 392 (1953).
— — — Funktionsfragen bei der operativen Behandlung der Lungentuberkulose. Thoraxchirurgie **1**, 167 (1953).
— — — Probleme des kleinen Kreislaufs bei Herz- und Lungenkrankheiten. Medizinische **1955**, 14.
—, u. H. RINK: Selektive Angiographie der Lungengefäße bei Lungentuberkulose. Schweiz. Z. Tuberk. **22**, 8 (1951).
— — Studien zur regionalen Analyse der Lungenventilation und Lungenzirkulation. Thoraxchirurgie **5**, 5 (1958).
— A. STANISCHEFF u. O. ZORN: Die selektive Angiographie der Lungengefäße. Münch. med. Wschr. **93**, 305 (1951).
— — — Intracardiale Druckmessungen vor und nach Lungenresektionen. Münch. med. Wschr. **93**, 574 (1951).
— H. VALENTIN u. H. VENRATH: Zur Klinik und Praxis der Insuffizienz des rechten Herzens. Med. Klin. **51**, 1691 (1952).
— — — u. E. WEBER: Zur Klinik des Bronchialcarcinoms. Med. Klin. **47**, 733 (1952).
—, u. TH. WEDEKIND: Druck in der Art. pulmonalis und Lungenfunktion bei Bronchialcarcinom vor und nach der Operation. Verh. dtsch. Ges. inn. Med. **57**, 333 (1951).
BOSTROEM, B., u. J. PIPER: Über arterio-venöse Anastomosen und Kurzschlußdurchblutung der Lunge. Pflügers Arch. ges. Physiol. **261**, 165 (1955).
BOYDEN, E. A.: The prevailing pattern of bronchopulmonary segment. Dis. Chest **15**, 657 (1949).
BRAUER, L., u. W. BRAUER: Einführung in die Spirometrie und Ergometrie. Beitr. Klin. Tuberk. **94**, 504 (1940).
BRAUS, H., u. C. ELZE: Anatomie des Menschen, 3. Aufl., Bd. II. Berlin-Göttingen-Heidelberg: Springer 1956.
BÜCHNER, F.: Allgemeine Pathologie, 2. Aufl. München u. Berlin: Urban & Schwarzenberg 1956.
— Spezielle Pathologie, 2. Aufl. München u. Berlin: Urban & Schwarzenberg 1956.
BÜHLMANN, A., u. G. HOSSLI: Hämodynamische Untersuchungen bei acuter Hypoventilation. Schweiz. med. Wschr. **86**, 681 (1956).
— C. MAIER, M. HEGGLIN, R. KÄLIN u. F. SCHAUB: Beziehungen zwischen Lungenfunktion und Lungenkreislauf. Schweiz. med. Wschr. **1953**, 1199.
— F. SCHAUB u. P. LUCHSINGER: Die Hämodynamik des Kreislaufs während Ruhe und körperlicher Arbeit beim Gesunden und bei verschiedenen Formen der pulmonalen Hypertonie. Schweiz. med. Wschr. **1955**, 253.
— — u. P. H. ROSSIER: Zur Ätiologie und Therapie des Cor pulmonale. Schweiz. med. Wschr. **1954**, 587.
BÜRGER, M.: Einführung in die pathologische Physiologie, 4. Aufl. Leipzig: Georg Thieme 1953.
CAIN, H.: Neben- und Kurzschlüsse im Lungenkreislauf des Menschen. Klin. Wschr. **36**, 321 (1958).
CARVALHO DE, L., L. MONIZ et E. LIMA: L'angiopneumographie et son application dans la tuberculose pulmonaire. Presse méd. **40**, 1098 (1932).
CLARA, M.: Histologie der Lungenalveole. Z. mikr.-anat. Forsch. **40**, 117 (1936).
— Die arteriovenösen Anastomosen, 2. Aufl. Wien: Springer 1956.
COURNAND, A.: Some aspects of the pulmonary circulation in normal man and in chronic cardiopulmonary diseases. Circulation **2**, 641 (1950).
— Cardiopulmonary function in chronic pulmonary diseases. Harvey Lect. **47**, 68 (1950/51).
— R. L. RILEY, A. HIMMELSTEIN, and R. AUSTRIAN: Pulmonary circulation and alveolar ventilation-perfusion relationships after pneumonektomy. J. thorac. Surg. **19**, 80 (1950).
DADDI, G.: Das Cor pulmonale bei der Tuberkulose. Verh. dtsch. Ges. Kreisl.-Forsch. **44**, 280 (1955).
DÉNOLIN, H.: Le coeur pulmonaire chronique en médecine interne. Verh. dtsch. Ges. Kreisl.-Forsch. **44**, 217 (1955).
DERRA, E., D. HARTIG u. W. IRMER: Gedanken und Erwägungen über die Bedeutung organischer Herzfehler in der allgemeinen Chirurgie. Chirurg **27**, 4 (1956).
EULER, K. S. v.: Physiologie des Lungenkreislaufs. Verh. dtsch. Ges. Kreisl.-Forsch. **40**, 8 (1951).
—, and G. LILJESTRAND: Observations on the pulmonary arterial blood pressure in the cat. Acta physiol. scand. (Stockh.) **12**, 301 (1946).
FELIX, W.(in F. SAUERBRUCH): Chirurgie der Brustorgane, 3. Aufl., Bd. 1. Berlin: Springer 1928.
FISCHER, F. K.: Konstruktiver Lungenbau. In: SCHINZ, BAENSCH, FRIEDL, Röntgendiagnostik, 5. Aufl., Bd. 3, S. 1951. Stuttgart: Georg Thieme 1952.

FONO, R., u. I. LITTMANN: Die kongenitalen Fehler des Herzens und der großen Gefäße. Leipzig: Johann Ambrosius Barth 1957.
FORSSMANN, W.: Die Sondierung des rechten Herzens. Klin. Wschr. 8, 2085 (1929).
— Über Kontrastdarstellung der Höhlen des lebenden rechten Herzens. Münch. med. Wschr. 78, 489 (1931).
— Geschichtliche Entwicklung und Methodik der Herzkatheterung: ihr Anwendungsgebiet unter besonderer Berücksichtigung der Lungenerkrankungen. Langenbecks Arch. klin. Chir. **279**, 450 (1954).
FRANKE, H.: Das Cor pulmonale in der Thoraxchirurgie. Verh. dtsch. Ges. Kreisl.-forsch. **44**, 300 (1955).
FREY, R., W. HÜGIN u. O. MAYRHOFER: Lehrbuch der Anaesthesiologie. Berlin u. Wien: Springer 1955.
GESSNER, J., H. L. KÖLLING, R. SEMISCH u. H. H. WITTIG: Erfahrungen mit Urografin in der Lungenangiographie. Thoraxchirurgie **5**, 528 (1958).
GRILL, W.: Morphologische Grundlage angiographischer Lungenbefunde. Vortrag Dtsch. Ges. f. Chirurgie, München 1958.
GROSSE-BROCKHOFF, F.: Pathologische Physiologie. Berlin-Göttingen-Heidelberg: Springer 1950.
— Hämodynamik der Lungenkreislaufstörungen. Verh. dtsch. Ges. Kreisl.-Forsch. **40**, 35 (1951).
— Hämodynamik des Lungenkreislaufs. Tuberk.-Arzt **1952**, 385.
— In: Handbuch der Thoraxchirurgie, Bd. I. Berlin-Göttingen-Heidelberg: Springer 1957.
HAFFERL, A.: Lehrbuch der topographischen Anatomie. Berlin-Göttingen-Heidelberg: Springer 1953.
HALDANE, J. S.: Methods of air-analysis. London: Griffin & Co. 1920.
HALMAGYI, D. F. J.: Die klinische Physiologie des kleinen Kreislaufs. Jena: VEB Gustav Fischer 1957.
HANSON, H. E.: Blockade eines Pulmonalarterien-Hauptastes zu diagnostischen Zwecken. Verh. dtsch. Ges. Kreisl.-Forsch. **41**, 312 (1952).
HAYEK, H. v.: Über die funktionelle Anatomie der Lungengefäße. Verh. dtsch. Ges. Kreisl.-Forsch. **40**, 17 (1951).
— Handbuch der Thoraxchirurgie, Bd. I. Berlin-Göttingen-Heidelberg: Springer 1958.
— Die menschliche Lunge. Berlin-Göttingen-Heidelberg: Springer 1953.
HEILMEYER, L.: Lehrbuch der pathologischen Physiologie, 7. Aufl. Jena: Gustav Fischer 1945.
HELLEMS, H. K., F. W. HAYNES, and L. DEXTER: Pulmonary capillary pressure in man. J. appl. Physiol. **2**, 24 (1949).
HERTZ, C. W.: Die Durchblutungsgröße hypoventilierter Lungenbezirke. Verh. dtsch. Ges. Kreisl.-Forsch. **44**, 447 (1955).
— Untersuchungen über den Einfluß der alveolaren Gasdrucke auf die intrapulmonale Durchblutungsverteilung beim Menschen. Klin. Wschr. **34**, 472 (1956).
HEUSER, C.: Arteriografia direkta, aortografia por impregnacion del reticulo endotelium vasosgrafias del pulmon por medio del sondeo de la auricular derecha. Rev. Asoc. méd. argent. **46**, 1119 (1932).
HICKHAM, J. P., and W. H. CARGILL: Effekt of exercise on cardiac output and pulmonary arterial pressure in normal persons and in patients with cardiovascular, disease and pulmonary emphysema. J. clin. Invest. **27**, 10 (1948).
HOCHREIN, M.: Zur Symptomatologie und Therapie des Cor pulmonale. Med. Klin. **1952**, 1551.
HOFF, F.: Klinische Physiologie und Pathologie, 3. Aufl. Stuttgart: Georg Thieme 1953.
HORNYKIEWYTSCH, TH.: Die Strukturanalyse der Lunge und ihre klinische Bedeutung. Medizinische **41**, 67 (1956).
HUECK, W.: Morphologische Pathologie, 3. Aufl. Leipzig: Georg Thieme 1953.
HUTSCHENREUTER, K., H. L. KÖLLING, R. SEMISCH u. H. H. WITTIG: Die Druckverhältnisse im kleinen Kreislauf unter Ganglienblockade. Anaesthesist **6**, 118 (1957).
IRMER, W.: Die Auswirkung präoperativer Herz-Kreislaufschäden auf das Operationsrisiko in der allgemeinen Chirurgie. Zbl. Chir. **82**, 18 (1957).
JACOBY, W.: Beobachtungen am peripheren Gefäßapparat. Naunyn-Schmiedebergs Arch. exp. Path. Pharmak. **86**, 112 (1920).
JANKER, R.: Apparatur und Technik der Röntgenkinematographie zur Darstellung der Herzbinnenräume und der großen Gefäße. Fortschr. Röntgenstr. **72**, 513 (1950).
— Das Leuchtschirmbild im Mittelformat bei der Untersuchung von Herz und Gefäßen. Dtsch. med. Wschr. **78**, 530 (1953).
— Röntgenologische Funktionsdiagnostik mittels Serienaufnahmen und Kinematographie. Wuppertal: W. Girardet 1954.

JULICH, H.: Die venöse Blutbeimischung zum arterialisierten Blut im Lungenkreislauf bei Herzkranken und Emphysematikern. Verh. dtsch. Ges. Kreisl.-Forsch. **18**, 321 (1952).
— Die Berechnung der venösen Blutbeimischung zum arterialisierten Blut im Lungenkreislauf. Z. ges. exp. Med. **121**, 563 (1953).
KILLIAN, H., u. H. WEESE: Die Narkose. Stuttgart: Georg Thieme 1954.
KIRCH, E.: Die pathologische Anatomie des Cor pulmonale. Verh. dtsch. Ges. Kreisl.-Forsch. **44**, 163 (1955).
KNIPPING, H. W.: Funktionsprobleme in der Herz- und Lungenklinik nebst einigen Bemerkungen zur Herz- und Lungenchirurgie. Dtsch. med. Wschr. **77**, 487 (1952).
— W. BOLT, H. VALENTIN u. H. VENRATH: Die Untersuchung und Beurteilung der Herzkranken. Stuttgart: Ferdinand Enke 1955.
— — — — In: Handbuch der Thoraxchirurgie, Bd. I. Berlin-Göttingen-Heidelberg: Springer 1957.
— — — — u. P. ENDLER: Regionale Funktionsanalyse in der Kreislauf- und Lungenklinik mit Hilfe der Isotopenthoracographie und der selektiven Angiographie der Lungengefäße. Münch. med. Wschr. **99**, 1 (1957).
KRALL, J., G. RODEWALD u. H. J. HOFFHEINZ: Die Blockade der Art. pulmonalis als Grundlage einer präoperativen Funktionsprüfung in der Lungenchirurgie. Thoraxchirurgie **1**, 433 (1953).
KROGH, A.: Anatomie und Physiologie der Kapillaren. Monographien Physiol. 1924.
LAGERLÖF, H., and L. WERKÖ: Studies on the circulation of blood in man. The pulmonary capillary venous pressure pulse in man. Scand. J. clin. Lab. Invest. **1**, 147 (1949).
LANDEN, H. C.: Die funktionelle Beurteilung der Lungen- und Herzkranken. Darmstadt: Steinkopff 1955.
LEZIUS, A.: Die Lungenresektionen. Stuttgart: Georg Thieme 1953.
LICHTHEIM, H.: Die Störungen des Lungenkreislaufs und ihr Einfluß auf den Blutdruck. Berlin 1876. Zit. nach SAUERBRUCH, Chirurgie der Brustorgane.
LILIENTHAL, J. L., R. RILEY, D. D. PROEMMEL, and R. E. FRANKE: An experimental analysis in man of the oxygen pressure gradient from alveolar air to arterial blood during rest and exercise at sea level and at altitude. Amer. J. Physiol. **147**, 199 (1946).
LÖFFLER, L.: Die Methode der Kontrastdarstellung der Art. pulmonalis und des rechten Herzens am lebenden Menschen und ihr voraussichtliches klinisches Anwendungsgebiet. Dtsch. Z. Chir. **259**, 342 (1944).
— Die Arteriographie der Lunge und die Kontrastdarstellung der Herzhöhlen am lebenden Menschen. Leipzig: Georg Thieme 1954.
—, u. H. ROTH: Die Bedeutung der Narkose für die Kontrastfüllung des Herzens und der Lungengefäße. Anaesthesist **3**, 118 (1954).
LÖHR, H. H., H. SCHOLTZE u. W. KLINNER: Zur Klärung der angiographischen Symptomatologie bei der Lungentuberkulose. Fortschr. Röntgenstr. **86**, 192 (1957).
LOESCHKE, H.: Störungen des Luftgehaltes. In: Handbuch der speziellen Pathologie, 1, S. 599 (1928).
LOGARAS, G.: Further studies of the pulmonary arterial blood pressure. Acta physiol. scand. **14**, 120 (1947).
MAURATH, J.: Funktionelle Untersuchungen in der Lungenchirurgie. Dtsch. med. Wschr. **1953**, 1288.
— Pathophysiologie der Atmung in der Lungenchirurgie. Stuttgart: Georg Thieme 1955.
MEESSEN, H.: Zur pathologischen Anatomie des Lungenkreislaufs. Verh. dtsch. Ges. Kreisl.-Forsch. **40**, 25 (1951).
MONIZ, E., L. DE CARVALHO et A. LIMA: Radiographie des Vaisseaux pulmonaire „in vivo". Presse méd. **32**, 592 (1931).
MÜRTZ, R.: Grenzen der Kurvenanalyse bei intracardialer Druckmessung mittels Katheter. Verh. dtsch. Ges. Kreisl.-Forsch. **44**, 416 (1955).
NEUHAUS, G.: Eine Methode zur fortlaufenden, blutigen Registrierung intrakardialer und vaskulärer Drucke. Verh. dtsch. Ges. Kreisl.-Forsch. **16**, 201 (1950).
NIELSEN, E., u. C. SONNE: Die Zusammensetzung der Alveolarluft. Z. ges. exp. Med. **85**, 46 (1932).
NISELL, O. J.: The action of oxygen and carbondioxide on the bronchioles and vessels of the isolated perfused lungs. Acta physiol. scand. **21**, Suppl. 73 (1950).
— The influence of bloodgases on the pulmonary vessels of the cat. Acta physiol. scand. **23**, 85 (1951).
— Some aspects of the pulmonary circulation and ventilation. Int. Arch. Allergy **3**, 142 (1952).
PRINZMETALL, M.: Zit. nach v. HAYEK, Die menschliche Lunge. Amer. J. Physiol. **152**, 48 (1948).
— E. CORDAY, R. SPRITZLER, and W. FLIEG: Zit. nach HALMAGYI, J. Amer. med. Ass. **139**, 617 (1949).

REIN, H.: Einführung in die Physiologie des Menschen, 7. Aufl. Berlin-Göttingen-Heidelberg: Springer 1947.
RIBBERT, H.: Lehrbuch der allgemeinen Pathologie und der pathologischen Anatomie, 7. Aufl. Berlin: Springer 1944.
RILEY, R. L.: Pulmonary gas exchange. Amer. J. Med. **10**, 210 (1951).
— A. HIMMELSTEIN, H. L. MOTHLEY, H. M. WEINER, and A. COURNAND: Studies of the pulmonary circulation at rest and during exercise in normal individuals and in patients with chronic pulmonary disease. Amer. J. Physiol. **152**, 372 (1948).
RINK, H.: Zur Funktionsanalyse des kleinen Kreislaufs bei Lungentuberkulose. Tuberk.-Arzt **1952**, 526.
— Lungenfunktion und Lungenchirurgie. Z. Tuberk. **106**, 1 (1955).
ROBB, G. P., and J. STEINBERG: Visualization of chambers of heart, pulmonary circulation and great blood vessels in man, summary of method and results. J. Amer. med. Ass. **114**, 474 (1940).
ROTH, H.: Fehler, Gefahren und Mortalität bei der Kontrastdarstellung des Herzens und der Lungengefäße. Münch. med. Wschr. **96**, 421 (1954).
ROSEMANN, H. U.: Physiologie des Menschen, 26. Aufl. München u. Berlin: Urban & Schwarzenberg 1950.
ROSSI, E.: Herzkrankheiten im Säuglingsalter. Stuttgart: Georg Thieme 1954.
ROSSIER, P. H.: Lungenkreislauf und Lungenfunktion. Verh. dtsch. Ges. Kreisl.-Forsch. **40**, 67 (1951).
— A. BÜHLMANN u. K. WIESINGER: Physiologie und Pathophysiologie der Atmung. Berlin-Göttingen-Heidelberg: Springer 1956.
ROUGHTON, F. J. W.: The average time spent by the blood in the human lung capillary and its relation to the rates of CO uptake and elimination in man. Amer. J. Physiol. **143**, 609 (1945).
— R. C. DARLING, and W. S. ROOT: Factors affecting determination of O_2 capacity, content and pressure in human arterial blood. Amer. J. Physiol. **142**, 708 (1944).
SCHARF, R.: Synchrone Bestimmung zweier Kreislaufzeiten als Funktionsprobe und ihre gutachtliche Bedeutung. Dtsch. Gesundh.-Wes. **6**, 50 (1951).
SCHOENMACKERS, J., u. H. VIETEN: Atlas postmortaler Angiogramme. Fortschr. Röntgenstr., Erg.-Bd. 69 (1954).
SCHOSTOK, P.: Tierexperimentelle Untersuchungen über die respiratorische Acidose. Vortrag Dtsch. Ges. Chir., München 1958.
SCHROEDER, W.: Zur Physiologie der arterio-venösen Anastomosen. Verh. dtsch. Ges. Kreisl.-Forsch. **41**, 289 (1952).
SCHWIEGK, H.: Diskussionsbemerkung zu H. JULICH, Verh. dtsch. Ges. Kreisl.-Forsch. 40, 23 (1951).
SEMISCH, R.: Die selektive Angiographie in der Lungenfunktionsdiagnostik. Berlin: Verlag Akad. d. Wissensch. 1955.
— Die Bedeutung des Cor pulmonale für die moderne Anaesthesie. Anaesthesist **6**, 120 (1957).
— Bedeutung und präoperative Differenzierung des Cor pulmonale in der Lungenchirurgie. Vortrag Dtsch. Ges. Chir., München 1958.
— J. GESSNER, H. L. KÖLLING u. H. H. WITTIG: Atlas der selektiven Lungenangiographie. Jena: VEB Gustav Fischer 1958.
— H. KÖLLING u. H. H. WITTIG: Der Herzkatheterismus und die selektive Angiographie der Lungengefäße in der präoperativen Funktionsdiagnostik der Lungenchirurgie. Langenbecks Arch. klin. Chir. **283**, 187 (1956).
— — — Die Erkennung und Bedeutung des Cor pulmonale in der Praxis der Lungenchirurgie. Zbl. Chir. **81**, 33a (1956).
— — — Die selektive Angiographie der Lunge unter normalen und pathologischen Verhältnissen. Zbl. Chir. **83**, 7a (1958).
— — — Seltene lungenangiographische Befunde beim Bronchialcarcinom. Chirurg **29**, 3 (1958).
— — — Zur Differentialdiagnose und Operationsindikation bei der total zerstörten Lunge. Zbl. Chir. **83**, 5 (1958).
SHEPPARD, C.: Minn. Med. **37**, 93 (1954). Zit. nach HALMAGYI.
SJÖSTRAND, F. u. T.: Sinuöse Blutgefäße in der Lunge der Maus. Anat. Anz. **87**, 193 (1938).
SPANG, K.: Die primär pulmonale Rechtsinsuffizienz. Dtsch. med. Wschr. **79**, 9 (1954).
SPANNER, R.: Z. Anat. Entwickl.-Gesch. **109**, 488 (1939).
— Zur Anatomie der arterio-venösen Anastomosen. Verh. dtsch. Ges. Kreisl.-Forsch. **41**, 257 (1952).
TAKINO, H., u. K. MIYATA: Lungenvenen. Acta Sch. med. Univ. Kioto **22**, 18 (1936). Zit. nach v. HAYEK, Die menschliche Lunge.

Ulmer, W.: Untersuchungen zur Analyse der alveolären Ventilationsstörung bei chronischem Cor pulmonale. Verh. dtsch. Ges. Kreisl.-Forsch. **44**, 226 (1955).

Valentin, H., u. H. Venrath: Beitrag zur Arterienpunktion in der Lungen- und Herzklinik. Beitr. Klin. Tuberk. **101**, 430 (1948).

Verzár, F.: Die Regulation des Lungenvolumens. Pflügers Arch. ges. Physiol. **232**, 322 (1933).

Vieten, H.: Möglichkeiten einer funktionellen Röntgendiagnostik bei Erkrankungen der Lunge. Langenbecks Arch. klin. Chir. **276**, 413 (1953).

Wearn, J. T., J. S. Barr, and W. J. German: Behavior of the arterioles and capillaries of the lung. Proc. Soc. exp. Biol. (N.Y.) **24**, 114 (1926).

Zenker, R., G. Heberer u. H. H. Löhr: Die Lungenresektionen. Berlin-Göttingen-Heidelberg: Springer 1954.

Zipp, H.: Beitrag zu den Strömungsverhältnissen im Lungenkreislauf beim chronischen Cor pulmonale. Münch. med. Wschr. **98**, 994 (1956).

Zorn, O.: Über das Cor pulmonale und den Lungenkreislauf bei Silikosen. Verh. dtsch. Ges. Kreisl.-Forsch. **40**, 99 (1951).

I. Allgemeine Problemstellung

Die Lungenchirurgie greift mit ihren Operationen unmittelbar in das differenzierte Gefüge von Ventilation und Zirkulation ein. Sie setzt durch Lungenresektionen irreparable Veränderungen im Organismus und vermindert sowohl das atmende Parenchym als auch den Gesamtquerschnitt der pulmonalen Strombahn.

Es ist evident, daß operative Lungenverkleinerungen bezüglich ihrer Ausdehnung einer Grenze zustreben müssen, die dort gegeben ist, wo Ventilation und Zirkulation ihre Aufgaben für den Gesamtorganismus eben noch genügend zu erfüllen vermögen. Das völlige Erreichen einer solchen Grenze durch den operativen Vollzug läßt jedoch bereits keinen Raum mehr für körperliche Leistungen, die eine meßbare Leistungsreserve der Ventilation und Lungenzirkulation voraussetzen.

Die Überschreitung des Funktionsminimums durch eine Lungenoperation beschwört höchste Gefahren für den Kranken infolge funktioneller Ungenügsamkeit der Restlunge und des rechten Herzens herauf.

Obwohl das Bronchialcarcinom heute nachdrücklich radikale operative Lösungen verlangt, ist es notwendig, die Grenze operativer Möglichkeiten aus funktionellen Gründen mit zureichender Exaktheit zu bestimmen. Eine Lungenresektion kann dann nicht mehr sinnvoll sein, wenn der operative Eingriff, auch bei Beseitigung des chirurgischen Leidens, zu Funktionseinbußen führt, die dem Leben in ähnlichen Grenzen ein Ziel setzen, wie das chirurgische Leiden selbst.

Es ergibt sich folgerichtig, daß eine operative Lungenverkleinerung nur dann vorgenommen werden sollte, wenn detaillierte funktionelle Untersuchungen zu dem Schluß gelangen, daß auch nach der Operation eine zum Alltagsleben genügende Leistungsbreite von Lunge und Herz verbleiben wird.

Funktionelle Untersuchungen in der Lungenchirurgie können aber nur dann einen Sinn haben, wenn sie eine genügende Voraussage gestatten über die verbleibenden pulmonalen Restfunktionen. Dies schließt von vornherein eine Entscheidung über die Operabilität aus funktionellen Gründen ein. Schon in der Frühzeit lungenchirurgischer Bemühungen hat Felix, in Sauerbruchs „Chirurgie der Brustorgane", Rückwirkungen operativer Eingriffe an den Lungen auf das kardio-pulmonale System für sehr wahrscheinlich gehalten. Die damaligen Kenntnisse über die Morphologie und Physiologie der Lungen und des kleinen Kreislaufs ließen jedoch eine klare Analyse der zu erwartenden Funktionsänderungen, bzw. Funktionseinbußen nach Lungenresektionen noch nicht zu.

Insgesamt gesehen blieben die Kenntnisse über die Lungenfunktion, insbesondere aber über den kleinen Kreislauf, bis vor wenigen Jahren überaus dürftig.

Erst mit der klinischen Anwendung der Forssmannschen Herzsonde durch COURNAND und deren Eindringen in die Arteria pulmonalis änderten sich die technisch-methodischen Voraussetzungen derart, daß seither eine intensive Forschungsarbeit auf diesem Gebiet geleistet werden konnte.

Es zeigte sich vor allem, daß die respiratorischen Funktionen so unmittelbar mit der Zirkulation im kleinen Kreislauf verknüpft sind, daß Änderungen des einen Lungensystems stets von Änderungen des anderen Lungensystems begleitet sind, wobei wir sogleich bemerken wollen, daß Einwirkungen auf den kleinen Kreislauf von bestimmten Graden an stets und folgerichtig Veränderungen am rechten Herzen nach sich ziehen. Daraus erhellt schon, daß dem rechten Herzen in klinischer Sicht, als Motor des der Atmung zugeordneten pulmonalen Kreislaufs, eine Schlüsselposition zukommen muß.

Das rechte Herz ist es schließlich auch, das, vor allem in der Lungenchirurgie, Forderungen des Lungenkreislaufs erfüllen soll, die unter bestimmten, später eingehend zu erörternden Bedingungen, nicht erfüllbar sind und damit zu einem Versagen des rechten Herzens Anlaß geben können.

Mehrere Arbeitsgruppen, von denen hier diejenigen um COURNAND, v. EULER, KNIPPING, LAGERLÖF und ROSSIER genannt seien, haben vorwiegend in der Zeit nach dem zweiten Weltkrieg die grundlegenden Vorstellungen über die Zusammenhänge zwischen Atmung und Blutzirkulation in den Lungen aufgewiesen, nicht zuletzt mit einem Seitenblick auf die im gleichen Zeitraum sich machtvoll entwickelnde Lungenchirurgie.

Den Anstoß zur Beschäftigung des Verfassers mit dieser Problematik gaben wiederholte Beobachtungen bei postoperativen Todesfällen nach Lungenresektionen. In nicht wenigen Fällen vermochte der Pathologe hierbei den eingetretenen Tod durch ein akutes oder subakutes Versagen des rechten Herzens zu erklären.

Bei der Durchsicht der Sektionsprotokolle von nach Lungenresektionen verstorbenen Patienten, konnte der Verfasser dann auch in 50% aller postoperativen Todesfälle ein offenbar isoliertes Versagen des rechten Herzens auffinden. Es muß dabei noch gesagt werden, daß in jener Zeit der Pathologe von klinischer Seite nur wenig Hinweise auf die mögliche Pathogenese erhielt und die Diagnose rein morphologisch gestellt wurde.

Es war seither das Bestreben des Verfassers, mit zureichender Methodik eine brauchbare präoperative Funktionsanalyse der Lungen und des kleinen Kreislaufs zu entwickeln, die einen möglichst hohen Grad sicherer Voraussage über die Operationsgefährdung und den zu erwartenden postoperativen Zustand bei Lungenoperationen ermöglichte.

Diese Arbeit ist zu einem Teil der Niederschlag mehrjähriger Untersuchungen, die stets mit dem Richtpunkt ihrer klinischen Anwendbarkeit verknüpft waren. Sie umreißt nicht das Gesamtgebiet der Zusammenhänge zwischen Atmung, kleinem Kreislauf und rechtem Herzen, zumal letzthin mehrere monographische Bearbeitungen desselben erfolgt sind (KNIPPING, BOLT, VALENTIN, VENRATH; BOLT, FORSSMANN, RINK; ROSSIER, BÜHLMANN, WIESINGER; HALMAGYI).

Vielmehr ist sie der Versuch einer funktionellen Darstellung des peripheren Gebietes der Lungenstrombahn, insbesondere des Capillarraumes, zumal sich hier mit der angewendeten Methode, der selektiven Lungenangiographie, teils neuartige und unseres Wissens bisher unbekannte Einzelheiten ergeben haben. Darüber hinaus fanden sich mit der angiographischen Methode eine ganze Anzahl bemerkenswerter Beobachtungen, die für die Lungenchirurgie von Bedeutung scheinen und auch einige Hinweise auf die Physiologie und Pathophysiologie des kleinen Kreislaufs erlauben.

Eine vielfältige Methodik ist bislang zur Analyse der Lungenfunktion und des kleinen Kreislaufs aufgeboten worden. Im wesentlichen handelt es sich um

1. solche, die mittels alveolärer Gasanalyse Rückschlüsse auf die Ventilationsbedingungen gestatten (HALDANE, BARCROFT, BOHR, KROGH),

2. solche, die aus der ventilatorischen Leistung Schlüsse auf das Belastungsvermögen von Lunge und Herz ziehen (BRAUER, KNIPPING, LANDEN, MAURATH),

3. solche, die aus der Ermittlung des arteriellen Gasgehaltes im Großkreislauf (ROSSIER) oder der Gasspannungen (BARTELS) in Ruhe oder unter Belastungsbedingungen auf die Kapazität des alveolären Gaswechsels schließen,

4. solche, die über die Messung des Druckverhaltens im kleinen Kreislauf und unter Berücksichtigung weiterer Kreislaufgrößen die Leistungsbreite der Lungen und des rechten Herzens abschätzen (COURNAND u. Mitarb., v. EULER und LILJESTRAND) und

5. solche, die auf dem Boden der Cournandschen Prinzipien zusätzlich den Lungenkreislauf selbst angiographisch darstellen und aus seiner Struktur auf das Funktionsverhalten schließen (BOLT und RINK; BOLT, KNIPPING, VALENTIN, VENRATH; BOLT, FORSSMANN, RINK; RINK; SEMISCH, KÖLLING, WITTIG).

Wir haben nach Kenntnis der wesentlichsten Grundzusammenhänge zunächst methodisch die Cournandschen Prinzipien zuzüglich der selektiven Lungenangiographie nach BOLT und RINK aufgegriffen, weil sie uns für die Funktionsdiagnostik in der Lungenchirurgie von besonderer Bedeutung schienen.

Die maßgeblichen Gründe waren:

1. Ventilation und Durchblutung in den Lungen sind unmittelbar und zwingend miteinander gekoppelt.

2. Der Beurteilung der Leistungsbreite des kleinen Kreislaufs und des rechten Herzens kommt in der Lungenchirurgie offenbar besondere Bedeutung zu.

3. Die selektive Lungenangiographie vermag einerseits das Funktionsvermögen der Lungen zu kennzeichnen, ermöglicht darüber hinaus aber nicht selten auch lungenchirurgisch wichtige morphologische Hinweise.

Mithin schien diese methodische Kombination, zumal in einem Arbeitsgang ausführbar, wesentliche funktionsdiagnostische Erkenntnisse für die Lungenchirurgie zu ermöglichen. Wir haben sie im Bedarfsfalle selbstverständlich durch weitere Untersuchungen, wie Spirographie und arterielle Gasanalyse, ergänzt.

Bisher mangelt es aber in der übersehbaren Literatur an einer stichhaltigen und überzeugenden quantitativen Einordnung funktioneller, selektiv-angiographischer Befunde in die Gesamtzusammenhänge der Lungenfunktion und des kleinen Kreislaufs. Die Lungenangiographie hat zwar empirisch ihre Verwendbarkeit zur Funktionsbeurteilung wiederholt erkennen lassen (BOLT, FORSSMANN, RINK; LÖHR; SEMISCH; KÖLLING, WITTIG).

Wir vermissen jedoch bisher eine Zuordnung theoretischer Vorstellungen zu den gewonnenen angiographischen Bildern und damit eine graduelle Verknüpfung des morphologischen Substrates mit der Funktion.

Es liegt im Prinzip unserer nur in vivo tragfähigen Methode, daß eine solche Verknüpfung nur durch die Abstraktion einerseits und durch die Einordnung in gesicherte Erkenntnisse über die Lungenfunktion und den kleinen Kreislauf andererseits möglich ist.

Der Verfasser hat diesen Versuch in dieser Abhandlung übernommen mit der Hoffnung, den Schritt von der Empirie zur naturwissenschaftlichen Fundamentierung soweit als augenblicklich möglich vollziehen zu können.

Wenn wir unter Atmung den Gaswechsel an der Capillarmembran der Alveolarwand verstehen, dann muß ein wesentlicher Faktor dieses Prinzips von der Morphologie der Capillare selbst oder für den Gesamtorganismus vom Zustand des Capillarsystems abhängen. Wenn wir weiterhin annehmen, daß dieser Gaswechsel an der Capillarmembran ein Vorgang ist, der alleine den Gesetzen der Diffusion, in Abhängigkeit von den Partialdrucken der Atemgase, gehorcht, dann muß der Diffusionsoberfläche = Capillaroberfläche eine ungeheure Bedeutung im Atmungsvorgang überhaupt zukommen.

Alle Methoden, die der Ermittlung der Atemleistung dienen, stellen im Grunde mehr oder weniger exakte summarische Angaben über diesen Vorgang dar, welcher sich an der Gesamtheit der Capillarmembranen abspielt.

Einzig im Bereich der Lunge sind wir heute in die Lage versetzt, dieses für den Funktionsvorgang eigentlich entscheidende Gebiet morphologisch zu erfassen und in Korrelation zu seiner Funktionsleistung zu setzen.

Die selektive Lungenangiographie nach BOLT und RINK hat unter Vortastung mit dem Herzkatheter in die äußerste Lungenperipherie dieses Organsystem sozusagen bildhaft werden lassen.

Es soll die Aufgabe dieser Arbeit sein, die morphologischen Einzelheiten der peripheren Lungenstrombahn mit der Methode der selektiven Lungenangiographie in vivo unter normalen und krankhaften Bedingungen herauszuarbeiten, sie mit der Funktion zu verknüpfen und den physiologischen und pathophysiologischen Erkenntnissen einzuordnen.

II. Anatomische Grundlagen der peripheren Lungenstrombahn

1. Das periphere Lungengebiet

Unter peripherer Lungenstrombahn wollen wir zunächst alleine das periphere Verzweigungsgebiet der Arteria pulmonalis, das alveoläre Capillargebiet und die sich hieraus entwickelnden Sammelvenen verstehen.

Daraus aber ergibt sich schon, daß eine morphologische Betrachtung dieses Systems nicht ohne gleichzeitige Berücksichtigung der die Atemluft führenden Lungenanteile möglich ist.

Respirationsluft und Blut treten im Bereich der Alveolar-Capillarmembran in unmittelbare Wechselwirkung, beide Systeme besitzen im Alveolarbezirk eine gemeinsame Grenzfläche.

Die Verzweigungen der Luftröhre und der Lungenschlagader stehen miteinander in engster anatomischer Beziehung. Sie verlaufen bis in die Peripherie fast ausnahmslos in unmittelbarer Zuordnung nebeneinander.

BRAUS hat für die Bronchialverzweigungen eine Unterscheidung in Bronchi 1.—3. Ordnung vorgeschlagen. Unter Berücksichtigung der den klinischen Bedürfnissen entgegenkommenden Aufteilung der Lungen in jederseits 10 Segmente (BOYDEN), gehören dann die Segmentbronchien zu den Bronchialverzweigungen 2. Ordnung. In ähnlicher Weise wären dann die zugehörigen Segmentarterien der Arteria pulmonalis als Verzweigungen 2. Ordnung zu verstehen. Der Begriff des Lungensegments ist aber mit dem anatomischen eines Lungenläppchens nicht identisch. Eher darf letzteres mit dem Verzweigungsgebiet der bronchialen und vasculären Aufteilungen 3. Ordnung gekoppelt werden.

Die direkte angiographische Darstellbarkeit reicht nach LÖHR bis zu den kleinsten Arterien von etwa 0,15—0,2 mm Durchmesser. Die nicht mehr direkt angiographisch faßbaren Arteriolen müssen jedoch nach v. HAYEK erst den Bronchioli alveolares 1. Ordnung zugeordnet werden. Das normale segmentale Lungenangiogramm gibt außer der eigentlichen Segmentarterie in der Regel vier bis fünf weitere Verzweigungsäste wieder. Danach müßten die subsegmentalen Verzweigungen 1. und 2. Ordnung den Bronchien 3. Ordnung zugehören. Die subsegmentalen Aufzweigungen 3. Ordnung entsprächen etwa den Bronchiolen und diejenigen 4. Ordnung den Bronchioli terminales.

Mit den Bronchioli terminales dringen dann aber die subsegmentalen Verzweigungen 4.—5. Ordnung schon in den das respiratorische Parenchym tragenden Acinus ein. Nicht selten heben sich im peripheren arteriellen Lungenangiogramm diese Acini als teils rundliche, teils vieleckige Bezirke, von kleinsten Arterien umsäumt, heraus. Für einen Lobulus wird von anatomischer Seite (BRAUS-ELZE) eine Seitenlänge von 0,5—5,0 cm angegeben. Die Lobuli sind in der Regel noch durch Septen oder lockeres Bindegewebe als Verschiebeschichten getrennt. Vom eigentlichen Lungengewebe isoliert sie eine Grenzmembran. In ihrem freien Rande verläuft regelmäßig eine interlobuläre Sammelvene (s. Abb. 1).

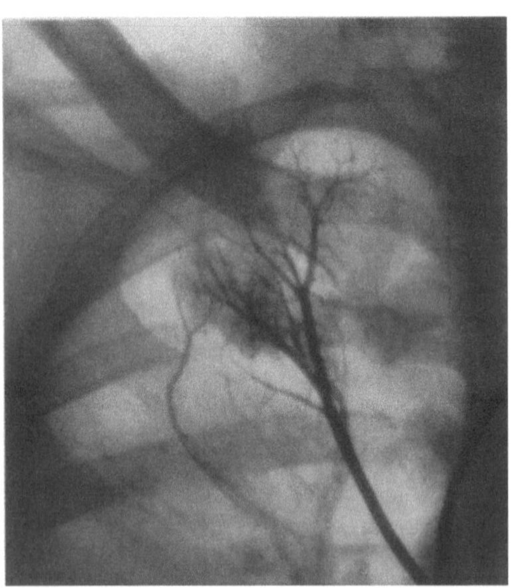

Abb. 1. Selektives Lungenangiogramm mit gut gezeichnetem venösen Abfluß. Lateral-basal finden sich die interlobulären Venen

Hingegen grenzen die Acini ohne Trennschicht unmittelbar aneinander. Sie bilden als Gesamtkomplex das eigentliche Lungenparenchym.

Bis zum Übergang in die Arteriolen sind die Gefäße der Arteria pulmonalis von einer perivasculären Lymphscheide (v. HAYEK) umgeben, in der sie gleichsam wie an einem Mesenterium aufgehängt erscheinen. Sie sind infolgedessen sowohl bei Dilatation, als auch bei Kontraktion von der Spannung des umgebendenLungengewebes weitgehend unabhängig.

Erst die mit den Bronchioli alveolares verlaufenden Arteriolen liegen direkt im Lungengewebe.

Auch v. HAYEK gibt für die kleinsten Lungenarterien einen mittleren Durchmesser von 0,1—0,15 mm an. Sie liegen also eben noch an der Grenze der direkten angiographischen Darstellbarkeit.

Für die Aufzweigungsformen der Lungenarterien kommt im wesentlichen die Zweiteilung in Betracht. Der größere Ast zeigt dabei regelmäßig die geringere Abweichung von der Grundrichtung.

Aus den Bronchiolen des peripheren Bronchialbaumes gehen unter mehrfachen Teilungen die Bronchioli terminales hervor und aus letzteren schließlich je zwei Bronchioli alveolares, die unter rascher Aufzweigung solche 1.—3. Ordnung hervorbringen. Das blinde Endstück bilden endlich die Sacculi alveolares. Der Ductus alveolaris kann nach BRAUS als das zentrale Lumen des Sacculus beschrieben werden, um welches außen herum die Alveolen angeordnet sind. Im Querschnitt umstehen den Ductus alveolaris 6—7 Alveolen und durchschnittlich etwa sechs hintereinander.

Auch die Bronchioli alveolares pflegen bereits mit Alveolen entlang ihrer Wand besetzt zu sein. Ausgenommen bleibt aber stets ein schmaler Wandstreifen, welcher dem Ast der Arteria pulmonalis an- bzw. gegenüberliegt.

Die Alveolen selbst stellen nach BRAUS-ELZE sechsseitige Pyramidenstümpfe von 0,23 mm Höhe und ebenfalls 0,23 mm mittlerer Weite dar. Jede Alveole grenzt an mindestens acht, höchstens elf Nachbaralveolen und hat mit diesen gemeinsame Wände, die als Septa interalveolaria bezeichnet werden. (Nach BRAUS wären Alveolen mit Kugelform für die Raumausnützung denkbar ungeeignet.)

Auch die Sacculi haben mit den Nachbarabschnitten stets gemeinsame Wände. „Nirgends hat eine Alveole eine eigene Wand, der Begriff — Wand der Alveole — ist also rein fiktiv" formulieren BRAUS-ELZE.

Die Gesamtzahl der Alveolen wird für beide Lungen beim Menschen von anatomischer Seite um 300 Millionen beziffert.

Bevor wir uns endgültig dem Bau der Alveole selbst zuwenden, dem Orte also, wo das gasführende System und das blutführende System eine auch morphologische Einheit bilden, möchten wir zunächst den weiteren Weg des Blutes in der Arteria pulmonalis darstellen.

Der Übergang der kleinsten Arterien von etwa 0,1—0,15 mm Durchmesser in die noch normale Wandschichtung zeigenden Arteriolen erfolgt, wie schon angedeutet, nach den Untersuchungen v. HAYEKs im Bereich der Bronchioli alveolares 1. Ordnung.

An die Arteriolen schließen sich Präcapillaren an, die fest in das Lungenparenchym eingebaut sind. Ihre Weite beträgt vielfach 40 μ, sie werden aber nicht selten auch mit einem Durchmesser von 60—70 μ gefunden, so daß sie oft weiter sind als die Arteriolen, aus denen sie hervorgegangen sind. Nach BRAUS vermögen die präcapillären Gefäße infolge ihrer unmittelbaren Nachbarschaft zu den Alveolen bereits am Gasaustausch teilzunehmen.

Die Präcapillaren liegen zwischen den Alveolargängen, von wo aus sie mittels kurzer Ästchen an die Alveolen herantreten und sich abrupt in die Alveolarcapillaren aufsplittern.

2. Der Aufbau der Alveolen

BRAUS-ELZE kennzeichneten die Alveole als einen in der Regel sechsseitigen Pyramidenstumpf von etwa 0,23 mm Höhe und 0,23 mm mittlere Weite. Jede Alveole grenzt an mindestens acht, höchstens elf Nachbaralveolen und hat mit ihnen die Septa interalveolaria gemeinsam. Wir haben oben schon angedeutet, daß normalerweise sechs bis sieben Alveolen ringförmig um den Ductus alveolaris angeordnet sind und daß etwa sechs solche Alveolenringe hintereinander vorgefunden werden, die dann in ihrer Gesamtheit den Sacculus alveolaris bilden. Nirgends kommt einer Alveole eine eigene Wand zu.

Die dem Luftraum der Alveole zugewendete Fläche wird normaliter zum größten Teil von nackten Blutcapillaren gebildet, außerdem von faserigem Bindegewebe und nur zu etwa $^1/_{10}$ von den sog. Alveolar-Epithelzellen, die, meist isoliert angeordnet, in den Capillarmaschen gefunden werden.

Die meisten Alveolarepithelien reichen wie Pfröpfe in einer Masche des Capillarnetzes durch das Septum interalveolare von einer Alveole zur anderen (v. HAYEK). Mindestens die Hälfte ihrer Oberfläche liegt direkt den Blutcapillaren an. Diese innige Berührung mit den Capillaren ist einzigartig und nirgends im Organismus stärker ausgeprägt. Anatomischerseits wird aus dieser engen Verbindung Capillare—Alveolarepithelzelle auf heute noch weitgehend ungeklärte Funktionen im Stoffwechsel geschlossen. Die Gesamtheit der Alveolarepithelien würde ein Organ von der Größe der Schilddrüse ausmachen (v. HAYEK).

Der Hauptbestandteil jedes Septum interalveolare und intersacculare wird vom Blutcapillarnetz gebildet. Dieses ist so engmaschig, daß unter normalen Bedingungen die Breite der Maschen meist geringer ist als der Durchmesser einer

Capillare. Andererseits vermögen sich die Capillaren offenbar erheblich zu erweitern, so daß in ihnen zuweilen zwei bis vier Erythrocyten nebeneinander gefunden werden können.

Der größte Teil der Capillarmembran grenzt jederseits direkt an den Luftraum der Alveolen.

Während BRAUS-ELZE, auch v. HAYEK, annehmen, daß unter Regelbedingungen die Capillarmembran unmittelbar nackt am Luftraum der Alveolen liegt, haben neuere elektronenoptische Untersuchungen eine epithelial-membranöse Überzugsschicht von etwa 0,02 μ Dicke wahrscheinlich gemacht, die eventuell mit den Alveolarepithelien in Beziehung steht (zit. nach HALMAGYI).

Entscheidend bleibt jedoch, daß die Capillaren des kleinen Kreislaufs den Hauptteil der Alveolarwand ausmachen und nur durch dünnste Schichten vom Alveolarluftraum getrennt sind.

Die Atemgase werden wahrscheinlich in der als zarter Film die Alveolaroberfläche überziehenden Flüssigkeitsschicht gelöst und haben dann, diffundierend, nur das Endothel und feine Capillargrundhäutchen zu durchdringen. Eventuell zusätzlich noch die neuerdings elektronenoptisch nachgewiesene sehr dünne, epitheliale Membran.

Alveolaroberfläche ist also nicht gleich respiratorischer oder gasaustauschender Oberfläche. Letztere wechselt zwangsläufig mit der Größe der Capillaroberfläche. Für gewöhnlich muß die Capillaroberfläche kleiner als die Alveolaroberfläche angenommen werden. Sie kann jedoch bei starker capillärer Dilatation vielleicht sogar größer als die Alveolaroberfläche werden.

V. HAYEK gibt für die Gesamtzahl der Alveolen eine Größe um 300 Millionen an. Die Alveolaroberfläche liegt nach BRAUS-ELZE unter Ruhebedingungen um 100 m^2, sie kann jedoch bei tiefster Inspiration mit 150 m^2 angenommen werden. Die Angaben über die Anzahl der Alveolen und die Größe der Alveolaroberfläche differieren im Schrifttum außerordentlich stark. Wir haben in späteren Berechnungen diese Mitteilungen von anatomischer Seite zugrunde gelegt.

Die präcapillären Arterien, auch die postcapillären Venen, verlaufen in den Septa intersaccularia. Während die postcapillären Venen jedoch von den Capillaren überlagert zu sein pflegen, nehmen die Präcapillaren meist an der Begrenzung der Alveolen und wohl auch bereits am Gasaustausch teil. Der Weg eines präcapillären Ästchens beträgt bis zur Aufsplitterung in die Capillaren etwa 0,16 mm, also den Weg eines halben Alveolendurchmessers. Die Präcapillaren besitzen ebenso wie die Postcapillaren keine Muskulatur mehr.

Die wichtige Zahl der Capillarabgänge an jedem Präcapillarast wird von v. HAYEK, dem wir wohl im deutschen Schrifttum die gründlichste Studie verdanken, mit 12—20 angegeben. Der Weg zwischen Prä- und Postcapillare beläuft sich nach dem gleichen Autor im Mittel auf 4—12 Capillarmaschen (60 bis 250 μ). Die normale Capillarweite liegt um 10—12 μ. In der Regel sind die Capillarmaschen enger als der Durchmesser einer Capillare.

Das Capillargeflecht einer Alveole wird in den oben schon mitbeschriebenen Postcapillaren vereinigt. Sie liegen zwischen zwei oder drei Alveolen, aber nie an deren Eingangsringen. Ihre Länge schwankt zwischen $^1/_2$—$1^1/_2$ Alveolendurchmesser = 0,16—0,48 mm. BRAUS-ELZE geben für diese Gefäße einen Durchmesser von 50 μ an. Die Postcapillaren vereinigen sich in den Venulae (50—70 μ), die erstmals wieder einzelne ringförmig angeordnete Muskelbündel besitzen. Sie verlaufen gleichfalls noch in den Septa intersaccularia.

TAKINO und MIYATA haben durch Kontraktion dieser Venulen-Ringmuskeln regelrechte Perlschnurfiguren beobachtet. Schließlich fließen die Venulae zu kleinen Sammelvenen, die, wie schon mitgeteilt, sich völlig vom Baum des

Bronchus und der Arteria pulmonalis getrennt haben, und im lockeren Bindegewebe der interlobulären Septen verlaufen. Diese erreichen schließlich die, auch angiographisch oft eindrucksvoll in Erscheinung tretenden, intersegmentalen Venenabflüsse, die sich hiluswärts vereinigen und jederseits in der Regel zwei große Lungenvenen bilden, welche das sauerstoffreiche Blut dem linken Vorhof zuführen.

3. Die Anatomie der pulmonalen Kurzschlußverbindungen

Wir folgen im wesentlichen der Darstellung v. HAYEKs, der sich besonders eingehend mit der Anatomie der pulmonalen Kurzschlußverbindungen unter Umgehung der Alveolarcapillaren befaßt hat.

a) Arterio-arterielle Kurzschlüsse

Subpleural finden sich Arterien eines besonderen Wandbaues, Sperrarterien, die das pleurale Versorgungsgebiet der Arteria pulmonalis mit dem der Arteria bronchialis in Verbindung setzen. Es handelt sich um direkte arterielle Übergänge, so daß offenbar Teile des einen Versorgungsgebietes von Teilen des anderen übernommen werden können.

Weitere arterio-arterielle Übergänge finden sich im Bereich kleiner Bronchien. V. HAYEK beschrieb von der Arteria pulmonalis in Abständen von 1 cm abgehende Gefäße vom Bau der muskelstarken Sperrarterien, die zum Bronchus nahezu rechtwinkelig hinüberziehen und korkzieherartig gewunden sind. Solche Verbindungen bestehen besonders im Gebiet der Bronchien 3. Ordnung.

Aus diesen Sperrarterien entwickeln sich dreierlei Äste. Solche zu benachbarten Alveolen (Rami alveolares), solche zur Bronchialwand (Rami pulmobronchiales), die eine Verbindung zur Arteria bronchialis herstellen, und weiterhin rückläufige zur Wand der Pulmonalarterie im Sinne der Vasa vasorum.

MEESSEN hat Arterien dieses Typs bei Pulmonalstenosen im postmortalen Angiogramm nachweisen können. Ihre physiologische Bedeutung ist bisher noch ungeklärt.

b) Arterio-venöse Kurzschlußverbindungen

Aus den Sperrarterien gehen außerdem dünnwandige Gefäße hervor, die sich bis in den Venenplexus der Bronchien 3. Ordnung verfolgen lassen, der zwischen Muscularis und Fibrocartilaginea gelegen ist. Ihre Abgangsstellen erscheinen an den Sperrarterien wie ausgestanzt. Sie liegen entweder im interstitiellen Bindegewebe zwischen Arteria pulmonalis und Bronchus 3. Ordnung oder schon in der Bronchialwand. Auf einer Strecke von 0,5 cm eines kleinen Bronchus fand v. HAYEK vier solcher arterio-venöser Verbindungen. Die Weite dieser Gefäße an den Abgangsstellen wird von v. HAYEK mit 20 μ angegeben.

Es wird jedoch hier zu bedenken sein, daß die Beobachtung der Gefäßlichtungen im fixierten Präparat nur bedingt Schlüsse auf die Entfaltbarkeit solcher Kurzschlußverbindungen zuläßt.

PRINZMETALL vermochte 100—250 μ große Glaskugeln nach Passage des Lungenkreislaufs im linken Herzen wieder aufzufinden. Hieraus darf man den Schluß ziehen, daß die Kaliber der arterio-venösen Anastomosen unter bestimmten Bedingungen im Bereich der angiographischen Darstellbarkeit liegen können.

Das Blut des Venenplexus im Bereich der Bronchien 3. Ordnung fließt in die Venae pulmonales ab.

c) Pleurale Riesencapillaren

Pleurale Endäste der Arteria pulmonalis gehen nach Beobachtungen von SPANNER unmittelbar mit sehr weiten, capillarähnlichen Verbindungen in die

Lungenvenen über. Ihre Weite erreicht das 10fache normaler Lungencapillaren (100—120 μ). SPANNER hat solche Gefäße, die gleichfalls den Alveolarkomplex umgeben, als Riesencapillaren bezeichnet.

v. HAYEK kommt aus anatomischer Sicht unter Berücksichtigung der Weite und Zahl arterio-venöser Anastomosen zu dem Schluß, daß etwa $^1/_{10}$ der Blutmenge des Lungenkreislaufs keinen Kontakt mit der Alveolarluft erhält. Zuzüglich der pleuralen Riesencapillaren kommt er sogar zu dem überraschenden Ergebnis eines pulmonalen Kurzschlusses, der $^1/_5$ der den Lungenkreislauf durchströmenden Blutmenge erreichen könne.

Derartige Kurzschlußvolumina sind aber unter normalen physiologischen Verhältnissen bisher nicht beobachtet, bzw. nicht berücksichtigt worden. Unter krankhaften Bedingungen, besonders bei anatomischen Einengungen der Lungenstrombahn, hat unseres Wissens alleine JULICH die mögliche Kurzschlußblutmenge in einer derartigen Größenordnung für wahrscheinlich gehalten.

4. Blutversorgung der Bronchien und der Pleura

Die Blutversorgung der Bronchien bis zur 3. Ordnung erfolgt über ernährende Äste der Arteria bronchialis, welche unmittelbar an und in der Bronchialwand verlaufen. Außerdem gehören zu ihrem Versorgungsgebiet noch die mediastinale und interlobäre Pleura, während die Versorgung der Pleura an der konvexen Lungenfläche in der Regel den Endästen der Arteria pulmonalis obliegt.

III. Physiologie und Pathophysiologie des kleinen Kreislaufs

1. Grundlagen der normalen Zirkulation

Wir beschreiben als kleinen Kreislauf jenes Stromgebiet, welches sich zwischen der rechten Herzkammer und dem linken Herzvorhof ausspannt. Es unterliegt in seiner Mitte einer capillären Aufspaltung, in deren Bereich jener Gasaustausch vonstatten geht, den wir als Lungenatmung bezeichnen.

Unter normalen Kreislaufverhältnissen ist das Zirkulationsminutenvolumen des kleinen Kreislaufs demjenigen des Großkreislaufs gleich. Wenn man bedenkt, daß bei körperlichen Höchstleistungen Herzminutenvolumina von 30—40 Litern bestimmt worden sind, so wird klar, daß dem kleinen Kreislauf außerordentliche Regulationsmechanismen zur Verfügung stehen müssen, wenn den Forderungen des Gesamtorganismus Genüge geleistet werden soll.

LICHTHEIM stellte schon 1876 fest, daß $^3/_4$ des Gefäßgebietes einer normalen Lunge ausgeschaltet werden dürfen, ohne daß der Blutdruck im Großkreislauf abnimmt. Er schloß daraus auf einen sehr kleinen pulmonalen Strömungswiderstand und eine noch genügende Füllung des linken Vorhofs, selbst wenn nur noch $^1/_4$ des Durchflußquerschnittes der Lungenstrombahn zur Verfügung steht.

Man hat diese außergewöhnliche Anpassungsfähigkeit verschiedentlich so erklärt, daß unter Ruhebedingungen beim Gesunden nur ein gewisser Teil des Capillargebietes, die sog. Stromcapillaren (JACOBY, KROGH und WEARN), vom Blut durchflossen zu werden brauchen. VERZÁR hat die Möglichkeit angedeutet, daß im Ruhestadium, unter Ausbildung sog. physiologischer Atelektasen, überhaupt nur $^2/_3$ bis $^3/_4$ des Alveolargebietes belüftet und auch durchströmt würden. BARTELS hält allerdings einen solchen Mechanismus für nicht denkbar. Seiner Meinung nach ist eine partielle Belüftung und Perfusion für gewöhnlich außerordentlich unwahrscheinlich. Denkbar aber bleibt, daß unter Belastungs- bzw. Leistungsbedingungen die Eröffnung neuer, vordem ruhender Capillarbahnen in den Alveolarmembranen erfolgt, die die Passage erhöhter Stromvolumina schließlich möglich machen.

Mit der Notwendigkeit der Durchschleusung größerer Blutmengen ergibt sich, nach Erschöpfung aller zusätzlichen Capillarwege, der Zwang einer Änderung bzw. Verkürzung der Zirkulationsdauer im kleinen Kreislauf.

Neuere Untersuchungen von PRINZMETALL und SHEPPARD, unter Anwendung radioaktiver Substanzen, haben mit zureichender Exaktheit Mittelwerte für die normale Zirkulationsdauer im kleinen Kreislauf von 5,8 sec ergeben (HALMAGYI). Von entscheidender Bedeutung ist der Zeitraum des Zirkulationsvorganges in den Capillaren der Septa alveolaria. Während der Capillarpassage erfolgt der Austausch der Atemgase als Diffusionsvorgang. Dieser Diffusionsvorgang ist aber in quantitativer Hinsicht an einen Zeitfaktor gebunden. Wir verdanken ROUGHTON hierüber genauere Angaben. Nach ihm beträgt die normale Zeit, in der eine bestimmte Blutmenge Kontakt mit der Alveolarluft erhält, etwa 0,7 sec. Bei Erhöhung der Zirkulationsgeschwindigkeit verkürzt sich bei beschleunigter Capillarpassage diese sog. Kontaktzeit. ROUGHTON fand, daß unterhalb einer Kontaktzeit von 0,35 sec eine vollständige Aufsättigung des Blutes mit Sauerstoff nicht mehr möglich ist. Nach Berechnungen desselben Autors soll das Blutvolumen der Alveolarcapillaren in Ruhe etwa 60 ml, bei schwerer Arbeit etwa 95 ml betragen. SJÖSTRAND hat die totale Blutmenge in den Lungen auf etwa 15% der zirkulierenden Blutmenge berechnet. Er gibt die sog. „funktionelle Blutmenge“, d. h. denjenigen Anteil des Blutes, der sich in den Lungencapillaren befindet, mit $^1/_{20}$ der totalen Lungenblutmenge an.

Demnach bleiben einige 100 ml Blut in der Lunge zurück, die zunächst nicht am Gasaustausch teilnehmen. SJÖSTRAND hält es für möglich, daß diese Blutmenge in den als Speicher dienenden Venulae zurückgehalten wird, um im Bedarfsfalle als Sofortreserve für eine Erhöhung des Schlagvolumens des linken Herzens zur Verfügung zu stehen.

Unter der Voraussetzung normaler alveolärer Belüftung ist bis zur Verkürzung der capillären Kontaktzeit auf 0,35 sec eine absolute Sauerstoffsättigung des Lungenvenenblutes anzunehmen. Nach ROSSIER führt aber bei sehr niedriger Sauerstoffspannung des venösen Mischblutes auch bereits eine weniger stark verkürzte Kontaktzeit zu mangelhafter Aufsättigung.

Normalerweise verläßt das Blut den Alveolarkomplex zu 100% mit O_2 gesättigt. Schon unter physiologischen Bedingungen liegt aber die Sauerstoffspannung in einer peripheren Arterie des großen Kreislaufs deutlich niedriger als im postcapillären Lungenvenenblut. Da die alveoläre O_2-Spannung derjenigen im postcapillären Lungenvenenblut praktisch gleichgesetzt werden kann, besteht also ein deutlicher Unterschied zwischen alveolärer und peripherer arterieller O_2-Spannung (BARTELS). LILIENTHAL u. Mitarb. fanden eine mittlere Spannungsdifferenz von 9 mm Hg. Der sich aus dem Abfall der O_2-Spannung errechnende Anteil einer venösen Zumischung liegt nach ROSSIER um 4% des Herzminutenvolumens, mit extremen Werten zwischen 1,7 und 6,2%.

HALDANE, NIELSEN und SONNE, BERGGREN, RILEY u. Mitarb. erklären diese venöse Zumischung, ebenso wie ROSSIER u. Mitarb., aus einer auch unter normalen Bedingungen vorhandenen, ungleichen Ventilation.

JULICH hat als Wert der venösen Beimischung bereits 10%, unter krankhaften Bedingungen bis 30% des Herzminutenvolumens angegeben.

BARTELS gab aber, wie schon oben angedeutet, zu bedenken, daß man sich das Vorhandensein nichtventilierender Alveolen unter normalen Verhältnissen kaum vorstellen könne.

HALMAGYI deutet seinerseits die Möglichkeit einer erheblichen venösen Zumischung über arterio-venöse Anastomosen der Lunge an.

Obgleich eine sichere Entscheidung über die Herkunft der „physiologischen" venösen Zumischung bisher nicht erfolgt ist, muß jedoch zunächst bedacht werden, daß nach Untersuchungen v. HAYEKs stets Blut mit „venösem" Charakter dem sauerstoffreichen Blut der Lungenvenen auf anatomisch vorbereitetem Weg zugeleitet wird.

a) Die bronchialen Venen bis zur Bifurcatio tracheae leiten ihr Blut in die Venae pulmonales ab.

b) Die gesamte konvexe Fläche der Pleura pulmonalis wird von Endästen der Arteria pulmonalis versorgt, die ihr Blut unter Umgehung der Alveolen über eigentümliche Zwischengefäße, den Riesencapillaren, die auch SPANNER beschrieben hat, in die Pulmonalvenen abführen.

In diesem Zusammenhang sei auf eine mögliche physiologische Bedeutung der echten pulmonalen arterio-venösen Anastomosen zunächst nicht eingegangen. v. HAYEK hält es jedoch aus anatomischer Sicht für möglich, daß selbst $^1/_{10}$—$^1/_5$ des Herzminutenvolumens kurzgeschlossen in den großen Kreislauf überführt werden kann.

2. Druckverhalten und Regulationsmechanismen des Lungenkreislaufs

Die Notwendigkeit des Transportes großer Blutvolumina innerhalb einer verhältnismäßig kurzen Zeit durch die Lungenstrombahn, ließ schon vor genauerer Kenntnis der Druckverhältnisse auf relativ geringe Widerstände im kleinen Kreislauf schließen. Erst mit der Anwendung der Forssmannschen Herzsonde wurde es möglich, die Druckverhältnisse im kleinen Kreislauf beim Menschen und bei geschlossenem Thorax zu überprüfen. Der Strömungswiderstand im kleinen Kreislauf liegt nach GROSSE-BROCKHOFF bei etwa $^1/_7$ des Strömungswiderstandes im Großkreislauf. Die normalen Drucke im kleinen Kreislauf werden nach allgemeiner Übereinkunft wie folgt angegeben:

Rechter Ventrikel	25/0 mm Hg
Arteria pulmonalis	25/10 mm Hg
Venae pulmonales	5 mm Hg
Linker Vorhof	4 mm Hg

Die Messung der Drucke im rechten Ventrikel und in der Arteria pulmonalis erfolgt mittels Herzkatheter und Elektromanometer. Die direkte Bestimmung des Druckes im linken Vorhof ist möglich durch percutane Punktion, sowie durch Punktion vom Oesophagoskop oder vom Bronchoskop aus. Weiterhin besteht die Möglichkeit einer direkten Messung des linken Vorhofdruckes über einen retrograd, mittels arterieller Katheterung ins linke Herz geführten Katheters. HELLEMS u. Mitarb. sowie LAGERLÖF und WERKÖ konnten jedoch zeigen, daß es auch bei der Katheterisierung der Lungenstrombahn möglich ist, orientierende Druckwerte über die Pulmonalvenen bzw. den linken Vorhof zu erhalten. Sie führten den Herzkatheter soweit in eine kleine Lungenarterie vor, bis dieselbe vollständig obturiert wurde. In dieser Stellung ist es möglich, rückläufig aus den Lungencapillaren voll arterialisiertes Blut zu aspirieren. Sie registrierten hier den sog. Pulmonal-Capillardruck, der im wesentlichen das Druckverhalten des linken Vorhofs wiederzugeben scheint. Auch die Druckkurve entspricht im Formablauf derjenigen des linken Vorhofs (BEYER, LOOGEN, WOLTER). Im allgemeinen werden für den Pulmonal-Capillardruck Werte um 12/7 mm Hg für normal gehalten.

Aus dem Druckverhalten des kleinen Kreislaufs läßt sich schließen, daß ihm das charakteristische, steile Druckgefälle der Arteriolenstrecke des Großkreislaufs fehlt. Infolgedessen vermögen jedoch auch Druckerhöhungen im venösen Anteil des kleinen Kreislaufs unverzüglich auf den arteriellen Schenkel hinüberzuwirken (GROSSE-BROCKHOFF).

Die Druckkonstanz des kleinen Kreislaufs ist außerordentlich. HICKHAM und CARGILL; RILEY, HIMMELSTEIN, MOTHLEY, WEINER und COURNAND konnten zeigen, daß beim Gesunden erst nach einer Erhöhung des Herzminutenvolumens über 300% eine Steigerung der Drucke im kleinen Kreislauf einzutreten pflegt.

Diese ungewöhnliche Anpassungsfähigkeit geht aber verloren oder erfährt eine graduelle Verminderung, wenn

a) eine anatomische Einengung der Lungenstrombahn stattfindet und

b) wenn über funktionelle Regulationen der Querschnitt des pulmonalen Strombettes verkleinert wird.

Es hat sich gezeigt, daß als Regulationsmechanismen für die Lungenstrombahn weniger nervale, humorale oder auch medikamentöse Reize in Betracht kommen, als vielmehr die alveolären Konzentrationen des Sauerstoffs und der Kohlensäure selbst, bzw. die Sauerstoffspannung oder Kohlensäurespannung in den Venolen der Lunge. v. EULER und LILJESTRAND; LOGARAS; COURNAND u. Mitarb. konnten an isolierten perfundierten Lungen, im Tierversuch und auch beim Menschen nachweisen, daß Hypoxie und Hyperkarbie eine Drucksteigerung in der Arteria pulmonalis nach sich ziehen. Als Ursache der Druckerhöhung ist eine reflektorische Engstellung der Arteriolen und kleinen Arterien der Arteria pulmonalis angenommen worden.

v. EULER hat diesen Mechanismus als *barorezeptive Selbststeuerung* des kleinen Kreislaufs bezeichnet. Jener als Cournand-Euler-Effekt in die Literatur eingegangene Regulationsvorgang ist indessen vielerorts bestätigt worden (KNIPPING, BOLT, VALENTIN, VENRATH; BÜHLMANN; HERTZ).

3. Das Cor pulmonale

Die Anpassungsfähigkeit des Lungenkreislaufs entscheidet über die Belastungen des rechten Herzens. Normalerweise ist der Energieaufwand des rechten Herzens infolge des niedrigen Druckniveaus im kleinen Kreislauf gegenüber dem linken Herzen entsprechend geringer. Das außerordentliche Maß möglicher Leistungsanpassung des kleinen Kreislaufs zwingt dem rechten Herzen nur selten zusätzliche Kurzleistungen auf, wenn man von der reinen Volumenbelastung absieht.

Indessen haben die neueren Einblicke in die Physiologie des Lungenkreislaufs auch Licht auf jenen pathophysiologischen Vorgang geworfen, den wir als Rechtsherzbelastung bezeichnen. Das Cor pulmonale war vor der Aera der Herzkatheterung klinisch ein umstrittener und pathogenetisch unklarer Begriff, zumal er sich diagnostisch erst in seinen Spät- oder Endphasen ernstlich erfassen ließ.

Es muß hier von all den Erkrankungen abgesehen werden, die sekundär das rechte Herz in Mitleidenschaft ziehen, also Erkrankungen des linken Herzens und kongenitale Herzfehler.

Dann aber bleiben als pathogenetische Prinzipien für das echte, primäre Cor pulmonale jene beiden übrig, die wir oben bereits genannt haben: die anatomische Einengung und die funktionelle Engstellung der Lungenstrombahn. Beide Mechanismen vermögen sich verständlicherweise zu kombinieren. Entscheidend aber ist für jede Entwicklung eines Cor pulmonale die leistungsbedingte oder ständige Hypertonie in der Arteria pulmonalis. Die anatomischen, pulmonalen Ursachen können dabei natürlich vielgestaltig sein, wenngleich, wie wir später zeigen werden, hier dem chronisch-substantiellen Lungenemphysem eine besondere Bedeutung zukommt.

Die pulmonale Hypertonie steht im Zentrum der Pathogenese des Cor pulmonale und man könnte besser negativ formulieren: ein Cor pulmonale ohne pulmonale Hypertension ist unmöglich. Anderen Faktoren kann eine zusätzliche Bedeutung zukommen (z. B. der Zunahme der zirkulierenden Blutmenge), doch steht der Hochdruck in der Arteria pulmonalis mit Abstand im Zentrum des pathologischen Geschehens, das sich, in Analogie zur Hochdruckerkrankung des Großkreislaufes, am rechten Herzen morphologisch manifestiert. Wir verdanken Kirch eingehende pathologisch-anatomische Studien über das Cor pulmonale. Nach seiner Darstellung führt die pulmonale Hypertension zunächst zu einer Verlängerung des rechten Ventrikels nach oben und unten. Besonders die Ausflußbahn wird hierdurch betroffen, zunächst dilatiert und zur Hypertrophie veranlaßt.

Das bereits muskelhypertrophe rechte Herz vollführt später eine Drehung um seine Längsachse nach links, so daß es in Stadien starker Hypertrophie links randbildend werden kann. Eventuell bildet es dann auch die Herzspitze. Der linke Ventrikel kann in Extremfällen ein kleineres Anhangsgebilde des rechten Herzens darstellen. Zugleich findet sich oft eine erhebliche Erweiterung des Pulmonalostiums, eventuell mit relativer Pulmonalinsuffizienz und eine Dilatation des Anfangsteiles der Lungenschlagader.

Anatomische Strombetteinengung und Hypoxie sind jene kurzgefaßten Begriffe, die an der Spitze einer pathogenetischen Entwicklung stehen, welche schließlich im Cor pulmonale innehält. Ihr Ende liegt in der möglichen Insuffizienz des rechten Ventrikels, im Versagen des rechten Herzens mit allen deletären Folgen. Strombetteinengung und Hypoxie lassen sogleich an die Lungenchirurgie und Anaesthesie denken, deren operatives Vorgehen das erstere, deren technischer Vollzug das zweite zwangsläufig tangieren.

Es ergibt sich hieraus die dringliche Notwendigkeit, das erträgliche Maß beider, der Strombetteinengung und der Hypoxie, im Einzelfall aufzufinden und die Folgerungen für die operative Indikation mit möglicher Klarheit zu ziehen.

IV. Herzkatheterismus und selektive Lungenangiographie als methodische Voraussetzungen

Mit seinen 1929 ausgeführten Selbstversuchen konnte Forssmann den schlüssigen Beweis erbringen, daß es ohne wesentliche Gefahren möglich ist, dem venösen Blutstrom folgend, mit einem biegsamen Katheter bis in das rechte Herz vorzudringen. Forssmann selbst benutzte bei seinen Sondierungen einen Ureterenkatheter, den er von den verschiedensten Extremitätenvenen bis ins Herz vorschob.

Diese mit klarer Zielsetzung und physiologischen Fragestellungen vorgenommenen, bewundernswerten Selbstversuche blieben zunächst unbeachtet. Auch die von Forssmann durchgeführten Selbst- und Tierversuche zur Kontrastdarstellung der Herzhöhlen fanden zunächst keinen Widerhall. Allerdings veranlaßten letztere in den folgenden Jahren doch einige Bemühungen, die schließlich, mit unterschiedlicher Methodik, im Laufe der Zeit zu einer brauchbaren Kontrastfüllung der Höhlen des lebenden Herzens und der großen Lungengefäßäste führten (Lopo de Carvalho; Heuser; Robb und Steinberg; Janker; Löffler). Die eigentliche Herzkatheterung wurde erst von Cournand (1941) wieder aufgegriffen und nunmehr zielbewußt von ihm und seiner Arbeitsgruppe in der Herzdiagnostik und für die Erforschung des kleinen Kreislaufs klinisch angewendet. Es darf betont werden, daß zu jenem Zeitpunkt von amerikanischer

Seite auch die technischen Voraussetzungen für einwandfreie Sondierungen und zur Registrierung der Drucke geschaffen wurden.

COURNAND hat als erster die Drucke im rechten Herzen mittels Herzkatheter am Menschen gemessen und die Sonde bis in die Arteria pulmonalis vorgeschoben. Seither hat die Herzkatheterung als klinische Methode weite Verbreitung gefunden und ihre praktische Ungefährlichkeit nachgewiesen. Sie ist in der Diagnostik der Herzfehler und für die Analyse des kleinen Kreislaufs, verbunden mit der Differenzierung des Cor pulmonale, heute nicht mehr zu entbehren.

1. Technik der Herzkatheterung und Druckregistrierung

Die Untersuchung wird unter Grundumsatzbedingungen, eventuell mit sedativ wirkender Prämedikation, aber ohne Narkose vorgenommen. Mit dieser Art der Vorbereitung wird ein Zustand gedämpfter Anteilnahme am Geschehen erreicht. Das Bewußtsein des Patienten bleibt soweit erhalten, daß er den Anordnungen für spätere Röntgenaufnahmen zu folgen imstande ist.

Im allgemeinen werden heute Spezial-Herzkatheter in der von COURNAND angegebenen Form zwischen Charr. 6—9 zur Sondierung verwendet. Es handelt sich um biegsame, aber konsistente Hohlröhren aus kontrastgebendem Kunststoffmaterial von 100—125 cm Länge.

Im Grunde kann von jeder genügend weiten, peripheren Extremitätenvene aus eine Herzsondierung erfolgen. Wir bevorzugen, gleich vielen anderen Autoren (BEYER, LOOGEN, WOLTER; COURNAND; KNIPPING, BOLT, VALENTIN, VENRATH; FONO, LITTMANN; ROSSI u. a.), das Eingehen in die Vena basilica mediana des linken Armes. Es ist gleichgültig, ob die Vene mit einer weiten Kanüle punktiert oder mit einem kleinen Querschnitt freigelegt wird.

Wir haben aus Sicherheitsgründen stets eine Freilegung vorgenommen. Als Kathetermaterial dienten uns Spezialkatheter der Firma Rüsch/Rommelshausen.

Das Katheterlumen wird mit physiologischer Kochsalzlösung angefüllt und später langsam kontinuierlich durchgespült. Man kann der Spülflüssigkeit gerinnungshemmende Substanzen zufügen, doch konnten wir selbst feststellen, daß diese Maßnahme ohne Nachteil unterlassen werden kann.

In die eröffnete Vene wird der in der Weite passende Herzkatheter eingelegt und vorsichtig, aber zügig, bis über die Axilla vorgeschoben. Gewöhnlich entstehen bei Benützung der in die Vena brachialis einmündenden Vena basilica keinerlei Hemmnisse. Falls nur die Vena cephalica genügend stark ausgebildet ist und durch sie vorgegangen werden muß, treten zuweilen erhebliche Schwierigkeiten beim Überwinden der steilen Einmündung in die Vena subclavia ein. Mit dem Vordringen in den Brustkorb und in die Vena anonyma sinistra verbindet man besser eine Röntgendurchleuchtung, um Abirrungen, Schleifen- oder Schlingenbildungen der Katheterspitze sofort zu erkennen und zu beseitigen.

Gelegentlich tritt die Sonde in die Vena jugularis ein. In der Regel aber gleitet sie ohne nennenswerte Störung und völlig schmerzfrei bis in die obere Hohlvene und in den rechten Herzvorhof.

Bei zu weichem Kathetermaterial hat sich uns ein zur Versteifung eingelegter, dünner Mandarin aus V_2A-Stahl sehr gut bewährt. Ein solcher ist auch beim späteren Aufsuchen bestimmter Äste der Arteria pulmonalis häufig von großem Nutzen, da er ein wesentlich sichereres Dirigieren erlaubt und Aufbauchungen des Katheters in den vorgeschalteten Abschnitten vermeidet. Letztere führen nicht selten zu Irritationen der Herzinnenwand und zur Auslösung von Irregularitäten.

Der Übergang vom rechten Vorhof in die rechte Herzkammer kann schwierig sein. Es ist nützlich, noch im Vorhof oder in den Hohlvenen der Sondenspitze eine Abbiegung zu verleihen, die sich nach Passage der Valvula tricuspidalis sofort in die Ausflußbahn des rechten Ventrikels einrichtet. Ansonsten gerät man nicht selten mit dem aufrechten Katheterende in die Spitze des rechten Ventrikels, wo es sich in den Trabekeln und Papillarmuskeln verfängt, ohne mit dem Blutstrom in den Conus pulmonalis umzuschlagen. Die Manöver im rechten Ventrikel erfordern eine zarte Hand und Fingerspitzengefühl. Brüske Handhabung der Sonde führt eventuell zu Endokardläsionen, zumindest aber zu gehäuften Extrasystolen mit unangenehmen Sensationen für den Patienten. Einige kaum wahrnehmbare Extrasystolen werden bei der Ventrikelpassage fast stets ausgelöst.

Hat man den Conus pulmonalis erreicht, so gelingt es eigentlich stets, ohne Beschwernis in die Lungenschlagader vorzudringen. In der Regel wird zunächst die Arterie des rechten Unterlappens spontan sondiert. Es darf bemerkt werden, daß man bei einiger Erfahrung und genügender Zeitaufwendung nahezu immer einen bewußt gesuchten Arterienast auch auffinden kann. Dies ist weniger für die Druckmessungen, als für die später eingehend zu erörternde selektive Lungenangiographie von Bedeutung. Wir pflegen den Katheter zunächst bis in die äußerste Peripherie vorzuschieben, so daß er das Lumen einer kleinen Arterie vollständig obturiert. In dieser Stellung läßt sich der sog. ,,Pulmonal-Capillardruck" (Hellems, Haynes und Dexter) registrieren und O_2-gesättigtes Blut aspirieren. Bei solcher Katheterlage führen wir weiterhin die von uns als *terminale Lungenangiographie* bezeichnete Kontrastfüllung der endständigen Lungenstrombahn aus.

Beim Zurückziehen des Katheters in die freie Arteria pulmonalis, unter gleichzeitiger Druckregistrierung, läßt sich häufig ein abrupter Sprung des Druckniveaus und der entsprechende Übergang in die charakteristische Form der Pulmonalisdruckkurve eindrucksvoll nachweisen. In der freien Pulmonalarterie wird alsdann der Druck sowohl peripher als auch zentral registriert und eventuell im Stamm der Lungenschlagader Blut zwecks Gasanalyse entnommen.

Um eine nochmalige Passage des rechten Ventrikels später zu vermeiden, pflegen wir nun zunächst die Lungenstrombahn nach noch darzustellenden Prinzipien selektiv-angiographisch zu kennzeichnen.

Unter Einschaltung einer genügenden Ruhepause werden dann rückläufig auch die Drucke in den beiden Herzhöhlen, eventuell auch in den Hohlvenen gemessen und registriert.

Die Rezeption der Drucke in den Herzhöhlen und in der Pulmonalarterie geschieht heute allenthalben elektromanometrisch, über Kapazitivmanometer (Neuhaus) oder Widerstandsmanometer (Statham).

Uns steht zur Rezeption und Registrierung ein Gerät der Atlas-Werke A.G., Bremen, zur Verfügung, welches zur Druckentnahme das Statham-Element verwendet. Wahlweise können zugleich variable Elektrokardiogramme, Arterien- oder Venenpulse, Herzschall verschiedener Frequenzen u. a. bis zu sechs Ableitungen simultan mitgeschrieben werden.

Obgleich die physikalischen Eigenschaften des Überträgersystems — Herzkatheter — nur unvollkommen genannt werden können (Mürtz), obwohl bei ungenügender Sorgfalt erhebliche Überlagerungen der Druckkurven einzutreten pflegen, genügen die gewonnenen Druckkurven doch weitgehend den biologischen Notwendigkeiten. Sowohl nach der Form, als auch nach der Druckhöhe entsprechen die mit dem Herzkatheter gewonnenen im wesentlichen denjenigen, welche unter physikalisch exakteren Bedingungen im Tierversuch ermittelt worden sind.

Die Frage nach der Beurteilung der durch Herzkatheter gewonnenen Druckkurven spielt, gerade in bezug auf die Druckhöhe, für die funktionelle Diagnostik der Lungenchirurgie eine bedeutende Rolle. Nur bei relativ geringen Fehlerbreiten lassen sich in der Diagnostik des Cor pulmonale wichtige und entscheidende Schlüsse ziehen, wenn man nämlich auch schon weniger erhebliche Abweichungen vom normalen Druckverhalten im kleinen Kreislauf als differenten Faktor in die Funktionsanalyse einbeziehen will.

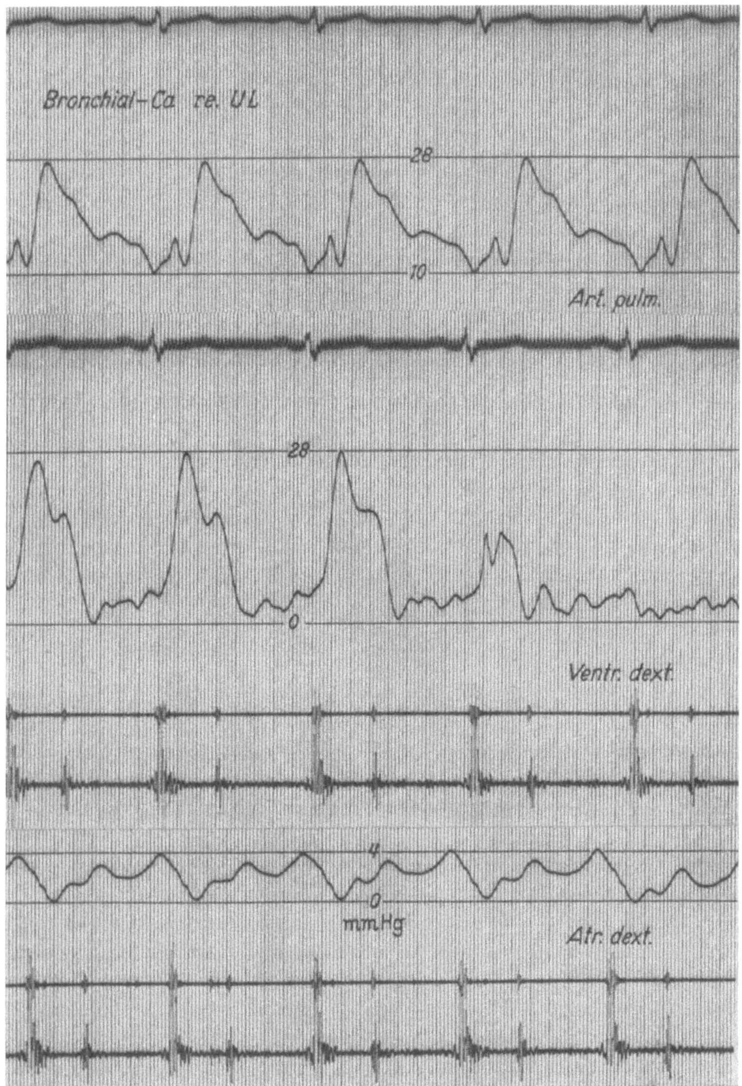

Abb. 2. Beispiel einer Druckregistrierung. Es sind simultan die zweite Ableitung des Extremitäten-EKG und der Herzschall in zwei Frequenzbereichen mitgeschrieben

Nach dem heutigen Stand der Dinge wird man Schwankungen der systolischen Druckhöhe, die über 5 mm Hg hinausgehen, als pathologische Abweichungen betrachten dürfen (Cournand). Dies setzt natürlich eine ansonsten regelrechte Rezeption und Registrierung der Druckkurven und eine exakte Eichung des Registriergerätes voraus. Wir haben besonders auf eine optimale Dämpfung der Druckkurven geachtet (durch Erhöhung der Viscosität des Katheterinhaltes mittels Blut), um die besonders störenden, zuweilen Drucksteigerungen vortäuschenden, sog. Schleuderzacken zu vermeiden.

2. Methodik der selektiven Lungenangiographie

Zur Ausführung einer selektiven Lungenangiographie ist die Anwendung der Forssmannschen Herzsonde in der oben geschilderten Form eine zwangsläufige Notwendigkeit.

Wir haben die selektive Lungenangiographie stets so in den Untersuchungsgang eingeschaltet, daß eine mehrfache Passage des rechten Ventrikels durch die Katheterspitze tunlichst vermieden wurde.

Die Anfänge der selektiven Kontrastdarstellung sind eigentlich schon in den Bemühungen Forssmanns zu suchen, der erstmals kontrastgebende Substanzen durch den liegenden Herzkatheter injizierte. Die spätere Weiterentwicklung führte zunächst zur Ausbildung der Angiokardiographie (Lopo de Carvalho; Heuser; Robb und Steinberg; Janker), wobei es sich als zweckmäßig erwies, große Kontrastmittelmengen, in der Regel etwa 1 ml/kg Körpergewicht, unter hohem Druck und in kürzester Zeit (1—2 sec) in eine periphere Extremitätenvene einzuspritzen. Dieses Verfahren hat unter mehrfachen technischen Abwandlungen außerordentliche Bedeutung für die Diagnostik angeborener Herzfehler erlangt.

In der Regel kommt es mit dieser Methode zu massiver Kontrastdarstellung der zum rechten Herzen führenden Venen, anschließend zum Dextrogramm, darauf zu einer insgesamt wenig intensiven Kennzeichnung der Lungenstrombahn und schließlich zur Anfüllung der linken Herzhöhlen und der Aorta. Das Verfahren enthält infolge der Einfügung großer Kontrastmittelmengen innerhalb kurzer Zeit in den Organismus einige Gefahren, so daß teilweise eine Mortalität von 1—2‰ angegeben wird. Immerhin ist es in der unmittelbaren Herzdiagnostik zur Zeit unersetzlich.

Für die Untersuchung der Lungenstrombahn selbst ist diese Form der Kontrastdarstellung wenig nützlich. Sie ermöglicht höchstens Aussagen über grobe, in der zentralen Pulmonalstrombahn gelegene, morphologische Abwegigkeiten. (Verschlüsse oder Einengungen großer Äste der Arteria pulmonalis. Große, zentral gelegene Kurzschlußverbindungen zwischen Lungenarterien und Lungenvenen.)

Löffler hat bereits 1943, ausgehend von morphologischen Gesichtspunkten, eine Kontrastdarstellung der zentraleren Lungengefäße durch den Herzkatheter vorgenommen. Bolt und Rink konnten schließlich 1950 zeigen, daß eine detaillierte Untersuchung der Lungenstrombahn nur möglich ist, wenn man mit dem Herzkatheter in die Peripherie der Arteria pulmonalis vorstößt, um regionale Veränderungen mittels Kontrastdarstellung zu erfassen. Zumindest müssen die Arterien der Lungenlappen, besser noch die der Segmente und gegebenenfalls der Subsegmente aufgesucht und durch Kontrastfüllung gekennzeichnet werden. Dies schließt natürlich nicht aus, daß unter gewissen Bedingungen, z. B. bei einseitig total zerstörter Lunge, verwertbare oder sogar einzig mögliche Bilder einer ganzen Lungenseite gewonnen werden können. Bolt und Rink haben ihr Verfahren der Kontrastdarstellung der Lungenstrombahn *selektive Lungenangiographie* genannt und in einer großen Anzahl von Einzelarbeiten, letzthin in einer Monographie („Selektive Lungenangiographie") angiographische Kriterien der normalen und der pathologisch veränderten Strombahn des kleinen Kreislaufs herausgearbeitet.

Der entscheidende Vorteil dieser Methode liegt einmal in der überaus präzisen Kennzeichnung der Lungengefäße selbst, zum anderen in der Verwendung geringerer Kontrastmittelmengen als bei der Angiokardiographie. BOLT und RINK konnten überdies zeigen, daß sich aus der Struktur der angiographisch dargestellten peripheren Lungenstrombahn wesentliche Rückschlüsse auf die regionale, aber auch auf die allgemeine Lungenfunktion ziehen lassen. Durch die selektive Lungenangiographie sind ganz allgemein folgende Möglichkeiten gegeben:

a) Die angiographische Kennzeichnung eines erkrankten Lungenabschnittes zur Ermittlung morphologischer Veränderungen und ihrer Ausdehnung, zugleich mit der Bestimmung der durch sie gegebenen Einschränkungen der Funktion (z. B. bei Tumoren, Tuberkulosen, chronischen Pneumonien, Verschwartungen, Kollapslungen usw.).

b) Die selektiv-angiographische Darstellung eines oder mehrerer Lungenabschnitte, in denen der eigentliche Krankheitsprozeß nicht spielt. Hier steht die Ermittlung der funktionellen Potenz des „gesunden" Lungenparenchyms im Vordergrund des Interesses.

SEMISCH, KÖLLING, WITTIG haben mehrfach auf die Bedeutung der angiographischen Durchleuchtung *an sich gesunder Lungenabschnitte* hingewiesen. Besonders in der Lungenchirurgie kommt der Ermittlung des Funktionsverhaltens „gesunder", nach einer eventuellen Lungenoperation verbleibender Lungenabschnitte, besondere Bedeutung zu. Die Schilderung der praktischen Durchführung lungenangiographischer Untersuchungen stützt sich auf eigene Erfahrungen des Verfassers bei mehr als 1500 selektiven Kontrastdarstellungen der Lungenstrombahn.

Es hat sich als zweckmäßig erwiesen, zur Lungenangiographie möglichst großlumige Herzkatheter zu verwenden. Am günstigsten scheinen solche der Größen Charr. 8 und 9, da diese zugleich optimale Eigenschaften bezüglich der Druckregistrierung in der Lungenstrombahn aufweisen.

Zunächst sucht man mit der Herzsonde denjenigen Gefäßast der Arteria pulmonalis auf, in welchem die angiographische Darstellung erfolgen soll. Dies kann unter bestimmten Voraussetzungen, wie oben schon angedeutet, bereits die Stammarterie einer Lungenseite sein. In der Regel jedoch erhält man bei der Füllung der Arteria pulmonalis dextra oder sinistra Bilder, die sich in der Kontrastintensität und Detaildarstellung nur wenig von denen der Angiokardiographie unterscheiden. Es entsteht gewöhnlich nur eine „flaue" Zeichnung.

Die Güte eines selektiven Angiogramms bezüglich seiner Kontrastdichte resultiert aus mehreren Faktoren. Sie ist abhängig von der Geschwindigkeit des Blutstroms, der in der Zeiteinheit fließenden Blutmenge und von der Masse des in der Zeiteinheit injizierten Kontrastmittels. Eine nicht unwesentliche Rolle spielt selbstverständlich die zur Verfügung stehende Röntgeneinrichtung, die genügend kurze Belichtungszeiten zwischen 0,1 und 0,15 sec erlauben muß.

Unter günstigen Bedingungen läßt sich ein Lungenlappen bereits deutlich und intentiv darstellen. Die Domäne der selektiven Angiographie liegt aber in der Kontrastdarstellung der Strombahn eines Segments oder besser noch eines Subsegments. In diesen Bereichen können stets einwandfrei strukturierte Bilder der Lungenstrombahn erhalten werden, die einer morphologischen und funktionellen Beurteilung zugänglich sind.

Zur Frage der röntgenologischen Erfassung des Füllungsbildes ist zu bemerken, daß sich uns die einfache, direkte Röntgenaufnahme im Großformat besonders bewährt hat. Sie gewährleistet eine optimale Auflösung des Röntgenbildes. Es gelingt mit ihr, die entscheidenden Phasen des Füllungszustandes festzustellen, bei genügender Bildschärfe und Detaildarstellung. Bei einem Patienten mittleren Körpergewichts betragen unsere Aufnahmedaten etwa: 60—85 KV und 25 bis 40 mAs, bei Belichtungszeiten zwischen 0,1 und 0,15 sec und unter Anwendung einer Feinrasterblende.

Ist der gesuchte Ast der Arteria pulmonalis erreicht, wird der Bildausschnitt bis auf den zu erwartenden Füllungsanteil eingeblendet. Wir pflegen den Patienten mehrfach zu optimaler Ventilation aufzufordern. Im Anschluß an eine Inspiration wird er zum Atemstillstand aufgefordert und wir injizieren bei Lage des Katheters in der *freien* Arteria pulmonalis das Kontrastmittel unter kräftigem Druck mittels einfacher Rekordspritze.

Die zu verwendenden Kontrastmengen liegen für einen Lungenlappen zwischen 10—15 ml, für ein Segment zwischen 8—12 ml, für ein Subsegment mit freier Katheterlage zwischen 4—6 ml. Bei Ausführung einer von uns so bezeichneten terminalen Lungenangiographie ist nur ein zügiges, keinesfalls aber ein brüskes Injizieren erlaubt. Hier genügen stets 3—5 ml Kontrastmittel.

Der Belichtungspunkt liegt je nach der gewünschten Füllungsphase zwischen 1 und 2 sec nach Beginn der Kontrastinjektion. Bei der terminalen Lungenangiographie erfolgt die Belichtung nach 1,5 sec.

3. Kontrastmittel

Als kontrastgebende Substanzen werden solche mit hohem Jodgehalt pro ml benötigt. Wir haben anfänglich Joduron 70%ig, später das trijodierte Urografin 76%ig verwendet. Bei nur geringfügigen Unterschieden hinsichtlich der Kontrastgebung, ist das Urografin, infolge äußerst geringer Nebenwirkungen, für lungenangiographische Untersuchungen besonders geeignet.

Zur Verminderung der Viscosität und eventueller Reizwirkungen wurden die Kontrastmittel stets auf Körpertemperatur vorgewärmt.

4. Nebenwirkungen bei selektiver Kontrastfüllung

Nach der Kontrastinjektion tritt häufig ein geringer Hustenreiz auf, wenig später ein flüchtiges Wärmegefühl im Kopf. Beide Erscheinungen fehlen jedoch z. B. beim Urografin fast völlig, so daß selbst bei wiederholten selektiven Kontrastfüllungen bei dem gleichen Patienten innerhalb kurzer Zeit praktisch keine Nebenwirkungen zu verzeichnen waren.

Bolt hat auf Grund seiner großen Erfahrungen darauf hingewiesen, daß durch die Injektion des Kontrastmittels in die Lungenstrombahn keine spastischen Erscheinungen an den Arterien hervorgerufen werden. Löhr sowie Semisch, Gessner, Kölling, Wittig haben dies bestätigen können.

V. Prinzipielle Bedeutung der Druckmessung und selektiven Angiographie im kleinen Kreislauf für die präoperative Funktionsdiagnostik in der Lungenchirurgie

Wir haben im Kapitel III bereits ausgeführt, daß der normalen Lungenstrombahn eine außerordentlich hohe Anpassungsbreite eigen ist. Bekanntlich kommt es erst nach einer Erhöhung des Herzminutenvolumens über 300% beim Gesunden zu einer Drucksteigerung in der Arteria pulmonalis. Daraus darf gefolgert werden, daß operative Verkleinerungen der Lungenfläche und damit des Querschnittes des kleinen Kreislaufs bei gesundem Lungenparenchym keine schwerer ins Gewicht fallenden Folgerungen für das rechte Herz nach sich ziehen dürften.

Wir hatten früher bereits dargelegt, daß jede pulmonale Hypertonie schließlich zur Ausbildung eines Cor pulmonale führt.

Eine pulmonale Hypertension unter Ruhebedingungen und auch bei geringen Belastungen ist jedoch nach einer Pneumonektomie dann nicht zu erwarten, wenn die verbliebene Strombahn des kleinen Kreislaufs anatomisch und funktionell keine krankhaften Veränderungen erfahren hat. BOLT, STANISCHEFF und ZORN haben nach Lungenresektionen wiederholt normale Drucke in der Lungenschlagader vorgefunden.

Man wird jedoch diesen Idealfall eigentlich nur bei jugendlichen Individuen mit einseitigen Lungenerkrankungen (Bronchiektasen, angeborene Lungencysten, Tuberkulosen) annehmen dürfen.

Die präoperativen Bedingungen liegen jedoch in der Mehrzahl der Fälle aus verschiedenen Ursachen wesentlich ungünstiger.

1. Es kann sich um Patienten höherer Altersgruppen handeln, deren Lungenparenchym durch Alters- und Aufbraucherkrankungen bereits nachhaltig beeinträchtigt ist. In dieser Gruppe spielt das Lungenemphysem eine entscheidende Rolle.

2. Die Lungenerkrankung kann beiderseitig sein (Bronchiektasen, Tuberkulosen, Verschwartungen). Falls unter bestimmten Voraussetzungen die Erkrankung der einen Lungenhälfte einer chirurgischen Behandlung bedarf, muß die funktionelle Beeinträchtigung der anderen, verbleibenden Lungenseite, in Betracht gezogen werden.

3. Der eigentlichen, chirurgischen Erkrankung können sich Alters- und Aufbraucherscheinungen addieren (Tuberkulose + substantielles Lungenemphysem). Für die Funktionsbeurteilung darf dann letzteres nicht vernachlässigt werden.

Aus der sehr bedeutenden pulmonalen Leistungsbreite darf gefolgert werden, daß die Strombahn des kleinen Kreislaufs schon um einen sehr beträchtlichen Grad eingeengt sein muß, wenn bereits unter Grundumsatzbedingungen eine pulmonale Hypertonie vorhanden sein soll.

Nach eigenen Erfahrungen bei mehr als 200 präoperativen Untersuchungen, sind signifikante Drucksteigerungen in der Arteria pulmonalis unter Grundumsatzbedingungen selbst bei höheren Graden funktioneller Beeinträchtigung selten.

Wir dürfen in diesem Zusammenhang darauf hinweisen, daß wir in Anlehnung an COURNAND systolische Druckwerte in der Arteria pulmonalis und im rechten Ventrikel über 30 mm Hg als eindeutige Druckerhöhungen gewertet haben, selbstverständlich unter der strikten Voraussetzung, daß Erkrankungen des linken Herzens mit sekundärer pulmonaler Hypertension sicher ausgeschlossen waren. Die Ermittlung eines pulmonalen Hochdrucks unter Ruhebedingungen läßt aber eine ausgedehnte Lungenresektion, insbesondere eine Pneumonektomie, bereits äußerst problematisch erscheinen. Bei bereits vorhandener Hypertension im kleinen Kreislauf muß jede zusätzliche Verminderung des pulmonalen Kreislaufquerschnitts zur erhöhten Belastung des rechten Herzens mit all seinen Eventualfolgen führen.

Eine Pneumonektomie wird von solchen Kranken mit großer Wahrscheinlichkeit nicht mehr überstanden, gewöhnlich kommt es während oder nach der Operation zum akuten oder subakuten Versagen des rechten Herzens, welches einer plötzlich einsetzenden, zusätzlichen Druckerhöhung im kleinen Kreislauf nicht gewachsen ist. Das noch nicht oder wenig hypertrophierte rechte Herz dilatiert oft in kürzester Zeit. Jede Therapie ist in einer solchen Situation nahezu machtlos.

An dieser Stelle muß bemerkt werden, daß in der unmittelbaren postoperativen Phase sich zur operativen Verkleinerung des Strombahnquerschnittes noch andere ungünstige Faktoren addieren.

Wundschmerz, Muskeldurchtrennung, Veränderung der intrathorakalen Druckverhältnisse und mangelhafte Atemökonomik führen, trotz zusätzlicher O_2-Atmung, häufig zu einer alveolären Hypoxie und Hyperkarbie, einer Globalinsuffizienz der Ventilation im Sinne ROSSIERs, die über den früher bereits erörterten Cournand-Euler-Effekt eine Engstellung der peripheren arteriellen Lungenstrombahn mit konsekutiver Druckerhöhung nach sich ziehen.

Dies bedeutet also einen weiteren, nachhaltigen Faktor für die Ausbildung einer postoperativen pulmonalen Hypertension mit entsprechender Belastung des rechten Herzens. Hier deuten sich einige später zu erörternde therapeutische Folgerungen von selbst an: Regulation des Blutvolumens, Normalisierung der alveolären Sauerstoffsättigung, Verminderung des respiratorischen Totraumes, Atemgymnastik, Schmerzbeseitigung und eventuell Beatmung mittels Respirator.

Damit sind die extremen Folgen eines lungenchirurgischen Vorgehens trotz nachgewiesener Hypertension im kleinen Kreislauf umrissen. Sie schwächen sich selbstverständlich in dem Maße ab, in welchem die operative Einengung der Lungenstrombahn sich verringert (Lobektomie und Segmentresektion).

Der Befund einer pulmonalen Hypertension bereits unter Ruhebedingungen ist jedoch durchaus selten. In der Regel werden vielmehr Drucke im Normbereich registriert, was unter Berücksichtigung der hohen Anpassungsbreite des kleinen Kreislaufs wenig verwunderlich ist.

Die präoperative Funktionsanalyse hat aber den Zustand während und nach einer eventuellen Lungenresektion in etwa vorwegzunehmen. Sie soll klären, was sein wird, wenn dem Organismus große Teile seines atmenden Parenchyms und seiner Lungenstrombahn plötzlich genommen werden.

Es liegt die Folgerung nahe, den Organismus während der Funktionsuntersuchung in detaillierter Weise und nach allgemein gültigen Regeln (steady state) zu belasten. Der Grad der Belastung bis zum Eintreten einer signifikanten pulmonalen Hypertension wäre dann als Maß für die Leistungsbreite des kleinen Kreislaufs und des rechten Herzens zu werten.

Gegen ein solches Vorgehen als Routinemethode sprechen einige gewichtige Gründe. Wir haben oben schon erwähnt, daß die Druckregistrierung mittels Herzkatheter die Beachtung einiger Kautelen voraussetzt. Körperbewegungen alleine verursachen bereits Schwingungen der Herzsonde, die sich als Störungsfaktoren erheblich bemerkbar machen. Es lassen sich unter Belastung registrierte Schleuderbewegungen und wirkliche Druckerhöhungen, die ja meist in kleineren Meßbereichen liegen, nicht immer sicher voneinander abgrenzen. Überdies scheint uns, wie auch BOLT, FORSSMANN, RINK betont haben, eine Belastung in höheren Graden bei liegender Herzsonde aus Gründen eventueller Schädigungen nicht ratsam.

HANSON; KRALL, RODEWALD und HOFFHEINZ u. a. haben mit einem Ballonkatheter die Arteria pulmonalis der erkrankten Lungenseite blockiert und sozusagen eine funktionelle Pneumonektomie herbeigeführt. Sie schließen aus den sich im kleinen Kreislauf ergebenden Veränderungen auf den zu erwartenden postoperativen Zustand. Dieser Ansicht kann unseres Erachtens nur bedingt beigepflichtet werden. Zunächst werden durch die Pulmonalisblockade, beierhaltener Ventilation der erkrankten Lungenseite, unphysiologische Bedingungen geschaffen. Andererseits erhält man bei dem genannten Vorgehen nur indirekt Auskunft über die funktionelle Potenz des später verbleibenden Parenchyms.

Semisch, Gessner, Kölling und Wittig haben, ebenso wie Knipping, Bolt, Valentin, Venrath; Bolt, Forssmann, Rink, vom lungenchirurgischen Standpunkt aus wiederholt darauf hingewiesen, daß der Akzent in der präoperativen Funktionsdiagnostik der Lungenchirurgie, neben der Druckmessung im kleinen Kreislauf und der Ermittlung anderer hämodynamischer Faktoren, auf der direkten Ermittlung der Funktionsbereitschaft derjenigen Lungenanteile liegen müsse, die nach einer Lungenresektion im Organismus verbleiben. *Diese bestimmen im wesentlichen das postoperative Schicksal des Patienten.*

Wenn wir zurückblickend nochmals bemerken, daß unter Grundumsatzbedingungen in der Mehrzahl aller zur operativen Behandlung vorgesehenen Kranken normale Drucke im kleinen Kreislauf vorgefunden werden, so drängt sich von selbst der Schluß auf, daß eine direkte Funktionsanalyse des nach einer Operation verbleibenden Lungenparenchyms eigentlich nur durch die selektive Kontrastdarstellung der Lungenstrombahn nach Bolt und Rink möglich ist. Wir haben schon mitgeteilt, daß mit ihrer Hilfe morphologische Abwegigkeiten erkannt werden können, daß aber insbesondere aus der Angioarchitektonik qualitative und auch quantitative Schlüsse auf die regionale und allgemeine Funktionsleistung möglich sind (s. Kapitel VI—IX).

Aus der selektiv-angiographischen Untersuchung der „gesunden“ Lungenanteile soll hervorgehen, in welchem Grade die später verbleibende Lungenstrombahn durch Veränderungen verschiedenster Genese bereits geschädigt ist. Die Feststellung des Grades einer solchen Schädigung, die stets mit einer Einengung des pulmonalen Strombahnquerschnittes einhergeht, ist dann ein Maß für die nach einer Lungenresektion zu erwartende Belastung des rechten Herzens. Sie läßt bei genügender Erfahrung, und wie wir auch theoretisch zu begründen hoffen, mit ausreichender Exaktheit Schlüsse darüber zu, ob eine pulmonale Hypertension später schon unter Ruhebedingungen, bei geringer Belastung oder erst unter höheren Leistungsgraden zu erwarten ist.

Sie ermöglicht aber besonders zunächst eine Entscheidung darüber, ob das rechte Herz, trotz fehlender Druckerhöhung im kleinen Kreislauf unter Ruhebedingungen, präoperativ bereits unter den Alltagsverrichtungen einer erhöhten Belastung unterliegt oder nicht. Mit anderen Worten: aus der angiographischen Strukturanalyse der Lungenstrombahn kann, unter Berücksichtigung des Druckverhaltens im kleinen Kreislauf, auf eine bereits vorliegende leistungsbedingte Rechtsherzbelastung geschlossen werden.

Formen des maskierten und früher kaum diagnostizierten Cor pulmonale chronicum können ermittelt werden und die noch vorhandene Leistungsbreite des rechten Herzens und kleinen Kreislaufs läßt sich mit genügender Genauigkeit bestimmen. Eine solche präoperative Funktionsanalyse schließt dann selbstverständlich eine Beurteilung der unmittelbaren Operationsgefährdung ein.

Die Verwendung der selektiven Lungenangiographie zur Analyse der Lungenfunktion setzt allerdings technisch exakte und damit eindeutig beurteilbare Bilder voraus. Es ist zweckmäßig, neben Lappen- und Segmentangiogrammen, möglichst an mehreren Stellen der „gesunden“ Lungensubsegmentale, bzw. terminale Angiogramme herzustellen, um das Strukturbild verschiedener Lungenabschnitte miteinander zu vergleichen. Selbstverständlich nimmt die exakte Funktionsbeurteilung mit der Anzahl angiographischer Darstellungen in verschiedenen Gebieten des kleinen Kreislaufs zu. Freilich sind aus Gründen der Kontrastmitteldosierung und des Zeitaufwandes gewisse Grenzen gesetzt. Wir haben jedoch in Einzelfällen 8—10 selektive Angiogramme bei einem Patienten angefertigt und dabei 60—80 ml Urografin 76%ig ohne jeden Schaden und ohne Belästigung protrahiert applizieren können.

Andererseits muß betont werden, daß auch schon 1—2 technisch einwandfreie, subsegmentale oder terminale Lungenangiogramme zur zureichenden funktionellen Diagnostik genügen. In der Regel sind die so entscheidenden Veränderungen des chronisch-substantiellen Lungenemphysems innerhalb verschiedener Lungenabschnitte doch in sehr ähnlicher Weise ausgeprägt. Der Schluß aus angiographischen Veränderungen an einem oder zwei Lungenabschnitten auf globale Strukturabweichungen erscheint uns, zumindest beim chronisch-substantiellen Lungenemphysem, nach vielfältigen eigenen Erfahrungen durchaus zulässig.

Wir haben versucht, zunächst die anatomischen und physiologischen Grundlagen, die technischen Voraussetzungen und die möglichen Perspektiven der selektiven Lungenangiographie herauszuarbeiten.

Über ihre Anwendung in der morphologischen Diagnostik haben BOLT, FORSSMANN, RINK; LÖHR, SCHOLTZE, KLINNER sowie SEMISCH, GESSNER, KÖLLING und WITTIG mehrfach ausführlich berichtet.

Das Gewicht der selektiven Angiographie der Lungenstrombahn muß jedoch in ihrer besonderen Bedeutung für die Analyse der Lungenfunktion gesucht werden. Für die morphologische Diagnostik, besonders im Hinblick auf das Bronchialcarcinom, sind ihr andere Methoden eindeutig überlegen. Einzig allein und nur hier bietet sich bislang die Möglichkeit, intra vitam, mit morphologischer Kennzeichnung das Spiel einer vitalen Funktion sichtbar zu machen.

Insofern erlangt die periphere Lungenangiographie eine Bedeutung, deren Ausmaß wir heute wahrscheinlich noch nicht völlig übersehen.

Wir wollen in den nachfolgenden Kapiteln das periphere Lungenangiogramm in seinen Struktureinzelheiten differenzieren und den Versuch unternehmen, mit ihrer Hilfe physiologische und pathophysiologische Fragen im terminalen Stromgebiet der Lunge zu beantworten.

Aus der größeren Anzahl möglicher pathologischer Veränderungen der peripheren Lungenstrombahn haben wir, wegen seiner überragenden funktionellen Bedeutung in der Lungenchirurgie, das chronisch-substantielle Lungenemphysem ausgewählt, um dessen quantitative Diagnostik herauszuarbeiten. Zugleich hoffen wir, auf dem Boden dieser Erkrankung des Lungenparenchyms, mit unserer Methode zur Analyse pathophysiologischer Grundfragen und zur intravitalen Kennzeichnung einiger, physiologisch bisher kaum beachteter anatomischer Gegebenheiten beitragen zu können.

VI. Das normale periphere Lungenangiogramm und seine Strukturanalyse

Wir möchten das periphere, selektive Lungenangiogramm wie folgt definieren: Es handelt sich um eine Kontrastdarstellung der Lungenstrombahn innerhalb oder unterhalb der Grenzen eines Lungensegments.

Im Bereich eines dergestalt umrissenen Lungenabschnittes gelingt die Kontrastanfüllung bei Verwendung von Herzkathetern der Größen Charr. 8 oder 9 unter den oben erörterten Kautelen mit größter Sicherheit und zureichender Exaktheit.

1. Das normale Segmentangiogramm

Der Herzkatheter wird vorsichtig so dirigiert, daß seine Spitze eben den Eingang in eine Segmentarterie passiert hat. Nach optimaler Ventilation des Patienten wird, bei tiefer Inspiration und Apnoe des zu Untersuchenden, das Kontrastmittel unter kräftigstem Spritzendruck appliziert. Die Kontrastmenge soll etwa 8—12 ml betragen. Je nach Wahl des Belichtungszeitpunktes zwischen 1 und 2 sec nach Beginn der Kontrastinjektion ist es möglich, drei charakteristische Füllungsphasen abzugrenzen:

a) das reine arterielle Angiogramm,
b) die Phase des Capillardurchganges,
c) den venösen Abfluß.

Injiziert man bis zum späten Belichtungszeitpunkt das Kontrastmittel nach, erhält man eventuell alle drei Phasen des Segmentangiogramms auf einer Aufnahme. Die alleinige Erfassung des Capillardurchganges und des venösen Rückflusses ist bei Anwendung der oben beschriebenen einfachen Röntgen-Aufnahmetechnik schwierig. Es wird zu einem solchen Zweck ein Serien-Kinematograph notwendig, der uns selbst nur im Mittelformat 7 × 7 cm zur Verfügung steht. Die wesentlich geringere Bildauflösung und damit der Verzicht auf wichtige angiographische Details werden durch die isolierte Phasendarstellung unseres Erachtens nicht aufgewogen.

a) Das reine arterielle Angiogramm

Nach Injektion des Kontrastmittels in die Segmentarterie (s. Abb. 3), füllt sich der arterielle Gefäßbaum sehr rasch bis in die äußerste Peripherie auf. In der Regel geschieht die Aufteilung zunächst in zwei große Subsegmentarterien, von denen die mächtigere die geringere Abweichung von der Grundrichtung zeigt. Die Verzweigungswinkel liegen hier und auch im folgenden zumeist unter 60 Grad. Gewöhnlich ist trotz tiefer Inspiration bei regelrechten Verhältnissen ein geschlängelter oder bogenförmiger Verlauf der Gefäßäste unverkennbar.

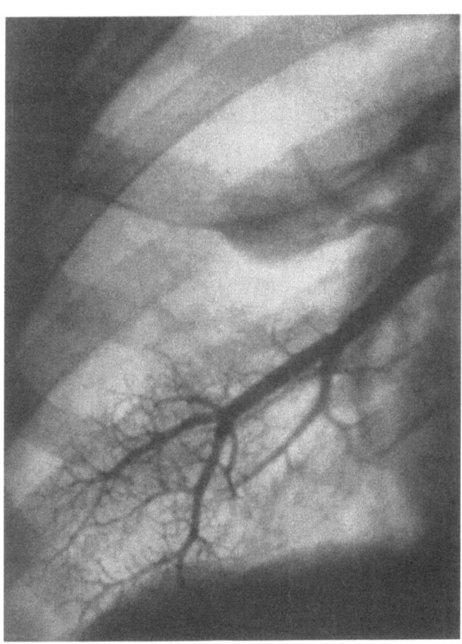

Abb. 3

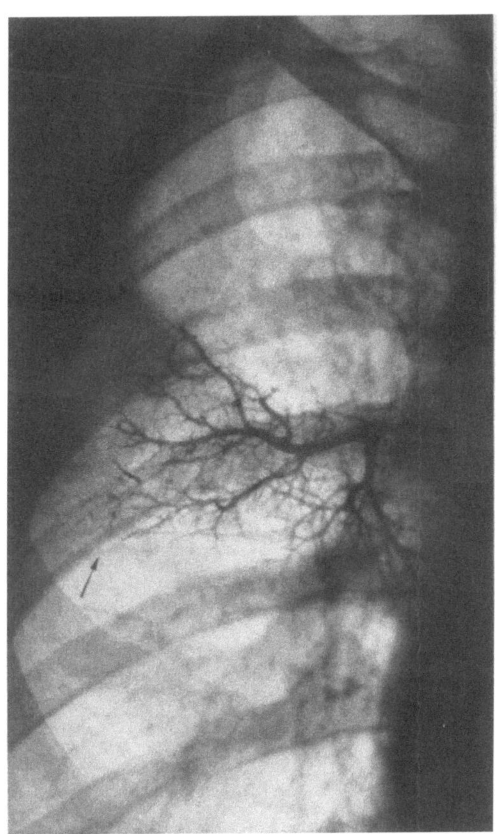

Abb. 4

Abb. 3. Reines arterielles Angiogramm des antero-basalen Unterlappensegments rechts

Abb. 4. Die segmentale arterielle Kontrastfüllung eines anterioren Oberlappensegments rechts zeigt den grundsätzlich gleichen Aufbau wie bei Abb. 3. Teilweise verlaufen die Gefäße in der Sichtebene und erscheinen deshalb verkürzt. Auch hier finden sich teils vier, teils fünf subsegmentale Ordnungen

Aus den Subsegmentarterien gehen normalerweise und unter kontinuierlicher Verjüngung drei weitere, angiographisch exakt erfaßbare Gefäßverzweigungen hervor, manchmal ist auch eine 4. Teilungsstufe eben noch erkennbar. Auch in der Peripherie pflegen die Aufteilungswinkel 60 Grad nicht zu überschreiten.

Wir möchten das arterielle Verzweigungsgebiet distal der Segmentarterie mit den Subsegmentverzweigungen 1.—4. Ordnung begrifflich differenzieren, wobei eine 5. Ordnung zuweilen noch erkennbar sein kann. Löhr hat die Durchmesser der noch angiographisch nachweisbaren kleinsten Arterien mit 0,15—0,2 mm angegeben. Unsere Messungen ergaben für diesen Gefäßabschnitt etwa gleiche Werte (s. auch Abb. 4).

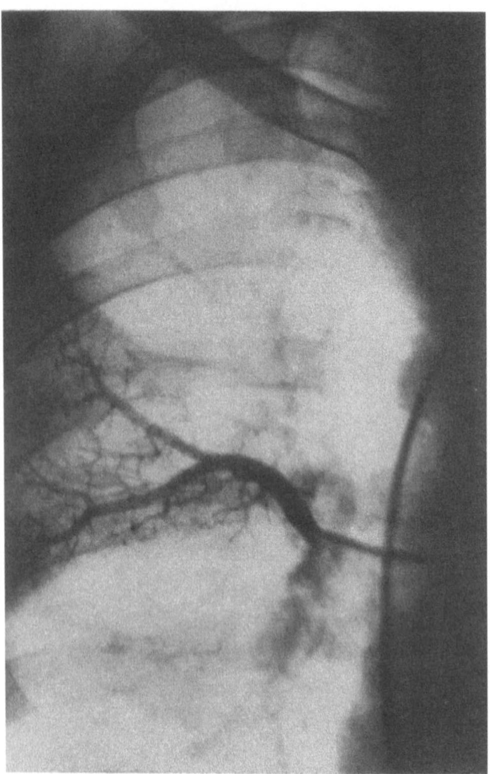

Abb. 5. Angiogramm des anterioren Oberlappensegments rechts mit capillärer Füllungsphase

Unter Berücksichtigung der Anatomie des Bronchialbaums wird man die Subsegmentarterien der 1. und 2. Ordnung etwa den Bronchi 3. Ordnung, diejenigen 3. Ordnung den Bronchiolen und 4. Ordnung den Bronchioli terminales zuordnen müssen. Falls eine 5. Teilung noch erkennbar ist, wird man genötigt, die zentralen Anteile großer Subsegmentarterien noch in die Nachbarschaft von Bronchialverzweigungen 2. Ordnung zu rechnen.

Die kleinsten, angiographisch noch erkennbaren Arterien müssen jedenfalls noch oberhalb des Bronchiolus alveolaris 1. Ordnung liegen, da letzteren bereits die Arteriolen zugeordnet sind. Diese aber sind bei der Auflösung des normalen Röntgenbildes nicht mehr zu erkennen. Insgesamt gesehen bietet das reine arterielle Segmentangiogramm das Bild eines reich verzweigten und überall dicht mit Ästchen besetzten, entlaubten Baumes, mit individuellen Verschiedenheiten, aber doch grundsätzlichen Übereinstimmungen.

b) Das Segmentangiogramm mit Kennzeichnung des Capillardurchganges

Wählt man den Belichtungszeitpunkt etwa 1,5 sec nach Beginn der Kontrastinjektion, so ist die Kontrastsubstanz, unter Vermischung mit dem Blutstrom, bereits in das Capillargebiet eingedrungen. Neben der grundsätzlich ähnlichen Kennzeichnung des arteriellen Stromgebietes stellt sich mit der Capillarfüllung eine dichte, fast homogene Schleierung des Segmentgebietes ein, die es zuweilen keilartig aus dem umgebenden Lungengewebe hervortreten läßt. Die Dichte dieser Schleierung erreicht gewöhnlich in der äußeren konzentrischen Zone ihr Maximum. Das arterielle Gefäßbild verliert verständlicherweise bei der Überlagerung mit der Capillartrübung an Schärfe, doch lassen sich die subsegmentalen Verzweigungen bis zur 4. Ordnung meist noch differenzieren, während die 5. Ordnung innerhalb der Trübung verloren geht (Abb. 5).

Unter normalen Bedingungen ist die capilläre Füllungsphase auch im Segmentangiogramm derart kräftig, daß sie fast homogen genannt werden kann. Man wird dann kaum fehlgehen in der Annahme, daß ein solches Capillargebiet einwandfrei strukturiert ist.

c) Das Segmentangiogramm mit gleichzeitiger Erfassung des venösen Rückflusses

Wird der Röntgenfilm erst etwa 2 sec nach Beginn der Kontrastinjektion belichtet, so hat ein Teil des Kontrastmittels bereits die abfließenden Venen erreicht. Wir haben oben schon erwähnt, daß wir unter solchen Bedingungen kontinuierlich weiter injizieren, so daß bei dieser Form des Segmentangiogramms die applizierte Kontrastmenge im oberen Bereich des Durchschnitts liegt. Je nach dem Ablauf des Füllungsgeschehens sind alle drei Phasen einheitlich im Segmentbereich vorhanden. Entsprechend einer bevorzugten Injektionsrichtung durch die Lage des Katheters, können aber die Einzelphasen auch different angeordnet sein.

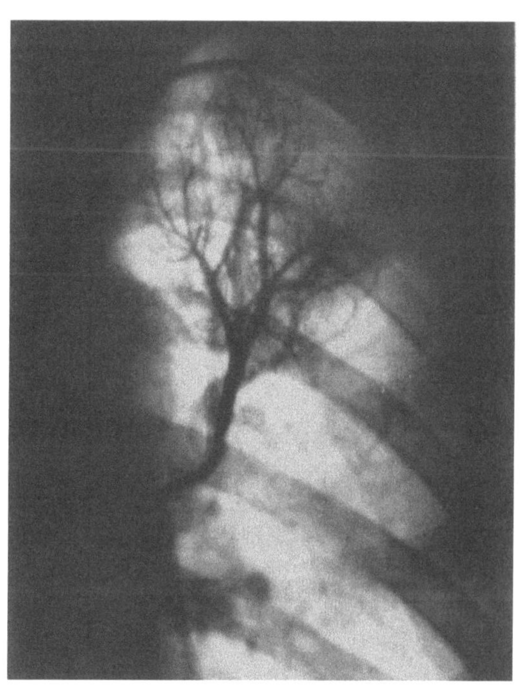

Abb. 6. Die Katheterspitze liegt im gemeinsamen Stamm der Arterie für das apico-posteriore Oberlappensegment links. Angiogramm mit allen drei Füllungsphasen

In das bereits beschriebene arterielle Angiogramm mit capillärer Füllungsphase lagern sich jetzt zusätzlich noch die Abflußvenen ein (s. Abb. 6). Die unmittelbaren, kleinen, postcapillären Venen lassen sich bei dieser Technik aus dem Verzweigungsgewirr und in dem dichten Capillarschleier kaum isolieren. Erkennbar sind jedoch bereits die interlobulären Venenäste, die in der bindegewebigen Verschiebeschicht der Lobuli verlaufen. An ihnen kann die lobuläre Ordnung gut verfolgt werden.

Die interlobulären Venen sammeln sich zu größeren Stämmchen, die dann an den Segmentgrenzen liegen und hiluswärts in die Stammvenen einmünden. Nach dem Angiogramm sind die interlobulären und intersegmentalen Venen eher von größerem Kaliber als die etwa vergleichbaren, zugehörigen Äste der Arteria pulmonalis.

2. Das Subsegmentangiogramm

Es erscheint uns zweckmäßig, den Begriff des Subsegmentangiogramms zunächst exakt zu umreißen, da, wie wir später noch zeigen werden, angiographisch einige grundsätzliche Unterschiede aufgewiesen werden können, je nachdem, ob der Katheter das Lumen einer Subsegmentarterie vollständig verschließt oder nicht.

Diese Tatsache hat bisher offenbar nicht genügend Beachtung gefunden.

Beim Subsegmentangiogramm kommen in der Regel stets alle drei Füllungsphasen auf einem Bild zur Darstellung, wobei es jedoch für die funktionelle Beurteilung des Capillardurchganges unseres Erachtens von Bedeutung ist, ob der Katheter den Nachstrom oder Mitstrom von Blut noch zuläßt oder nicht. Wir haben deshalb für den zweiten Fall den Begriff des terminalen Angiogramms gewählt und ihn vom eigentlichen Subsegmentangiogramm abgetrennt, weil ihm offenbar einige Besonderheiten zukommen.

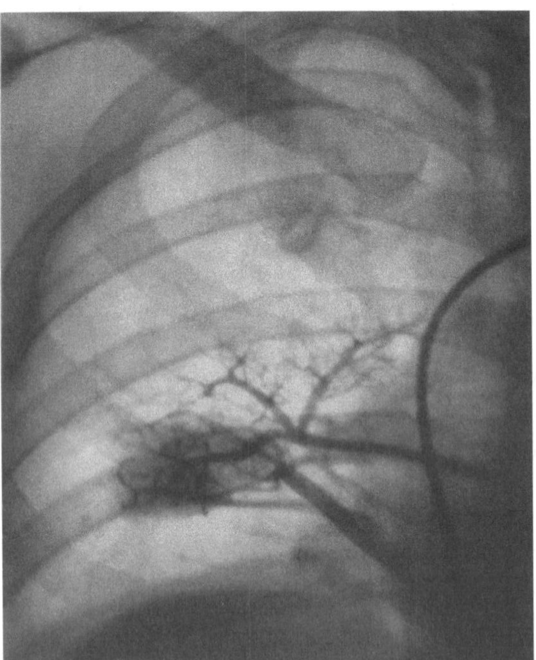

Abb. 7. Es liegt eine Subsegmentfüllung im Mittellappen rechts vor mit differenter Kennzeichnung aller drei Füllungsphasen. Die Capillartrübung ist homogen. Die Katheterspitze muß frei im Blutstrom liegen

In der Monographie von Bolt, Forssmann, Rink: „Selektive Lungenangiographie" heißt es: „Zur Funktionsanalyse der Lungenperipherie führt man den Katheter bis zur Subsegmentarterie vor und verfolgt den Kontrastmitteldurchgang in diesen kleinen Lungeneinheiten. *Meist* füllt dabei der Katheter das Lumen der Subsegmentarterie *fast* vollständig aus, so daß das Kontrastmittel die Lungenperipherie unverdünnt durchströmt."

Unverdünnt vermag aber das Kontrastmittel grundsätzlich ein Subsegmentgebiet nur nach *völligem* Verschluß einer Subsegmentarterie zu passieren. Im anderen Falle strömen je nach der verbleibenden Gefäßspalte Blut und Kontrastmittel gemischt in das endständige Stromgebiet. Zunächst sei bemerkt, daß bei letzterer Situation Blutdruck und Injektionsdruck in Konkurrenz treten. Bei völliger Obturation eines Subsegmentastes sind aber alleine der Injektionsdruck und die injizierte Kontrastmenge für die Durchströmung entscheidend.

Wir definieren deshalb: Ein Subsegmentangiogramm liegt dann vor, wenn die Kontrastdarstellung von einer subsegmentalen Arterie aus, aber bei freier Katheterlage unter Erhaltung der Blutströmung vorgenommen worden ist (s. Abb. 7). Die Durchströmung eines solch kleinen Lungenbezirkes erfolgt sehr rasch. Die Relation zwischen lokalem Blutvolumen und Kontrastmenge ist stets so hoch, daß eine intensive Kennzeichnung aller drei Füllungsphasen möglich ist. Die erforderlichen Mengen an Kontrastsubstanz liegen bei 4—6 ml, der Belichtungszeitpunkt etwa bei 1,5 sec nach Beginn der Kontrastinjektion.

Die Anwendung eines zu hohen Füllungsdruckes muß bereits hier tunlichst vermieden werden, um Zerreißungen kleinster Arterien und Capillaren zu vermeiden. Es genügt stets ein zügiges Injizieren.

Das Auftreten von Capillarschäden mit alveolärer Kontrastanfüllung macht die Beurteilung eines Subsegmentangiogrammes unmöglich, da sich in diesem

Falle die capilläre Trübung nicht mehr von der Füllung des Alveolarkomplexes abgrenzen läßt. Das Übertreten von Kontrastmittel in die Alveolen ist stets von starkem Hustenreiz begleitet und tut sich im Aushusten blutig tingierten Kontrastmittels kund.

Im Prinzip ähnelt das Subsegmentangiogramm dem Segmentangiogramm, welches ebenfalls alle drei Füllungsphasen enthält. Während bei letzterem aber die für die funktionelle Beurteilung entscheidende Capillarphase nicht immer sicher erfaßt werden kann, gelingt sie beim Subsegmentangiogramm eigentlich stets (man beachte Abb. 8).

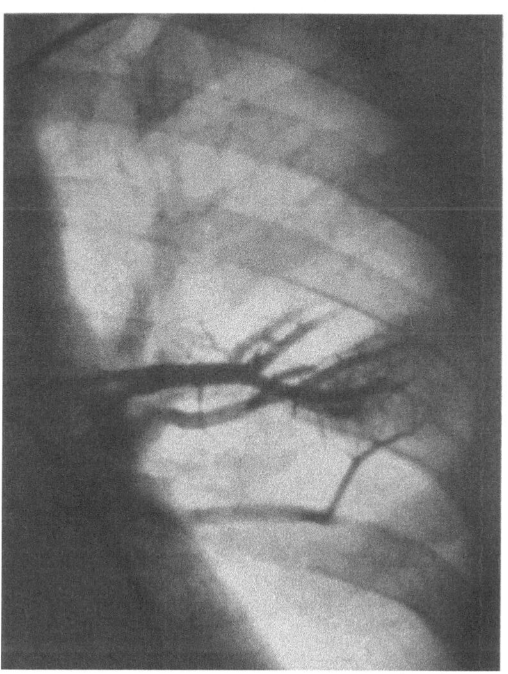

Abb. 8. Der Katheter ist in einen Subsegmentast des anterioren Oberlappensegments links vorgeschoben. Das Stromgebiet desselben stellt sich normal, mit eindrucksvoller Venenzeichnung dar. Auch hier liegt die Sonde frei im Blutstrom, eine kleine Kontrastmenge vermag teils rückläufig, teils in ein anderes Subsegment zu fließen. Besondere Beachtung verdient die Homogenität der Capillarphase

Blut und Kontrastmittel strömen bei der Subsegmentangiographie unter im wesentlichen physiologischen Bedingungen durch den verbleibenden arteriellen Zufluß und anschließend durch das Capillargebiet. Es muß aber dahingestellt bleiben, ob in diesem Falle, jedenfalls bei Patienten mit nur unwesentlich reduziertem Capillargebiet, lediglich die sog. Stromcapillaren (Jacoby, Krogh, Wearn) oder der gesamte Capillarkomplex durchflossen werden. Wir möchten eher annehmen, daß bei wenig erhöhtem Injektionsdruck und geringer Volumenerhöhung beim Gesunden kaum mehr als das Ruhecapillarsystem erfaßt wird. Rink hat das Ausbleiben einer capillären Füllungsphase beim Subsegmentangiogramm auf eine erhöhte Passagegeschwindigkeit des Blutes im Capillargebiet bei Reduktion des Capillarnetzes bezogen. Es erscheint uns aber fraglich, ob mäßigere Grade der Capillarobstruktion durch das Subsegmentangiogramm aus den oben angeführten Gründen bereits quantitativ erfaßt werden können.

Aus dem Capillargebiet entwickeln sich anschließend die venösen Abflüsse in ähnlicher Weise, wie wir das bei der Besprechung des Segmentangiogramms angedeutet haben. Insgesamt ist die Kennzeichnung jedoch stets wesentlich klarer, insbesondere tritt das venöse Abflußsystem oft eindrucksvoll hervor.

Beobachtet man eine Subsegmentfüllung (unserer Definition) unter dem Durchleuchtungsschirm, so erkennt man sehr rasch hintereinander die drei Füllungsphasen und ein *sofortiges, völliges* Leerfließen des gekennzeichneten subsegmentalen Stromgebietes. Nur bei unsachgemäßer Füllungstechnik mit Übertritt der Kontrastsubstanz in die Alveolen bleiben Kontrastreste längere Zeit nachweisbar.

3. Das terminale Lungenangiogramm

Wird der Herzkatheter bis zur totalen Obturation einer subsegmentalen Arterie vorgeschoben, so gewinnt man jene Stellung, in welcher der Pulmonal-Capillardruck gemessen werden kann. Die charakteristische PC-Druckkurve zeigt also mit Sicherheit an, daß kein Blutzufluß aus der arteriellen Seite mehr stattfindet.

Injiziert man in dieser Situation mit den schon besprochenen Vorsichtsmaßregeln etwa 3—5 ml eines Kontrastmittels höchster Qualität (Urografin 76%ig), so durchströmt dieses unverdünnt und die Blutsäule vor sich herschiebend den zugehörigen Subsegmentbereich. Es kommt stets zu einer vollkommenen Kennzeichnung der arteriellen Endstrombahn, des Capillargebietes und des zugehörigen venösen Abflusses.

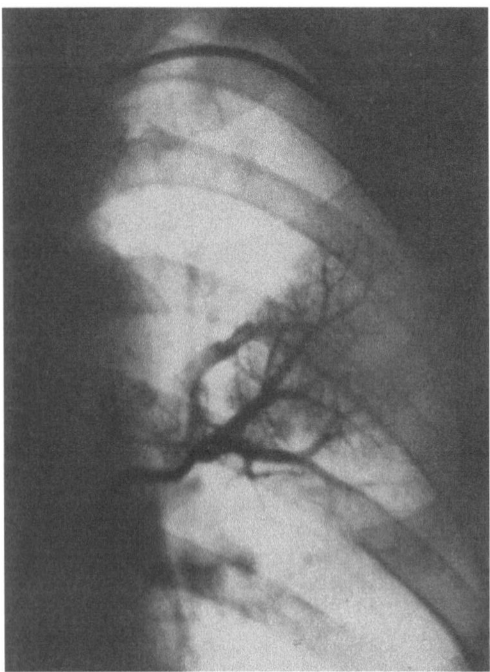

Abb. 9. Die Katheterspitze ist in einen Subsegmentast des anterioren Oberlappensegments eingeführt, dessen Lumen obturiert wird. Bei dieser Lage wurde Pulmonal-Capillardruck registriert. Man erkennt die in der sehr dichten Capillartrübung verschwimmenden arteriellen Endaufzweigungen. Die kleinsten Venenäste sind kaum auszumachen. Schließlich sammeln sich die Venen in zwei großen Stämmen. Die homogene Capillartrübung läßt auf eine einwandfreie Capillarstruktur schließen

Da diese Form der Angiographie einige noch zu besprechende, wichtige Besonderheiten aufweist, die nach unserer Kenntnis bisher noch nicht mitgeteilt worden sind, haben wir sie vom eigentlichen Subsegment angiogramm abgegrenzt und als *„terminale Angiographie"* bezeichnet.

Das bei der terminalen Lungenangiographie injizierte Kontrastmittelvolumen ist in der Regel größer als die unter Normalbedingungen durch das gleiche Gefäßgebiet in der Zeiteinheit fließende Blutmenge. Auch der Injektionsdruck an der Katheterspitze dürfte den normalen peripheren Arteriendruck übersteigen.

Man wird daraus folgern dürfen, daß bei der terminalen Angiographie eine vollständige Eröffnung des präcapillären und capillären Stromgebietes erfolgt, um die injizierte Kontrastmittelmenge passieren zu lassen. Ein solcher Mechanismus muß aber gefordert werden, wenn wir uns ein sicheres Bild von der Dichte der Capillarstruktur verschaffen wollen, da wir aus ihr die vorhandene Capillarfläche, bzw. eine Verkleinerung derselben erkennen wollen. Diese Sicherheit ist beim Subsegmentangiogramm nicht unbedingt gegeben.

Wenn man dies aber berücksichtigt, so ist nicht einzusehen, weshalb beim chronisch-substantiellen Lungenemphysem stets ein völliges Verschwinden der capillären Füllungsphase typisch sein soll, wie es RINK angegeben hat. Wir werden später noch eingehend auf dieses Problem zurückkommen.

Die Reduktion der Capillarstruktur ist unseres Erachtens beim chronisch-substantiellen Emphysem ein gradueller Vorgang. Je nach dem Verlust an Capillarbahnen, muß man, beim Postulat eines absolut kontrastgefüllten Capillargebietes, eine kontinuierliche Aufhellung und Auflösung der capillären Trübungsphase erkennen können, die schließlich bei schweren Graden im praktisch völligen Verlust des Capillarschleiers endet.

a) Das Phänomen des stehenden Angiogramms

Rink hat den Verlust der capillären Füllungsphase beim Emphysem durch eine erhöhte Geschwindigkeit des Blutflusses im reduzierten Capillargebiet zu erklären versucht. Man muß aber annehmen, daß die Passagegeschwindigkeit des Blutes in den Capillaren aus später zu besprechenden Gründen offenbar einem Grenzwert zustrebt. Insbesondere aber hat Rink offensichtlich ein wesentliches angiographisches Faktum nicht bemerkt, das des *stehenden Angiogramms.*

Wir werden in einem folgenden Kapitel noch eingehender auf dieses Phänomen eingehen müssen, weil es einige interessante pathophysiologische Schlüsse erlaubt. (Siehe angiographischer Nachweis des Cournand-Euler-Effekts.)

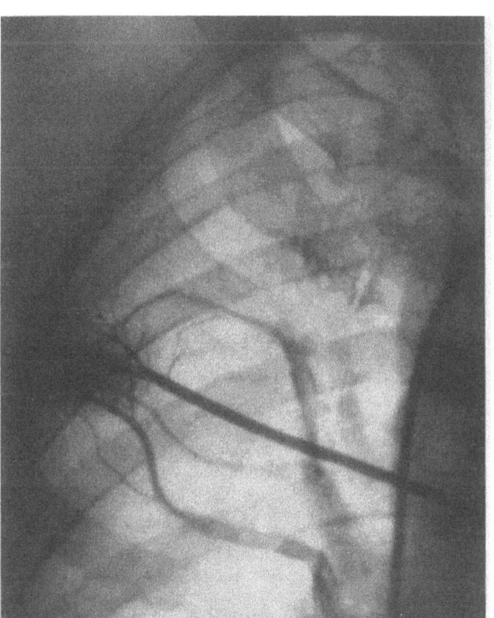

Abb. 10. Hier liegt die Herzsonde weit peripher in einem Subsegmentast der dritten Segmentarterie rechts. Typische PC-Stellung. Die arteriellen Endaufzweigungen sind oben noch differenzierbar, sie verlieren sich aber in der nach lateral homogen werdenden capillären Trübungsphase. Der venöse Abfluß geschieht über intralobuläre und intersegmentale Venen

Hier zunächst sei die wesentlichste Abgrenzung zum Subsegmentangiogramm, welches wir im vorangehenden Abschnitt besprochen haben, mitgeteilt.

Nach der Injektion der Kontrastsubstanz stellen sich beim terminalen Angiogramm sehr rasch hintereinander präcapilläre, capilläre und venöse Füllungsphase dar. Während beim Subsegmentangiogramm der Füllungskomplex sofort und quantitativ verschwindet, bleiben beim terminalen Angiogramm die arterielle und capilläre Phase *stehen.* Sie sind bei Durchleuchtung minutenlang praktisch unverändert sichtbar, wenn die Druckverhältnisse im Kathetersystem unverändert gelassen werden, was sich bei Anwendung eines Dreiwegehahnes leicht erreichen läßt. Lediglich die Venen werden von den Nachbarlobuli und Nachbarsegmenten her ihrer Kontrastsubstanz entblößt.

Beim terminalen Angiogramm bleibt also auch Kontrastmittel im Capillargebiet stehen und passiert es nicht nur mit erhöhter Geschwindigkeit, wie Rink angenommen hat. Der graduelle Rückgang einer capillären Füllungsphase muß deshalb beim terminalen Angiogramm wohl auf eine Reduktion des Capillargebietes selbst bezogen werden. Er kann nicht alleine die Funktion eines beschleunigten Capillardurchflusses sein.

Eine weitere, eingehende Erörterung sich aus dem Terminalangiogramm ergebender Folgerungen bringen die folgenden Kapitel.

Zunächst sollen hier noch die Normalstrukturen des terminalen Angiogramms beschrieben werden (s. Abb. 9 und 10).

VII. Einige theoretische Erwägungen und Folgerungen aus der capillären Blutpassage

1. Das Capillarblutvolumen

Nimmt man den mittleren Durchmesser einer einzelnen Capillare

mit 10 μ an,

die mittlere Länge einer Capillare bei 10 Capillarmaschen pro Alveole

mit 200 μ

und stellt man sich eine Capillare unter äußerster Vereinfachung als einen Hohlzylinder vor, so errechnet sich der Inhalt einer Capillare nach

$$r^2 \times 3{,}14 \times 200 = 15700{,}0\ \mu^3.$$

Unter der Annahme einer mittleren Anzahl blutgefüllter Capillaren (10/Alveole) betrüge dann der Blutinhalt einer Alveole in der Zeiteinheit Δt

$$157000{,}0\ \mu^3.$$

Legt man die von anatomischer Seite aus angegebene Gesamtzahl der Alveolen mit 300 Millionen fest, so ergibt sich ein ungefähres Capillarblutvolumen in der Zeiteinheit Δt von

$$47{,}1\ \mathrm{cm}^3.$$

Da die mittlere Capillardurchströmungszeit nach Roughton mit 0,7 sec angegeben wird, errechnet sich für 1 sec ein capilläres Durchströmungsvolumen von 67,3 cm^3.

Diese Zahl liegt in dem gleichen Bereich, den Roughton für das capilläre Blutvolumen angegeben hat.

Unter gleichbleibenden Voraussetzungen würde sich dann ein capilläres Passagevolumen/Minute von 4,04 Liter ergeben.

Diese Zahl für das capilläre Passagevolumen in einer Minute liegt durchaus innerhalb eines Bereiches, der als normales Herzminutenvolumen angesehen werden kann.

Stillschweigend wird selbstverständlich vorausgesetzt, daß innerhalb des Luftraumes der Alveolen normale alveoläre Gaskonzentrationen vorliegen.

Roughton hat angegeben, daß die kürzeste capilläre Passagezeit des Blutes = Kontaktzeit mit 0,35 sec angenommen werden muß. Bis zu diesem Grenzwert der Kontaktzeit gelingt praktisch immer eine noch normale O_2-Aufsättigung des Blutes, wenn normale Ventilationsverhältnisse vorliegen.

Unter Beibehaltung unserer oben angegebenen Voraussetzungen vermöchten bei Verkürzung der Zirkulationszeit des Blutes bis zum Grenzwert der Kontaktzeit von 0,35 sec

8,10 Liter/min,

also etwa das doppelte Ruhe-Herzminutenvolumen das Capillargebiet zu passieren.

Unsere bisherige Berechnung fußt weiterhin auf der Annahme, daß *alle* Alveolen in gleicher Weise durchblutet werden, zumal ja auch die Annahme Verzars, daß unter Ruhebedingungen nur $^2/_3$ bis $^3/_4$ aller Alveolen durchblutet würden, nicht unwidersprochen geblieben ist. Bartels und Rossier nehmen unter Arbeitsbedingungen eine Erweiterung der Arteriolen und Neueröffnung von Capillaren an.

Wenn man nun mit v. Hayek eine Maximalzahl von 20 Capillaren pro Alveole postuliert, so errechnet sich unter bleibenden Grundvoraussetzungen bei Δt ein Capillarblutvolumen von

$$94{,}2\ \text{cm}^3.$$

Bei normaler Kontaktzeit wäre dann ein Capillarminutenvolumen von

8,08 Liter

möglich.

Unter Beschleunigung des Blutumlaufes würde dann bei der Kontaktzeit von 0,35 sec ein Capillarblutvolumen pro Minute von

16,16 Liter

mit vollständiger O_2-Aufsättigung erreicht.

Unter absolut normalen Alveolarluftverhältnissen würde eine volle O_2-Aufsättigung noch möglich sein, wenn bei einer Kontaktzeit von 0,35 sec 16,16 Liter je Minute durch das völlig normale Capillargebiet strömen würden.

Daraus ergibt sich, daß unter Normalbedingungen zur Bewältigung eines etwa drei- bis vierfachen Ruhe-Herzminutenvolumens mit maximaler O_2-Aufsättigung die Eröffnung des Reservecapillargebietes und die Verkürzung der Kontaktzeit vollständig genügen würden.

Ein erhöhtes pulmonales Stromvolumen kann also, bei gleichbleibendem Druck, unter normalen Bedingungen, bis zum drei- bis vierfachen der Norm, mittels Eröffnung zusätzlicher Capillarstromgebiete und durch eine Beschleunigung des Blutumlaufes offensichtlich bewältigt werden.

Wir sind uns freilich bewußt, daß wir unter extremer Vereinfachung der Situation sicher einige zusätzliche, wesentliche Faktoren unberücksichtigt gelassen haben (Strömungswiderstand, elastisches Röhrensystem, Möglichkeit der Capillardilatation usw.).

Überraschenderweise gelangt man aber mit dieser einfachen volumetrischen Betrachtung an einen Grenzwert des Minutenvolumens, von welchem an zusätzliche hämodynamische Änderungen in Betracht gezogen werden müssen.

Riley u. Mitarb. sowie Cournand u. Mitarb. konnten bekanntlich nachweisen, daß beim Gesunden eine Steigerung des Herzminutenvolumens auf das drei- bis vierfache keine unmittelbaren Rückwirkungen auf die Druckverhältnisse im kleinen Kreislauf zeitigt.

Wir möchten dies erklären, indem wir annehmen, daß eben bis zu diesem Bereich die einfachen, oben angedeuteten mechanischen Regulationsmechanismen, Eröffnung der Reservecapillaren und Beschleunigung des Blutumlaufs, die Bedürfnisse des Organismus hinsichtlich der O_2-Versorgung voll zu erfüllen vermögen.

Die obengenannten Autoren konnten weiterhin zeigen, daß bei stärkerer Steigerung des Herzminutenvolumens stets eine Druckerhöhung im kleinen Kreislauf erfolgt. Diese Druckerhöhung kann aber nur so interpretiert werden, daß sie die vis à tergo für die Beförderung eines Minutenvolumens darstellt, welches mehr als drei- bis viermal höher liegt, als das Ruheminutenvolumen.

Ein solches höheres Herzminutenvolumen kann aber offenbar unter den angegebenen Umständen den kleinen Kreislauf nur passieren, wenn

> eine weitere Verkürzung der Kontaktzeit (unter 0,35 sec) in Kauf genommen wird oder wenn eventuell Überlaufventile geöffnet werden, die einen unverzüglichen Abstrom des zu hohen Blutvolumens auf die venöse Seite gestatten.

a) Der Grenzwert der capillären Durchflußmenge

Wir haben im Kapitel III die Anschauungen über die barorezeptive Steuerung des kleinen Kreislaufs bereits dargelegt, wie sie von EULER und LILJESTRAND, COURNAND u. Mitarb. experimentell erarbeitet werden konnten. KNIPPING, BOLT, VALENTIN, VENRATH haben den Mechanismus dieses sog. Cournand-Euler-Effektes erklärt, indem sie annehmen, daß jeweils beim Auftreten einer O_2-Untersättigung in den *Venolen* eine reflektorische Engstellung der präcapillären Gefäßabschnitte erfolge.

Wenn aber der Cournand-Euler-Effekt reell ist, und wir zweifeln nicht daran (eigener experimenteller Nachweis siehe später), dann muß konsequent gefolgert werden, daß eine weitere Erhöhung des Herzminutenvolumens mit Verkürzung der capillären Kontaktzeit unter 0,35 sec schlechterdings unmöglich ist.

Jede weitere Beschleunigung der Capillarpassage muß dann zwangsläufig zur O_2-Untersättigung in den Venolen führen und eine reflektorische präcapilläre Gefäßkontraktion auslösen, die ihrerseits wiederum das Capillarblutvolumen auf jenes Maß eindämmt, welches bei kürzestmöglicher Kontaktzeit eine volle O_2-Sättigung garantiert.

Es ist vorstellbar, daß diese reflektorische Engstellung der Arteriolen und kleinen Arterien überhaupt erst die Drucksteigerung im kleinen Kreislauf auslöst.

Außerdem schiene es uns denkbar unökonomisch, wenn der Organismus den hämodynamisch beschwerlichen Capillarweg beschritte, um schließlich doch eine herabgesetzte O_2-Sättigung im Großkreislauf in Kauf zu nehmen, obgleich andere anatomisch vorgebildete und leichtere Stromwege vorhanden sind.

Bei einer solchen Betrachtung gewinnt der Cournand-Euler-Effekt die weitreichende Bedeutung eines Ökonomiefaktors der capillären Durchströmung.

b) Die arterio-venöse Anastomosen der Lunge als Überströmventile

Es erscheint uns vielmehr folgerichtiger anzunehmen, daß nach Erreichen eines durch den Cournand-Euler-Effekt gegebenen alveolär-capillären Grenzvolumens, unter gleichzeitiger Druckerhöhung im kleinen Kreislauf, die in Unzahl anatomisch vorgebildeten arterio-venösen Anastomosen für den Abfluß des zu hohen Herzminutenvolumens sukzessive benutzt werden.

Daraus resultiert für den Großkreislauf dann freilich eine venöse Zumischung, die als leistungsbedingtes O_2-Defizit in Erscheinung tritt. Ein solches wäre dann aber zunächst nicht Ausdruck mangelhafter alveolärer Sauerstoffsättigung, sondern eine Funktion des Grades der kurzgeschlossenen Blutmenge.

Unsere hier gegebene Theorie enthält allerdings latent die Forderung, daß bei einer mittleren normalen Alveolarstruktur überhaupt nur eine „Grenzleistung" für die volle O_2-Aufsättigung des Blutes möglich ist. Diese läge etwa bei dem drei- bis vierfachen Ruheminutenvolumen.

Da jedoch unter besonderen Forderungen höhere Minutenvolumina mit Sicherheit über längere Zeit aufgebracht werden können (Sportler, Schwerarbeiter usw.) wird man annehmen müssen, daß unter bestimmten Umständen ein höheres capilläres Stromvolumen mit voller O_2-Sättigung erzielt werden kann. Wir denken zur Erklärung hierbei z. B. an eine verstärkte alveoläre Capillarisierung als Trainingseffekt. Auch die Capillarweite und damit die Vergrößerung der Kontaktfläche erscheint von Bedeutung, obgleich uns nicht erkennbar ist, inwieweit die Capillaren selbst, denen es ja an contractilen Elementen mangelt, einem solchen Dilatationsvorgang unterliegen können. Wir halten es eher für denkbar, daß die Capillarweite eine Funktion des von den Arteriolen zugelassenen Stromvolumens darstellt, womit sie sich wiederum in den Regulationsmechanismus des Cournand-Euler-Effektes einordnen würde.

Im übrigen vermag der Organismus für einige Zeit, unter Leistungsbedingungen, ein Sauerstoffdefizit einzugehen, das in der Erholungsphase zum Ausgleich gebracht wird. Zuletzt aber bleibt noch die schon früher erörterte Deutungsmöglichkeit eines aktiv gesteuerten oder gerichtet-verstärkten O_2-Transportes aus der Alveole in das Capillarlumen. Vielleicht kommt in diesem Zusammenhang dem sog. Alveolarepithel doch eine gewisse Bedeutung zu.

2. Experimenteller Nachweis des Cournand-Euler-Effektes und arteriovenöser Anastomosen im terminalen Lungenangiogramm

Wenn unsere obigen theoretischen Erörterungen in der Näherung richtig sein sollen, dann müssen folgende Möglichkeiten bestehen:

A. Der Cournand-Euler-Effekt muß angiographisch unter bestimmten Voraussetzungen faßbar sein.

B. Bei exzessiver Verminderung der capillären Strombahn (z. B. beim chronisch-substantiellen Lungenemphysem) muß von einem bestimmten Grade an der arterio-venöse Kurzschluß angiographisch sichtbar gemacht werden können, wenn die Anastomosen im Auflösungsbereich der Lungenangiographie liegen.

C. Die arterio-venösen Kurzschlüsse müßten an Zahl in dem Maße vermehrt gefunden werden können, in welchem die Capillarstruktur vermindert erscheint.

Der angiographische Nachweis des Cournand-Euler-Effektes im terminalen Lungenangiogramm

Versuchsanordnung

Einführung der Herzsonde in eine Subsegmentarterie bis zur völligen Obturation derselben und sicherer Messung des PC-Druckes. Anschluß des Katheters an ein Mehrwege-System.

Injektion von 4 ml Urografin 76%ig unter den früher angegebenen Kautelen. Sofortige Sperrung jeglichen Zu- und Abflusses nach der Injektion.

1. Röntgenaufnahme 1,5 sec nach Injektionsbeginn,
2. Röntgenaufnahme 1 min nach der 1. Aufnahme ohne jegliche Veränderung am Kathetersystem. Nach einer weiteren Minute nochmalige Injektion von 3 ml Urografin 76%ig in gleicher Weise wie vorher.
3. Röntgenaufnahme 1,5 sec nach Beginn der 2. Injektion.
4. Röntgenaufnahme 1 min später ohne jegliche Veränderung der Kathetersituation.

Strukturanalyse der Röntgenaufnahmen (Abb. 11—14)

Abb. 11. Der Herzkatheter ist in einen Subsegmentast des anterioren Oberlappensegments rechts vorgeschoben. Mehrere größere arterielle Verzweigungen sind einwandfrei erkennbar. Sie lösen sich rasch in eine inhomogene, teils sehr geringe capilläre Trübung auf, aus der sich mehrere kleine, deutlich aber zwei kräftige interlobuläre Venen entwickeln, die sich hiluswärts zu einem Stamm von etwa 8 mm Breite vereinigen.

Der Durchmesser des arteriellen Subsegmentstammes liegt um 2,3 mm, der des ersten nach oben gehenden Astes um 1,7 mm.

Besonders auffällig ist ein etwa 5 mm distal der Katheterspitze rechtwinkelig nach caudal abgehendes, kräftig kontrastgefülltes Gefäß, welches sich offensichtlich mit einem Kontraststreifen unmittelbar in die basal gelegene interlobuläre

Vene fortsetzt. Es handelt sich bei diesem Gefäß um eine direkte arterio-venöse Verbindung.

Abb. 12. Die Katheterlage ist unverändert, es ist keinerlei Nachinjektion oder Druckveränderung erfolgt. Eine Minute nach der 1. Aufnahme bemerkt man also zunächst noch das periphere arterielle Füllungsbild, zusammen mit der capillären Trübung, deren Inhomogenität besonders deutlich wird.

Insgesamt erscheint das Bild weniger schattendicht als Abb. 11. Dies hat seinen Grund einmal im Fehlen venöser Abflußbahnen, die von den Nachbarlobuli her völlig leer gespült sind.

Zum zweiten aber bemerkt man eine ganz eindrucksvolle Engerstellung aller Arterien, so daß an den gleichen Stellen wie vorher (Abb. 11) nur noch 1,5 mm

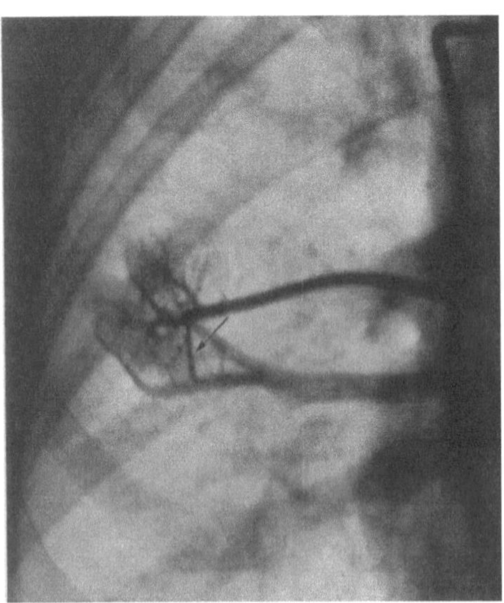

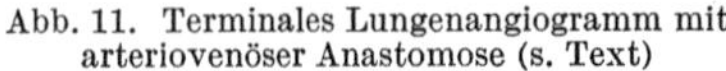

Abb. 11. Terminales Lungenangiogramm mit arteriovenöser Anastomose (s. Text)

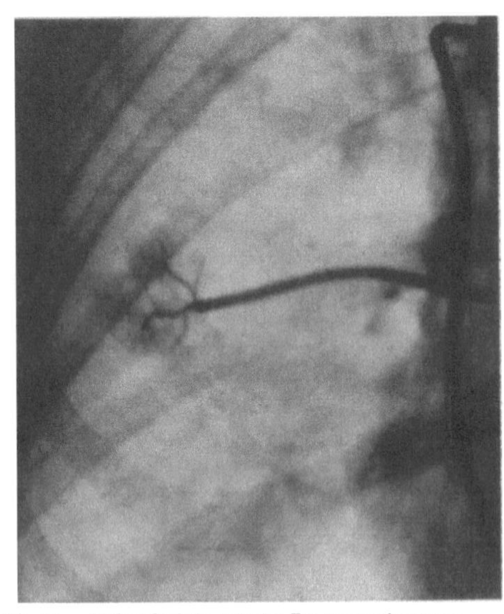

Abb. 12. „Stehendes" terminales Lungenangiogramm (s. Text)

bzw. 1,0 mm Durchmesser bestimmt werden können. Des weiteren fehlt jenes Gefäß, das wir zuvor als arterio-venöse Kurzschlußverbindung gedeutet haben, vollständig. Statt dessen kommt ein dünner arterieller Ast der zuvor teils überdeckt war, besser zu Gesicht.

Abb. 13. Unveränderte Kathetersituation. In die eingeengte und schon maximal gefüllte Strombahn werden vorsichtig nochmals 3 ml Urografin 76%ig eingegeben. Diese Aufnahme erfolgte 1,5 sec nach der Injektion. Man erkennt jetzt wieder, aber wesentlich schwächer, den venösen Abfluß wie auf Abb. 11.

Es ist aber im gesamten Subsegmentbereich nunmehr eine intensive, wolkigstrukturierte Verschattung eingetreten, die dem Übergang des Kontrastmittels in die Alveolen entspricht. Der Patient hatte Hustenreiz.

Abb. 14. Unter unveränderten Vorbedingungen wurde diese Aufnahme 1 min nach der Belichtung von Abb. 13 angefertigt. Man bemerkt, daß die Venen erneut leergelaufen sind. Im übrigen besteht die Alveolarfüllung in unveränderter Weise.

Nach dem Zurückziehen des Katheters unter fortwährender Durchleuchtung ließ sich der intensive Kontrastschatten der Alveolarfüllung noch über längere Zeit verfolgen. Er resorbierte sich zögernd vom Rande her.

Abb. 11 entspricht zunächst einem typischen terminalen Lungenangiogramm mit zwei Besonderheiten. Einmal ist die capilläre Phase weniger intensiv als auf den früher als normal demonstrierten Bildern. Dies entspricht, wie wir später noch erläutern werden, dem Befund bei einem mittelgradigen chronisch-substantiellen Lungenemphysem. Zweitens ist mit großer Wahrscheinlichkeit eine arterio-venöse Kurzschlußverbindung zur Darstellung gekommen, deren Durchmesser mit 1,2 mm ausgemessen wird.

Abb. 12 ist das entscheidende Bild dieser Serie. Es demonstriert zunächst eindrucksvoll das von uns früher schon angedeutete *Phänomen des stehenden Angiogramms.*

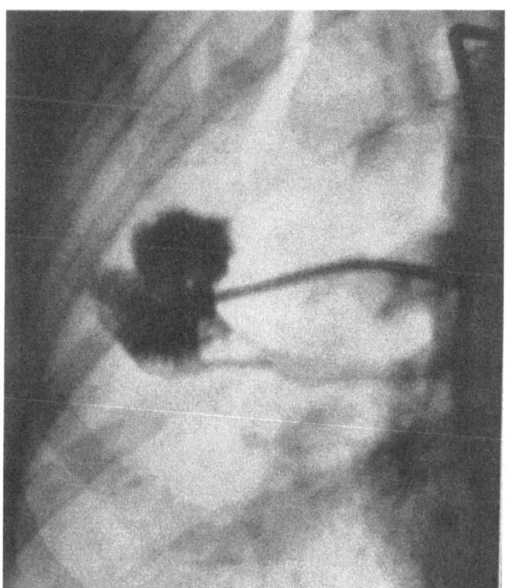

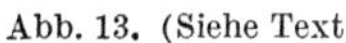

Abb. 13. (Siehe Text)

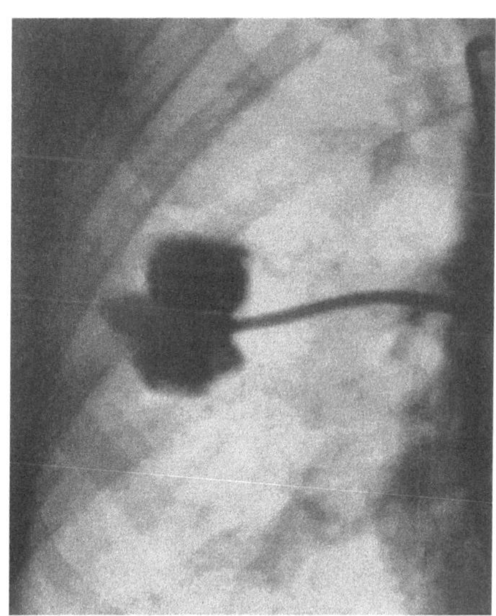

Abb. 14. (Siehe Text)

Die venöse Kennzeichnung fehlt verständlicherweise, weil das Venensystem von den benachbarten Lobuli ebenfalls Zuflüsse erhält, so daß das Kontrastmittel abtransportiert wird. Zugleich ist aber auch die arterio-venöse Kurzschlußverbindung leergelaufen.

Unverkennbar ist aber insbesondere die *Engstellung* aller Arterien unter Erhaltung der Capillartrübung. Wir vermögen diesen Vorgang nur als unmittelbare und direkte Sichtbarmachung des Cournand-Euler-Effektes zu werten.

Das Kontrastmittel schiebt die Blutsäule der Subsegmentgefäße vor sich her, eröffnet infolge seines höheren Volumens und wohl auch mit erhöhtem Druck alle vorhandenen Capillaren. Mit Erreichen der Venolen ist der O_2-Gehalt des Gefäßinhaltes praktisch extrem abgesunken und es kommt prompt über die Cournand-Eulersche Regulation zu einer exzessiven Kontraktion des präcapillären Arteriengebietes. Mit dieser Kontraktion wird noch ein Teil des Kontrastmittels venenwärts ausgepreßt, so daß die Kontrastintensität insgesamt abgenommen hat.

Spritzt man nun in dieses bereits maximal gefüllte Gefäßgebiet (bei gleichfalls wahrscheinlich kontrahierten Venolen — Knipping, Bolt, Valentin, Venrath) auch unter angemessener Vorsicht Kontrastmittel nach, so vermag zwar ein geringer Teil der Gesamtfüllung über die Venen abzufließen (siehe schwächere Venenfüllung bei Abb. 13), es entsteht jedoch dann ein Gefäßinnendruck, dem die Capillarmembranen nicht mehr standhalten können. Das Kontrastmittel tritt in die Alveolarlichtungen über (Abb. 13).

Abb. 14 soll lediglich noch demonstrieren, daß die venöse Füllung erneut vollständig abfließt. Die Alveolarfüllung bleibt lange Zeit erhalten. Es muß in diesem Zusammenhang dringlich darauf hingewiesen werden, daß eine Alveolarfüllung ansonsten tunlichst vermieden werden muß. Dies ist notwendig aus Gründen möglicher Capillarschäden und vor allem, weil alsdann eine einwandfreie Beurteilung des terminalen Lungenangiogramms völlig unmöglich ist. Eine solche Beurteilung ist aber unerläßlich für die Bestimmung der absoluten Dichte des Capillarnetzes und damit der Größe der vorliegenden Capillarfläche. Es erhellt daraus schon, daß dem terminalen Angiogramm in der qualitativen und quantitativen Diagnostik aller Erkrankungen, die mit einer Destruktion des capillären Stromgebietes einhergehen, ganz besondere Bedeutung zukommen muß.

Bevor wir uns der für die Lungenchirurgie funktionell wichtigsten Begleiterkrankung, dem chronisch-substantiellen Lungenemphysem zuwenden, seien einige weitere theoretische Betrachtungen eingefügt, deren Folgerungen schließlich auf der experimentellen Grundlage der peripheren Lungenangiographie geprüft werden sollen.

3. Theoretische Betrachtungen bei Obstruktion oder operativer Verkleinerung der capillären Strombahn

Wenn die gleichen Voraussetzungen beibehalten werden wie unter 1. und man postuliert im Sinne eines leichteren chronisch-substantiellen Lungenemphysems den Untergang jedes zweiten Alveolarseptums, dann muß nach unseren früheren Überlegungen bereits der gesamte Capillarquerschnitt zur Bewältigung des normalen Herzminutenvolumens bei einer capillären Kontaktzeit von 0,7 sec herangezogen werden.

Dieser Einengung des capillären Strombahnquerschnittes auf die Hälfte entspräche etwa auch die Situation nach einer Pneumonektomie, wobei allerdings die Restlunge ein völlig normales Lungenparenchym aufweisen müßte. Allerdings bliebe

beim geringen substantiellen Lungenemphysem und
nach Pneumonektomie bei gesunder Restlunge

immer noch eine Leistungsreserve übrig, die sich in der maximalen Verkürzung der Kontaktzeit auf 0,35 sec ausdrücken läßt.

Die erreichbare Leistungsgrenze bis zum Eintreten einer pulmonalen Hypertension, bzw. bis zum arterio-venösen Kurzschluß mit den Folgen der peripheren arteriellen O_2-Untersättigung, läge hier etwa bei 8,1 Liter, bzw. etwa bei einer Verdoppelung des Herzminutenvolumens.

Aus der obigen Betrachtung ergibt sich aber sofort, daß eine Pneumonektomie, wenn sie trotz eines in der beschriebenen Form bestehenden chronisch-substantiellen Lungenemphysems erfolgt, alle funktionellen Reserven des kleinen Kreislaufs bereits aufzehrt. Wenn wir beim obigen Beispiel bleiben, also Reduktion des Alveolarsystems durch Verlust jedes 2. Alveolarseptums und zusätzliche Pneumonektomie, so vermag das Ruheminutenvolumen von 4,04 Litern nur noch bei einer Verkürzung der Kontaktzeit auf 0,35 sec durchgeschleust und voll O_2 gesättigt zu werden.

In diesen Fällen werden wohl unter Ruhebedingungen sogar noch normale Drucke im kleinen Kreislauf registriert. Solche Kranke leben aber mit jeder kleinen Tätigkeit jenseits ihrer pulmonal-capillären Leistungsgrenze. Die konsekutive Drucksteigerung im kleinen Kreislauf zieht mit Sicherheit ein Cor pulmonale chronicum mit seinen Eventualfolgen nach sich. Der zwangsläufige arterio-venöse Kurzschluß in den Lungen bringt eine ständige, leistungsbedingte O_2-Untersättigung in der arteriellen Peripherie. Das Cor pulmonale chronicum und der arterio-venöse Kurzschluß entstehen also in diesem Falle nur unter Leistungsbedingungen.

Das rechnerische Beispiel der Situation bei vermindertem capillären Querschnitt läßt sich natürlich noch dahingehend variieren, daß man annehmen kann, die capilläre Strombahn sei infolge eines chronisch-substantiellen Lungenemphysems auf $^1/_4$ ihres Normbetrages reduziert, wobei man rein morphologisch zweifelsohne bereits ein schweres Emphysem anzunehmen hätte.

Selbst bei dieser Annahme würde sich das Ruheminutenvolumen von 4,04 Liter mit einer Capillar-Kontaktzeit von 0,35 sec noch *ohne pulmonale Druckerhöhung* durch den reduzierten Capillarquerschnitt pressen lassen. Aber jede Leistung und jede Lungenresektion würden mit Sicherheit in das Stadium der pulmonalen Hypertension führen, so daß gefolgert werden muß:

A. Solche Patienten haben bereits ein latentes Cor pulmonale chronicum, da sie ja einen großen Teil ihres Daseins mit körperlichen Leistungen verbinden müssen, die eine pulmonale Hypertension nach sich ziehen. In der Regel scheint dieser Grad der Einengung des Capillarquerschnittes noch eben kompensierbar zu sein.

B. Jeder operative, resezierende Eingriff an den Lungen zwingt in dieser Situation zur klinischen Manifestation des Cor pulmonale und damit zur ständigen pulmonalen Hypertonie. Unter ungünstigen Bedingungen kann es zum akuten postoperativen Rechtsherzversagen kommen.

C. Die Reduktion der Capillarstruktur muß so erheblich sein, daß sie im terminalen Angiogramm besonders augenfällig wird.

D. Beim terminalen Lungenangiogramm wird gewöhnlich unter leicht erhöhtem Druck ein größeres Kontrastvolumen in den Subsegmentbezirk eingeführt, als das normale Stromvolumen ausmacht. Somit wird das momentane Fassungsvermögen, ähnlich wie unter Leistungsbedingungen, überschritten und es öffnen sich arterio-venöse Anastomosen, die eventuell angiographisch erfaßt werden können, wenn sie im Darstellungsbereich der Angiographie liegen.

Wir möchten hier bereits betonen, daß dieses Zustandsbild des in Ruhe gerade noch kompensierten chronisch-substantiellen Lungenemphysems ohne Druckerhöhung im kleinen Kreislauf sehr scharf umrissen ist. Wir möchten es in der nachfolgend erörterten Stadieneinteilung nach ROSSIER der Gruppe III zuordnen.

VIII. Das Lungenemphysem und seine Bedeutung in der Lungenchirurgie

Wenn wir hier von Lungenemphysem sprechen, so meinen wir pathologisch-anatomisch jene Formen desselben, die mit einer Destruktion der Alveolarsepten, also mit einem Verlust an Capillarbahnen einhergehen.

In letzter Zeit ist mehrfach auf die Bedeutung des Lungenemphysems für die Chirurgie überhaupt (KNIPPING, FRANKE, ROSSIER), besonders aber für die Chirurgie im Alter hingewiesen worden.

Von überragender, oft sogar entscheidender Bedeutung wird schließlich das destruierende Lungenemphysem in der Lungenchirurgie.

Wir haben eingangs schon ausgeführt, daß das zahlenmäßig erschreckend angestiegene Bronchialcarcinom gebieterisch radikale operative Lösungen verlange. Leider aber gehören die Träger bronchialer Neoplasmen in ihrer Mehrzahl jenen Altersgruppen an, in denen das Lungenemphysem der destruierenden Form eine wesentliche Rolle spielt.

Kaum bei kindlichen Lungenerkrankungen, nur selten bei entzündlichen Lungenaffektionen der Altersklassen unter 45 Jahren (Bronchiektasen, Lungenabscesse, chronische Pneumonien, Tuberkulosen u. a.), aber mit einem sehr hohen Anteil ist das Lungenemphysem jene Begleitkrankheit des Bronchialcarcinoms in der „gesunden" Lunge, die zur funktionellen Betrachtungsweise nötigt, wenn man nicht unter Vernachlässigung dieses Faktors außerordentliche Rückschläge mit hoher Früh- und Spätmortalität erleben will.

Wir haben anfangs mitgeteilt, daß nach unseren Untersuchungen von 48 Todesfällen nach Lungenresektionen 24mal eine Rechtsinsuffizienz bzw. ein akutes Versagen des rechten Herzens als Todesursache angenommen werden mußte.

Wenn wir heute ein funktionell durchuntersuchtes Krankenmaterial mit Bronchialcarcinomen betrachten, so ergibt sich ein wesentlich anderes Bild. Wir verweisen für die Gesamtübersicht auf das nachstehende Schema:

Insgesamt funktionell untersucht (Patienten mit Bronchial-Carcinom)	93
davon operativ behandelt	54
von diesen reseziert	33

Gesamtzahl	Pneumonektomie	Lobektomie + Segment-Resektion	Probethorakotomie
54	19 zwei postoperative Todesfälle an Rechtsversagen	14	21 ein Todesfall, Herzstillstand nach Narkoseeinleitung

Es ist die immerhin erfreuliche Tatsache zu verzeichnen, daß von all jenen Kranken, die wegen eines Bronchialcarcinoms operiert wurden, nur drei während oder nach der Operation verstorben sind.

Ein Patient von diesen kam bereits während der Narkoseeinleitung an einem hypoxischen Herzstillstand ad finem. Die beiden anderen Todesfälle ereigneten sich jeweils im Anschluß an eine Pneumonektomie. Sowohl klinisch als auch pathologisch-anatomisch ergab sich bei ihnen als Todesursache ein einwandfreies subakutes Versagen des rechten Herzens.

Es kann kein Zweifel sein, daß wir selbst uns in der präoperativen Funktionsbeurteilung dieser beiden Patienten geirrt hatten. In beiden Fällen haben wir ein sehr erhebliches chronisch-substantielles Lungenemphysem nicht festgestellt.

Der Grund hierfür ist in der Tatsache zu suchen, daß wir es versäumt hatten, zureichende periphere Lungenangiogramme anzufertigen. Vielmehr hatten wir hier unsere funktionellen Schlüsse aus der Druckmessung, welche jeweils normale Verhältnisse ergab, und aus Angiogrammen zentraler Strombahnabschnitte des kleinen Kreislaufs gezogen.

Andere Faktoren, die das Capillargebiet der Lungen zu schädigen vermögen, treten gegenüber dem Emphysem weit in den Hintergrund (Tuberkulose, Silikose, Pulmonalsklerose u. a.). Dies schließt freilich nicht aus, daß unter Umständen auch eine Tuberkulose mit einem funktionell zusätzlich wichtigen Lungenemphysem vergesellschaftet sein kann.

Ungleich am wichtigsten, haben wir hier das Lungenemphysem herausgegriffen, weil dieses im wesentlichen die funktionelle Gesamtsituation des kleinen Kreislaufs, des rechten Herzens und natürlich auch der Ventilation bestimmt.

Von amerikanischer Seite wird das Lungenemphysem einfach in eine „obstruktive Form" und eine „nichtobstruktive Form" unterteilt. Dies hat den Vorteil, daß mit der ersten Gruppe sogleich alle jenen Formen erfaßt werden, die infolge der Obstruktion eine funktionelle Beeinträchtigung erwarten lassen.

1. Der Formenkreis des Lungenemphysems

Rossier hat die Einteilung europäischer Pathologen vorgezogen (Hueck, Loeschke) und die nachfolgenden Gruppen unterschieden:

a) Das substantielle universelle oder chronisch-idiopathische Emphysem

Hier handelt es sich um die im deutschen Schrifttum als chronisch-substantielles Emphysem bezeichnete Affektion. Sie bezeichnet eine Lungenerkrankung, bei der es in einem chronisch progredienten Verlauf zu einer Verminderung des Bindegewebsskelets der Lunge kommt. Unter Atrophie und Ruptur der Alveolarsepten konfluieren die Alveolen.

Die Erkrankung hat meist eine Entwicklung von Jahren oder Jahrzehnten. Letzthin sind auch subakut oder akut verlaufende Formen beschrieben worden. Über die Genese des Degenerationsvorganges an den Alveolarsepten herrscht bislang keine Einigkeit.

Selbstverständlich führt das chronisch-substantielle Lungenemphysem unter Vernichtung von Alveolarsepten zu einer Querschnittsverminderung des Capillargebietes, eventuell auch der präcapillären und postcapillären Strombahn, soweit sie die Präcapillaren und Postcapillaren selbst betrifft, die in den Septa intersaccularia verlaufen.

Der Grad der Querschnittsverminderung der capillären Lungenstrombahn ist direkt proportional dem Verlust an Alveolarsepten und damit auch direkt proportional der Einengung des pulmonalen Leistungsvermögens.

Das chronisch-substantielle Lungenemphysem ist die am häufigsten vorkommende und funktionell entscheidende Form der Emphysemerkrankungen.

b) Das Dehnungsemphysem

Das Dehnungsemphysem (Volumen pulmonum auctum) ist bei chronischem Verlauf (Asthma bronchiale) von einer Atrophie der Alveolarwände begleitet. Im akuten Zustand findet sich zunächst nur eine Überdehnung des Alveolarsystems ohne Zerstörung der Alveolarwände.

c) Das kompensatorische Emphysem

Hier handelt es sich um eine echte Dilatation gesunden Lungengewebes (z. B. nach Lungenresektionen). Bei jugendlichen Individuen scheint die Entwicklung einer echten Hypertrophie des Lungengewebes aus dem kompensatorischen Emphysem möglich.

d) Das senile Emphysem

Dieses ist der Ausdruck involutiver Vorgänge am Lungenparenchym, die sich besonders am Lungenmantel abspielen und wohl auch zu teilweiser Destruktion von Alveolarwandsubstanz führen können.

2. Die Stadieneinteilung des chronisch-substantiellen Lungenemphysems

ROSSIER hat zur Erleichterung der Differenzierung eine Einteilung des chronisch-substantiellen Emphysems (obstruktive Form) in fünf Gruppen vorgeschlagen und dabei das Stadium III als einen End- bzw. Wendepunkt in funktioneller Hinsicht bezeichnet.

In diesem Stadium sind alle funktionellen Ausgleichs- und Reservemechanismen erschöpft, so daß es einmal anschließend zur respiratorischen Dekompensation (ROSSIER) und zweitens hämodynamisch zur manifesten Drucksteigerung im kleinen Kreislauf unter Ruhebedingungen kommt. Das Stadium III wird hämodynamisch etwa durch die unter VII/3 dargelegten theoretischen Erörterungen charakterisiert.

Betrachtet man dieses Stadium III vom Standpunkt der selektiven Lungenangiographie aus, so darf ein weitgehender Verlust der capillären Füllungsphase und eventuell eine Darstellung arterio-venöser Kurzschlußbahnen angenommen werden.

Es kann deshalb hier bereits folgendes festgestellt werden: Die Ermittlung eines normalen Druckes in der Arteria pulmonalis und im rechten Ventrikel sowie der angiographische Befund fast völligen Verlustes der Capillartrübung im terminalen Lungenangiogramm, eventuell kombiniert mit einem noch geringfügigen Abfall der peripheren arteriellen O_2-Sättigung, charakterisieren das Bild eines chronisch substantiellen Lungenemphysems im Stadium III. Das rechte Herz unterliegt bei körperlichen Leistungen mit großer Sicherheit bereits einer erhöhten Druckbelastung, so daß ein latentes Cor pulmonale chronicum angenommen werden muß.

In dieser Situation dürfte die Grenze der Operationsfähigkeit im lungenchirurgischen Sinne erreicht sein und es können höchstens noch Eingriffe erwogen werden, welche ausschließlich bereits zerstörtes oder funktionsloses Lungengewebe entfernen. Denkbar wären z. B. noch Segmentresektionen bei umschriebener tuberkulöser Kaverne oder bei einem kleinen Lungenabsceß. Eventuell wird man auch einen total-atelektatischen Lungenlappen noch resezieren dürfen. Erlaubt freilich wären weiterhin noch alle Eingriffe, von denen zu hoffen steht, daß sie die Lungenfunktion verbessern werden, z. B. Dekortikationen oder die Entfaltung einer verschwarteten Kollapslunge.

ROSSIER und auch COURNAND geben bei diesem „Grenzstadium" des chronisch-substantiellen Lungenemphysems bereits eine meßbare, wenn auch geringe O_2-Untersättigung des peripheren arteriellen Großkreislaufes an, die nach unseren theoretischen Erörterungen im Kapitel VII eigentlich noch nicht zu erwarten wäre.

Wir haben jedoch dort bewußt das Problem der alveolären Gasspannungen außer acht gelassen. Berücksichtigt man, daß im Stadium III des chronisch-substantiellen Lungenemphysems eine globale oder auch nur regionale alveoläre Hypoxie auf dem Boden verschlechterter Ventilationsbedingungen besteht (ROSSIER), so muß man eine über den Cournand-Euler-Effekt eintretende Kontraktion präcapillärer Gefäßgebiete und eventuell einen nachweisbaren arterio-venösen Kurzschluß annehmen.

Wir haben oben schon dargelegt, daß unserer Meinung nach die Verminderung der Sauerstoffsättigung im arteriellen Großkreislauf dann Ausdruck der kurzgeschlossenen Blutmenge ist. Wir verweisen bezüglich der arterio-venösen Anastomosen auf die nachfolgenden Abbildungen terminaler Angiogramme, die dem Stadium III des chronisch-substantiellen Lungenemphysems zugeordnet sind.

Im einzelnen hat ROSSIER die Stadien des chronisch-substantiellen Emphysems folgendermaßen charakterisiert:

Stadium I:

Thorax noch relativ gut beweglich. Atemgrenzwert eindeutig größer als die Hälfte des Sollwertes. Arterielle Blutgase normal. Gute Anpassungsfähigkeit an leichte bis mittelschwere körperliche Arbeit.

Stadium II:

Atmung unökonomischer. Atemgrenzwert ebenfalls noch über der Hälfte des Sollwertes. Ungleichmäßige Belüftung mit Partialinsuffizienz und arterieller Hypoxie.

Stadium III:

Zunehmende Starre des Thorax. Atemgrenzwert merklich kleiner. Anstrengungsdyspnoe. Reduzierte Anpassungsfähigkeit an körperliche Arbeit. Hohe Residualluftwerte. Die alveoläre Ventilation wird mit großem Aufwand an Atemarbeit eben noch genügend aufrecht erhalten. Deutlichere arterielle Hypoxie. Noch keine Erhöhung der Drucke und des Widerstandes im kleinen Kreislauf.

Stadium IV:

Respiratorische Dekompensation. Alveoläre Hypoventilation, Globalinsuffizienz mit arterieller Hypoxämie und Hyperkapnie. Nur noch geringe körperliche Leistungsfähigkeit. Pulmonale Hypertension mit Ausbildung eines Cor pulmonale chronicum als Dauerzustand.

Zwischen Stadium III und IV bestehen nach Rossier Zwischenformen.

Stadium V:

Massive Einschränkung der Capillaroberfläche mit fixierter pulmonaler Hypertension. Cor pulmonale. Globalinsuffizienz mit Diffusionsstörung.

Rossier hält die Abgrenzung eines Stadium VI für möglich. Dieses wäre dann durch die Dekompensation des Cor pulmonale beim chronisch-substantiellen Lungenemphysem charakterisiert.

Wir haben im Kapitel V schon ausgeführt, daß die Feststellung einer pulmonalen Hypertonie beim Emphysem unter Ruhebedingungen durchaus zu den Seltenheiten gehört.

Die Stadien IV und V, insbesondere natürlich VI, kommen deshalb für die Funktionsbeurteilung in der Lungenchirurgie wenig in Betracht, weil jeder lungenchirurgische Eingriff bei ihnen von vornherein kontraindiziert ist. Der End- bzw. Wendepunkt, wenn man diese Bemerkung Rossiers gebrauchen will, liegt für die funktionelle Beurteilung und Operationsindikation in der Lungenchirurgie im Bereich des Stadium III.

Dieses muß also methodisch unbedingt erfaßt werden. Seine Kennzeichnung bedeutet aber im wesentlichen einen Verzicht auf größere Lungenresektionen, da jede weitere Einengung des capillären Stromgebietes in das Stadium IV hinüberführt, eventuell mit raschem Durchgang bis zum Stadium VI, der Dekompensation des rechten Herzens. Wenn man aber einen solchen Prozeß aus funktionellen Gründen voraussagen kann, verliert ein lungenchirurgischer Eingriff seinen Sinn, weil er unter Vernichtung einer Schädlichkeit, einer anderen den Weg zur nichteindämmbaren Progredienz ebnet.

IX. Quantitative Diagnostik des Lungenemphysems mittels peripherer, insbesondere terminaler Lungenangiographie

Die anatomischen Veränderungen beim chronisch-substantiellen Lungenemphysem spielen sich anfänglich alleine im Gebiet der Alveolarsepten, mithin alleine am Capillargebiet ab.

Rückwirkungen auf größere Äste der Arteria pulmonalis sind erst zu erwarten, wenn eine alveoläre Hypoxie oder Hyperkarbie auftritt, die zu einer reflektorischen Engstellung des arteriellen Zuflußgebietes führt.

Weitere angiographisch im Segmentbereich sichtbare Veränderungen dürfen dann vermutet werden, wenn das Emphysem unter Zusammenfluß mehrerer Alveolarräume auch Präcapillaren, Arteriolen und kleinste Arterien zur Atrophie zwingt, bzw. kleinere und später auch größere Äste der Arteria pulmonalis auseinanderdrängt.

Aus diesen Mechanismen ergeben sich jene angiographischen Veränderungen beim chronisch-substantiellen Emphysem, die Bolt, Forssmann und Rink wie folgt zusammengefaßt haben: Reduktion der kleinen Arterien mit allgemeiner Engstellung (Rarefizierung) und Vergrößerung der Verzweigungswinkel.

Solche Bilder werden aber schließlich erst beim fortgeschrittenen Emphysem vorgefunden.

Die Stadien I—III manifestieren sich im wesentlichen zunächst am Capillargebiet selbst. Ihre qualitative und quantitative Diagnostik muß unseres Erachtens deshalb auch an der Capillarstrombahn selbst erfolgen.

Wenn man dieselbe vollständig erfassen will, so ist dazu angiographisch nur das *terminale Lungenangiogramm* geeignet, weil wir annehmen dürfen, daß bei dieser Form der Kontrastdarstellung der peripheren Lungenstrombahn wirklich alle zur Verfügung stehenden Capillaren eröffnet und durchströmt werden.

Wir haben oben schon dargelegt, daß unter der grundsätzlichen Annahme einer vollständigen Kontrastfüllung *aller* Capillarstrukturen, die Intensität der capillären Trübungsphase als Maß für die vorhandene Capillarfläche gewertet werden kann.

Die Annahme Rinks, die sich auch bei Bolt, Forssmann und Rink findet, daß die Verkürzung bzw. Beschleunigung der Capillarpassage beim chronisch-substantiellen Lungenemphysem Schuld sei an der Nichterfassung der capillären Füllungsphase, kann nach unserem Dafürhalten aus oben schon angeführten Gründen nicht aufrecht erhalten werden.

Das Phänomen des stehenden Angiogrammes bei terminaler Kontrastfüllung zwingt zu der Überzeugung, daß auch das Capillargebiet gefüllt bleibt. Unter diesen Umständen kann ein weitgehendes Fehlen der capillären Füllungsphase im terminalen Angiogramm nur im Sinne einer hochgradigen Obstruktion des Capillargebietes selbst aufgefaßt werden, die sich röntgenologisch, infolge geringer Kontrastsummation als Auflösung der Capillartrübung manifestiert.

1. Die graduelle Differenzierung des terminalen Lungenangiogramms

Wir haben oben schon angedeutet, daß wir terminale Angiogramme mit praktisch fehlender capillärer Füllungsphase im allgemeinen dem Stadium III des chronisch-substantiellen Lungenemphysems zugeordnet haben, falls die Druckwerte im kleinen Kreislauf unter Ruhebedingungen noch normal waren. Der gleiche angiographische Befund mit pulmonaler Hypertension unter Ruhebedingungen gehört offensichtlich bereits in das Stadium IV nach Rossier.

Diese Zuordnung einer bestimmten Form des terminalen Lungenangiogramms zum Stadium III erscheint zunächst durchaus willkürlich. Sie wird aber durch folgende Gründe gestützt: Diejenigen terminalen Lungenangiogramme, welche, wie im Beispiel der Abb. 19, bei Patienten gewonnen wurden, bei denen bereits eine pulmonale Hypertension vorlag, unterscheiden sich im Angiogramm kaum von denen, die dem Stadium III zugeordnet wurden. Man wird deshalb mit guten Gründen folgern dürfen, daß solch strukturell ähnliche Angiogramme in die

Gruppen III oder IV des chronisch substantiellen Lungenemphysems eingereiht werden dürfen. Die endgültige Entscheidung wird durch das Ergebnis der Druckmessung unter Ruhebedingungen herbeigeführt, wobei jene Patienten, die normale Drucke im kleinen Kreislauf aufweisen, dann der Gruppe III und solche mit pulmonaler Hypertension der Gruppe IV zuzuordnen sind.

Zu den Stadien I und II nach Rossier müssen dann auf Grund des Befundes beim terminalen Angiogramm diejenigen gerechnet werden, bei denen sich in gradueller Stufung eine Auflösung der normaliter fast homogenen capillären Trübungsphase vorfindet.

Unter Vergleich einer großen Anzahl terminaler Lungenangiogramme möchten wir folgende Charakteristika im terminalen Lungenangiogramm für die einzelnen Stadien des chronisch-substantiellen Lungenemphysems für verbindlich halten:

Normal:

Die capilläre Trübung ist praktisch homogen, besonders in den peripheren Anteilen des subsegmentalen Gebietes. Die kleineren Verzweigungen der Arterien und Venen verschwimmen fast undifferenzierbar in der capillären Schleierung.

Stadium I:

Das terminale Angiogramm ist „durchsichtig". Die capilläre Trübung ist wohl noch deutlich, aber fleckförmig inhomogen. Auch die kleinen arteriellen und venösen Verzweigungen lassen sich abgrenzen. Arterio-venöse Kurzschlußbahnen sind nicht sicher auszumachen.

Stadium II:

Die arteriellen und venösen Verzweigungen beherrschen kontrastintensiv das Bild. Die capilläre Füllungsphase ist noch mehr aufgehellt und von den Rändern des Subsegmentgebietes her meist nicht mehr vorhanden. Die fleckförmige Capillartrübung des Stadium I hat einer mehr netzartigen Zeichnung Platz gemacht, die besonders in den zentralen Subsegmentanteilen angeordnet ist. Bei genauer Durchsicht lassen sich fast stets einige arterio-venöse Kurzschlußbahnen auffinden.

Stadium III:

Die capilläre Trübung ist praktisch aufgehoben. Das Füllungsbild wird alleine von den arteriellen und venösen Verzweigungen beherrscht, die in den peripheren Anteilen meistens spärlich angeordnet und enggestellt sind. Es fällt auf, daß die venöse Rückflußphase häufig besondere Kontrastdichte aufweist. Es lassen sich eigentlich stets arterio-venöse Anastomosen differenzieren.

Stadium IV:

Das angiographische Bild gleicht demjenigen des Stadium III. Während jedoch in den Stadien I—III die Drucke im kleinen Kreislauf normal gefunden werden, besteht im Stadium IV stets eine pulmonale Druckerhöhung.

Auf ein besonders auffälliges Symptom sei an dieser Stelle sogleich nochmals hingewiesen. Mit der Verkleinerung des Capillarquerschnittes und der damit verbundenen Erschwerung des Blutdurchflusses (bzw. Kontrastmitteldurchflusses) müßte eigentlich erwartet werden, daß die Kontrastintensität der venösen Abflüsse innerhalb der Stadien I—IV kontinuierlich abnehme. Überraschenderweise muß man jedoch genau das Gegenteil konstatieren. In der Regel sind die Abflußvenen um so intensiver kontrastgefüllt, je stärker die Verminderung der capillären Füllungsphase in Erscheinung tritt. Dies nötigt durchaus zu der Annahme, daß unter gewissen Bedingungen sehr rasch größere Kontrastmengen in die Venen, unter Umgehung des Capillargebietes, einzuströmen vermögen.

2. Das Bild des substantiellen Lungenemphysems im terminalen Angiogramm

Wir legen im folgenden eine Serie terminaler Lungenangiogramme vor. Ihr ist ein normales Bild vorangegeben. Es folgt dann jeweils ein Bild, das wir den Stadien des chronisch-substantiellen Lungenemphysems I—III nach Rossier zugeordnet haben. Des weiteren gelten für alle Fälle (Abb. 15—19) normale Druckwerte im kleinen Kreislauf mit nur einer Ausnahme, die in bezug auf die Abb. 19 besonders besprochen ist. Wir haben die Druckwerte, welche im Normbereich lagen, nicht besonders aufgeführt, da die zugehörigen Abbildungen von vornherein bei den Gruppen I—III nach Rossier eingeordnet werden müssen.

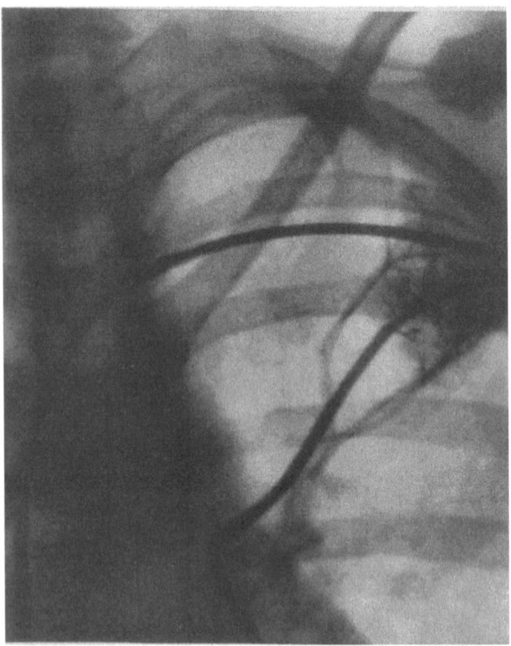

Abb. 15. Normales terminales Lungenangiogramm

Vor der eigentlichen Bildbesprechung sei noch eine Bemerkung erlaubt. Das chronisch-substantielle Lungenemphysem läßt sich im Tierversuch nicht in der Weise reproduzieren, daß angiographische Studien mit direktem Vergleicham an atomischen und histologischen Präparat möglich wären.

Postmortale Angiogramme entbehren jener Fakten, die am Lebenden alleine nur studiert werden können. (Subsegmentdurchfluß, Ausspülung des Venensystems von der Nachbarschaft her, gleichzeitige Druckmessung usw.) Direkte Vergleiche der gewonnenen angiographischen Bilder waren deshalb nur dort näherungsweise möglich, wo dieselben, oder auch andere Lungenabschnitte, reseziert und pathologisch-anatomisch untersucht werden konnten.

Im übrigen aber bleibt bislang für die Beurteilung des peripheren Lungenangiogramms, das in vivo gewonnen wurde, nur die deskriptive Analyse und die nachfolgende synthetische Betrachtung unter Einordnung in die theoretischen Vorstellungen der Physiologie und Pathophysiologie überhaupt als exakteste Methode übrig.

Abb. 15 zeigt ein terminales Angiogramm im axillären Subsegment links. Völlig normale Verhältnisse im Bereich der terminalen Lungenstrombahn. Man beachte die Dichte und Homogenität der capillären Füllungsphase und die nur zarte Andeutung des venösen Rückflusses.

Bei Abb. 16 handelt es sich um ein terminales Angiogramm im gleichen Subsegment wie bei Abb. 15. Es fällt aber hier sofort die „Durchsichtigkeit" der an sich noch gut dargestellten capillären Füllungsphase auf. Sie ist inhomogen geworden und die Kennzeichnung des arteriellen und venösen Gefäßnetzes ist deutlicher geworden. Im Vergleich zu Abb. 15 hat die Zeichnung des venösen Abflusses an Intensität zugenommen.

Stadium I des chronisch-substantiellen Lungenemphysems.

In Abb. 17 besteht eine PC-Stellung des Herzkatheters in einem Subsegment des anterobasalen Unterlappensegments rechts. Ein weiterer Rückgang der capillären Trübung, besonders von den Rändern her, ist unverkennbar. Man vergleiche Abb. 15 und 16. Die Capillartrübung ist mehr streifiger Natur und in den zentralen Anteilen des Subsegments angeordnet. Die Venenzeichnung ist außerordentlich kräftig.

Die Hinweispfeile deuten auf wahrscheinliche arterio-venöse Kurzschlußverbindungen.

Stadium II des chronisch-substantiellen Lungenemphysems.

Mit Abb. 18 zeigen wir eine terminale Angiographie im latero-basalen Segment des rechten Unterlappens. Eine capilläre Füllungsphase ist praktisch nicht mehr vorhanden. Das Bild wird von den peripher spärlichen und engen arteriellen und den venösen Gefäßästen beherrscht. Die Blutgefäße stehen gleichsam isoliert im Lungengewebe, eine capilläre Phase hat sich nicht mehr ausgebildet. Wir verweisen wiederum auf die zunehmende Intensität der Zeichnung des venösen Abflusses.

Die Hinweispfeile deuten auf sehr wahrscheinliche arterio-venöse Anastomosen.

Stadium III des chronisch-substantiellen Lungenemphysems.

Der zu Abb. 19 gehörige Patient war 6 Monate vor dieser Untersuchung wegen eines Bronchialcarcinoms linksseitig pneumonektomiert worden. Anläßlich einer Routine-Kontrolluntersuchung nahmen wir, im Einvernehmen mit dem Kranken, eine Herzkatheterung vor und gewannen dabei im rechten Mittellappen das hier mit geteilte terminale Angiogramm, dessen Besprechung unten folgt. Der Patient kam 2 Monate nach dieser Unter-

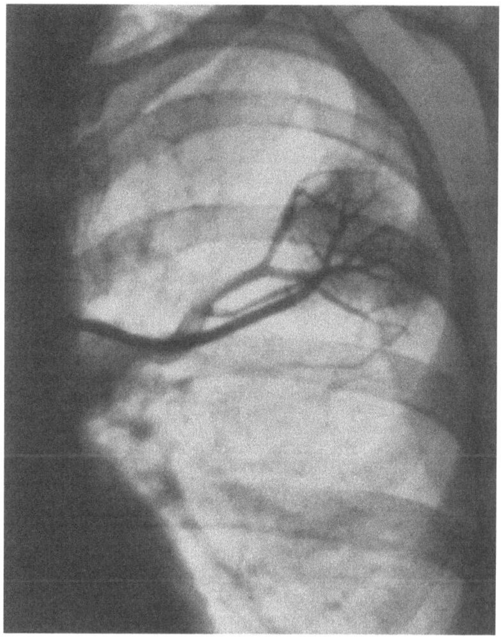

Abb. 16. Stadium I des chronisch-substantiellen Lungenemphysems im terminalen Angiogramm (s. Text)

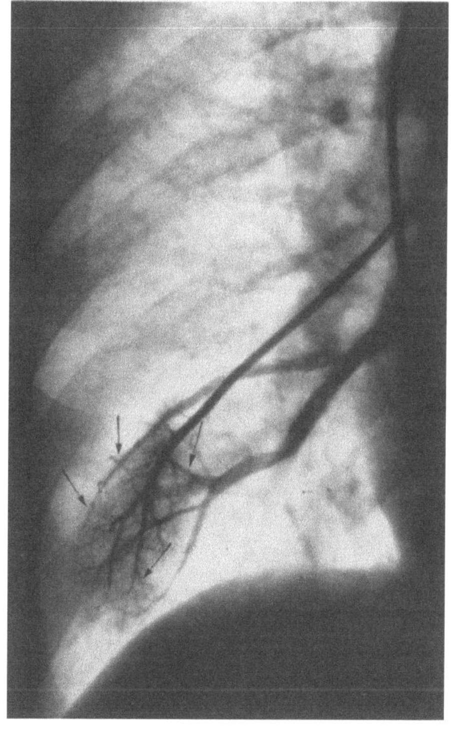

Abb. 17. Stadium II des chronisch-substantiellen Lungenemphysems im terminalen Lungenangiogramm

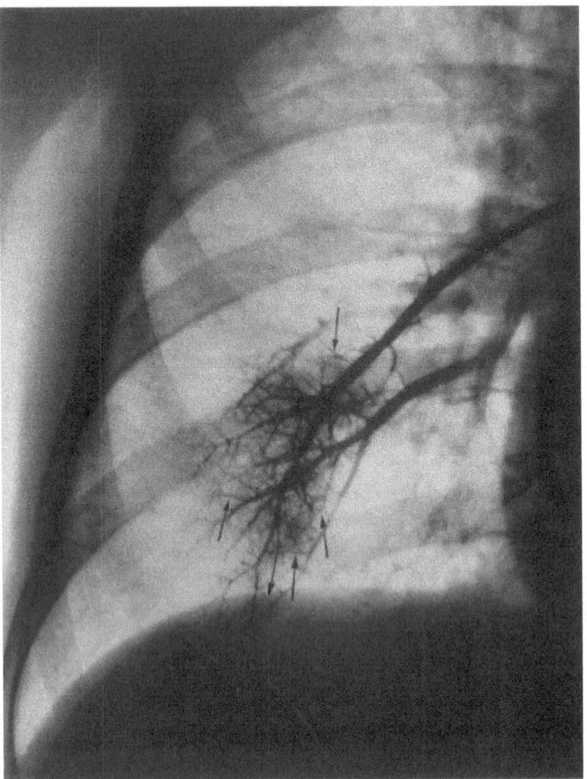

Abb. 18. Stadium III des chronisch-substantiellen Lungenemphysems im terminalen Lungenangiogramm

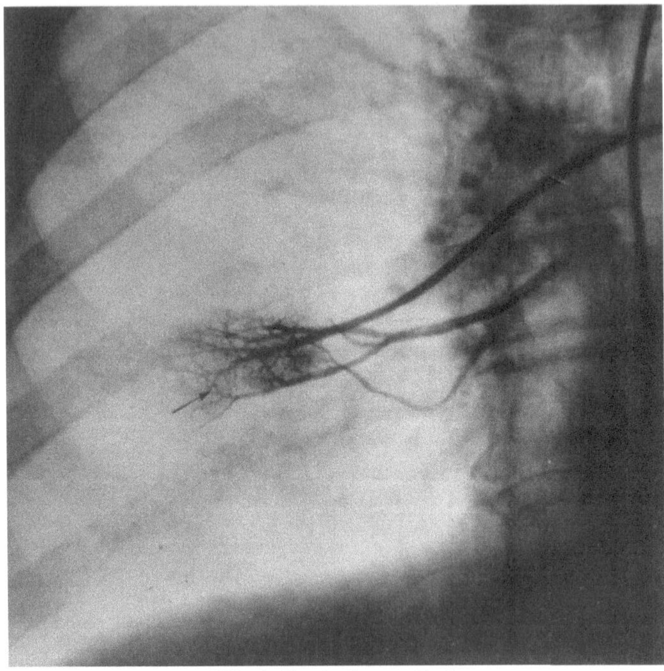

Abb. 19. Beschreibung s. Text

suchung wegen eines cerebralen Geschehens in eine Nervenklinik und verstarb dort unter den Zeichen eines Herzversagens. Das cerebrale Leiden war durch Hirnmetastasen ausgelöst.

Von besonderem Interesse war jedoch der ungewöhnlich eindrucksvolle Befund eines Cor pulmonale chronicum mit frischer Dilatation und Insuffizienz. Dies stellte die eigentliche Todesursache dar. Die histologische Untersuchung der rechten Restlunge ergab ein schweres chronisch-substantielles Lungenemphysem.

Wir hatten anläßlich unserer 2 Monate vor dem Tode ausgeführten Kontrolluntersuchung bereits eine pulmonale Hypertonie feststellen können. Unter Berücksichtigung des Befundes beim terminalen Lungenangiogramm lautete unsere Beurteilung damals: Zustand nach Pneumonektomie bei schwerem Lungenemphysem in der Restlunge. Beginnende Dekompensation eines Cor pulmonale chronicum.

Abb. 19. Das terminale Angiogramm im rechten Mittellappen der Restlunge zeigt ein völliges Fehlen der capillären Trübungsphase bei überaus intensiver Kennzeichnung der Abflußvenen. Kleinere arteriovenöse Kurzschlüsse lassen sich an verschiedenen Stellen nachweisen. Besonders auffällig und ungewöhnlich ist jedoch die mit einem Hinweispfeil versehene breite Gefäßverbindung, welche einen arteriellen Endast bogenförmig mit einer interlobulären Vene verknüpft.

Stadium IV des chronisch-substantiellen Lungenemphysems.

Die Abb. 19 ist aus mehreren Gründen von besonderer Bedeutung. Hier konnten wir einige Wochen nach der stattgehabten Untersuchung eine histologische Untersuchung des zuvor angiographisch dargestellten Bezirks vornehmen. Dabei bestätigte sich der Befund eines schweren chronisch-substantiellen Lungenemphysems. Des weiteren hatten wir bei den Patienten zuvor eine deutliche Druckerhöhung im kleinen Kreislauf festgestellt, so daß hier nach der Klassifizierung von Rossier nur eine Einordnung in die Gruppe IV vorgenommen werden konnte.

Vergleicht man nun terminale Angiogramme, die wir für die Gruppe III als verbindlich erklärt haben, so lassen sich strukturell kaum Unterschiede aufweisen. Der entscheidende Unterschied liegt für beide Gruppen lediglich in der Feststellung, ob eine pulmonale Hypertension unter Ruhebedingungen zusätzlich festgestellt werden kann oder nicht.

3. Zeichen des chronisch-substantiellen Lungenemphysems im arteriellen Segmentangiogramm

Wir haben oben schon bemerkt, daß gröbere Formen des chronisch-substantiellen Lungenemphysems schließlich auch an der Struktur des präcapillären Segmentangiogramms sichtbar werden müssen. Die Veränderungen lassen sich an Hand der theoretischen Forderungen in der Regel auch ohne weiteres angiographisch demonstrieren.

A. Das insgesamt vergrößerte Lungenvolumen muß zu einer Streckung der segmentalen und eventuell auch der lobären Arterienverzweigungen führen.

B. Die Verzweigungswinkel vergrößern sich.

C. In dem Maße, wie Alveolarkomplexe oder sogar Sacculi alveolaria zusammenfließen, vermindert sich die Menge der zuführenden kleinsten Arterien, das Gefäßbild erscheint rarefiziert.

D. Eine zusätzliche alveoläre Hypoxie führt schließlich über den Cournand-Euler-Effekt zu einer Engstellung des arteriellen Zuflußgebietes.

E. Die präcapilläre Strömung wird bei höheren Graden, entsprechend dem erhöhten peripheren Widerstand, verlangsamt, so daß infolge einer Summationswirkung kontrastintensivere Darstellungen der Segment-, eventuell sogar der Lappenbereiche möglich sind.

Man vergleiche zunächst die normalen Segmentangiogramme der Abb. 3 und 4. Die folgenden Abbildungen sind bei Patienten mit chronisch substantiellem Lungenemphysem des Stadium III gewonnen. Sie zeigen in zunehmenden

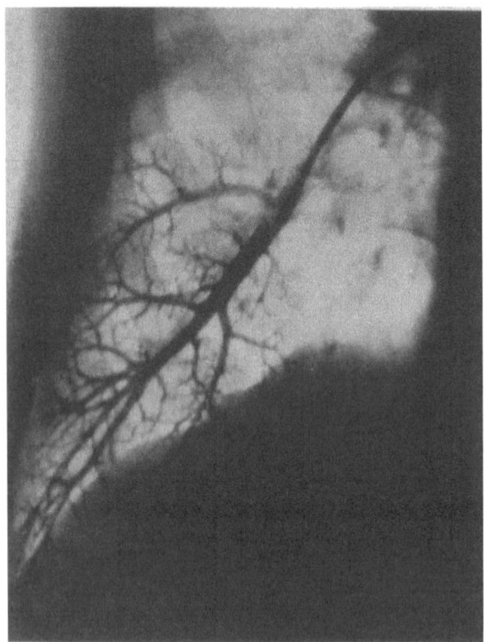

Abb. 20

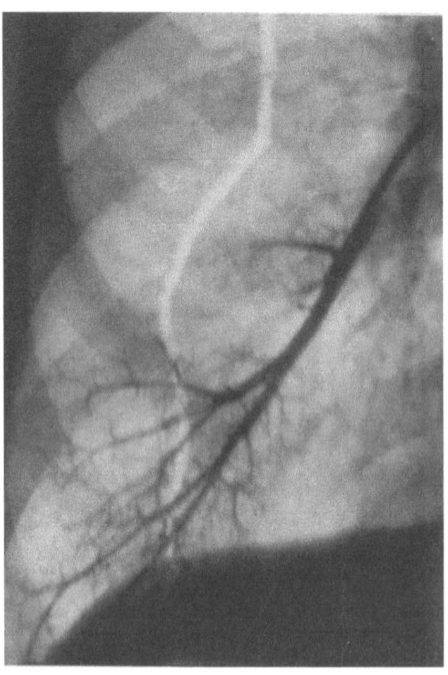

Abb. 21

Abb. 20. Arterielles Angiogramm des antero-basalen Unterlappensegmentes rechts. Intensive Kontrastwirkung. Streckung aller Gefäßverzweigungen. Insgesamt auffällig leer wirkender Füllungskomplex. Vergrößerung der Verzweigungswinkel, besonders im Bereich der Subsegmentordnungen 2—4

Abb. 21. Segmentangiogramm antero-basal rechts. Dürftiges Verzweigungsbild bei guter Kontrastwirkung. Maximale Streckung der Gefäßäste, die allesamt (man vergleiche die Abb. 20) eng gestellt sind. Deutliche Aufspreizung der kleineren Gefäßverzweigung mit Vergrößerung der Verzweigungswinkel

Graden die Wirkungen des Emphysems auf die zentraleren Anteile der arteriellen Lungenstrombahn (Abb. 20 und 21).

Bei hochgradigen Formen des chronisch-substantiellen Lungenemphysems kann die präcapilläre Strömung so stark verlangsamt sein, daß selbst ein Lappenangiogramm starker Kontrastintensität gelingt. Wir führen als Beispiel die Abb. 22 an.

Wir hoffen, mit möglicher Exaktheit den Nachweis geführt zu haben, daß mit der selektiven, peripheren Lungenangiographie, insbesondere aber im terminalen Lungenangiogramm, eine qualitative und quantitative Erfassung des obstruktiven Lungenemphysems gelingt, wobei wir uns bezüglich der Klassifizierung eine Einordnung in die Gruppierung von Rossier zu eigen gemacht haben.

Es bleibt nun noch die Aufgabe, die Ergebnisse der funktionellen Diagnostik der Indikationsstellung in der Lungenchirurgie dienstbar zu machen. Wir verweisen dieserhalb auf das Kapitel XI.

Zunächst sei das Problem der arterio-venösen Kurzschlußverbindungen in den Lungen nochmals eingehender erörtert.

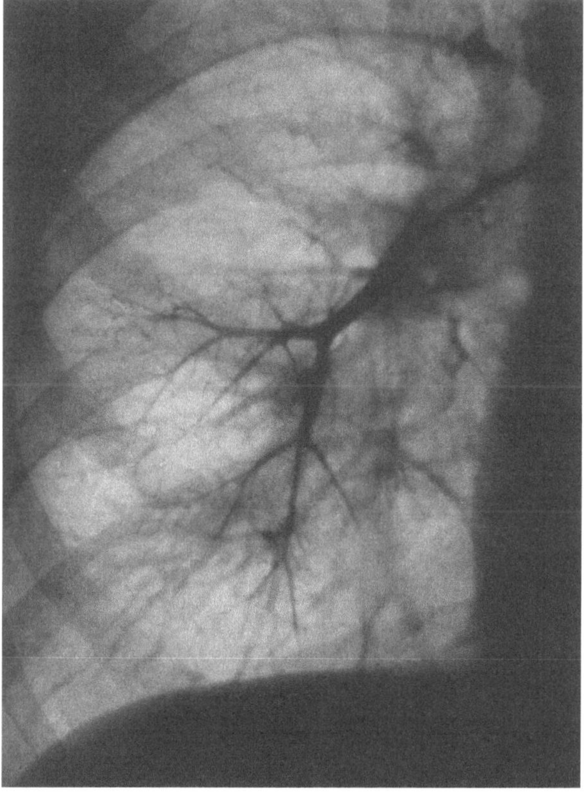

Abb. 22. Arterielles Angiogramm des rechten Mittellappens, dessen beide Segmentäste stark auseinandergespreizt sind. Es besteht eine geringe Druckerhöhung im kleinen Kreislauf. Man erkennt alle Charakteristika des substantiellen Lungenemphysems: Streckung der Gefäße, Vergrößerung der Abgangswinkel, hochgradige Gefäßrarefizierung mit extremer Engstellung. Summationseffekt der Kontrastwirkung

X. Die arterio-venösen Anastomosen der Lungenstrombahn und ihr Nachweis im peripheren Lungenangiogramm

Es ist eine erstaunliche Tatsache, daß die anatomischerseits wiederholt nachgewiesenen arterio-venösen Kurzschlußverbindungen des kleinen Kreislaufs mit wenigen Ausnahmen bisher kaum in den physiologischen und pathophysiologischen Betrachtungen eine Rolle gespielt haben. Neuere Mitteilungen über die zur Rede stehende Problematik liegen von Bartels u. Mitarb., Bostroem und Piper, Halmagyi und besonders von Julich vor. Letzterer hat in Erwägung gezogen, daß besonders beim Emphysemkranken die Menge kurzgeschlossenen Blutes für die Minderung der arteriellen O_2-Sättigung im Großkreislauf von wesentlicher Bedeutung sein müsse.

Wir sind im Kapitel II intensiv auf die Anatomie der arterio-venösen Anastomosen in der Lunge eingegangen. Es ist immerhin beachtenswert, daß von v. Hayek auf Grund der Häufigkeit und Größe solcher Kurzschlüsse ein Kurzschluß-Blutvolumen von $^1/_{10}$—$^1/_5$ des Herzminutenvolumens für möglich gehalten wird.

Julich hat auf Grund physiologischer Untersuchungen bei Emphysematikern eine Kurzschlußblutmenge von 30—40% des HMV für wahrscheinlich gehalten. Diese Angabe ist von Schwiegk angezweifelt worden.

Außer den anatomischen Befunden konnten unseres Wissens pulmonale Kurzschlußverbindungen am Lebenden bisher nicht direkt sichtbar gemacht werden, obgleich nach den Versuchen Prinzmetalls immerhin Lumina solcher Kurzschlüsse bis 0,25 mm in Betracht gezogen werden mußten. Wir haben oben schon angeführt, daß solche Gefäße aber im Darstellungsbereich der selektiven Lungenangiographie liegen müßten.

1. Der Cournand-Euler-Effekt als Begrenzungsfaktor eines ökonomischen Capillardurchflusses

Aus unseren bisherigen Erörterungen müssen wir annehmen, daß für die arterio-venösen Kurzschlußverbindungen in der Lunge einfach eine zwingende physiologische und pathophysiologische Notwendigkeit besteht. Aus unseren theoretischen Forderungen haben wir gefolgert, daß unter bestimmten Bedingungen stets arterio-venöse Kurzschlüsse im peripheren, besonders aber im terminalen Lungenangiogramm auffindbar sein müssen.

Wir zitieren hier zunächst nochmals wörtlich einen Passus aus dem Buch von Kripping, Bolt, Valentin, Venrath: „Die Untersuchung und Beurteilung des Herzkranken“:

„Die Steuerung des Lungenkreislaufs erfolgt nach Untersuchungen von v. Euler, Nisell, Cournand und nach eigenen Untersuchungen gemeinsam mit Rink weniger nervös-reflektorisch, als über die O_2—CO_2-Spannungsverhältnisse des Blutes in den Venolen der Lunge. Sinkt die O_2-Spannung in den Lungenvenen ab, so kommt es zu einer Kontraktion der Venolen. Reflektorisch kontrahieren sich, vermutlich als Schutzmechanismus für die wandschwachen Lungencapillaren — (siehe auch eigener experimenteller Nachweis des Cournand-Euler-Effektes im Kapitel VII) —, ebenfalls die Arteriolen.“

Wenn man aber diesen Vorgang, der allgemein als Cournand-Euler-Effekt bezeichnet wird, konsequent zu Ende denkt, dann muß man folgern:

a) Das capilläre Stromvolumen strebt beim Normalen einem maximalen Grenzwert zu, der bei Beschleunigung des Blutumlaufes erreicht ist, wenn die Kontaktzeit nach Roughton 0,35 sec unterschreitet. Da alsdann eine vollkommene O_2-Aufsättigung nicht mehr möglich ist, muß es über die Cournand-Eulersche Regulation zu einer ökonomischen Begrenzung des capillären Stromvolumens in der Weise kommen, daß wiederum eine volle Sauerstoffsättigung garantiert wird. Vorausgesetzt werden selbstverständlich normale alveoläre Ventilationsverhältnisse.

Aus unseren eigenen theoretischen Erörterungen ergibt sich, daß normalerweise das capilläre Grenz-Stromvolumen nach Erhöhung des Herzminutenvolumens auf etwa 300—400% erreicht wird.

Jede weitere Erhöhung des HMV führt nach Rossier zu einem Absinken der arteriellen O_2-Sättigung im Großkreislauf und nach Cournand u. Mitarb. zu einer signifikanten Drucksteigerung im kleinen Kreislauf.

Wir vermögen diese Vorgänge nur so zu erklären, daß es nach Steigerung des HMV auf 300—400% unter Druckerhöhung im kleinen Kreislauf auch beim Gesunden zu einer Eröffnung arterio-venöser Kurzschlußverbindungen kommt, die das zu große Blutvolumen ableiten und natürlich eine Verminderung der peripheren O_2-Sättigung infolge venöser Zumischung herbeiführen.

Es erscheint uns denkbar unökonomisch, daß der Organismus ein zu hohes HMV durch das pulmonale Capillarsystem pressen würde, um schließlich mit Sicherheit eine mangelhafte O_2-Sättigung des peripheren Arterienblutes im Großkreislauf in Kauf zu nehmen. Der gleiche Vorgang oder das gleiche Ergebnis wird erzielt, wenn man ein capilläres Grenzvolumen annimmt und das Absinken der arteriellen Sauerstoffwerte grundsätzlich über eine venöse Zumischung erklärt.

b) Bei jeder obstruktiven Erkrankung des Lungenparenchyms, also bei jedem Capillarverlust, muß sich der Grenzwert des möglichen capillären Stromvolumens nach unten verschieben, wobei wir zunächst weiterhin eine normale alveoläre Belüftung voraussetzen wollen. Die Grenzsituation ist da erreicht, wo bereits der gesamte Capillarquerschnitt unter Verkürzung der Kontaktzeit auf 0,35 sec für die Durchschleusung des Ruheminutenvolumens benötigt wird. Dies entspricht etwa dem Zustand, wie man ihn beim chronisch-substantiellen Lungenemphysem des Stadium III vorfindet. Wenn man die hier meistens zugleich vorhandene alveoläre Hypoxie und Hyperkarbie berücksichtigt, verschiebt sich dieser Grenzbereich in Richtung auf das Stadium II des chronisch-substantiellen Lungenemphysems. Mit anderen Worten: bei jeder leistungsbedingten Steigerung des Herzminutenvolumens im Stadium II—III des chronisch-substantiellen Lungenemphysems, kann man theoretisch einen Teilabfluß des Blutes über arterio-venöse Anastomosen annehmen. Hier wäre die leistungsbedingte Abnahme der arteriellen O_2-Sättigung im Großkreislauf zunächst alleine als Funktion der kurzgeschlossenen Blutmenge zu werten. Diese Folgerungen kommen der Ansicht JULICHs über die Frage des Kurzschlußblutes beim Emphysemkranken stark entgegen.

Wir halten es durchaus für möglich, daß die an einem bestimmten Punkte eintretende, leistungsbedingte pulmonale Hypertension die vis à tergo für die Eröffnung der muskelstarken Sperrarterien darstellt, aus denen dann die eigentlichen arterio-venösen Kurzschlüsse abgehen. Die hier besprochenen arterio-venösen Anastomosen unterliegen offensichtlich einem grundsätzlich anderen Steuerungsmechanismus als jene unvermeidbaren Kurzschlüsse, die durch die pleuralen Riesencapillaren und die Einmündung bronchialer Venen in das Lungenvenensystem gegeben sind.

2. Indirekte angiographische Hinweise auf arterio-venöse Kurzschlüsse

Vom angiographischen Standpunkt aus ist nicht einzusehen, warum beim terminalen Lungenangiogramm, gerade bei hochgradigen Formen des substantiellen Lungenemphysems, die Zeichnung des venösen Abflusses besonders intensiv sein soll, wenn der Capillardurchfluß so außerordentlich erschwert ist.

Eine besonders kontrastreiche venöse Zeichnung wird aber gerade in den Stadien II und III des Lungenemphysems, wie wir früher zeigen konnten, sichtbar.

Man müßte eher annehmen, daß durch das reduzierte Capillarnetz in der Zeiteinheit weniger Kontrastmittel passieren könnte, als dies unter normalen Verhältnissen der Fall ist. Die Menge des injizierten Kontrastmittels bleibt überdies bei allen terminalen Lungenangiogrammen in der gleichen Größenordnung.

Wir möchten dieses Phänomen erklären, indem wir annehmen, daß bei hochgradiger Reduktion des Capillarnetzes ein erheblicher Teil der injizierten Kontrastsubstanz unverzüglich von größeren arteriellen Ästen aus über Anastomosen in die Venen abfließt.

Wir haben früher schon erläutert, daß beim terminalen Lungenangiogramm sicherlich das injizierte Kontrastmittelvolumen und auch der Injektionsdruck an der Katheterspitze oberhalb der gegebenen Normalsituation im speziellen Falle liegen. Es werden also quasi Verhältnisse geschaffen, wie sie unter leichter bis mäßiger Belastung und damit verbundener Erhöhung des Stromvolumens, wahrscheinlich vorliegen würden.

Daraus erklärt sich, warum wir auch schon auf Angiogrammen, die dem Stadium II des chronisch-substantiellen Emphysems zugerechnet werden müssen, arterio-venöse Kurzschlüsse auffinden können.

3. Direkte, angiographische Kennzeichnung arterio-venöser Anastomosen

Wie wir im Kapitel II schon ausführlich berichtet haben, müssen die arterio-venösen Anastomosen in den Bereichen derjenigen Pulmonalisverzweigungen gesucht werden, die den Bronchien 3. Ordnung mit ihren in die Venae pulmonales abfließenden Venenplexus zugeordnet sind. Wir haben weiterhin schon mitgeteilt, daß es sich dann um Äste der Arteria pulmonalis handeln dürfte, die wir als Subsegmentverzweigungen 2. und 3. Ordnung aufgefaßt haben.

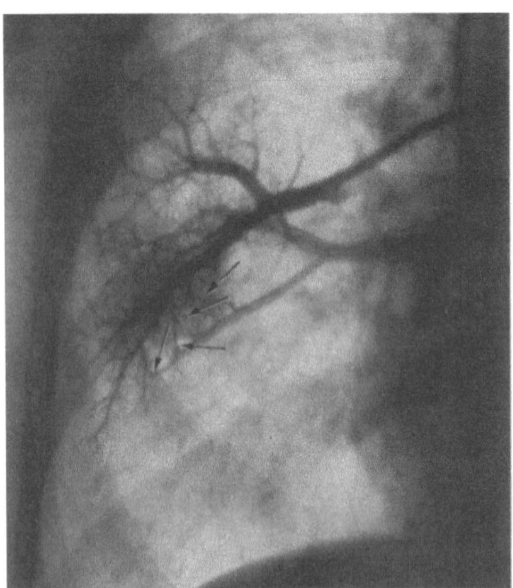

Abb. 23. Subsegmentangiogramm. 6. Segment rechts mit arterio-venösen Kurzschlüssen

Der größere Teil der von uns so gedeuteten arterio-venösen Kurzschlußverbindungen geht an Hand unseres Materials offenbar von den Subsegmentästen 3. Ordnung ab. Was die Durchmesser der arterio-venösen Anastomosen betrifft, so wird man mit den anatomischen Messungen nur bedingt etwas anfangen können, da sie am fixierten Präparat gemessen worden sind. Schon die Mitteilung PRINZMETALLs, die auf Kurzschlüsse von 0,25 mm Weite schließen läßt, gibt zu denken. Gefäße jenseits der Größenordnung von 0,15 mm Durchmesser sind aber angiographisch erkennbar. Messungen der Durchmesser bei Gefäßen, die wir als arteriovenöse Anastomosen angesprochen haben, ergaben Werte um 0,2—0,4 mm. In einigen Fällen, siehe Abb. 11, konnten wir auch diesbezügliche Gefäße von mehr als 1 mm Durchmesser auffinden.

Wir müssen hieraus schließen, daß unter funktionellen Bedingungen die arterio-venösen Kurzschlußverbindungen ungleich weiter sein können als dies bisher angenommen wurde.

Bezüglich der direkten Kennzeichnung arterio-venöser Kurzschlüsse im terminalen Lungenangiogramm verweisen wir zunächst auf die Abb. 11, 17, 18, 19, in denen wir sie mit Hinweispfeilen angedeutet haben. Daß arterio-venöse Kurzschlüsse zuweilen auch im einfachen subsegmentalen Angiogramm in Erscheinung treten können, soll die folgende Abbildung (Abb. 23) demonstrieren, die ein Subsegmentangiogramm im 6. Segment rechts mit freier Katheterlage zeigt. Das craniale Subsegment zeigt im Überlauf ein präcapilläres Füllungsbild. Im caudalen Subsegment liegen alle drei Füllungsphasen gemeinsam vor. Die Capillartrübung ist durchsichtig und nur zentral angeordnet, so daß ein chronisch-substantielles Emphysem des Stadium II angenommen werden muß. Die basal gelegene Intersegmentvene erhält an den bezeichneten Stellen offenbar direkte Zuflüsse aus den subsegmentalen Arterien 3. Ordnung.

Nach unseren obigen Ausführungen halten wir eine Einordnung der pulmonalen arterio-venösen Anastomosen in das physiologische und pathophysiologische Geschehen des kleinen Kreislaufs für unumgänglich.

Man ist gezwungen, sie gewissermaßen als Überlaufventile für jene „venöse" Blutmenge aufzufassen, die oberhalb des von uns auf Grund der Cournand-Eulerschen Selbststeuerung postulierten capillären Grenzvolumens, in den kleinen Kreislauf einströmt. Wir halten nach oftmaliger und gründlicher Überprüfung unseres Bildmaterials den indirekten und direkten angiographischen Nachweis der Kurzschlußverbindungen für gesichert.

XI. Praktische Schlußfolgerungen für die Indikationsstellung in der Lungenchirurgie

Es bedarf hier keiner besonderen Erörterung, daß die Indikation zum operativen, lungenchirurgischen Vorgehen zunächst bestimmt wird von der Art, der Lokalisation und der Ausdehnung des eigentlichen Krankheitsprozesses. Wenn die Operabilität desselben aus anatomischen Gründen gesichert erscheint, ist es geboten, die funktionelle Situation des kardio-pulmonalen Systems gründlich zu überprüfen.

Wir haben die Gründe hierfür im Kapitel V eingehend dargelegt. Es bleibt uns noch die Klärung der Frage übrig, welche operativen Eingriffe an den Lungen bei bestimmten funktionellen Gegebenheiten noch tragbar erscheinen und wann ein lungenverkleinernder Eingriff aus funktionellen Gründen abgelehnt werden muß.

Es ist kaum notwendig nochmals zu betonen, daß die Indikation zu einer Lungenresektion, einschließlich der Pneumonektomie, bei einseitigen Lungenerkrankungen keiner Einschränkung bedarf, wenn die Restlunge als gesund angesehen werden kann. Unter solchen Umständen bleibt selbst nach der Entfernung einer Lunge noch eine für das Alltagsleben genügende Leistungsbreite der Ventilation, des kleinen Kreislaufs und des rechten Herzens bestehen. Es wird sich in solchen Fällen meistens um einen Kreis jüngerer Altersklassen mit einseitigen angeborenen oder entzündlichen Lungenerkrankungen handeln.

Schon die Tuberkulose wirft, wenn sie ursprünglich beide Lungenseiten betraf, Funktionsfragen auf, die, dem Einzelfall angepaßt, zu lösen sind.

Besondere Bedeutung aber erlangt die präoperative Funktionsdiagnostik in der Klinik des Bronchialcarcinoms, dessen sinnvollste Behandlung auch heute noch durch die radikale operative Entfernung des Krankheitsherdes gegeben ist. Weitaus im Vordergrund steht hier in funktioneller Hinsicht, wie wir schon betont haben, das chronisch-substantielle Lungenemphysem, von dessen gradueller Ausprägung die funktionelle Operationsindikation im wesentlichen abhängt.

Die funktionelle präoperative Diagnostik muß also klären:

A. Ist das Operationsrisiko überhaupt tragbar.

B. Wenn das Operationsrisiko tragbar ist, welche spätere Leistungsreserve steht noch zur Verfügung.

Aus unseren obigen Untersuchungen geht die außerordentliche Bedeutung der Leistungsbreite des kleinen Kreislaufs und des rechten Herzens hervor. Von ihr ist das Operationsschicksal im wesentlichen abhängig. Weder eine zu große operative Einschränkung des Querschnittes der capillären Lungenstrombahn, noch die konsekutive Belastung des rechten Herzens können für die Dauer substituiert werden, während z. B. eine vorübergehende Einschränkung der Ventilation mit technischen Hilfsmitteln eventuell kompensiert werden kann.

Die operative Einengung des kleinen Kreislaufs ist von einem bestimmten Punkte an individuell nicht mehr tragbar und ein operatives Vorgehen würde sinnlos, auch wenn es zugleich den eigentlichen Krankheitsherd eliminiert.

Dieser Punkt ist dort schon gegeben, wo bereits ein manifestes Cor pulmonale chronicum nachgewiesen werden kann. Unter der Voraussetzung des sicheren Ausschlusses von Erkrankungen des linken Herzens und kongenitaler Herzfehler, muß jede signifikante pulmonale Hypertension mit einem Cor pulmonale chronicum in Verbindung gebracht werden.

Findet sich also auf Grund der Druckmessung im kleinen Kreislauf und der peripheren, insbesondere der terminalen Lungenangiographie, der Befund eines chronisch-substantiellen Lungenemphysems des Stadium IV nach Rossier, so muß von jeder Operation abgeraten werden, die die pulmonale Strombahn weiter einengt. Bedenkt man die mit jeder thorakalen Operation einhergehenden zusätzlichen Belastungen, die durch Muskeldurchtrennung, Wundschmerz und Ventilationseinschränkung bedingt sind, so muß man im Stadium IV eigentlich jedem lungenchirurgischen Vorgehen widerraten.

Im Stadium III nach Rossier sind, wie wir oben eingehend besprochen haben, alle vorhandenen Regulationsmechanismen des kleinen Kreislaufs bereits aufgebraucht. Nur unter Ruhebedingungen reicht der capilläre Gesamtquerschnitt für die Bewältigung des Ruheminutenvolumens noch aus. Eine pulmonale Hypertension tritt bei geringen Belastungen sofort in Erscheinung. Infolgedessen muß bereits ein latentes Cor pulmonale chronicum angenommen werden.

Alle Reserven des kleinen Kreislaufs sind also bereits ausgeschöpft.

Jede lungenverkleinernde Operation, die über das Maß des durch den Krankheitsprozeß selbst zerstörten Lungengebietes hinausgeht, muß schon unter Ruhebedingungen zur Manifestation des Cor pulmonale führen.

Das rechte Herz hat also jede Leistungsbreite verloren. Eine Verminderung des Capillarquerschnittes auf die Hälfte durch eine Pneumonektomie, beschwört zwangsläufig die Gefahr des akuten oder subakuten Versagens des rechten Herzens herauf.

Im Stadium III kann aus funktionellen Gründen lediglich noch der alleinigen Entfernung eines erkrankten Lungenanteils, allenfalls einer Segmentresektion oder Lobektomie zugestimmt werden. Eine Pneumonektomie kann nur dann noch als tragbar angesehen werden, wenn die kranke Lunge bereits über lange Zeit praktisch völlig aus der Zirkulation des kleinen Kreislaufs ausgeschaltet ist (Totalatelektase, Destroyed lung; verschwartete, zerstörte Kollapslunge).

Jede Lungenoperation im Stadium III birgt hohe Risiken und Gefahren während der operativen und postoperativen Phase in sich. Eine Operationsindikation sollte nur mit äußerster Vorsicht und eher mit Zurückhaltung gestellt werden. Ein operatives Vorgehen setzt eine intensive medikamentöse Vorbereitung sowie Atemgymnastik und intermittierende Sauerstoffatmung voraus.

Das Stadium II des chronisch-substantiellen Emphysems nach Rossier ist etwa durch den Verlust der Hälfte des Capillarquerschnitts gekennzeichnet. Daraus ergibt sich, daß in der Regel noch eine für leichte körperliche Belastungen ausreichende Leistungsbreite des kleinen Kreislaufs und des rechten Herzens zur Verfügung steht. Die Indikation zum lungenchirurgischen Eingriff bedarf beim Fehlen anderer Abwegigkeiten zunächst keiner Einschränkung.

Man muß sich aber bewußt sein, daß z. B. nach einer Pneumonektomie alle Leistungsreserven aufgezehrt sind. Unter Ruhebedingungen ist selbst dann zwar keine pulmonale Druckerhöhung zu erwarten, sie muß aber bereits nach geringen Belastungen eintreten. Nach einseitiger Lungenentfernung im Stadium II wird also praktisch ein Zustand erreicht, wie er präoperativ im Stadium III vorliegt.

Unter Leistungsbedingungen unterliegt das rechte Herz nach der Pneumonektomie mit Sicherheit den Belastungen der pulmonalen Hypertension, so daß die protrahierte Ausbildung eines Cor pulmonale chronicum in der Folgezeit zu erwarten ist.

Im Stadium I nach ROSSIER ergibt sich im allgemeinen kein Grund für eine Einschränkung der Operationsindikation. Die Leistungsbreite des kleinen Kreislaufs und des rechten Herzens läßt selbst eine Pneumonektomie ohne weiteres zu. Auch nach einseitiger Lungenentfernung bestehen noch Reserven für leichte körperliche Belastungen.

Es kann freilich kein Zweifel sein, daß es zuweilen schwierig ist, eine klare Einstufung in die von uns übernommene Stadieneinteilung nach ROSSIER vorzunehmen. Unsere Eingliederung erfolgt methodisch auf Grund der Befunde bei der terminalen Lungenangiographie. Man wird besonders dann Zweifel hegen, wenn verschiedene Angiogramme differenter Lungenabschnitte unterschiedliche Befunde aufweisen. Wir haben schon betont, daß mit der Anzahl terminaler Angiogramme in der „gesunden" Lunge der Sicherheitsfaktor bezüglich der Einordnung größer wird. Es scheint jedoch nach unseren eigenen Erfahrungen zweckmäßig, in funktioneller Sicht eher zurückhaltend zu urteilen. Man wird also besser das ungünstigste (natürlich technisch exakte) Angiogramm für die endgültige Beurteilung heranziehen.

Wir haben die Operationsindikation aus funktionellen Gründen nochmals zusammenfassend schematisch dargestellt.

Tabelle 1. *Schematische Darstellung der Operationsindikation aus funktionellen Gründen*

Chronisch-substantielles Lungen-emphysem	Druckverhalten im kleinen Kreislauf in Ruhe	Terminales Lungenangiogramm	Operationsindikation
Stadium I	normal	Durchsichtige capilläre Füllungsphase. Löcherige Struktur	Ohne Einschränkung
Stadium II	normal	Nur noch zentrale, fleckförmige Capillartrübung. Zuweilen arterio-venöse Anastomosen erkennbar	Noch ohne nennenswerte Einschränkung. Nach Pneumonektomie ist die kardiopulmonale Leistungsreserve aufgezehrt
Stadium III	normal	Capillartrübung fehlt. Reine Zeichnung der Arterien und Venen. Häufiger Nachweis arterio-venöser Anastomosen	Höchstens noch gegeben zur alleinigen Entfernung des Krankheitsherdes oder bei möglicher Verbesserung der pulmonalen Funktionen
Stadium IV	pulmonale Hypertension	wie bei III	Operative Eingriffe an den Lungen sind kontraindiziert

XII. Einige praktische Folgerungen für die Anaesthesie und die postoperative Therapie

Die Forderungen an die Anaesthesie bei Lungenoperationen gipfeln, besonders bei Patienten, die den Gruppen II und III nach ROSSIER angehören, in der unbedingten Notwendigkeit einer optimalen alveolären Ventilation.

Jede Hypoxie und Hyperkarbie während und nach der Operation ziehen auf Grund des Cournand-Euler-Effektes unabsehbare Folgen für den kleinen Kreislauf und das rechte Herz nach sich.

Diese Forderungen gehören aber in neuerer Zeit derart zum Allgemeingut der Anaesthesiologie, daß sie einer besonderen Betonung nicht mehr bedürfen.

Die Vermeidung einer alveolären Hypoxie oder Hyperkarbie muß aber auch postoperativ im Vordergrund aller Bemühungen stehen. Neben postoperativer O_2-Zufuhr und ökonomischer Atmung soll hier besonders betont werden, daß sich in schwierigen Grenzfällen die Verkleinerung des physiologischen respiratorischen Totraumes durch frühzeitige Tracheotomie gut bewährt hat. Des weiteren bedarf es einer intensiven, die Atmung nicht beeinträchtigenden Schmerzbekämpfung mit Dolantin, Polamidon und ähnlichen Medikamenten. Die Befreiung der Atemwege von Sekretmengen durch Sekretverflüssigung oder tracheobronchiale Absaugung ist ins Auge zu fassen.

Bei drohendem Versagen des rechten Herzens müssen neben Herzglykosiden auch drastische Maßnahmen in Erwägung gezogen werden, die unter allen Umständen zunächst eine Normalisierung der alveolären Gasverhältnisse herbeiführen: Reintubation mit künstlicher Beatmung oder Zwangsbeatmung im Respirator.

Eine unphysiologische Erhöhung des zirkulierenden Blutvolumens durch Transfusionen oder Infusionen muß tunlichst vermieden werden. Eventuell kommt eine schlagartige Verkleinerung der zirkulierenden Blutmenge durch ausgiebigen Aderlaß in Betracht, wie es Scharf gefordert hat. Eine direkte Herabsetzung der pulmonalen Hypertension scheint nach Untersuchungen von Hutschenreuter u. Mitarb. mittels Ganglienblockern vom Typ des Pendiomid möglich zu sein.

Es ist selbstverständlich, daß die Aufrechterhaltung normaler intrathorakaler Druckverhältnisse anzustreben ist und es bedarf auch keiner besonderen Erwähnung, daß pneumonische Infiltrationen durch zweckmäßige antibiotische Behandlung vermieden werden müssen. Die gefürchtete Ausbildung größerer Atelektasen läßt sich durch Sekretverflüssigung oder durch Sekretabsaugung vermeiden bzw. rasch beseitigen.

XIII. Schlußbetrachtungen

Über die Notwendigkeit einer präoperativen Funktionsdiagnostik in der Lungenchirurgie können heute kaum noch Zweifel bestehen.

Wir haben, ausgehend von der Vorstellung, daß der kleine Kreislauf, insbesondere sein Capillargebiet, und das rechte Herz im Zentrum des funktionellen Geschehens in der Lungenchirurgie stehen, uns bemüht, brauchbare und ordnende Hinweise für die präoperative funktionelle Beurteilung zu finden.

Wir glauben, sie in der methodischen Anwendung der Druckmessung im kleinen Kreislauf und der peripheren-terminalen Lungenangiographie gewonnen zu haben.

Es war unsere besondere Aufgabe, mit Hilfe der von uns erarbeiteten terminalen Lungenangiographie das chronisch-substantielle Lungenemphysem qualitativ und quantitativ zu kennzeichnen und in die Stadieneinteilung von Rossier einzuordnen.

Es ist unsere Überzeugung, daß sich nach unseren eingehenden Darlegungen, mittels der angewandten Methodik, die Leistungsbreite des kleinen Kreislaufs und des rechten Herzens in ausreichender Weise bestimmen lassen. Darüber hinaus aber hoffen wir, mit der Darstellung des Cournand-Euler-Effektes als eines Ökonomiefaktors des capillären Stromvolumens auf einen wichtigen physiologischen und pathophysiologischen Regulationsmechanismus hingewiesen zu haben.

Aus seiner theoretischen Begründung folgerten wir die physiologische und pathophysiologische Notwendigkeit pulmonaler arterio-venöser Kurzschlußbahnen, deren Vorhandensein sich uns zunächst indirekt aus vielen terminalen Lungenangiographien aufgedrängt hatte. Den direkten Nachweis arterio-venöser Anastomosen im terminalen Lungenangiogramm hoffen wir geführt zu haben.

Wir sind uns bewußt, daß die Folgerungen, die wir aus unserer Interpretation des Cournand-Euler-Effektes und aus dem Nachweis offener arterio-venöser Kurzschlußverbindungen in der Lunge gezogen haben, möglicherweise zu wesentlichen Änderungen in der Beurteilung der Entstehung arterieller Sauerstoffmangelzustände im Großkreislauf führen müssen. Allerdings haben wir bislang bewußt unseren Untersuchungen die Situation normaler alveolärer Gasspannungen zugrunde gelegt. Es müßte Untersuchungen mit veränderter Methodik vorbehalten bleiben, die Zusammenhänge zwischen alveolärer Hypoxie, Durchblutung des Capillarbettes und kurzgeschlossener Blutmenge erneut aufzuwerfen.

Wir hegen die Hoffnung, daß unsere hier vorgelegten Untersuchungen zur anatomischen und physiologischen Kenntnis des Verhaltens der peripheren Lungenstrombahn beigetragen haben. Möge sich ihre Anwendung in der präoperativen Funktionsdiagnostik der Lungenchirurgie auch anderwärts als günstig erweisen.

Aus der orthopädischen Universitätsklinik und -Poliklinik Köln
(Direktor: Prof. Dr. med. M. HACKENBROCH)

Spina bifida occulta und Klauenhohlfuß*

(Über die Entstehung und die kausale Behandlung des sogenannten idiopathischen Hohlfußes)

Von

KARL FRIEDRICH SCHLEGEL

Mit 32 Abbildungen

Inhalt

Literatur

ALEXANDER, B.: Die Entwicklung der knöchernen Wirbelsäule. Fortschr. Röntgenstr. Erg.-Bd. 13 (1906).
ALEXANDER jr., E., F. K. GARVEY, and W. BOYCE: Congenital lumbosacral myelomeningocele with incontinence. A contribution to the understanding of bladder physiology. J. Neurosurg. **11**, 183—192 (1954).
ALLEN, M. L., and M. C. LINDEM: Significant roentgen findings in routine preemployment examination of the lumbosacral spine. A preliminary report. Amer. J. Surg. **80**, 762—766 (1950).
ASCHER, F.: Über eine typische Erscheinungsform der Spina bifida occulta. Arch. orthop. Unfall-Chir. **23**, 716—740 (1925).
ASSUM, H. W.: Untersuchungen über die Erblichkeit des angeborenen Klumpfußleidens. Z. Orthop. **65**, 1—42 (1936).
BABCOCK, W. W.: Spina bifida. Surg. Clin. N. Amer. 8, 807—812 (1928).
BASTOS-ANSART, M.: Lumbalschmerzen und Spina bifida occulta. Siglo méd. **83**, 265 (1929).
— Sobre la espina bifida occulta. Progr. Clin. **37**, 178 (1929).
BECK, O.: Spina bifida occulta und angeborener Klumpfuß. Münch. med. Wschr. **67**, 316—319 (1920).
— Spina bifida occulta und ihre ätiologische Beziehung zu Deformitäten der unteren Extremität. Ergebn. Chir. Orthop. **15**, 491 (1922).
— Kritischer Beitrag zur Spina bifida occulta. Z. Orthop. **43**, 21 (1923).
BECKMANN, W.: Über das Wachstumsmißverhältnis zwischen Rückenmark und Wirbelsäule. Diss. Berlin 1947.

* Meinem verehrten Lehrer, Herrn Prof. Dr. HACKENBROCH, zum 70. Geburtstag.

BIBERGEIL, E.: Die Beziehungen der Spina bifida occulta zum Klauenhohlfuß. Z. Orthop. **33**, 225—249 (1913).
BIEMOND, A.: Spina bifida occulta. Mschr. Kindergeneesk. **20**, 289—299 (1952).
BIJL, L.: Status dysrhaphicus. Baarn 1956.
BING, R.: Kompendium der topischen Gehirn- und Rückenmarksdiagnostik, 14. Aufl. Basel: Benno Schwabe & Co. 1953.
BLUMENSAAT, C.: Zur Behandlung akuter Komplikationen der Myelomeningozele beim Erwachsenen. Zbl. Chir. **80**, 759—766 (1955).
BODECHTEL, C.: Differentialdiagnose neurologischer Krankheitsbilder. Stuttgart: Georg Thieme 1958.
BODECHTEL, G., u. A. SCHRADER: Die Erkrankungen des Rückenmarkes. In: Handbuch der inneren Medizin, 4. Aufl., Bd. V/2. Berlin-Göttingen-Heidelberg: Springer 1953.
BOHM, E., C. FRANKSSON, and J. PETERSEN: Sacral rhizopathies and sacral root syndromes (SII—SV). Acta chir. scand., Suppl. 216 (1956).
BOHNSTEDT, C.: Beitrag zur Casuistik der Spina bifida occulta. Virchows Arch. path. Anat. **140**, 47—79 (1895).
BONNET, P., et P. POLLOSON: Spina bifida occulta. Etranglement du cul-de-sac dural par un anneaux fibreux. Lyon chir. **30**, 475—478 (1933).
BONSMANN, M. R.: Zur Frage des familiären Auftretens der Spina bifida und Enuresis. Zbl. Nervenheilk. **74**, 343.
BREMER, F. W.: Klinische Untersuchungen zur Ätiologie der Syringomyelie. Dtsch. Z. Nervenheilk. **95**, 1—103 (1926).
BRICKNER, W.: Spina bifida occulta. Amer. J. med. Sci. **155**, 473 (1918).
BRISARD, P.: Translation de l'avant-pied dans le traitement opératoire des pieds creux. Acta orthop. belg. **18**, 229—230 (1952).
BROWDER, J.: Anomalies of the lumbo-sacral region. The surgical treatment of the congenital malformations implicating the distal spinal cord. Amer. Surg. **117**, 118—133 (1943).
BRÜNING, F.: Nervenlähmung und Nervenreizung in der Pathogenese nervöser Ausfallerscheinungen, besonders bei Spina bifida occulta. Klin. Wschr. **1**, 1694—1695 (1922)
BUCHSTEIN, H. F., and J. C. LOVE: Spina bifida occulta. Surgery **3**, 215 (1928).
BÜCHLER, L.: Spina bifida occulta. Wien. med. Wschr. **48**, 2560 (1924).
BÜCHNER, F., J. NAURATH u. J. REHN: Experimentelle Mißbildungen des Zentralnervensystems durch allgemeinen Sauerstoffmangel. Klin. Wschr. **1946**, 137.
— H. RÜBSAAMEN u. G. ROTHWEILER: Reproduktion fundamentaler menschlicher Mißbildungen am Hühnchenkeim durch O_2-Mangel. Naturwissenschaften **38**, 142 (1951).
BUFALINI, M.: Sindromi paralitiche tardive in individui adulte affetti da spina bifida occulta. Chir. Organi Mov. **11**, 137 (1927).
CAMERA, R.: Lesioni trofoneurotiche in stato disrafico. Minerva ortop. **6**, 400—406 (1955).
CAMPBELL, J. B.: Congenital anomalies of the neural axis. Surgical management based on embryologic considerations. Amer. J. Surg. **75**, 231—256 (1948).
CARR, T. L.: The orthopaedic aspects of 100 cases of spina bifida. Postgrad. med. J. **32**, 201—210 (1956).
CATALANO, L., e L. SARACINO: Su di un caso operato di ependimoma del filum terminale. Riv. Neurol. **24**, 372—376 (1954).
CHAMBERS, J. W., and A. C. REVILLA: Unusal case of meningocele in an adult. J. Neurosurg. **5**, 316—320 (1948).
CLARA, M.: Das Nervensystem der Menschen, 2. Aufl. Leipzig: Johann Ambrosius Barth 1953.
COCKBURN, E.: Über spina bifida posterior und die Resultate deren Behandlung an der Chir. Univ.-Klinik zu Kiel, aus 1901—1930. Kiel med. Diss. 1932.
COLEMAN, C. C.: In J. S. HORSLEY, and J. A. BIGGER, Operative Surgery, ed. 5, vol. 2, p. 1480. St. Louis 1940.
COTTE, G.: Traitement chirurgical de la spina bifida occulta (avec M. Vallas). Rev. Orthop. **7**, 331—333 (1906).
CRAMER, K.: Zur Anatomie der spina bifida occulta. Z. Orthop. **32**, 79—80 (1913). (Verh. dtsch. orthop. Ges.)
— Über Operationsbefunde bei spina bifida occulta. Verh. dtsch. orthop. Ges. **3** (1914).
CURTIUS, F.: Altes und Neues zum Status dysraphicus. Nervenarzt **28** 185—188 (1957).
—, u. J. LORENZ: Über den status dysrhaphicus. Z. ges. Neurol. Psychiat. **149**, 1—49 (1934).
DEMELER, WALTER: Über familiäre Mißbildungen der Wirbelsäule. Med. Diss. Münster 1933.
DENUCÉ, M.: Spina bifida, anatomie, pathologie et embryogénie. Paris: O. Doin 1906.
DEUTSCHLÄNDER, C.: Spina bifida occulta. Sitzungsber. Hamburger ärztl. Ver., Sitzg vom 13. Juli 1920.
— Zur Kenntnis der Spina bifida occulta. Z. Orthop. **42**, 456—461 (1922).

Dietz, W.: Statistische Untersuchungen über die Bedeutung der röntgenologisch feststellbaren Abnormitäten im Bereich des lumbosacralen Überganges der Wirbelsäule für die Kreuzschmerzen der Frau. Strahlentherapie **106**, 580—588 (1958).
Dittrich, R. J.: Lumbosacral spina bifida occulta. Surg. Gynec. Obstet. **53**, 378—388 (1931).
Ebert, H.: Die Neurochirurgische Behandlung des Malum perforans bei spina bifida occulta. Diss. Berlin 1949.
Edwards, J. H.: Congenital malformations of the central nervous system in Scotland. Brit. J. prev. soc. Med. **12** (3), 115—130 (1958).
Ellis, J. D.: Spina bifida occulta. Int. J. Med. **41**, 456—460 (1928).
Emmrich, R.: Spina bifida und Familien mit Spina bifida. Med. Diss. Tübingen 1936.
Erlacher, P.: Hohlfußbehandlung durch Sehnenplastik. Z. Orthop. **82**, 245—249 (1952).
Essmeyer, Th.: Spastischer Plattfuß und Spina bifida occulta. Inaug.-Diss. Köln 1927.
Estor, E. et H.: Spina bifida occulta lombaire a forme douloureuse, guéri par la laminectomie. Rev. Orthop. **18**, 664—668 (1931).
Ewald, P.: Über die Spina bifida occulta. Fortschr. Röntgenstr. **18**, 276—280 (1911).
Exner, G.: Variationen und Fehlbildungen der Wirbelsäule. In: Handbuch der Orthopädie, Bd. II. Stuttgart: Georg Thieme 1958.
Fernlano, O., et E. Jannelli: L'enuresi notturna da spina bifida occulta; Ipotesi patogenetiche e tentativi di cura eliofarmacoterapica. G. ital. Chir. **11**, 758—777 (1955).
Feuereisen, W.: Über neurologische Symptome bei Mißbildungen der Wirbelsäule. Nervenarzt **5**, 237—248 (1932).
Fick, R.: Handbuch der Anatomie und Mechanik der Gelenke. Jena 1911.
Finck, J. v.: Ein Beitrag zur pathologischen Anatomie und Klinik der Spina bifida occulta auf Grund von Sektionsbefunden an Leichen Neugeborener. Z. Orthop. **42**, 65 (1922).
— Zur Ätiologie der Spina bifida occulta. Zugleich eine Erwiderung auf den Artikel Dr. Otto Becks: „Kritischer Beitrag zur Spina bifida occulta" im 43. Bd., Heft 1 dieser Zeitschrift. Z. Orthop. **44**, 335 (1924).
Flexner: Spina bifida occulta. Verh. dtsch. orthop. Ges. **22**, 168 (1927).
Ford, F. R.: Diseases of the nervous system in infancy, childhood and adolescence, 2. ed., p. 283. Springfield, Ill. 1944.
Fritz, Ch.: Spontanerfolge der Laminektomie bei Spina bifida occulta. Inaug.-Diss. Köln 1930.
Frohse, F., u. M. Fränkel: Die Muskeln des menschlichen Beines. In: Handbuch der Anatomie des Menschen von K. v. Bardeleben. Jena: Gustav Fischer 1913.
Fuchs, A.: Über den klinischen Nachweis kongenitaler Defektbildungen in den unteren Rückenmarksabschnitten (Myelodysplasie). Wien. med. Wschr. **36**, 2141, 2261 (1909).
— Über Beziehungen der Enuresis nocturna zu Rudimentärformen der Spina bifida occulta („Myelodysplasie"). Mitt. Ges. inn. Med. Wien **9**, 62 (1910), Beilage.
Gallera, J.: Influence de l'atmosphère artificiellement modificé sur le dévelopement embryonnaire du poulet. Acta anat. (Basel) **11**, 549 (1951).
Garceau, C. J., and M. A. Brahms: A preliminary study of selective plantar-muscle denervation for pes cavus. J. Bone Jt Surg. A **38**, 555—562 (1956).
Ghosh, S. M., and D. P. Ghosh: Spina bifida occulta; with report of a case. J. Ind. med. Ass. **21**, 400—402 (1952).
Griffiths, S. J. H.: Spina bifida occulta. Brit. J. Surg. **18**, 172—174 (1930).
Grossiord, A., G. Guiot, J. P. Held et D. Laplane: Un cas de spina bifida occulta avec myélodysplasie. Rev. neurol. **96**, 257—259 (1957).
Grueter, H.: Untersuchungen des Filum terminale unter bes. Berücksichtigung der Verhältnisse bei Spina bifida occulta und Klauenhohlfuß. Acta neurochir. (Wien) **10**, 523—532 (1962).
Grüneberg, H.: The genetics of the mouse. 2. Aufl. den Haag: Hijhoff 1952.
Gryspeerdt, G. L.: Myelographic assessment of occult forms of spinal dysraphism. Acta radiol. (Stockh.) **1**, 702—717 (1963).
Hackenbroch, M.: Zur Kasuistik, Pathologie und Therapie der Spina bifida occulta und ihrer Folgezustände. Münch. med. Wschr. **32**, 1191 (1922).
— Über das Vorkommen angeblicher Veränderungen des zentralen und peripheren Nervensystems bei congenitalen Fußdeformitäten unter Berücksichtigung eigener pathologisch-anatomischer Untersuchungen. Arch. orthop. Unfallchir. **22**, 331 (1924).
— Der Hohlfuß. Ergebn. Chir. Orthop. **17** (1924).
— Weitere Erfahrungen mit der operativen Behandlung der Spina bifida occulta. Z. Orthop. **62**, 290—297 (1934). (29. Kongr.)
— Zur Klinik und Behandlung des idiopathischen Hohlfußes. Z. Orthop. **69**, 336—350 (1939). (33. Kongr.)
Hacker, V. v.: Fall von Spina bifida occulta und Malum perfor. pedis. Mitt. Ver. Ärzte in Stmk. **42**, 154 (1905).

HALLGRIMSSON, S.: Pes cavus, seine Behandlung und einige Bemerkungen über seine Ätiologie. Acta orthop. scand. **10**, 73—118 (1939).
Handbuch der normalen und pathologischen Physiologie, Bd. X. Berlin-Göttingen-Heidelberg: Springer 1927.
HARMEIER, J.: The normal Histology of the Intradural filum terminale. Arch. Neurol. Psychiat. (Chic.) **29**, 308—316 (1933).
HASLAM, E. I.: The orthopedic problem of Spina bifida. Bull. Tulane med. Fac. **12**, 12—16 (1952).
HENLE, A.: Zur Pathologie der Spina bifida. Verh. Ges. dtsch. Naturforsch. **1904**, 90.
HEPP, O.: Zur Technik der Hohlfuß-Weichteil-Operation im Kindesalter. Z. Orthop. **85**, 487—489 (1954).
HILLER, ELISABETH: Zur Frage der trophischen Störungen bei Spina bifida occulta. Diss. Hamburg 1952.
HILLER, F.: Rückenmark. In: Handbuch der inneren Medizin, 4. Aufl., Bd. V/1. Berlin-Göttingen-Heidelberg: Springer 1953.
HINDSE-NIELSEN, S.: Spina bifida — Prognose, Erblichkeit. Acta chir. scand. **80**, 525—578 (1938).
HINTZE, A.: Wann ist die Spina bifida occulta ein pathologischer Befund? Verh. dtsch. Ges. Chir. **45** (Kongress) (1921).
— Die „Fontanella lumbo-sacralis“ und ihr Verhältnis zur Spina bifida occulta. Langenbecks Arch. klin. Chir. **119**, 409—454 (1922).
HOFF, H., u. G. OSLER: Neurologie auf den Grundlagen der Physiologie. Wien: Wilhelm Maudrich 1957.
— F. FISCHER u. W. THURNER: Die Spina bifida occulta lumbosacralis als Krankheitsursache in der allgemeinen Praxis. Münch. med. Wschr. **94**, 56—59 (1952).
HOFMANN, WILLY: Über den Röntgenbefund bei Enuresis nocturna (Spina bifida occulta). Fortschr. Röntgenstr. **26**, 322 (1919).
HOLST, G.: Zahlenmäßige Untersuchungen über Verteilung verschiedener Mißbildungsarten in einem großen teratologischen Anschauungsgut. Inaug.-Diss. Göttingen 1939.
HOUYET, J.: Spina bifida occulta, incontinence sphinctérienne complète. Opération; guérison. Scalpel **86**, 1527 (1933).
IMHÄUSER, H.: Über Beziehungen der Spina bifida zu Mißbildungen am Medullarrohr, insbesondere zur Syringomyelie. Inaug.-Diss. Kiel 1935.
INGALLS, TH. H., F. R. AVIS, F. J. CURLEY, and H. M. TEMIN: Genetic determinants of Hypoxa-induced congenital anomalies. J. Hered. **44**, 185 (1953).
— F. J. CURLEY, and R. A. FRINDLE: Anoxia as a cause of fetal death and congenital defect in the mouse. Amer. J. Dis. Child. **80**, 34 (1950).
INGRAHAM, F. D.: Spina bifida and Cranium bifidum. Boston 1944.
JACKSON, M. A.: Familial lumbo-sacral Syringomyelia and Significance of Developmental Errors of Spinal Cord and Column. Med. J. Aust. **1**, 433—438 (1949).
JAKOBY, E.: Klinische Erfahrungen in der operativen Behandlung des Hohlfußes nach ERLACHER. Z. Orthop. **82**, 249—254 (1952).
JAMES, C. C. M., and L. P. LASSMAN: Diastematomyelia. Arch. Dis. Childh. **33**, 536—539 (1958).
— — Spinal dysraphism. Arch. Dis. Childh. **35**, 315—327 (1960).
— — Spinal dysraphism. Spinal cord lesions associated with spina bifida occulta. Physiotherapy **1962**, 1—4.
— — Spinal dysraphism. The diagnosis and treatment of progressive lesions in spina bifida occulta. J. Bone Jt Surg. B **44**, 828—840 (1962).
JANCKE: Über eine Bettnässerfamilie, zugleich ein Beitrag zur Erblichkeit der Spina bifida. Z. Nervenheilk. **54**, 255; **55**, 334.
JELGERSMA, H. G.: Spina bifida occulta, a normal feature in all birds. Folia psychiat. neerl. **55**, 42—50, 185—186 (1952).
JELSMA, F., and E. J. PLOETNER: Painful spina bifida occulta with review of the Literature. J. Neurosurg. **10**, 19—27 (1953).
JIRÀSEK, A.: Spina bifida occulta inferior, Symptom und Behandlung. In: Čas. Lék. čes. **70**, 1013—1016, 1052—1057, 1087—1091 (1931).
— Il valore della radiografia epidurale con lipiodol nelle affezioni delle parti inferiori della colonna vertebrale, sopratutto di fronte all' incontinenza essenziale di urina. Policlinico, Sez. chir. **40**, Suppl., 301—310 (1933).
KARLIN, I. W.: Incidence of spina bifida occulta in children without enuresis. Amer. J. Dis. Child. **49**, 125—134 (1935).
KATZENSTEIN, M.: Beitrag zur Pathologie und Therapie der Spina bifida occulta. Langenbecks Arch. klin. Chir. **64**, 607 (1901).
KELLNER: Ein Fall von Trichosis lumbalis mit Spina bifida occulta. Zbl. Chir. **28**, 575 (1901). Fortschr. Röntgenstr. **4**, 220 (1901).

Kelly, P. J., and M. B. Coventry: Neurotrophic ulcers of the feet. Review of forthyseven cases. J. Amer. med. Ass. **168**, 388—393 (1958).
Kindler, H.: Über den spezifischen Tonus der Fußsohlen- und Unterschenkelmuskulatur und seine Beziehung zur Fußdeformität. Z. Orthop. **1**, 607—613 (1952).
Kirchhoff, H. W., u. H. J. Rohwedder: Über Mißbildungen der Wirbelsäule des Säuglings (ein klinischer Beitrag). Arch. Kinderheilk. **148**, 146—161 (1954).
Koch, A.: Operative Behandlung der Spina bifida occulta wegen Blasenstörungen. Langenbecks Arch. klin. Chir. **177**, 258 (1933).
Kochs, J.: Spina bifida, Laminektomie und Spontanheilung einer Fußdeformität. Münch. med. Wschr. **74**, 1877 (1927).
Kolodny, A.: Results of surgery in spina bifida. J. Amer. med. Ass. **101**, 1626—1630 (1931).
Kramer, Erika: Lipome bei Spina bifida occulta, Spätsymptome und deren Bedeutung in der Differentialdiagnose zu Caudatumoren. Diss. Köln 1954.
Krause, J.: Spina bifida occulta. Diss. Berlin, August 1911.
Krause-Avellis, Hilde: Über die chirurgische Therapie der Enuresis nocturna bei Wirbelbogenspaltbildungen im Sinne der Spina bifida occulta, beobachtet an 114 Patienten. Diss. Berlin, Humboldt-Univ. 1950.
Krone, H. A.: Die Bedeutung der exogenen Ursachen angeborenen Mißbildungen im Rahmen der Schwangerenberatung. Münch. med. Wschr. **100**, 1417—1421 (1958).
Lagrot, F., et R. Favre: Contribution á l'étude anatomophysiologique de l'espace épidural lombosacré dans le spina bifida occulta. Rev. Orthop. **19**, 510—530 (1932).
Laplane, D., G. Guiot, A. Grossiord et J. P. Held: Spina bifida occulta avec myélodysplasie. Hôp. Paris **33**, 2603—2607 (1957).
Lassman, L. P., and M. C. C. James: Lumbosacral lipomata and lesions of the conus medullaris and cauda equina. Exc. Media, intern. Congr. Series No 60 (1963).
Leger, W.: Die Behandlung des Klauenhohlfußes mit Fixation der langen Beugesehnen an den Grundphalangen. Z. Orthop. **84**, 623—636 (1954).
Lelièvre, J.: Notes sur le pied creux essentiel. Gaz. méd. Fr. **61**, 427—434 (1954).
— Traitement médical du pied creux. Concours méd. **77**, 4433—4437 (1955).
Leo, E.: Spina bifida del rachide. Ann. ital. Chir. 8, 1289—1305 (1929).
Leveuf, H.: Classification des „spina-bifida". Paris méd. **24**, 356—363 (1934).
Leveuf, J., I. Bertrand et H. Sternberg: Etudes sur le spina bifida. Paris: Masson & Cie. 1937.
Lichtenberg, A. v.: Die klinische Abgrenzung des Krankheitsbildes der Inkontinenz bei der Spina bifida lumbosacralis und ihre operative Behandlung. Z. urol. Chir. **6**, 271—281 (1921).
Lichtenstein, B. W.: Spina bifida and Myelodysplasia. Arch. Neurol. Psychiat. (Chic.) **44** (1940).
— Distant neuro-anatomic complications of spina bifida (spinal dysraphism.). Arch. Neurol. Psychiat. (Chic.) **47**, 195 (1942).
Limmer, H.: Zur Kenntnis der neurologischen Spätstörungen bei der Spina bifida occulta. Inaug.-Diss. Leipzig 1942.
Lopez, R.: Re la concomitancia en la espina bifida con las deformidades del pié y de su tratamiento. Med. Ibera **1927**, 518.
Lucherini, T.: Sindrome neuro-distrofica del piede. Reumatismo 8, 235—265 (1956).
Lüthy, F.: Motorik. In: Handbuch der inneren Medizin, 4. Aufl., Bd. V. Berlin-Göttingen-Heidelberg: Springer 1953.
Marconi, S.: Malformazioni degli arti inferiori da spina bifida occulta. Chir. Organi Mov. **20**, 401—407 (1934).
McCraig, W., and D. W. Mulder: Late neurologic symptome of Spina bifida occulta: report of case. Proc. Mayo Chir. **31**, 98—100 (1956).
Meredith, J. M.: Unusal congenital anomalies of the lumbo-sacral spine (spina bifida) with a report of three cases. J. nerv. ment. Dis. **99**, 115—133 (1944).
Mertz, H., and L. Smith: Spina bifida occulta and its relation to urinary tract. Radiology **12**, 193—198 (1929).
Mertz, H. O.: The relation of spina bifida occulta to neuro-muscular dysfunction of the urinary tract. With a review of six cases operated by laminectomy. J. Urol. (Baltimore) **29**, 521—530 (1953).
Meyer, H.: Die Bedeutung der Spaltbildung im knöchernen Wirbelkanal in der Ätiologie orthopädischer Leiden. Verh. dtsch. orthop. Ges. **19**, 107 (1924).
Meyer-Burgdorff, H., u. J. Klose-Gerlich: Hemmungsbildungen im Ablauf der Wirbelsäulenverknöcherung. Langenbecks Arch. klin. Chir. **182**, 220—230 (1935).
Millar, R., and G. Robertson: Spina bifida occulta case in young adult. Brit. J. Surg. **16**, 681—683 (1929).

MILNER, R.: Über Spina bifida occulta. Zbl. Chir. **1905**, 30.
MÖLLENDORF, W. v., u. W. BARGMANN: Handbuch der mikroskopischen Anatomie des Menschen, Bd. IV/3, S. 115. Berlin: Springer 1958.
MORRICA, M.: Correlazioni raschisi vertebrali e distrofie giovanili delle ossa del piede. Arch. Ortop. (Milano) **63**, 221—230 (1950).
MORRIS, J. V.: Familial spina bifida. J. Irish med. Ass. **40**, 154 (1957).
MOSER, H.: Die pathologische Anatomie und Klinik der Spina bifida. Wien. klin. Wschr. **63**, 21—25 (1951).
— Über Therapie und Späterfolge bei Spina bifida. Wien. klin. Wschr. **63**, 109—113 (1951).
MÜLLER, W.: Über einen Fall von Spina bifida occulta in Vereinigung mit anderen Mißbildungen. Inaug.-Diss. Heidelberg 1938.
— Die mit anderen Mißbildungen kombinierte Hüftluxation in ihrer Bedeutung für das Hüftluxationsproblem. Z. Orthop. **69**, 293—327 (1939).
MUTEL, M. G.: Le spina-bifida occulta. Rev. Orthop. **11**, 532—585, 604—605 (1924).
NAUJOKS, H.: Der Einfluß kurzfristigen Sauerstoffmangels auf die Entwicklung des Hühnchens in den ersten fünf Bruttagen. Beitr. path. Anat. **113**, 221 (1953).
OBSTAENDER, E.: Späterkrankung bei Spina bifida occulta. Z. Orthop. **58**, 108—110 (1933).
O'CONNOR jr., J. J., and C. F. OROFINO: Spina bifida occulta, a surgical approach. Amer. J. Surg. **80**, 888—892 (1950).
PEABODY, C. W.: Congenital malformation of spine. J. Bone Jt Surg. A **9**, 79—83 (1927).
PIA, H. W.: Rückenmark. In: Lehrbuch der Chirurgie von H. HELLNER, R. NISSEN u. K. VOSSSCHULTE. Stuttgart: Georg Thieme 1957.
— Fehlbildungen der Cauda und Wurzelhüllen. Fortschr. Med. **77**, 65—66 (1959).
PITULESCU, P., S. CONSTANTINESCU, T. JONESCU u. N. MIHALLESCU: Spina bifida occulta. Spitalul **45**, 149—154 (1934).
PRYDE, A. W., and W. W. SUTOW: Incidence of spina bifida occulta in relation to age. Amer. Dis. Child. **91**, 211—217 (1956).
ROEDERER, CARLE, et F. LAGROT: Existe-t-il un sacrum type normal de la fréquence du spina-bifida-occulta lombo-sacré et de la valeur pathogénique. J. méd. franç. **14**, 37—40 (1925).
— — Les formes douloureuses du spina-bifida-occulta lombo-sacré. Presse méd. **34**, 565—567 (1926).
— — Le diagnostic radiologique du spina-bifida-occulta lombosacré. J. Radiol. Electrol. **10**, 225—261 (1926).
ROEREN, L.: Kritischer Beitrag zur Spina bifida occulta. Z. Orthop. **43**, 491 (1923).
— Über progrediente Fußdeformitäten bei Spina bifida occulta. Arch. orthop. Unfall-Chir. **19**, 1 (1921).
ROMBACH, K. A.: Spina bifida occulta mit Fußmißbildung und Ulcera neuroparalytica. Ned. T. Geneesk. **1**, 1232 (1906).
ROSTOCKAJA, V. J.: Zur Methodik der chir. Therapie der Spina bifida occulta. Vopr. Nejrochir. **15**, 33—38 (1951). Ref. Zbl. Chir. **124**, 182—183 (1952).
RÜBSAAMEN, H.: Über die teratogenetische Wirkung des Sauerstoffmangels in der Frühentwicklung. Beitr. path. Anat. **112**, 336 (1952).
RUGH, J. T.: The plantar fascis. A study of its anatomy and of its pathology in talipes cavus. Amer. J. Surg. **11**, 307 (1927).
SABAINO, D.: Osteoartropatia del piede e spina bifida. Minerva ortop. **3**, 70—76 (1952).
SAFTA, E.: Despre spina bifida occulta si asociatia sa cu cateva malformatiuni osoase si osteoarticulare. Clujul med. **12**, 538—546 (1931).
SALLÉRAS, J.: Espina bifida occulta. Rev. Espec. B. Aires **5**, 763—771 (1930).
SAMSON, J. ED.: Incontinence sphinctérienne et spina-bifida-occulta. Un. méd. Can. **63**, 349—351 (1934).
SANDFORD, S. P., and C. W. KLIMAN: Enuresis and spina bifida occulta. U.S. armed Forces med. J. **8**, 507—512 (1957).
SARPYENER, M. A.: Spina bifida aperta and congenital stricture of the spinal canal. J. Bone Jt Surg. A **29**, 817—821 (1947).
SAUNDERS, J. T.: Etiology and treatment of clawfoot. Arch. Surg. **30**, 179 (1935).
SCHAMBUROW, D. A., u. J. J. STILBANS: Die Vererbung der Spina bifida. Arch. Rassenbiol. **26**, 304—317 (1932).
SCHERB, R.: Bemerkungen zur Therapie des Klauenhohlfußes. Z. Orthop. **47** (1926).
SCHLEGEL, K. F.: Neurologische Komplikationen bei Mißbildungen, Erkrankungen und Verletzungen der Wirbelsäule. In: Handbuch der Orthopädie von G. HOHMANN, M. HACKENBROCH, K. LINDEMANN. Stuttgart: Georg Thieme 1958.
— Die Spina bifida, Ursachen und Bedeutung. Z. Orthop. 1959. Verh. dtsch. orthop. Ges., 46. Kongr., S. 175—184.

Schlegel, K. F.: Die operative Behandlung der Spina bifida occulta bei direkten Fernsymptomen an den unteren Gliedmaßen. Acta neurochir. (Wien) **8**, 495—508 (1960).
— Die operative Behandlung des neuromyopathischen Klauenhohlfußes bei Spina bifida occulta. Z. Orthop. **94**, 403 (1960) (Verhandl. -Bd.).
— Mißbildungen, Verletzungen und Erkrankungen der Wirbelsäule. In: Handbuch der Neurochirurgie v. Olivecrona-Tönnis, Bd. VII. Berlin-Göttingen-Heidelberg: Springer (im Druck).
Schmieden, V.: Über einen Fall von Rückenmarkslähmung durch Mißbildung der Wirbelsäule (Spina bifida occulta). Münch. med. Wschr. **82**, 1257 (1935).
Schoen, J.: Spina bifida occulta. Ugeskr. Laeg. **73**, 1525 (1911).
Schoen, R.: Über die Spina bifida occulta lumbosacralis und über ihre Häufigkeit innerhalb der Bevölkerung des hiesigen Bezirks. Diss. Münster 1939.
Schultz, O. E.: Über Spina bifida occulta und ihre Beziehungen zu den Deformitäten der unteren Extremität. Wien. med. Wschr. **24**, 1256 (1924).
Schwidde, J. T.: Spina bifida. Survey of twohundred twenty-five encephaloceles, meningoceles and myelomeningoceles. Amer. J. Dis. Child. **84**, 35—51 (1952).
Seige, C.: Trophoneurotische Epiphysenlösung bei Spina bifida. Diss. Leipzig 1939.
Sell, K.: Angeborene Störungen des Zentralnervensystems als ständige Erscheinung beim rebellischen, angeborenen Klumpfuß. Diss. Gießen 1937.
Sickert, R.: Ein Fall von angeborenem Mischtumor der Lendenkreuzbeingegend bei Spina bifida occulta. Diss. Leipzig 1924.
Simicska, G.: Spina bifida occulta és ischias. Orv. Hétil. **68**, 20 (1924).
Simovic, M., J. Jovanovic u. S. Stajić: Beitrag zum Studium der Spina bifida occulta. Srpski Arkh. tselok. Lek. **33**, 720—729 (1931).
Smith, C. H.: Spina bifida occulta. Med. Herald **47**, 281—284 (1928).
Smith, R. S.: Orthopedic considerations in the treatment of spina bifida. Surg. Gynec. Obstet. **62**, 218—227 (1936).
— Spina bifida. Amer. J. Surg. **43**, 379—385 (1939).
Southworth, J. D., and S. R. Bersack: Anomalies of the lumbosacral vertebral in five hundred and fifty individuals without symptoms referable to the low back. Amer. J. Roentgenol. **64**, 624—634 (1950).
Spiller, W. G.: Congenital and acquired enuresis from spinal lesion. (a) Myelodysplasia. (b) Stretching of the cauda equina. Amer. J. med. Sci. **151**, 469—475 (1916).
Spisic, B.: Spina bifida und juvenile Osteochondritis der Hüfte. Liječn Vjesn. **5** (1929).
Spurling, R. G., and F. Jelsma: Spina bifida occulta. Surg. Gynec. Obstet. **51**, 537—540 (1930).
Stein, K. F., and I. A. Rudin: Development of mice homozygous for the gene for looptail. J. Hered. **44**, 59—69 (1953).
Steindler, A.: The treatment of pes cavus. Arch. Surg. **2**, 325 (1921).
— Diseases and Deformities of the Spine and Thorax. St. Louis 1929.
Sternberg, H.: Defekte und Entwicklungsstörungen des kaudalen Wirbelsäulenabschnittes. Arch. orthop. Unfall-Chir. **30**, 20—26 (1931).
Stich, R., u. K. H. Bauer: Fehler und Gefahren bei chirurgischen Operationen, 3. Aufl., Bd. I, S. 431—433. Jena 1954.
Stracker, O.: Pes cavus. Wien. klin. Wschr. **68**, 749—751 (1956).
Streeter, G.: Factors involved in the formation of the filum terminale. Amer. J. Anat. **25**, 1—11 (1919).
Sturzenegger, H.: Spina bifida und Unfall. Schweiz. med. Wschr. **80**, 919 (1950).
Suermondt, W. F.: Over de verschijnselen en de heelkundige behandeling der Spina bifida occulta. Ned. T. Geneesk. **84**, III, 2624—2629 (1940).
Szatmári, A., and L. Zoltán: The role of Spina bifida occulta in bringing about compressional Symptoms of the cauda. Mschr. Psychiat. Neurol. **116**, 251—256 (1948).
Takats, L., G. Szandtner u. C. Palko: Trophopathia pedis myelodysplastica. Magy. Radiol. **9**, 94—99 (1957).
Tarlov, J. M.: Structure of the filum terminale. Arch. Neurol. Psychiat. (Chic.) **40**, 1—17 (1938).
— Sacral nerve-root cysts. Springfield: Ch. C. Thomas 1953.
Theiler, K.: Beitrag zur Analyse von Wirbelkörperfehlbildungen: Experiment, Genetik, Entwicklung. Z. menschl. Vererb.- u. Konstit.-Lehre **31**, 271—322 (1953).
Theilmeier, J.: Über die Häufigkeit und Bedeutung der Spina bifida occulta. Diss. Würzburg 1935.
Töndury, C.: Entwicklungsgeschichte nach Fehlbildungen der Wirbelsäule. Stuttgart: Hippokrates 1958.
Truelsen, Elise: On lumbosacral spina bifida with especial reference to operative indication and prognosis. Acta psychiat. (Kbh.) **24**, 81—134 (1949).

VRIES, E. DE: Spina bifida occulta and myelodysplasia with unilateral clubfoot beginning in adult life. Amer. J. med. Sci. **175**, 365—371 (1928).
WEISS, W.: Zur Behandlung der Spina bifida occulta. Zbl. Chir. **62**, 2295—2300 (1935).
WESKOTT, H.: Spina bifida occulta und Ischias. Klin. Wschr. **1922**, 625.
WRETE, M.: Die kongenitalen Mißbildungen, ihre Ursachen und Prophylaxe. Stockholm: Almquist & Wiksell 1955.
ZANEN, J.: Auto-observation d'une forme doloureuse de spina-bifida-occulta de la 1ère sacrée. Scalpel (Brux.) **85**, 715—725 (1932).
ZEHNDER, M.: Späterscheinungen nach Spina bifida lumbo-sacralis. Helv. chir. Acta **14**, 462—482 (1947).

A. Einleitung

Die Spina bifida occulta wurde erstmals von VIRCHOW 1875 beschrieben. Er fand bei einer weiblichen Leiche eine lumbale Hypertrichose, darunter eine Spaltbildung in der Fascia lumbodorsalis und eine Bogenspalte des 5. Lendenwirbelkörpers sowie des Kreuzbeines. Kleinere kasuistische Mitteilungen von BARTELS, CLUTTON und PARKER, FISCHER, GOULD, LÜCKE, MARSH, SONNENBURG folgten. Elf Jahre später veröffentlichte v. RECKLINGHAUSEN seine Studien über die Spina bifida und gab auch der Spina bifida occulta ihre pathologisch-anatomische Basis.

Es mag erstaunen, daß erst so spät ein Mißbildungskomplex näher bekannt wurde, zu dessen Erforschung bereits im Jahre 1641 der aus der meisterhaften Darstellung Rembrandts bekannte holländische Anatom Dr. TULP den Anstoß gab. Verdanken wir ihm doch die wissenschaftliche Würdigung und Namensgebung der Spina bifida, die in der Kunst ungleich früher längst dargestellt worden ist. BIJL bildet in seiner Monographie eine alte chinesische Buddhastatue ab, an der man die seltene Lokalisation einer Spina bifida cervicalis mit der kennzeichnenden Hypertrichose bemerkt und die gleichzeitig durch die Kopfform als hydrocephal ausgewiesen wird. Außerdem stellt er eine Satyrstatue aus dem Louvre vor, die einen lumbosacralen Rückenmarksbruch erkennen läßt. Diese Plastik lenkt den Blick in die Mythologie, die längst den geschwänzten Satyr mit seinem verbildeten Fuß kannte, der zweifelsohne den Prototyp des Trägers einer Spina bifida occulta mit Hypertrichose am Kreuz-Lendenübergang und der begleitenden neurogenen Fußdeformität darstellte. Auch HERODOT und PLINIUS haben diese Mißbildungsform bereits erwähnt.

Nach VIRCHOW, v. RECKLINGHAUSEN und DENUCÉ erhielt die Erforschung der Spina bifida occulta mehrfach Impulse. Erst war es die Einführung der Röntgenstrahlen, die bei Aufnahmen des Kreuz-Lendenüberganges immer wieder Wirbelbogenspalten erkennen ließ — die erste Aufnahme verdanken wir KELLNER — und die Erkenntnis, daß Störungen der Funktion und der Form der unteren Gliedmaßen sowie Komplikationen von seiten der Blase eine auffallende Koinzidenz mit der Spina bifida occulta aufweisen. Letztlich aber vermittelte die operative Behandlung der Spina bifida occulta weiter Einblicke in die pathologischen Vorgänge, wenn sie auch bisher noch keine restlose Klärung zu bringen vermochte.

Nach einer regen Forschertätigkeit im ersten Viertel des 20. Jahrhunderts wurde es aber relativ still um diesen Mißbildungskomplex, weil man mit den damaligen diagnostischen Möglichkeiten nicht mehr weiterkam und die Theorien der Entstehung sowie der Auswirkung dieser Mißbildung sich nicht weiter verifizieren ließen. Selbst die Schaffung des Dachbegriffes der Myelodysplasie (FUCHS) oder gar des Status dysrhaphicus (BREMER, CURTIUS und LORENZ, BIJL u. a.) führte aus dieser Sackgasse nicht heraus.

Das klinische Bild der Spina bifida occulta schien auch nur anfänglich den Autoren einfach. Eine Hypertrichose, von der einfachen, persistierenden Lanugobehaarung bis zur Bildung eines richtigen Haarbüschels, galt als charakteristisch. Andere Fälle weisen eine Haupthypoplasie mit fehlenden Haarfollikeln und Schweißdrüsen, Hyperpigmentationen oder gar reine Hautnarben mit grübchenartigen Hauteinziehungen auf. Ferner gibt es Probanden, bei denen eine pürzelartige Vorwölbung anzeigt, daß der Inhalt des Rückenmarkkanals durch einen Bogenspalt nach außen zur Oberfläche durchgepreßt wurde. In gleicher Weise galt auch als typisch, daß der tastende Finger am lumbosacralen Übergang nicht selten anstelle der Dornfortsätze eine Rinne und seitlich davon die frei endigenden Bogenschenkel fühlt, oder aber ein derbes subcutanes Polster sich als praller Widerstand bemerkbar macht.

Für entscheidend hielt man den röntgenologischen Nachweis der Bogenspalte, vornehmlich am 1. und 2. Kreuzbeinwirbel, seltener auch am 5. Lendenwirbelkörper, während höher nach cranial reichende Spalten als Ausnahme gewertet wurden. Mitunter stellt sich auch der Sacralkanal als offene Rinne dar. Sogar das röntgenologische Bild von Dornfortsatzresten zwischen Bogenstümpfen liegend, ohne scheinbaren knöchernen Zusammenhang oder aber nur mit einseitiger Verbindung zu einem Halbbogen, galt als Signum einer Spina bifida occulta (CURTIUS und LORENZ) (Abb. 1—4).

Es gelang auch wirklich allen Operateuren, in derart klinisch markanten Fällen nicht nur den Spalt nachzuweisen, sondern

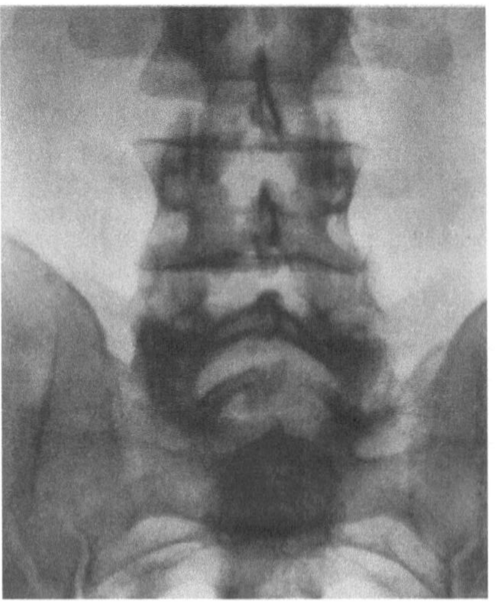

Abb. 1. Jakob N., 57 Jahre, Z.-Kt.-Nr. 1457/56. Dorsale Wirbelbogenspalte bei L_5, I. Grades nach CURTIUS-LORENZ. (Schmale Spaltbildung zwischen den Dornfortsätzen bei erhaltenem Dorn.) Bogenspalte III. Grades bei S_1. (Zufallsbefund)

Abb. 2. Willi P., 48 Jahre, Z.-Kt.-Nr. 5512/58. Dorsale Wirbelbogenspalte bei S_1, II. Grades. (Bogenreste stehen nahe beisammen, Dornfortsatz ist isoliert.) (Zufallsbefund)

festzustellen, daß die Knochenlücke durch eine geschlossene oder siebartig durchbohrte, fibröse, mehr oder weniger verknöcherte Membrane, die Membrana reuniens posterior, verbunden wird, daß sich im Bereich der Lücke Gewebsheterotopien nachweisen lassen und daß quer dazu die Dura und die Wurzeln schnürende Bindegewebsstränge verlaufen oder aber, daß diese Stränge jene derbe Membrane senkrecht oder schräg zur Haut hin durchziehen (JONES 1891, MAASS 1897, REINER 1901, KATZENSTEIN 1901, VOELKER 1903, HILDEBRAND 1905, ROMBACH 1906, schließlich CRAMER und seine Schüler seit 1914).

Erst HINTZE hat hier eine wichtige Klärung vollzogen, die sich in der Folge weitgehend als zutreffend erwiesen hat. Er trennte die „fontanella lumbosacralis" von der Spina bifida occulta ab. Unter lumbosacraler Fontanelle verstand er die verzögerte oder unterbliebene Verknöcherung der Wirbelbogen im Bereich des Kreuz-Lendenüberganges. Er zog die Parallele zur Schädelfontanelle und hielt die Membranbildung nicht für den Ausdruck eines rudimentären Rückenmarkbruches oder einer Narbe nach intrauteriner Spontanheilung, was bisher geschehen war. Den rudimentären Rückenmarksbruch, also die eigentliche Spina bifida occulta, bezeichnete er Rhachischisis occulta. Diese Rhachischisis soll sich gelegentlich schon röntgenologisch von der Fontanella lumbosacralis abtrennen lassen, weil hierbei eine Platyspondylie und aufgebogene Bogenstümpfe vorliegen, worauf auch PUTTI hinwies.

Bald wurde man beim Studium der Spina bifida occulta auch gewahr, daß eine auffällige Koinzidenz mit anderen Mißbildungsleiden besteht und Träger einer solchen larvierten Rhachischisis im Laufe ihrer Jugend zunehmende Störungen an den unteren Gliedmaßen im Sinne neuro-trophomyopathischer Veränderungen bekommen sowie Blasen-Darmdysfunktionen oder gar Lähmungen in Erscheinung treten.

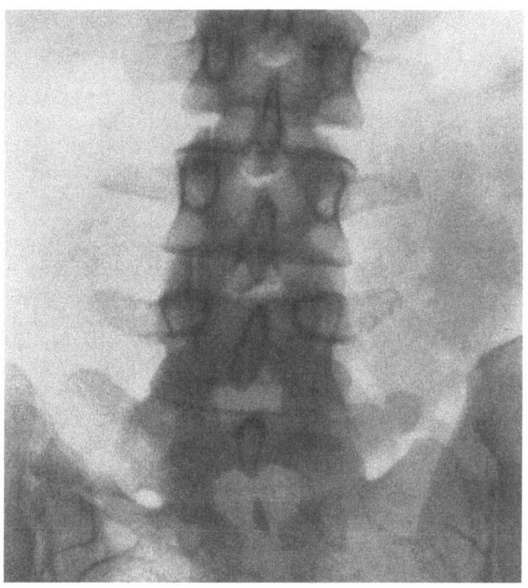

Abb. 3. Elisabeth B., 35 Jahre, Z.-Kt.-Nr. 1014/58. Dorsale Wirbelbogenspalte bei S_1, III. Grades. (Dornfortsatzrest zwischen breiter dorsaler Bogenspalte.) (Zufallsbefund)

FUCHS schuf 1909 den Begriff der Myelodysplasie, der sich trotz mancher Widersprüche (HENLE) gehalten hat und für alle weiteren Folgen verantwortlich gemacht wurde (LAPLANE u. Mitarb.). Daß hier wesentliche Einschränkungen gemacht werden müssen, wird später herauszustellen sein. SAENGER (1913), SIPPEL (1914), ALTSCHUL (1915), u. a. m. schlossen sich an.

Dieser Myelodysplasie sei das gelegentliche Auftreten von Hüftkopfepiphysenlösungen (SEIGE), kontrakten Plattfüßen (FUCHS, ESSMEYER), rebellischen Klumpfüßen (BECK, SELL), aseptischen Nekrosen (SPISIC, MORRICA) und manchen anderen Krankheitsbildern an den unteren Gliedmaßen zur Last zu legen. In den Vordergrund der myelodysplastischen Komplikationen wurde jedoch der Klauenhohlfuß gestellt (GEIGER, BIBERGEIL, CRAMER, DUNCKER, ROEREN, HACKENBROCH, SCHULTZ, HASLAM u. v. a.), der auch wirklich das Hauptkontingent der neurogenen Fußdeformitäten bei der Spina bifida occulta stellt, obwohl HALLGRIMSSON an der Berechtigung zweifelt, derart enge Zusammenhänge zu sehen.

Skoliosen und Kyphosen sollen weiterhin mit der Myelodysplasie in Verbindung stehen (SEVER, BÖHM, SCHULTHESS, DEUTSCHLÄNDER); auch die Hüftluxation wurde in diesen Komplex eingefügt (SEVER, JOACHIMSTHAL, PIERI). Es ließen sich noch verschiedene andere Krankheitsbilder nennen, was jedoch zu weit führen würde. Es ist nur noch anzuführen, daß auch die Verfechter der Anschauung niemals verstummten, die behaupteten, daß alle möglichen Kreuzschmerzsyndrome ihre eigentliche Wurzel in dieser lumbosacralen Mißbildung haben (SETMAYER, EWALD, ELS, DIETZ, ESTOR, SIMICSKA, WESKOTT, ZANEN u. a.). Wieweit alle diese Mutmaßungen sich im Laufe der späteren Forschungen bestätigen ließen oder verworfen werden mußten und wie sich deren Auftreten erklärt, wird später teilweise noch zu besprechen sein.

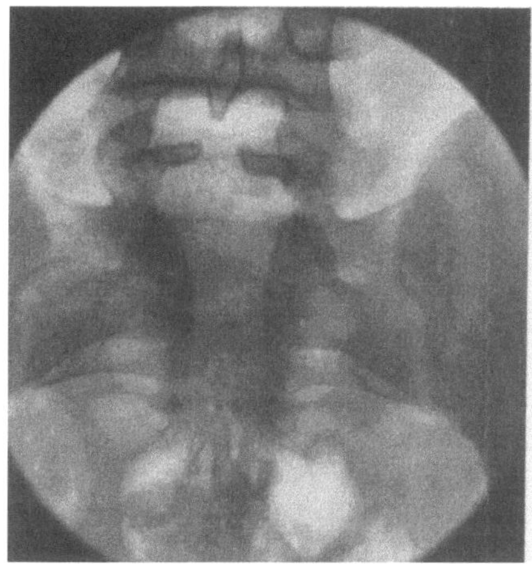

Abb. 4. Reiner S., 17 Jahre, Z.-Kt.-Nr. 6983/58. Dorsale Wirbelbogenspalte bei L_5, IV. Grades. (Weit klaffende Spalte, kein Dornfortsatz. Offene Sacralrinne. Enuresis nocturna, leichte idiopathische Hohlfüße)

Es wurde in der Folge nicht mit Theorien gespart, Hypothesen wurden aufgestellt und manche Erkenntnisse gewonnen. Die bedeutungsvollsten Faktoren zur Klärung des mythologischen Begriffes vom „geschwänzten Teufel mit dem Pferdefuß“ und des medizinischen

Terminus „Spina bifida occulta" trugen die Erweiterung der Kenntnisse der pathologischen Anatomie, der Embryologie und Embryopathien, der Neurophysiologie sowie die Vervollkommnung der operativen Technik bei. Aus diesem Grunde werden diese Gebiete einer eingehenden Würdigung unterzogen, um die Spina bifida occulta vera von den reinen Bogenspalten abzugrenzen und dem Problem des idiopathischen Hohlfußes und seiner kausalen Behandlung — beides noch immer ungelöst — näher zu kommen.

B. Entwicklungsgeschichtliche und anatomische Grundlagen

Im Laufe der Untersuchungen der Spina bifida occulta (Sbo.) bestätigte sich bald das bekannte Wort v. BAERS, daß „die Entwicklungsgeschichte der wahre Lichtträger für Untersuchungen über organische Körper ist". Die neueren Erkenntnisse über die Entwicklung der Wirbelsäule und ihre Bedeutung zum Verständnis von Wirbelsäulenmißbildungen haben uns hier ebenso weitergeholfen wie die neugewonnenen Fakten der endogenen und exogenen Ursachen der Mißbildungen.

Durch die vergleichende und die experimentelle Teratologie konnte das Dunkel, das die Entstehung der Spina bifida umgab, weitgehend aufgehellt werden. Normalerweise wird das Zentralnervensystem vom Ektoderm zunächst angelegt, das sich zum Medullarrohr schließt und sich gleichzeitig vom Ektoderm ablöst. Einmal in die Tiefe verlagert, wird das Medullarrohr von den verschiedenen knöchernen und bindegewebigen Hüllen umgeben.

Hier ist das unentbehrliche embryonale Organ die Chorda dorsalis, die als primitives Achsenskelet die Entwicklung der Wirbelsäule entscheidend beeinflußt. Bereits in einem sehr frühzeitigen Entwicklungsstadium lagert sich außen um die Chorda das skeletbildende Material an, aus welchem sich die Wirbelsäule entwickelt. Dieses mesodermale Gewebe läßt einen streng segmentalen Bau erkennen, da sich frühzeitig eine Gliederung in Ursegmente oder Somiten einstellt. Sie liefern das gesamte Material für die Bildung des Skeletes und der Muskulatur und sind auch die Fundamente für Haut und Unterhautgewebe der Rückenregion (TÖNDURY). Wesentliche weitere Stadien der Entwicklung sind die baldige Ausbildung der Sklerotome, die an Ausdehnung den Ursegmenten entsprechen, und deren Unterteilung in Skleromiten. Wird dieser Aufbau irgendwie gestört, kommt es je nach Ausmaß der Schädigung oder Störung und deren Zeitpunkt sowie Dauer der Einwirkung naturgemäß zu Mißbildungen am späteren knöchernen Achsenskelet einerseits und wegen der engen topogenetischen Zusammenhänge sowie ontogenetischen Koppelung an die Frühanlage des Rückenmarks zu Schädigungen auch der neuralen Strukturen andererseits in gleicher Höhe des ursprünglichen Somiten.

In die Praxis übertragen wird dadurch bestätigt, was LOPEZ auf Grund der Untersuchungen von 50 Fällen von Myelodysplasie mit Spina bifida festgestellt hat, daß gewöhnlich den gleichen metameren Störungen des knöchernen Kanals eine Mißbildung des Medullarrohres an den entsprechenden Segmenten entspricht.

Es liefert also das Studium der Entwicklungsgeschichte die Grundlagen für das Verständnis, warum bei der Sbo. Dysfunktionen am Fuß und an der Blase primär schon festgestellt werden können, weil diese beiden Körperteile phylogenetisch und ontogenetisch von den Segmenten gesteuert werden, die in der Primitiventwicklung in ihrer Integrität beeinträchtigt worden sind. Doch diese speziellen Fragen bedürfen später bei der Entwicklung unserer Theorie zur Entstehung des idiopathischen Hohlfußes noch einer eingehenderen Würdigung. Für jetzt genügt, in Weiterführung der oben angefangenen entwicklungsgeschichtlichen Ausführungen, die Feststellung, daß Störungen bei der Gliederung der Ursegmente und später der Skleromiten deshalb nicht nur zur Mißbildung des Rückenmarkes führen können, sondern auch zur fehlerhaften Entwicklung seiner Hüllen im weitesten Sinne.

Die höchstgradige, diesbezügliche Entwicklungsstörung stellt das Stadium der offenen Medullarrinne, die Rhachischisis, dar. Bei geringeren Entwicklungsstörungen erfolgt wohl der Verschluß der Medullarrinne zum Medullarrohr und die Loslösung vom Ektoderm, jedoch bleibt die Bildung der häutigen und knöchernen Umhüllungen des Rückenmarks mangelhaft.

Die normale Ausbildung der typischen Formen entsteht durch eine Summe von einzelnen Formveränderungen innerhalb des Organismus. Das Ausbleiben solcher einzelner Formveränderungen ruft daher das Entstehen von Mißbildungen hervor, die man als Hemmungsmißbildungen bezeichnet (WRETE). Diese Mißbildungen sind um so tiefgreifender, je früher in der Entwicklung die Störung auftritt. Da die entscheidende Ausformung des menschlichen Organismus hauptsächlich während der ersten sechs Embryonalwochen erfolgt, erklärt es sich, daß die meisten schweren kongenitalen Mißbildungen innerhalb dieser Zeit entstehen. Weil aber das Neuralrohr nach 3 Wochen geschlossen ist, betrifft eine spätere Schädigung nur das mesenchymale Stützgewebe (HINDSE-NIELSEN, MOSER). Dabei ist allerdings, wie schon oben ausgeführt, nicht nur der Zeitpunkt, also die teratogenetische Terminationsperiode, bei der Einwirkung schädigender Faktoren von Bedeutung, sondern auch Intensität und Länge dieses Insultes.

Die *Ursachen für den ausbleibenden Verschluß* der Neuralplatte gelten noch als unklar (LEHMANN). Da normalerweise das Urdarmdach eine induzierende Wirkung ausübt, dachte man ursprünglich an Störungen im unterlagernden Urdarmdach.

Eine große Rolle spielt hier der *Sauerstoffmangel* des Gewebes. BÜCHNER u. Mitarb. konnten an Eiern von Triton taeniatus oder alpestris bei Sauerstoffmangel nach der Gastrulation Störungen der Ausdifferenzierung des Gehirns und Rückenmarks, vornehmlich Myelocelen, experimentell herbeiführen. RÜBSAAMEN und auch GALLERA erhielten Fehlbildungen

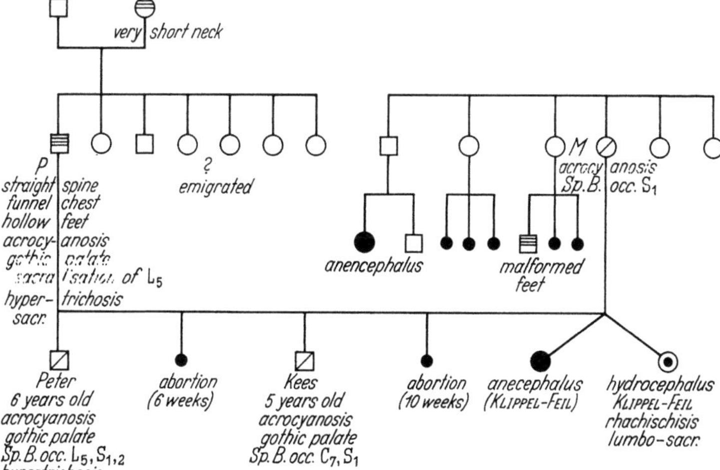

Abb. 5. Familie mit gehäuftem Auftreten von Spina bifida occulta und anderen Mißbildungen aus dem Komplex des Status dysrhaphicus (aus BIJL „Status dysrhaphicus")

der Gehirn- und Rückenmarksanlage bei O_2-Mangel am ersten Bebrütungstag von Hühnchen. Weitere Untersuchungen in dieser Richtung verdanken wir DEGENHARDT, INGALLS, NAUJOKS und vielen anderen.

In andere Richtung lenken die Untersuchungen von GILLMANN u. Mitarb. Sie versuchten den bei unterernährten Frauen feststellbaren gestörten *Eiweißstoffwechsel* experimentell nachzuahmen. Weiblichen Ratten wurde eine 1%ige wäßrige Trypanblaulösung teils vor, teils nach der Konzeption injiziert. Es resultierte ein großer Prozentsatz von Hemmungsmißbildungen an Rückenmark und Wirbelsäule im Sinne der Spina bifida.

Letztlich liegen noch ausgedehnte Untersuchungen über die Einwirkung *ionisierender Strahlen* vor. BARDEEN arbeitete mit Fisch- und Kröteneiern, KAVEN mit trächtigen Mäusen, WILSON u. Mitarb. mit Ratten. Wurden diese Tiere in der empfindlichen Phase bestrahlt, kam es wiederum zu ausgedehnten Rückenmark- und Wirbelsäulenmißbildungen.

Den Beweis der *exogenen Schädigung* von Rückenmark und Wirbelsäule finden wir am Menschen hinreichend bestätigt. Der Sauerstoffmangel tritt beispielsweise bei Eileiterschwangerschaften auf, wo MALL in 84% Fehlentwicklungen, vornehmlich Hydrocephalus und Spina bifida als Folge der Nidationsstörung wertete. Die gestörte Stoffwechsellage führt zu einschlägigen Mißbildungen bei den Früchten unterernährter, gravider Frauen und hat die Häufigkeit von Hydrocephalus und Rhachischisis bei älteren Müttern zur Folge (GILLMANN, WERTHEMANN). Letztlich konnte OTTWEILER bei 200 röntgengeschädigten menschlichen Embryonen, bei denen die Noxe in den ersten Schwangerschaftswochen einwirkte, die gleichen Folgen schon bei einer Dosis unter 100 r beobachten (KRONE).

Die normale Entwicklung kann jedoch nicht nur durch Umweltfaktoren gestört werden, also akzidentell und nicht erblich sein, sondern ist in gleicher Weise auch *genetisch determiniert* und damit erblich (WARKANY). Nur so läßt es sich erklären, daß immer wieder Familien mit gehäuftem Auftreten von Spina bifida und Sbo. beschrieben werden (ASSUM, BIJL, BONSMANN, DEMELER, EMMRICH, JANCKE, JACKSON, MORRIS, SCHAMBUROW und STILBANS) (Abb. 5).

Grüneberg, Rudin und Stein, Theiler, Töndury u. a. schufen die Grundlagen für die Erkenntnis, daß Schwere und Lokalisation, Intensität, Quantität und Extensität des Schädigungsmusters bei den genetisch bedingten Fällen vom Prävalenzverhältnis des pathologischen Gens gegenüber seinen Allelomorphen abhängen, sodann aber auch vom Zeitpunkt des Wirksamwerdens des mutierten Gens während der kritischen Phasen der Rückenmark- bzw. der Wirbelsäulenentwicklung. Schwere Formen sind meist sporadisch (Peabody). Die Polyphänie besteht in Syntropien der dorsalen Wirbelbogenspaltbildungen mit anderen Mißbildungen (Müller).

Nach Gallera bestehen zwei Möglichkeiten der Gestaltungsstörung. Zum ersten ist das Chordo-Mesodermgebiet in seiner normalen genetischen Leistung schwer gestört, kann seine normalen formativ-induktiven Wirkungen nicht ausüben und das neurale Blastem wird nicht genügend aktiviert. Zum zweiten, dies scheint die plausiblere Erklärung, wird das Neuralblastem wohl regelrecht induziert, die normalen, topogenetischen autonomen Kräfte, die stark von oxydoreduktiven Fermentsystemen abhängen, sind durch Sauerstoffmangel blockiert. Als Beweis dafür gilt, daß die Histogenese des Chordomesoderms solcher Mißbildungen relativ normal ist und keinen Anhalt für ein abnorm verlaufendes Determinationsgeschehen liefert.

Da aber, wie besonders Töndury bewiesen hat, Störungen der Chorda in den frühesten Entwicklungsperioden nicht nur zu Störungen im Neuralrohr führen, sondern zu weitgehenden Komplikationen im Bereich der gesamten Rückenregion des Embryo, kann folgender Satz gelten:

Die Ursegmente liefern das Baumaterial für die gesamte Wirbelsäule. Nur wenn ein normaler Chordastab vorhanden ist, sondern sich die Ursegmente normal aus und lassen tiefgreifende Störungen der Wirbelsäulenentwicklung nicht zur Ausbildung kommen. Die Gliederung des Ursegmentmaterials steht aber ebenso wie die Heraussonderung der Anlagen für die Wirbelsäulenbestandteile unter dem Einfluß von Erbfaktoren, die letztlich determinieren, ob eine Spina bifida aperta oder nur eine Spina bifida occulta entsteht.

Für unsere Betrachtung erscheint es weniger wichtig, was ist nun erbliche Mißbildung und was ist Phänokopie auf der Grundlage exogener Einwirkungen beliebiger Ursache in den ersten drei Schwangerschaftswochen, sondern es genügt resumierend festzuhalten, daß der gesamte *Mißbildungskomplex* der Spina bifida — in seiner *Variationsbreite* von der Rhachischisis totalis bis zur occulten Form reichend — sowohl ein endogenes als auch ein exogenes Schädigungsmuster darzustellen vermag. Bei den schwersten Formen dieser kombinierten Mißbildung von Rückenmark und Wirbelsäule stehen die Erscheinungen von seiten des Nervensystems im Vordergrund. Die fehlende oder unvollständige Schließung der Medullarrinne zum Medullarrohr führt meistens zu den nicht mit dem Leben zu vereinbarenden Formen, die entweder die frühzeitige Totgeburt oder aber den Exitus kurz nach der Geburt zur Folge haben.

Bei der Präparation einer totgeborenen Frucht mit Rhachischisis wird deutlich, daß das Ausmaß der Mißbildung des Markes größer ist als äußerlich in Erscheinung tritt. Während cranialwärts wohl noch erhaltenes Mark vorhanden sein kann, imponiert oberhalb des Rückenmarkbruches schon die unvollständige ontogenetische Entwicklung des Markes, die weiter distal in die Lamina medullo-vasculosa übergeht. Darauf haben schon Henneberg und Hindse-Nielsen bei ihren Ausführungen über die Myelodysplasie hingewiesen.

An einem anderen Präparat fallen analoge Veränderungen deutlich ins Auge. Aus dem mißgebildeten Mark führen mehr oder weniger deformierte Wurzeln in die Peripherie, so daß die später noch anzuführenden neurologischen Komplikationen nicht wundernehmen (Abb. 6).

Immer wieder taucht in der Literatur die Angabe auf, daß man bei der Operation erkennen kann, daß auch der Duraendsack schwerwiegende Veränderungen mit Verwachsungen der Haltebänder, Konglomeraten von nervalen, lipomatösen und fibrösen Anteilen erkennen läßt, daß er zu hoch oder zu tief endigt, und daß in diese Dysordination vornehmlich die sacralen und coccygealen Wurzeln einbezogen sind. An den gezeigten Präparaten sind derartige Veränderungen ebenso zu ersehen wie später an Operationspräparaten, wo die Aufmerksamkeit nochmal auf dieses pathologisch-anatomische Substrat gelenkt werden muß.

Der Mißbildungskomplex der Rhachischisis wurde mehrmals, am deutlichsten wohl von Leveuf, schematisiert und läßt die ganze Skala der möglichen anatomischen Variationen erkennen.

Es ist hier nebensächlich, die Meinungsverschiedenheiten der Katalogisierung der einzelnen Spielarten dieser Mißbildung zu werten, insbesondere, weil bei der gegebenen Fragestellung wesentlich interessantere Punkte anzuschneiden sind. Indes ist der Hinweis auf die Anatomie der Sbo. deshalb bedeutungsvoll, weil diese einerseits mit völlig normalem Rückenmark auftreten kann, also der Name auf die falsche Fährte führt, andererseits aber auch nicht selten diese lokale Mißbildung mit schweren funktionellen Störungen verbunden sein kann. Verwachsungen des Rückenmarks mit der Wand des Spinalkanals, die mitunter in ein Dermoid übergehen, können vorliegen und haben dann meistens Störungen der Blaseninnervation und Dysfunktionen der Beinmuskulatur im Gefolge. Es wurde deshalb der Ausdruck „Spina bifida ossea" geschaffen (s. HINTZEs Fontanella lumbosacralis), der andeutet, daß die Diagnose oft erst durch das Röntgenbild gestellt werden kann, wenn nicht eine lokale Hypertrichose, Teleangiektasien, Hyperpigmentationen oder eine pürzelartige Vorwölbung, vielleicht gar

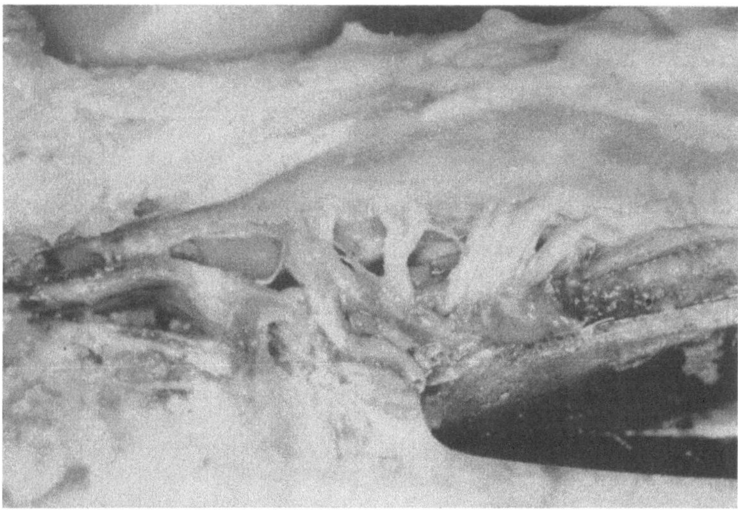

Abb. 6. Präparat Beate (Beschreibung s. Text)

ein tastbarer derber Tumor über dem Kreuz-Lendenübergang dem erfahrenen Beschauer die Diagnose aufdrängen.

Die Spina bifida ist *häufiger* als allgemein angenommen wird (EDWARDS, JELGERSMA). Bei einer kürzlich durchgeführten Untersuchung von McCARTHY in England ließ sich unter 400 Geburten ein Fall nachweisen. Damit steht dieser Untersucher in erheblichem Widerspruch zu SCHWIDDE, der einmal bei 1000 Geburten die spino-vertebrale Dysrhaphie bemerken konnte. HOLST, der 955 Mißbildungen klassifizierte, die in einer Zeitspanne von 1928—1937 von ihm beobachtet und obduziert werden konnten, schloß aus 416 Fällen, die entweder eine Kranioschisis (177) oder eine Rhachischisis (239) erkennen ließen, daß Störungen der Neurulation im Mißbildungsgeschehen weitaus an erster Stelle stehen. Nur 30 seiner untersuchten Kinder hatten eine Sbo., was einem Prozentsatz von ca. 3% entspricht.

Vergleicht man die Prozentzahl der Spina bifida bei Früchten, die während des Embryonalstadiums sterben, wovon 70% eine schwere Mißbildung des Zentralnervensystems haben (WRETE) und bei Früchten, die zu Beginn des extrauterinen Lebens ihre Todesursache in der Unmöglichkeit des Nervensystems, die lebensnotwendigen Funktionen aufrechtzuerhalten, aufweisen, mit dem Prozentsatz an Sbo. bei extrauterin lebensfähigen Früchten, ist man erstaunt, daß hier von verschiedenen Autoren derart differierende Häufigkeitszahlen angegeben werden. BIEMOND gibt die Häufigkeit der Sbo. mit 3% an, WRETE mit 5%. ALLEN und LINDEM kommen auf 6%, HINDSE-NIELSEN auf 9%, SCHOEN gar auf 14,2%. LAPLANE u. Mitarb. beziffern die Häufigkeit mit 15,0%, BERSACK und SOUTHWORTH mit 16% im Hinblick auf die sacrale Lokalisation, während die lumbale lediglich 2,2% betragen soll. Extrem hoch liegt der Wert von Theilmeier mit 44% bei einem Lebensalter über 10 Jahren.

Diese Diskrepanz läßt sich nur so erklären, daß bei der Beurteilung der Röntgenbilder nicht ein Alter abgewartet worden ist, bei dem der *knöcherne Bogenschluß* am Kreuz-Lendenübergang abgeschlossen war, oder daß man die dorsale Wirbelbogenspalte synonym der Sbo. gesetzt hat, weil erstere ja mit einer Häufigkeit von 14—24% gefunden wird (Exner). Erhielten wir doch selbst auch zusammen mit Lemberg bei der Durchsicht von 3635 Röntgenbildern von Wirbelsäulen und Becken, die an unserer Klinik innerhalb von 2 Jahren gefertigt worden sind, 216 Fälle mit einer dorsalen Wirbelbogenspalte, als wir als Ausgangspunkt ein Mindestalter von 10 Jahren nahmen. Diese Prozentzahl muß dann irreführend sein, wenn man sich nicht die Kenntnis vom Zeitpunkt des knöchernen Bogenschlusses zunutze macht.

Daß die Verknöcherung der Wirbelbogen an der oberen Halswirbelsäule beginnt und nach caudal fortschreitet, darüber sind sich alle Untersucher seit Alexander einig. Die Processus dorsales des primitiven Wirbels, die ursprünglich frei im Bindegewebe endigen und durch dichtes embryonales Bindegewebe, die membrana reuniens, miteinander verbunden sind, wachsen in dieses Bindegewebe hinein, verknorpeln bereits ab der frühesten Embryonalperiode und verknöchern schließlich unter Bildung einer perichondralen Knochenmanschette, ähnlich wie die Diaphysen der Röhrenknochen (Töndury). Diese Verknöcherung, also der knöcherne Bogenschluß, ist im allgemeinen um das 15.—17. Lebensjahr abgeschlossen, er kann aber auch ohne weiteres bis zum 25. Lebensjahr und länger andauern.

Im Röntgenbild wird dann eine *dorsale Wirbelbogenspalte* sichtbar, die vielfach schon die abgeschlossene Verknöcherung des Dornfortsatzes erkennen läßt (s. Abb. 2—4) und der man *fälschlicherweise* den Namen Sbo. gegeben hat. In Wirklichkeit handelt es sich hier um eine reine Ossifikationsstörung, eine Varietät, wie Sturzenegger sagt, und nicht unbedingt um eine Hemmungsmißbildung kat'exochen infolge Störung der formalen Genese (Kirchhoff und Rohwedder, Meyer-Burgdorf und Klose-Gerlich).

Nur wenn diese Trennung der Sbo. von der dorsalen Wirbelbogenspalte genau vollzogen wird, gelangt man zum Verständnis der Tatsache, daß der Röntgenbefund einer lumbosacralen Bogenspalte meist ein bedeutungsloser Nebenbefund einer Minusvariante des Verknöcherungsprozesses ist, während er aber auch andererseits einziges und scheinbar banales äußeres Stigma der spino-vertebralen Dysrhaphie mit oft schwersten funktionellen Komplikationen zu sein vermag. Nur in solchen Fällen ergibt sich die Berechtigung der Bezeichnung Spina bifida occulta.

Diese Ansicht setzte sich in der Folge immer mehr durch. Leo muß unbedingt widersprochen werden, der anhand von zwei Fällen beweisen will, daß primär der Knochendefekt ist und erst sekundär die Rückenmarksanomalie entsteht. Biemond vollzieht diese Trennung erstmals ganz kraß und kommt deshalb auf eine Häufigkeit der Sbo. von 3%, wobei alle Fälle jener Minusvariante im Verknöcherungsprozeß der Wirbelsäule unberücksichtigt bleiben. Aber auch seine Prozentzahl erscheint noch erheblich hoch im Vergleich zu der Zahl von 0,8%, die Jelsma und Ploetner bei der genauen Durchuntersuchung von 6000 Patienten mit Rückenschmerzen erhalten haben. Hier konnten sie nur 48 herausgliedern, von denen 18 laminektomiert worden sind und sich die reine Sbo. als geringster Grad der Rückenmark-Wirbelsäulenmißbildung wegen bestehender Verwachsungen mit der Dura und Wurzeleinscheidungen verifizieren ließ.

Legen wir eigene klinische Betrachtungen der Findung der prozentualen Beteiligung reiner Sbo.-Fälle zugrunde, kommen wir zu der Feststellung, daß von 216 röntgenologisch nachweisbaren Bogenspalten im Bereich des Kreuz-Lendenüberganges nur 27 neurogene Fernwirkungen auf die unteren Gliedmaßen aufwiesen, daß also hier der Prozentsatz um 0,74 zu liegen kommt und sich damit den Angaben von Jelsma und Ploetner nähert. Trotzdem halten wir wiederum diese Zahl für zu niedrig, denn es gibt sicher Fälle mit Wirbelbogenspalte, bei denen eine Myelographie die Mitbeteiligung der Rückenmarkselemente ergibt, ohne daß klinische Weiterungen erkennbar werden. BIEMOND fordert daher mit Recht für die *Diagnose der Sbo.*, daß der lumbosacrale Wirbelkanal abnorm weit sein solle und auch myelographisch Duralsackerweiterungen und Adhärenzen der Dura am Wirbelkanal objektiviert werden müssen, wenn nicht Reflexdifferenzen, trophische Störungen, Beeinträchtigungen der Sensibilität und eine Enuresis bei fehlender Hypertrichose, lumbosacraler Narbenbildung und Absenz von hierfür typischen Funktionsstörungen an den unteren Extremitäten — wie wir ergänzen möchten — schon allein an den geringsten Grad der kombinierten Mark-Wirbelsäulenmißbildung denken lassen.

Damit wird auch die Ansicht LEVEUFS verständlich, der ablehnte, die Sbo. als Sonderform der Spina bifida aperta zu sehen und dafür meinte, daß sie mit einer Myelodysplasie verbunden sein kann, aber nicht verbunden sein muß. LAPLANE u. Mitarb. gelang es ebenfalls nachzuweisen, daß ein banaler Spalt des Bogens bei S_1, bei dem ein zunehmendes Caudasyndrom auftrat, myelographisch einen anomal tiefreichenden und erweiterten Duraendsack erkennen ließ und bei der Operation sich der Conus ebenfalls als sehr tief hinabreichend herausstellte.

Klassifiziert man mit LICHTENSTEIN, dann erhält man für das Vorliegen der Sbo., oder — wie er dieses Zustandsbild benannt wissen möchte — des „spinal dysraphic state", drei Äußerungsmöglichkeiten, die sich jeweils überschneiden und verschieden vergesellschaften können:

a) Neural determiniert sind die Myelodysplasie, die Gliose, die Höhlenbildung im Rückenmark und die Markdysrhaphie.

b) Mesodermal bedingt liegen die Möglichkeiten zwischen dem Fehlen der Dornfortsätze oder Wirbelbögen bis zur Rhachischisis.

c) Cutane Äußerungen sind Hautdefekte, Hypertrichose, Hauthypoplasie mit fehlenden Haarfollikeln und Schweißdrüsen und Dermoidcysten.

Abzutrennen ist dann davon die dorsale Wirbelbogenspalte als reine Minusvariante der Verknöcherung ohne unmittelbare und mittelbare Beteiligung nervaler und cutaner Elemente.

Nach der Klärung der Genese der primären Verschlußstörungen am Spinalkanal und der erfolgten scharfen Trennung zwischen Sbo. und der für unsere Fragestellung bedeutungslosen dorsalen Wirbelbogenspalte ist es erforderlich, den *Lokalbefund* anatomisch zu differenzieren. Dabei ist die pathologische Anatomie mit dem klinischen Befund in Korrelation zu bringen.

Nimmt man als leitendes Merkmal für die Sbo. die von CURTIUS und LORENZ in vier Grade eingeteilte, röntgenologisch nachweisbare Spaltwirbelbildung ohne klinisch manifeste Herniation in das Hautniveau, haben wir über den Zustand der Rückenmarksveränderungen noch keine Aussage getroffen (CARLÉ, HINTZE, LAGROT und ROEDERER). Keinesfalls darf mit der aus dem röntgenologischen Aspekt gewonnenen Bezeichnung ein anatomisches Substrat präjudiziert werden. Betrachtet man bei der wirklichen Sbo. das Rückenmark, wird man vielfach entweder Veränderungen an den Meningen oder gar am Myelon finden, die beweisen, daß wir auch hier wie bei den kompletten Spinalhernien apparente Fehlbildungen vor uns haben, die wir bei geschlossenem Rhachicelensack nicht zu klassifizieren vermögen.

Es läßt sich darum die Einteilung von INGRAHAM auch auf die Sbo. übertragen. Er diagnostiziert rein klinisch bei den primär kongenitalen und apparenten Rückenmarksbrüchen eine „klinische Meningocele", wenn keine neurologischen Störungen nachweisbar sind und auch keine Nervenelemente in der cystischen Vorwölbung erkannt werden können. Von einer „klinischen Myelocele" dagegen spricht er, wenn sensible und motorische oder neurotrophische Ausfälle auf einen Nervenschaden hinweisen oder wenn Nervenwurzeln im Ausstülpungssack nachweisbar werden.

In gleicher Weise muß man bei der Sbo. vorgehen, bei der rein klinisch noch weniger die Möglichkeit besteht, eine anatomische Differenzierung vorzunehmen. Es liegt also eine „klinische Meningocele" vor, wenn keine neurologischen Ausfälle nachweisbar sind, mag auch rein anatomisch sich bei der Operation oder einer Obduktion weisen, daß die Nervensubstanz trotz Herniation klinisch intakte Funktionen ermöglicht. Umgekehrt wiederum kann man dann eine Sbo. mit „klinischer Myelocele" diagnostizieren, obwohl anatomisch vielleicht nur eine Menigocele vorliegt, wenn sich die Beeinträchtigung der Nervenfasern praktisch wie bei einem Rückenmarksbruch äußert.

LICHTENBERG trifft eine andere Einteilung, indem er Sbo. falsa den Zustand nach spontaner, oft intrauteriner Heilung durch Entleerung einer Meningocelencyste mit Narbenresiduen nennt und Sbo. vera lediglich die Wirbelbogenspalte ohne Beteiligung von Rückenmark oder dessen Hüllen. Logischer wäre hier gerade die umgekehrte Benennung, denn eine Sbo. falsa ist eigentlich der ausbleibende oder verzögerte Bogenschluß, während die Bezeichnung Sbo. vera schon in die Richtung deutet, daß eben eine kaschierte Form der Spina bifida in nuce vorliegt.

Zum Verständnis der resultierenden Komplikationen scheint die Klassifizierung von ZEHNDER am brauchbarsten, der die Sbo. myeloadhaesiva von der Sbo. myelocompressiva trennt.

Unter *Sbo. myeloadhaesiva* versteht er das Zusammentreffen mit Adhärenzen des Rückenmarkes oder der Nervenwurzeln im Spaltwirbelbereich und damit vornehmlich als klinische Auswirkung die Spätschäden, die durch die Differenz des Wachstums von Rückenmark und Wirbelsäule resultieren.

Unter der *Sbo. myelocompressiva* will er zwei Gruppen unterschieden wissen.

a) Die Sbo. myelocompressiva *conjunctiva* oder *lipomatosa*. Hier führt das bindegewebige oder lipomatöse Füllgewebe durch Kompression eine Schädigung der nervalen Elemente herbei. Verdickungen der Dura, der Membrana reuniens oder lipomatöse epi- und subdurale Wucherungen im Sinne von Neuro-myofibrolipomen, Lipomyelocelen oder Lipocystocelen (INGRAHAM und SICKERT) lassen sich nachweisen.

b) Die Sbo. myelocompressiva *cystica*, rein als kaschierte Sonderform der Myelo- oder Meningocele. Man findet hierbei okkulte Meningocelen, also Herniationen der Dura oder der weichen Spinalhäute mit und ohne Kommunikation mit dem Liquorraum des Spinalkanals, aber auch okkulte Myelocelen- und Ependymcysten, je nachdem der Spinalkanal oder nur der Zentralkanal an der Cystenbildung beteiligt ist.

Wie sehr sich diese Einteilung bewährt, geht auch später aus der Besprechung unserer Operationsbefunde hervor. Besonders wichtig ist sie aber im Hinblick auf die Einteilung der neurologischen Komplikationen, die sich nicht selten mit einer echten Sbo. vorgesellschaften.

Trotzdem ist noch eine Ergänzung notwendig, denn auch ohne Adhäsionen und ohne Markkompressionen durch Tumoren oder Cysten können neurologische Komplikationen schon primär vorliegen. Nur in solchen Fällen ist dann eine *Myelodysplasie* anzuschuldigen, die FUCHS erstmals in die Debatte warf und die immer wieder diskutiert wird, selbst wenn FEUEREISEN diesen Begriff als unpräzisen terminus technicus ablehnt. Man kann diesem Begriff die kongenitalen Markhypoplasien zurechnen, die HENNEBERG, HINDSE-NIELSEN, LOPEZ u. v. a. beschrieben haben und die auch an unserem Präparat bei einer Rhachischisis oberhalb der Lamina medullovasculosa vorgelegen hat. Ein Teil jener Fälle von Sbo. wird damit erklärbar, bei denen operativ weder Tumoren noch Adhäsionen und Strikturen im Endsack der Dura gefunden werden und trotzdem Fernsymptome von seiten der Blase und der unteren Gliedmaßen, die auf eine Hinterhornschädigung hinweisen, vorliegen (GROSSIORD u. Mitarb.). BROWDER umschreibt diese Ursache „Entwicklungsmangel" (the lack of development) des Rückenmarks. Er teilt allerdings zu stark simplifizierend die Sbo. in zwei Gruppen ein, in die ohne neurologische Störungen (ohne näher zu definieren, ob er damit nicht auch die Fälle von lumbosacraler Bogenspalte meint) und Fälle mit neurologischen Störungen. In letzterem Falle hält er die genauere operative Klärung für erforderlich.

Präzisiert man zusammenfassend auf Grund klinischer und pathologisch-anatomischer Betrachtung nochmals die Situation bei der Sbo., dann erhalten wir folgende Einteilung:

Sbo. myeloadhaesiva,
Sbo. myelocompressiva conjunctiva oder lipomatosa und cystica,
Sbo. myelodysplastica.

C. Komplikationen der Spina bifida occulta

Aus dieser Schematisierung und den bekannten Mischformen dieser drei Gruppen der Sbo., die nun endgültig die Brücke zu den reinen Rückenmarksbrüchen schlagen und die Sbo. als Endglied und larvierteste Form der spinovertebralen Dysrhaphie fixieren, ergibt sich auch die Vielfalt des primären und des sekundären Schädigungsmusters.

Ausgeschlossen müssen von der Betrachtung alle Syntropien der dorsalen Spaltbildung mit anderen Mißbildungen werden. Hierher gehören sämtliche Entwicklungsanomalien, die mit der Spina bifida vergesellschaftet sind und die man am besten als Kombinationsmißbildungen bezeichnen kann. Es sind dies die sog. *teratologischen Syndrome.* Der Hydrocephalus muß genannt werden, die kongenitalen Lähmungen sowie die Gelenksteifen an den unteren Gliedmaßen, die angeborenen Luxationen, der kongenitale Klumpfuß, kurzum überhaupt alle Mißbildungen, die jeweils mit einer Sbo. beobachtet werden können und schon primär bestehen. Hier wäre auch, ohne näher auf die Berechtigung dieses Begriffes einzugehen (Bodechtel und Schrader), der Status dysrhaphicus (Bremer, Curtius und Lorenz) mit all seinen Anomalien und der gemutmaßten generellen An- und Hinfälligkeit in neurologischer Hinsicht zu erwähnen.

Für unsere Fragestellung haben lediglich Bedeutung die *direkten Fernsymptome,* die allein auf dem Vorliegen der Sbo. beruhen. Diese können ebenfalls primär schon bei der Geburt vorhanden sein, sich aber auch erst im Laufe des Wachstums, in Ausnahmefällen sogar noch nach Wachstumsabschluß entwickeln. Die Gründe hierfür sind in der unmittelbaren Kompression (Millar und Robertson, Chambers und Revilla) oder Distraktion der nervalen Elemente oder aber in deren dysplastischer Ausbildung (s. oben) zu suchen.

Die Auswirkungen sind einerseits auf dem *urologischen Sektor* zu suchen und bestehen dann in einer mehr oder weniger ausgeprägten sacralen Inkontinenz (Lichtenberg) oder aber die Komplikationen liegen auf dem *orthopädischen Sektor* und bestehen dann in Reizerscheinungen, in sensiblen und motorischen Paresen und Paralysen und in neurotrophischen Veränderungen an den unteren Gliedmaßen (Carr, Ghosh, Obstaender).

Wenn auch die *urologische Störungsform* für unsere Thematik nicht eigentlich von wesentlichem Gehalt ist, so muß doch etwas darauf eingegangen werden, denn sie ermöglicht uns Analogieschlüsse für die weitere Betrachtung.

Fuchs hat 1910 erstmals über die Beziehungen der Enuresis nocturna zu Rudimentärformen der Sbo. auf Grund der Myelodysplasie berichtet. Hofmann hat den Röntgengefund bei der Enuresis nocturna 1919 näher analysiert und die Koinzidenz mit einer Sbo. bestätigt. Hackenbroch sah nach der operativen Behandlung der Sbo. die Enuresis ebenso häufig schwinden wie später Arnesen, Bastos-Ansart, Gohrbandt, Houyet, Jakobovici, Jovcic, Karlin, Koch, Lichtenberg, Mironov, Salléras, Samson u. v. a. Bonsmann und auch Jancke studierten die Erblichkeit der Sbo. an Bettnässerfamilien. Merts und Smith betrachteten die Relation zwischen Sbo. und der neuromuskulären Dysfunktion des Urinaltrakts an Hand von sechs mit Laminektomie behandelten Fällen. Durch die Kontrastmitteldiagnostik des Spinalkanals mit Lipiodol konnte Jiràsek die Zusammenhänge weiter aufklären. In neuerer Zeit verdanken wir Krause-Avellis, Fernlano und Jannelli sowie Sandford und Kliman bemerkenswertere Arbeiten über das Problem besonders in therapeutischer Hinsicht. Eine sehr wesentliche und besonders therapeutisch bedeutungsvolle Studie veröffentlichten Alexander u. Mitarb. Sie stellten die vordere Wurzel S_3 als besonders wichtig für die Detrusorfunktion heraus, isolierten bei der Operation diese Wurzel auf beiden

Seiten, quetschten sie und konnten so einen Blasenautomatismus mit 5stündiger restharnfreier Kontinenz erzielen. Erinnert man sich in diesem Zusammenhang an die Ausführungen über die Primitiventwicklung der Wirbelsäule und an die Verbindung, die durch die metamere Gliederung zwischen Rückenmark und Wirbelsäule geschaffen ist, zeigt die Störung der Blasentätigkeit bei der Sbo. eindeutig zurück in die Ontogenie des Individuums.

Wir wissen seit den eingehenden Untersuchungen von DENNIG, SHERRINGTON, WHITE und SMITHWICK und vielen anderen genau über die Innervation der Blase Bescheid. Fest steht, daß die spinalen Zentren für Blasenschluß und Blasenentleerung in der grauen Substanz der Sscralsegmente 2—4 liegen. Die zum größten Teil durch den Parasympathicus ziehenden afferenten Fasern benützen den N. pelvicus, um zu ihrer Schaltstelle, dem 2.—4. Sacralsegment zu gelangen. Die efferente parasympathische Innervation verläuft gänzlich den gleichen Weg. Da die meisten okkulten Fälle von Rhachischisis in der Höhe von S_1 und S_2 sitzen und nur seltenere Fälle bei L_5, erklärt sich aus der Mitbeteiligung des Markes in gleicher Segmenthöhe, warum so häufig ein Zusammentreffen mit isolierten Blasenstörungen vorkommt. Es nimmt auch nicht wunder, daß so selten die Innervation des Mastdarmes beeinträchtigt ist, denn diese ist weniger kompliziert und daher auch weniger vulnerabel.

Obwohl gerade die Blasenstörungen bei der Sbo. noch manche Probleme aufwerfen und immer die Schwierigkeit besteht, inwieweit hier ein pathologisch-anatomisches Substrat als Grundlage gefunden werden kann (HOFMANN, JIRÀSEK), und in welcher Weise die kindliche Psychopathologie kausalgenetisch in Frage kommt, muß sich im Hinblick auf unsere Thematik mit dem Hinweis auf die topisch-segmentale Abhängigkeit begnügt werden. In der Folge sind lediglich noch kursorische Hinweise erforderlich, wie uns das Studium der Blasenstörungen im Hinblick auf die Ursache der Fernwirkungen der Sbo. weiterhelfen kann.

KATZENSTEIN heilte 1901 erstmals einen Patienten durch einen Eingriff im Bereich der Sbo., der unter anderem an einer progredienten Blasen-Mastdarmstörung litt, die innerhalb von 2 Jahren zur vollkommenen Inkontinentia urinae geführt hatte. Es wurde von ihm ein derber Verbindungsstrang zwischen Haut und Rückenmark exstirpiert, der durch einen Schlitz in der Fascia lumbodorsalis und der Membrana reuniens hindurchtrat. Es lag also eine Fesselung des Endnervenbündels vor, die beseitigt werden konnte. LICHTENBERG konnte Jahre später einen 10jährigen enuretischen Jungen heilen. Die Operation deckte auch hier eine narbig veränderte Membrana reuniens auf, die mit der Dura und mit Caudafasern verbacken war. Die Lösung konnte stumpf erfolgen, die nervalen Elemente ließen sich dadurch entspannen und sanken mit der gelockerten Dura in den Wirbelkanal zurück. GOHRBANDT fand bei seiner ersten Operation eines Enuretikers ein komprimierendes Fibro-Lipom in der Bogenspalte von L_3—S_1.

Diese drei verschiedenen Fälle zeigen schon die verschiedenen möglichen Schädigungsursachen auf. Ordnet man sie in das früher vorgeschlagene Schema der Nomenklatur von ZEHENDER ein, so lassen sich der Patient KATZENSTEINs und der LICHTENBERGs als eine Sbo. myeloadhaesiva erkennen, während der Fall GOHRBANDTs als Sbo. myelocompressiva lipomatosa angesprochen werden muß.

KRAUSE-AVELLIS, die 1950 in einer Dissertation über 114 von GOHRBANDT operierte Enuretiker mit einer Sbo. berichtet, beobachtete meistens an der Stelle des Wirbelbogenspaltes „eine derbe, bindegewebige Platte, die teilweise bis zu 5 mm Dicke erreichte und die Dura deutlich einengte. Cranialwärts neben dieser Platte zeigte der Duralsack in einigen Fällen geringe Pulsation, in den meisten Fällen jedoch keine. Caudalwärts war stets keine Pulsation zu sehen.“ Andere Fälle ließen teilweise seitlich die Membrana reuniens erkennen, die dann in Verbindung stand „mit gewuchertem epiduralem Fettgewebe wie auch mit einem gestielten Lipom, das mit dem darüber liegenden Dornfortsatz verwachsen war oder auch mit der Fascia lumbodorsalis in Verbindung stand“. In anderen Fällen war wieder die Membrana reuniens fest mit der Dura verwachsen. Nicht immer war die Dura normal, teilweise zeigte sie fibrinöse Auflagerungen, teilweise gingen diese Auflagerungen in Stränge über, die anscheinend nervaler Natur waren. Nach deren Lösung imponierte stets eine deutliche Entspannung der Dura. Veränderungen an den Nervenwurzeln, Einschnürungen der Dura und starke Gefäßplexus waren weitere Befunde. Zweimal erwies sich die Sbo. als cystische Sbo. Kurzum, alle Befunde wiesen auf eine Sbo. myeloadhaesiva und Sbo. myelocompressiva conjunctiva, lipomatosa oder cystica hin. Erwähnt wurde allerdings niemals ein negativer Operationsbefund, der die Sbo. myelodysplastica kennzeichnet, obwohl SPILLER schon 1916 von dieser Möglichkeit berichtete.

Liegen die Komplikationen der Sbo. auf dem orthopädischen Sektor, sind sie also an den unteren Gliedmaßen zu bemerken, wobei es letztlich gleichgültig ist, ob sie dort isoliert auftreten oder mit der urologischen Störungsform vergesellschaftet sind. Grundsätzlich ist meist der gleiche pathologische Befund bei der klinischen Untersuchung und der operativen Exploration zu erheben.

Es kann sogar aus den Fernsymptomen ohne weitere klinisch-pathognomonische Veränderungen die Diagnose einer Spina bifida occulta mit einiger Sicherheit angenommen werden. Leicht ist dies möglich, wenn schlaffe Paresen im Bereich der Fuß- und Unterschenkelmuskulatur vorliegen, selbst wenn diese auf sehr kleine Bezirke verteilt sind, so daß der Nachweis klinisch und elektrisch schlecht möglich sein kann, oder wenn sich gleichzeitig trophische Störungen an der distalen unteren Gliedmaße in Kälte und livider Verfärbung der Haut äußern und geringe Muskelatrophien meßbar werden.

Kommen hinzu noch Beeinträchtigungen der Berührungsempfindung in dem Segmentbereich von S_1 am Fuß und im Reithosengebiet (BECK, BOHM, FRANKSSON, PETERSEN und ROEREN) sowie Reflexdifferenzen und letztlich Blasenstörungen, ist bei Ausschluß anderer neurologischer Krankheitsbilder die Diagnose einer Sbo. weitgehend gesichert und im Röntgenbefund nur noch die Bestätigung der Annahme zu erwarten, da nur in Ausnahmefällen trotz Sbo. der Bogenschluß komplett eintritt.

Bei starken Veränderungen des caudalen Wirbelsäulen- und Rückenmarkendes sind diese Fernwirkungen schon von Anfang an vorhanden und lassen den prognostisch ungünstigen Rückschluß zu, daß auch mit Hilfe der operativen Behandlung kaum eine wesentliche Änderung geschaffen werden kann, weil die angeborenen Schäden im Gebiet von Conus und Cauda als Mißbildungen irreversibel sind. Es müssen daher von den primären Schäden die Spätschädigungen abgetrennt werden, die es letztlich sind, die das Studium der Sbo. so interessant machen.

Als *Späterscheinungen* bei Sbo. sind zuerst die sog. *Reizstadien* zu nennen. Man versteht darunter rheumatische, ischiasähnliche Schmerzzustände, deren Charakteristikum nach BONNET und POLLOSON die Verstärkung nach langem Sitzen und deren Nachlassen nach Umhergehen sein soll. PIA, der sich kürzlich eingehender mit diesem Schmerzbild befaßt hat, das den Verdacht auf ein lumbales Wurzelkompressionssyndrom bei S_1 lenken kann, fand hierbei Fehlbildungen der Cauda- und Wurzelhüllen im Lumbosacralbereich. Entweder lag ein vorzeitiges Caudaende schon in Höhe des 5. Lendenwirbels vor, oder es bestand eine abnorme Erweiterung des unteren Caudasackes, der Wurzelscheiden, mitunter auch extradurale isolierte Cysten. Von ähnlichen Erhebungen berichten die verschiedenen Publikationen von TARLOV.

Die Literatur über die Koinzidenz von Kreuzschmerzen und Sbo. ist sehr zahlreich. Befürwortend sprechen sich unter anderen WESKOTT (1922), SIMICSKA (1924), ROEDERER, CARLÉ und LAGROT (1926), BASTOS-ANSART (1929), ESTOR, E. und H. (1931), ZANEN (1932), JELSMA und PLOETNER (1953) aus, während SCHEUER (1953) mit seinen Gegenargumenten nicht überzeugen kann. Er behauptet nämlich, daß die Sbo. klinisch keine Bedeutung bei der Entstehung von Kreuz- und Ischiasschmerzen hat, weil angeblich bei Operationen Verwachsungen und Druckwirkungen des die Spaltbildung ausfüllenden Gewebes nie nachzuweisen waren. PIA liefert in der oben erwähnten Arbeit den Gegenbeweis. Auch eigene Untersuchungen zusammen mit LEMBERG, allerdings nur auf Grund klinischer und röntgenologischer Untersuchungen widerlegen SCHEUER.

Die *Lähmungsstadien* betreffen vornehmlich den Hinterwurzelbereich, also den afferenten Schenkel des peripheren Nervensystems. Hypo- und Anästhesien im Sacralgebiet sowie an der Waden- und Fußaußenseite sind durch ihre Seitenasymmetrie charakterisiert und zeigen stellenweise Aussparungen innerhalb des gleichen Versorgungsgebietes eines peripheren Nerven, was wiederum auf eine segmentale intraspinale oder radikuläre Läsion hinweist. Eine Thermanästhesie sowie kombinierte Störungen der taktilen und thermischen Sensibilität können topographisch einer syringomyelieähnlichen dysplastischen Schädigung im Gebiet des Zentralkanals entsprechen und damit Ausdruck einer okkulten Myelocele oder der Myelodysplasie sein. Betreffen die Schädigungen das Vorderhorn-Vorderwurzelgebiet, also den cranialen Anteil der gemeinsamen motorischen Endstrecke, lassen sie sich selten klinisch objektivieren. Sie entziehen sich auch meist dem elektrischen Nachweis und treten hinter den Sensibilitätsstörungen zurück. Abschwächungen der Reflexe können dem Integritätsverlust des afferenten und efferenten Schenkel des Reflexbogens zugeordnet werden, eine Klärung läßt sich kaum treffen. Als weitere motorische Schädigungsfolgen führt SUERMONDT noch Fibrillationen und Krampi an. Jedoch ist über die Reizzustände der Hinterwurzeln wie auch der Vorderwurzeln später zu berichten.

Die *neurotrophischen Störungen* des Skelets und der Haut äußern sich in Decalcifikationen, fleckigen oder diffusen Osteoporosen und Knorpelschwund. DE SAVITSCH und VAN HUFFELEN haben mehrere derartige Fälle beschrieben. VON HACKER berichtete schon 1905 über das Zusammentreffen von Sbo. und Malum perforans pedis, ROMBACH 1 Jahr später ebenfalls über neuroparalytische Ulcera. MARCONI (1934), SEIGE (1938), EBERT (1949), SABAINO (1952), HILLER (1952), CAMERA (1955) und LUCHERINI (1956), TAKATS, SZANDTNER und PALKO (1957), KELLY und COVENTRY (1958) haben größere Arbeiten darüber veröffentlicht. SZATMÁRI und ZOLTÁN sind in drei Fällen bei stärkeren trophischen Störungen an den unteren Gliedmaßen mit Erfolg operativ vorgegangen. Sie kamen zu dem Schluß, daß die Dekompression im Bereich der Bogenspalte bei Sbo. die motorischen, sensiblen und trophischen Spätkomplikationen zu bessern vermag.

Zu den trophoneurotischen Störungen werden von manchen Autoren auch die Hohlfüße gerechnet. Zu dieser Frage ist später noch eingehend Stellung zu nehmen.

Über die *Genese der klinischen Spätschäden* herrscht nur teilweise Einigkeit. Zu den früheren Ausführungen ist jetzt nur noch eingehender ein Satz EWALDS zu erklären, der besagt, daß kein Träger einer Sbo. vor Abschluß seines Wachstums glücklich gepriesen werden kann, selbst wenn er eine gesunde Kindheit verlebt hat. Er berichtete über seit dem 9. Lebensjahr zunehmende Beindeformitäten mit trophischen Störungen bei einem 21jährigen Mann, bei dem lediglich ein kleiner Pürzel am Kreuz-Lendenübergang auf die Sbo. hinwies.

Allen Untersuchern fiel nämlich bald auf, daß für das Krankheitsbild der neurogenen Spätstörungen bei Sbo. das Hauptcharakteristikum die langsame Entstehung und Zunahme während des Wachstums ist (BUFALINI, FORD, LIMMER, PRYDE und SUTOW). Die Progredienz ist dabei in den Zeiten des stärkeren kindlichen Wachstums sowie vor und bei Abschluß der Pubertät am größten. Nur anfänglich fand man nicht die richtige Erklärung. SCHULTHESS war beispielsweise der Ansicht, daß jede Deformität erst allmählich entstehe. Jedoch schon wenige Jahre später erkannte man, besonders am Beispiel der Entstehung des idiopathischen Hohlfußes, drei Fakten, die gegen die Erklärung SCHULTHESS sprachen. HACKENBROCH nennt sie erstens die langsame Ausbildung der Deformität in den Zeiten gesteigerten Körperwachstums ohne vorherige Erkrankung, zweitens die auffällige Verschlimmerung, die schon länger bestehende Hohlfüße in jenen Wachstumsperioden erfahren können, und drittens die äußerst starke Neigung, die diese Hohlfüße nach der Korrektur durch Redression oder Operation zum Rezidiv zeigen.

Es erübrigt sich, in diesem Zusammenhang diese drei Grundtatsachen nochmals beweisen zu wollen, da sie allgemein anerkannt sind. Sie werden stets auch bei allen Versuchen der therapeutischen Beeinflussung des idiopathischen Klauenhohlfußes berücksichtigt.

Die Grundlage hierfür ist in dem Wachstumsmißverhältnis zwischen Rückenmark und Wirbelsäule zu suchen (BECKMANN). Die enge Lagebeziehung der

„Symbiose Wirbelsäule-Rückenmark" (KUHLENDAHL) mit ihren gleitenden Relationen hat zur Folge, daß während des embryonalen und postembryonalen Lebens Verschiebungen stattfinden, die bei Adhäsionen die Möglichkeiten von Spannungen und Zerrungen in sich bergen und sogar das Rückenmark verlängern und abplatten können (BOHNSTEDT). Diese Ausgangslage ist insbesondere dann gegeben, wenn die Ausdifferenzierung der formbildenden Gewebe verzögert ist und statt glatter Gewebsgrenzen ein undifferenziertes mesenchymales Füllgewebe die Lücken und Spalten zwischen Wirbelsäule und Rückenmark mit seinen Hüllen und Caudawurzeln einnimmt (HOFF, FISCHER und THURNER). Dieses Füllgewebe kommt während der Verschiebung infolge des differenten Wachstums von Rückenmark einerseits und Wirbelsäule andererseits unter Spannung und ein Zug auf die neurale Substanz wird ausgeübt. Im Gebiet der Cauda haben aber diese Spannungen und Zerrungen weitragende Bedeutung, da in den Caudafasern motorische, sensible und parasympathische Fasern verlaufen.

Es ist hier die gleiche Situation gegeben wie bei den Skoliosen, wo besonders die kongenitalen Formen in den Zeiten des stärksten Wachstums neurologische Komplikationen hervorrufen können, die dann keinesfalls von der Schwere der Deformität abhängen (SHOREY). Bei Kyphosen verschiedener Genese können mehr oder weniger schwerwiegende Lähmungsbilder in gleicher Weise resultieren (GULLEDGE und BRAV, BLUM, SCHEUER, AMYES und VOGEL, CASTORINA und POLIZZI). KLEINBERG führt diese Komplikationen unter anderem auch auf die Überdehnung und Verdrehung des Markes zurück. Die Brücke zur Sbo. schlägt die Beobachtung von GERGELY, der bei tiefliegenden lumbalen Skoliosen inkomplette Caudasyndrome beobachten konnte.

Während also die Tatsache der schädlichen Auswirkung des differenten Wachstums nicht mehr bestritten werden kann, besteht noch keine Klarheit darüber, worauf die Koinzidenz von Sbo. und idiopathischem Hohlfuß zurückgeführt werden kann oder besser ausgedrückt, welchem neuropathischen Vorgang der Hohlfuß seine Entstehung verdankt.

Vorausgesetzt kann auch hier wieder werden, daß der *idiopathische Hohlfuß* stets eine neurogene Prägung besitzt. HACKENBROCH verdanken wir vornehmlich die Präzisierung der funktionellen Pathodynamik des Hohlfußes. Auch bei dieser Deformität bestätigte sich die Forderung HAGLUNDS, daß man „so weit als möglich die alte mechanische Anschauung durch eine funktionelle ersetzen muß". Die funktionelle Pathologie des Hohlfußes mußte aus der Tatsache erwachsen, daß das Fußskelet wohl durch die knöcherne und bindegewebige Architektonik weitgehend determiniert wäre, wenn nicht diesem Bau und Halteprinzip eine aktive Funktion innewohnen würde, sondern lediglich die statische Haltetätigkeit. Das am meisten vulnerable Moment der Architektur liegt nicht im knöchernen Anteil des Fußes und auch nicht im schon weniger beständigen Bandapparat, sondern in dem primär aktiven Bestandteil, der Muskulatur.

Die *Ätiologie und Pathogenese des Hohlfußes*, der erstmals 1741 von ANDRY beschrieben worden ist, ist bisher noch nicht geklärt. „Es herrscht noch immer Uneinigkeit und keine geringe Verwirrung, und der von den meisten gesuchte „Generalnenner" ist noch nicht gefunden worden" (HALLGRIMSSON).

Die Hohlfußdeformität ist in den meisten Fällen nur ein Symptom verschiedenartiger Leiden, die keine ätiologische Gemeinsamkeit haben. Es werden vier verschiedene Hohlfußtypen unterschieden. Der kongenitale Hohlfuß ist äußerst selten und kann in unserem Zusammenhang unberücksichtigt bleiben. In gleicher Weise nebensächlich ist auch der traumatische Hohlfuß, der allerdings in seiner posttraumatischen Form nach Sudeckschen Dystrophien immer häufiger zur Beobachtung kommt. Größere Bedeutung hat der Lähmungshohlfuß, der allerdings auch wiederum kein reiner Hohlfuß ist, da immer entweder die Übergänge zum Hackenfuß oder zum Spitzfuß fließend sind.

D. Der idiopathische Klauenhohlfuß

Die häufigste Form ist der idiopathische Hohlfuß. Er ist der Hohlfuß kat'exochen. Er weist eindeutig eine neurogene Prägung auf und wird bei den verschiedensten Affektionen des Nervensystems beobachtet. So bei der Friedreichschen Ataxie, der Encephalomyelitis disseminata, der Encephalitis epidemica, der spast. Paralyse, beim Adie-Syndrom (Hallgrimsson), bei Markkompression infolge Wirbeltuberkulose oder Rückenmarkstumoren (Saunders), ja sogar bei der connatalen Lues (Goff). Während alle diese Hohlfüße zahlenmäßig wenig ins Gewicht fallen, ist die prozentuale Häufigkeit bei der Sbo. enorm. Hackenbroch fand bei 200 Hohlfüßen in 85% Anomalien der Regio lumbosacralis, in 30% eine gleichzeitige Enuresis. Regelmäßig wurden in wechselnder Intensität von ihm Fernsymptome beobachtet, auf die oben bereits hingewiesen worden ist.

Die Klärung, warum es nun ausgerechnet bei der Sbo. zu einem Hohlfuß kommt, war bisher nicht möglich, obwohl es an zahlreichen mehr oder weniger geistreichen Erklärungen nicht fehlt. Daran änderte weder die Betrachtung der Deformität als solcher etwas noch der Versuch der Deutung von der lumbosacralen Dysraphie her.

Bibergeil macht irgendwelche „post fetal in Erscheinung tretende Veränderungen" auf Grund der Myelodysplasie für den Hohlfuß verantwortlich. Beck glaubt, daß die Degeneration der Wurzelnerven infolge zunehmenden Zuges bei allgemeinem Körperwachstum die Fußweichteile schrumpfen lasse. Eine Labilität des Kräftegleichgewichtes in den Perioden vermehrten Körperwachstums soll bei Vorliegen eines infolge Dysplasie insuffizienten Markes die Kraftentwicklung und zweckmäßige Ordnung der Muskulatur am Fuß beeinträchtigen. Duncker hält den Umsatz der nervösen Impulse in kinetische Energie für gestört. Roeren argumentierte, daß das dysplastische Rückenmark wegen seiner herabgesetzten Toleranz auf zentripetale Reize teils zu stark, teils zu wenig reagiere und deshalb Störungen der muskulären Koordination und der Tonusverhältnisse entstünden. Daß dabei ausgerechnet ein Hohlfuß entstehe, beruhe auf der Topographie der Wurzelkerne der Fußmuskulatur im speziell geschädigten Gebiet. Auf dieses topographische Argument ist später noch zurückzukommen.

Hackenbroch schrieb 1926, daß eine restlose Aufklärung der Zusammenhänge zwischen Sbo. und Hohlfuß deshalb wohl noch fehlt, weil es zu wenig pathologisch-anatomische Unterlagen gibt. Er hatte deshalb selbst mehrere Feten mit Fußdeformität untersucht und mußte hierbei feststellen, daß er einen eindeutig pathologischen Befund nicht zu erheben vermochte. Frankl-Hochwart dagegen fand bei enuretischen Kindern eine Aplasie aller Teile des Marks im Gebiet der okkulten Rhachischisis, die in der Folge andere Untersucher gelegentlich bestätigen konnten. Bohnstedt hatte schon 1895 in den Gollschen Strängen eine beginnende Degeneration festgestellt, konnte beobachten, daß der Durchmesser des Zentralkanals abgenommen hatte und fand überhaupt ausgedehnte Atrophien der neuralen Elemente. Leider wurde diese Untersuchung bei nur einem einzigen 20jährigen Mann gemacht, der nicht nur einen Mischtumor mit ausgedehnten Verwachsungen im Spaltbereich und ein sehr weit nach caudal reichendes Rückenmark aufwies, sondern den eine Hüftluxation und ausgedehnte trophische Störungen an den unteren Gliedmaßen zu einem Fall mit einem vielgestaltigen teratologischen Syndrom stempelten. Seine Untersuchung hat daher nur bedingten Wert.

Trotzdem besteht kein Zweifel, daß sich immer wieder Markhypoplasien oberhalb und im Bereich der Rhachischisis finden ließen und auch sekundäre Markdegenerationszeichen nicht fehlten. Diese anatomischen Substrate reichen jedoch nicht aus, um den von Fuchs geprägten Begriff der Myelodysplasie gegen alle Angriffe zu feien. Feuereisen ist recht zu geben, der diesen Begriff unpräzise nennt und damit den Satz Hackenbrochs in andere Worte kleidet, daß „bis zur Auffindung einer anatomischen Unterlage der Myelodysplasie die Theorie freien Spielraum hat".

Die eigenen Untersuchungen zur Klärung der Hohlfußätiologie bei Sbo. sind demnach nicht von der Myelodysplasie ausgegangen und haben sich auch nicht mit der bisher ohnedies frustranen Bemühung aller Untersucher befaßt, eine pathologisch anatomische Grundlage für diesen Begriff zu finden. Sie ging davon aus, daß das Primat bei der Entstehung des progredienten Klauenhohlfußes

Störungen des Muskelgleichgewichts haben. Mit dieser Feststellung hat man sich aber auch schon auf ein Gebiet gegeben, das sich sicherlich nicht pathologisch-anatomisch erforschen läßt, auch nicht mit den mechanisch-funktionellen Studien der Orthopädie, sondern man hat die Grenzen hin zur Physiologie und zur Neurologie überschritten.

Hat man derart die Weiche von der Orthopädie hinüber zur *Neurophysiologie* gestellt, weiß man damit auch leider, daß man hier vielfach den Boden des für uns derzeit exakten Wissens verläßt. Hypothesen und Theorien müssen sich als Surrogat zu unseren neurophysiologischen Kenntnissen gesellen, sind jedoch als Reflexionen unerläßlich, wenn man sich auch nur in etwa bemühen will, die terra incognita der Hohlfußentstehung zu rekognoszieren.

Die normale Tätigkeit der Muskulatur ist an die Integrität des willkürlichen wie auch des autonomen Nervensystems gebunden. Diese Integrität ist jedoch stets abhängig von der Intaktheit der motorischen, sensiblen und vegetativen Bahnen und Zentren in Gehirn, Rückenmark und im peripheren Nervensystem. Von dem Ansatzpunkt der Störung oder Zerstörung der motorischen, sensiblen und vegetativen Bahnen oder Zentren wird nicht nur die Art der Veränderung der Fußform, die uns hier in der Betrachtung weniger interessiert, sondern die Erklärbarkeit und Deutungsmöglichkeit der ursächlichen Zusammenhänge bestimmt. Letzteres soll uns in der Folge beschäftigen:

Das in seiner Deutbarkeit einfachste neurologische Krankheitsbild haben wir bei der Unterbrechung des zweiten motorischen Neurons, also der efferenten Nervenleitung vom motorischen Vorderhorn bis zur Nervenendplatte im Muskel. Für unsere Thematik hat diese Art der peripheren Nervenverletzung aber kaum eine Bedeutung, da eine derartige Läsion keinen Hohlfuß kat'exochen entstehen läßt. Hallgrimsson spricht sogar nur von einer rein theoretischen Bedeutung.

Trotzdem hat es in den vergangenen Jahrzehnten niemals an Versuchen gefehlt, einen reinen *Hohlfußmuskel* zu finden (Lelièvre). Es sei hier beispielsweise an die Theorien erinnert, die dem triceps surae eine besondere Bedeutung beim Hohlfuß beimessen. Ins neurologische Gebiet transponiert würde dies einen Ausfall des N tibialis, oder, wenn höher gelegen, einen Ausfall des tibialen Anteils des N. ischiadicus bedeuten. Da jedoch beim totalen Ausfall zweifelsfrei nur ein Hackenfuß resultiert, war man bereit, einerseits einen Hypertonus des Wadenmuskels (Dunker, Roeren u. a.), andererseits dessen Hypotonisierung (vornehmlich Schulthess) anzuschuldigen. Hackenbroch bemerkt mit Recht, daß in beiden Fällen noch andere Muskelkräfte nötig sind, „sonst entsteht in einem Falle ein Hackenfuß, im anderen ein Spitzfuß". Dem Wadenmuskel kann demnach lediglich eine Teilwirkung beigemessen werden, die nur dann in Richtung der Hohlfußentstehung zur Auswirkung kommt, wenn noch andere Muskeln des Unterschenkels und Fußes unter dem Einfluß einer Pathodynamik stehen.

Man war daher, in Verfolgung der Theorie des peripheren Nervenausfalles und aus der Kenntnis der vom N. tibialis versorgten Muskulatur, sofort bereit (Schulthess), alle von diesem Nerv versorgten Muskeln als „Gewölbevermehrer" zu bezeichnen, hielt die nötigen topographisch-anatomischen Erklärungen parat und fand selbst eine scheinbar plausible Erklärung, als sich herausstellte, daß ein Hohlfuß in gleicher Weise auch durch die veränderte Tätigkeit des „einzigen Antagonisten" der „Gewölbevermehrer", des M. tibialis anterior (Schulthess), resultieren kann. Brandes wollte bei isolierter Verletzung des vorderen Schienbeinmuskels einen typischen Klauenhohlfuß gesehen haben. Auch die weiteren Untersuchungen, hier seien Debrunner genannt, der bei gesperrtem oberen Sprunggelenk den Antikus als Gewölbespanner bezeichnete, und Böhler, der beim unbelasteten Fuß den Antikusausfall hohlfußbildend ansah, sind nicht geeignet, dem langgesuchten „Hohlfußmuskel" auf die Spur zu kommen. In gleicher Weise herrscht Verwirrung, wenn man nunmehr von der peronealen Muskelgruppe ausgeht und hier eine Klärung finden will. Ebenso wie beim Antikus befinden wir uns hier im Versorgungsgebiet des N. peroneus, wenn auch des superficialen Astes. Die eine Theorie Duchennes beschäftigt sich damit und sieht das Überwiegen des langen fibularen Muskels bei unterlegenem Antikus als kausalgenetisch für den Hohlfuß an. Hohmann diskutiert ebenfalls diese Möglichkeit.

Letztlich kommt man noch auf die kurzen Fußmuskeln zu sprechen — dem Einflußgebiet des N. tibialis zugehörig — und diskutiert deren Schwächung (Duchenne) sowie deren Überwiegen (Müller, Steindler).

Aus dieser ganzen babylonischen Verwirrung ergab sich trotz mehr oder weniger sinnvoller Deutungen kein Ausweg, so daß sich die zahllosen Operationsmethoden an den Weichteilen ergeben haben, die bei einer Gemeinsamkeit, nämlich der Tenotomie der plantaren Weichteile, in Muskelverpflanzungen ganz nach der persönlichen Ansicht des Operateurs bestanden und noch bestehen.

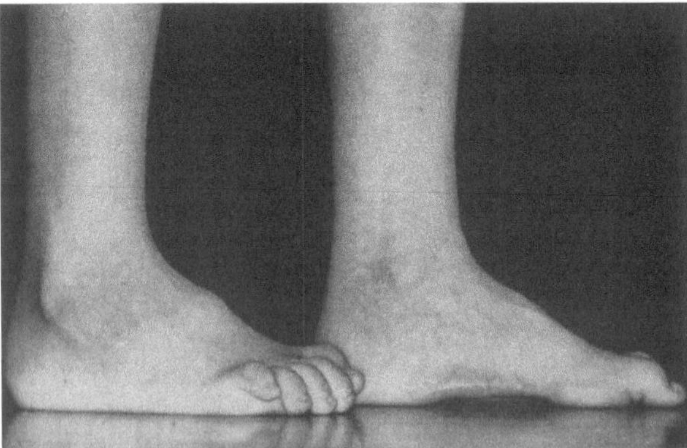

Abb. 7

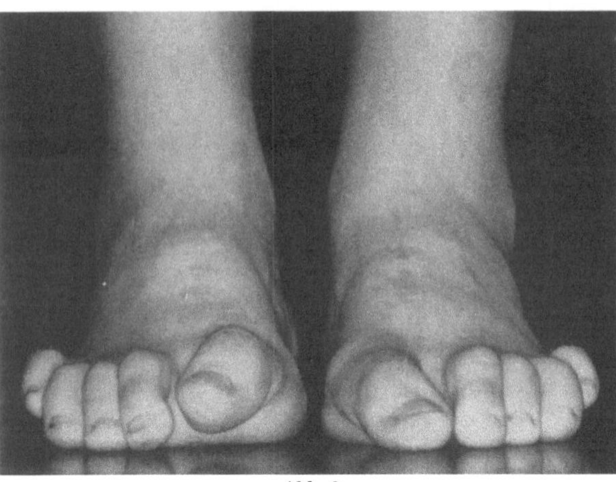

Abb. 8

Abb. 7 u. 8. Klaus B., 13 Jahre, 2276/59. Schon als Kind im Vorschulalter zunehmende Klauenhohlfüße, die mehrfach operativ behandelt worden sind. Man erkennt die Narben nach mehrfachen Sehnenoperationen und Exstirpation der Plantarfascie. Die Progredienz der Deformität ließ sich nicht aufhalten. Neurologisch, elektrisch und elektromyographisch kein pathologischer Befund

Den M. extensor hallucis verpflanzten Brandes und Gocht; Scherb den gemeinsamen Zehenstrecker, Spitzy alle beide zusammen, jedoch an eine andere Stelle. Schüller geht den M. tibialis posticus an, Erlacher zusätzlich den langen fibularen Muskel. Stracker transponiert den kurzen Fibularis und den Großzehenstrecker. Görres, Daubenspeck und Leger suchen das Problem mit der Fixierung der langen Beugesehnen an der Grundphalanx der Zehen zu lösen. Weitere Vorschläge: Brisard, Hepp, Jakoby u. v. a. Zugegeben, jede dieser Methoden kann Erfolge zeitigen, keine ist jedoch von Mißerfolgen verschont (Abb. 7—8).

Die Gründe dieser Mißerfolge sind zweifacher Natur. Zum ersten die Tatsache, daß jeder periphere Eingriff die Causa des progredienten Klauenhohlfußes unbeeinflußt läßt, da sie stets proximal des Auswirkungsortes liegt. Zum zweiten, was in gleicher Weise wesentlich erscheint, weil jede Weichteiloperation am variabelsten Sektor der Fußarchitektonik ansetzt, nämlich am Muskel- und Bandapparat. Rein theoretisch kann nur dann die Pathodynamik am Erfolgsorgan beseitigt werden, wenn man dieses jeglicher Funktion beraubt. Weitgehend ist dies durch teilversteifende Operationen und Osteotomien möglich. Konsequent jedoch durchgeführt würde dies die Totalarthrodese des ganzen Fußes bedeuten, also die völlige therapeutische Resignation mit nicht zu verantwortender operativer Konsequenz.

E. Neurophysiologische Grundlagen des Klauenhohlfußes und pathogenetische Auswirkungen

Es ergibt sich aus dem Fehlen eines eigenen „Hohlfußmuskels“ und aus dem Wissen um das Fehlen eines eigenen „Hohlfußnerven“ — machen doch nur ausnahmsweise Teilschädigungen des Ischiadicus oder Läsionen der peronealen Nervenäste oder des Schienbeinnerven typische Hohlfüße —, daß die tiefere Ursache der Pathodynamik weder an den Muskel selbst noch an den peripheren Nerv gebunden ist.

Von geringen Ausnahmen abgesehen, wird der klassische Klauenhohlfuß nur von Krankheitsbildern hervorgerufen, die ihren Sitz im Gehirn und im Rückenmark haben.

Versuchen wir nunmehr die Deutung der Hohlfußgenese unter Berücksichtigung des Integritätsverlustes im Bereich des Gehirns und Rückenmarks, so ergeben sich zwei Möglichkeiten. Einerseits kommt es zu einen rein spastischen Klauenhohlfuß, andererseits zu einem nicht spastischen.

Da wir eingangs rein empirisch folgern konnten, daß es keinen reinen Klauenhohlfuß gibt, der im Erfolgsorgan des peripheren Nerven, dem Muskel, seine alleinige Ursache hat, und daß selbst der periphere Nerv nur in extremen Ausnahmefällen eine Schädigung mit der Hohlfußentstehung beantwortet, scheint ein Widerspruch aufzutauchen, wenn wir außer vom spastischen Klauenhohlfuß noch von einem nicht spastischen Klauenhohlfuß sprechen. Dieser Widerspruch ist jedoch nur ein rein scheinbarer, denn die gemeinsame motorische Endstrecke verläuft nicht nur im peripheren Nerv, um als motorische Endplatte im Muskel zu münden, sondern beginnt als motorische Vorderhornzelle, deren Neurit als Filum radiculare sich mit den anderen Wurzelfasern zur Nervenwurzel vereinigt und letztlich den peripheren Nerv bildet. Dabei ergibt sich jedoch aus den anatomischen Verhältnissen, daß Nervenwurzel nicht identisch mit peripherem Nerv ist. Dies hat die eingangs explizierten entwicklungsgeschichtlichen Grundlagen. Innerhalb der Vordersäulen des Rückenmarks bilden nämlich die motorischen Zellen längsgestellte Gruppen, die Kerne, in deren Verteilung sich die Gliederung der Körpermuskulatur kundtut.

Der einem Muskel oder einer Muskelgruppe zugehörige Kern kann sich durch mehrere Rückenmarkssegmente hindurch ziehen, sendet also zwangsläufig in verschiedener Segmenthöhe Wurzelfasern aus, die dann, in getrennten Wurzeln verlaufend, sich erst im peripheren Nerv vereinigen.

Wenn auch die Metamerie im entwickelten Organismus weitgehend verwischt ist und vornehmlich nur den Körper des Embryos kennzeichnet, läßt sich doch nicht nur am Rückenmark, sondern auch am Muskel die Entität der Neurotome und der Myotome stets bemerken. Anders und für unsere Thematik verständlicher ausgedrückt, wir müssen zwischen der peripheren und der radikulären — sive segmentären — Innervation des Fußes unterscheiden.

Am leichtesten erklärlich ist die Entstehung des spastischen Klauenhohlfußes, der uns vornehmlich bei der spinalen Ataxie FRIEDREICHs und bei der Syringomyelie begegnet. Seit JACKSON wissen wir nämlich, daß das periphere motorische Neuron als das niedere phylogenetisch ältere Substrat von der jüngeren, ihm übergeordneten Pyramidenbahn in Schach gehalten wird. Fällt der hemmende Einfluß der Pyramidenbahn weg, entfaltet sich die Eigenfunktion des peripheren Neurons ohne Beschränkung. Eine reflektorische Übererregbarkeit ist die Folge.

Diese reflektorische Übererregbarkeit trifft nun am Fuß zwei verschieden reagierende Muskelgruppen. Einerseits Muskeln, denen die Bewegungsfunktion obliegt, also deren Tätigkeit darin besteht, daß sie sich bei Reizung zu verkürzen vermögen. Diese *isotonische Tätigkeit* üben alle Unterschenkel- und Fußmuskeln am Fuß aus. Andererseits findet man am Fuß noch die kurzen Sohlenmuskeln, bei denen die Bewegungsfunktion hinter die Haltefunktion zurücktritt. Es handelt sich hier im wesentlichen um die Spannmuskeln des Fußgewölbes an der Sohlenseite, die bei der Belastung gegen die Körperschwere arbeiten. Deren Tätigkeit ist eine *isometrische.* Dies besagt, daß der Muskel bei seiner Erregung verhindert ist, sich zu verkürzen, also kann sich lediglich seine Spannung ändern.

Experimentell ließ sich zum Unterschied zu den isotonisch reagiblen Muskeln feststellen, daß bei der reinen Spannungszuckung die größte Spannung viel schneller erreicht wird und wesentlich länger anhält. Die maximale Einzelzuckung ist beim menschlichen Muskel sogar im Stadium des isometrischen Tetanus zehnmal so groß (LANDOIS-ROSEMANN).

Mit dem Begriff „*Tetanus*“ müssen wir ein weiteres neurophysiologisches Phänomen erwähnen (EDUARD WEBER 1821), das besagt, daß ein Muskel, der in kurzer Zeit von zahlreichen

Reizen getroffen wird, in den Pausen nicht mehr erschlaffen kann, sondern in einer mehr oder weniger anhaltenden Verkürzung beharrt. Fällt die Hemmung der Unterschenkelmuskulatur durch Pyramidenbahnschädigung fort, tritt ein derartiger Tetanus durch die Dauerreize ein. Allerdings führt dieser bald zur Ermüdung des Muskels, der sich wieder etwas ausdehnt, obwohl ein gewisser Verkürzungsrückstand bestehen bleibt. Es entwickelt sich daher bei allen spastischen Lähmungen früher oder später eine stärkere Verkürzung, die zunächst noch ausgleichbar, dann aber bindegewebig fixiert ist, eine Kontraktur.

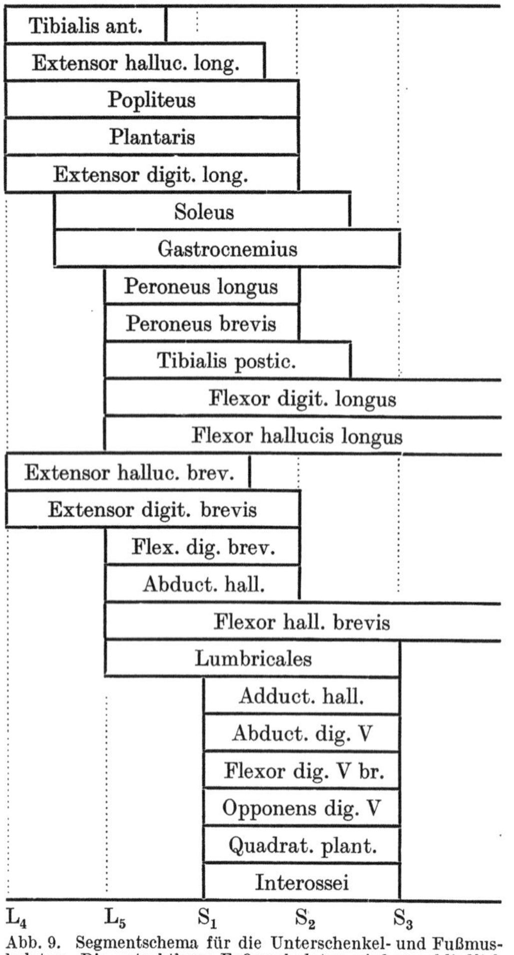

Abb. 9. Segmentschema für die Unterschenkel- und Fußmuskulatur. Die autochthone Fußmuskulatur wird ausschließlich von den Segmenten S_{1-2} nerval versorgt

Anders liegen jedoch die Verhältnisse bei den *Spannungsmuskeln*, die beim Einfluß dieser Dauerreize eine *tonische Dauerverkürzung* erleiden (Schaefer). Es fehlen dann Aktionsströme und es kommt weder zur Stoffwechselsteigerung noch zur Ermüdung. Im Zustand der tonischen Verkürzung verhält sich der Muskel wie ein lebloses elastisches Band. Die tonische Verkürzung wird dabei ohne Aufwand von Arbeit gleichsam durch eine innere Sperrung festgehalten. Derartige Tonuserscheinungen treten vor allem am glatten Muskel auf, kommen aber auch am quergestreiften vor. So bei den sog. *autochthonen Muskeln*, zu denen die kurzen Sohlenmuskeln gehören (Hoff u. Mitarb.).

Diese tonische Verkürzung soll an das Sarkoplasma des Muskels gebunden sein, während die Zuckung eine Leistung der Fibrillen darstellt. Ob der Muskeltonus vielleicht mit der sympathischen Innervation in unmittelbarem Zusammenhang steht, ist noch nicht entschieden (Hunter).

Damit tritt ein weiterer Begriff auf den Plan, den wir bei der Hohlfußentstehung noch würdigen müssen. Es ist der *Tonus*. Dieser ist nicht nur im Zusammenhang stehend mit dem autonomen Nervensystem und, wie wir am Beispiel der Hohlfußentstehung beim M. Friedreich sehen, mit den cerebellaren Funktionen, sondern ist als Reflextonus oder spinaler Tonus besonders eng an die Rückenmarksphysiologie gebunden. Dessen zentrifugaler Schenkel ist selbstverständlich mit dem zweiten motorischen Neuron und damit mit dem Vorderhorn-Vorderwurzelsystem verbunden.

Dessen Zerstörung — und damit kommen wir vom spastischen Hohlfuß zum ungleich schwerer deutbaren nicht spastischen Hohlfuß — geht mit dem Tonusverlust einher. Wenn wir eben gesehen haben, daß der Hohlfuß kat'exochen auf dem Boden der *tonischen Dauerverkürzung* der Sohlenmuskulatur entsteht, die damit über die *metrische Muskulatur* überwiegt, dann besitzen wir auch die Erklärung, warum bei völliger schlaffer Lähmung mit dadurch entstehender nervaler und muskulärer Degeneration ein klassischer, idiopathischer Hohlfuß niemals entstehen kann.

Es resultiert dann der schlaffe, seiner eigenen Schwere folgende Hängefuß. Auch bei Paresen einzelner Fußmuskeln kommt es nur zu Mischformen, die wohl eine Hohlfußkomponente aufweisen, bei denen das vorherrschende Stigma aber entweder die Klumpfußkomponente, die Hackenfuß- oder die Spitzfußdeformität ist. In solchen Fällen lassen sich gröbere neurologische Ausfälle nachweisen, die beim klassischen Hohlfuß nicht oder nur mit Hilfe subtiler elektrischer Untersuchungsmethoden nachgewiesen werden können.

Nur die *Poliomyelitis* mit vorübergehenden Paresen und völliger Restitution macht einen Hohlfuß (SAUNDERS). Wir wissen aus der Klinik der Poliomyelitis und vornehmlich der Spina bifida occulta um die Tatsache der schwer verifizierbaren neurologischen Störung, wenn ein Hohlfuß vorliegt.

Kommen wir zuerst auf die Kinderlähmung zu sprechen. Dieser Prototyp der Vorderhornschädigung kennt keine isolierte Lähmung eines einzelnen Muskels, die uns einen Hinweis auf das Vorliegen eines bestimmten „Hohlfußmuskels“ bieten könnte. Dies ist allein auf Grund der topographischen Verhältnisse unmöglich (Abb. 9).

Die nahe Nachbarschaft der motorischen Zellgruppen im Vorderhorngebiet führt zwangsläufig dazu, daß verschiedene Muskelzentren mehr oder weniger betroffen werden.

Nehmen wir auch im Falle des nicht spastischen Hohlfußes an, daß der Klauenhohlfuß auf der übermäßigen Tonisierung der autochthonen Fußmuskulatur beruht, wie MÜLLER und STEINDLER gemutmaßt haben, und wie es beim spastischen Hohlfuß eingangs dargestellt worden ist, dann müßte nach der Segmentlokalisation dieser Muskeln der poliomyelitische Vorderhornprozeß bei S_1—S_2 liegen.

Dann würde er aber zusätzlich restlos die motorischen Zellgruppen für alle anderen in diese Segmente hineinreichenden Unterschenkel- und Fußmuskeln in gleicher Weise schädigen. Die dem Hohlfuß entgegenarbeitenden Muskeln würden aber wesentlich geringer paralysiert, so daß dadurch die Theorie von DUCHENNE, der eine *Schwächung* der Sohlenmuskulatur annimmt, ad absurdum geführt wird.

Wir müssen daher wiederum auf die *Motilität* im weiteren Sinne zu sprechen kommen, die nicht nur die willkürlichen Bewegungsmechanismen umfaßt, sondern auch die Phänomene der *autochthonen* und ferner der *irritativen* Bewegungserscheinungen.

Wie wir eingangs gehört haben, kann die autochthone Muskulatur auch in sich Reize bilden und beantworten, falls sie nicht völlig von der zentralen Innervierung abgeschlossen ist und der Atrophie anheimfällt. Wenn daher bei Poliomyelitis die allgemeine Willküraktionsfähigkeit herabgesetzt ist, wird in der Spannmuskulatur der Sohle ein zusätzlicher Reiz ausgelöst und beantwortet, die biegende Komponente des Fußes wird daher überwiegen, das Gewölbe vermehrt sich. Durch die Insertion der kleinen Fußmuskeln in die Zehenstreckapponeurose wird dann die Krallenstellung der Zehen hervorgerufen. Weiter ist aber auch bekannt, daß bei Vorderhornprozessen degenerativer Natur irritative Bewegungen als motorische Reizerscheinungen auftreten (FOERSTER, LÜTTIG). Sie lassen sich mitunter bei der Poliomyelitis elektromyographisch nachweisen (Abb. 10).

Zu diesen Reizerscheinungen gehören auch *tetanische Krampfzustände*, die sich wiederum an der Muskulatur naturgemäß stärker auswirken können, die der isometrischen Muskelzuckung unterliegt.

Kommen wir letztlich noch auf den idiopathischen Klauenhohlfuß bei Spina bifida occulta zu sprechen, finden wir noch weitere bestätigende Momente für die hier entwickelte Hohlfußätiologie.

Rein lokalisatorisch steht fest, daß der lumbosacrale Sitz der dorsalen Wirbelbogenspalte am häufigsten ist und daß nur bei dieser Lokalisation jene Fußdeformität beobachtet wird. Gleichzeitig können Blasenstörungen vorliegen. Die meisten Bogenspalten finden sich im Gebiet des 1. und 2. Kreuzbeinwirbelkörpers. Entsprechend dem metameren Bau des Organismus und dem Wissen um die frühembryonale Entstehung dieser Mißbildung kann man daraus folgern, daß auch eine begleitende Markschädigung oder Wurzelaffektion im gleichen

Segment sich finden werden. Die Tatsache der Progredienz des Hohlfußes im Laufe des Wachstums erfordert aber keinesfalls, daß schon primär Veränderungen an Mark und Wurzeln bestehen. Es zeigt sich nämlich, daß allein die Differenz des Wachstums von Rückenmark und Wirbelsäule zu Zerrungen an den Wurzelnerven führt. Diese Zerrung wird natürlich um so größer an den Wurzeln sein, die wegen der weiteren Entfernung vom Mark proportional eine größere Dehnung erleiden müssen. Diese Irritation der radikulären Elemente besonders im Bereich der am meisten überdehnten sacralen Wurzeln führt zu *motorischen* Reizerscheinungen entsprechend den Versorgungsgebieten der sacralen Segmente, also der Fußsohlenmuskulatur und der Blase.

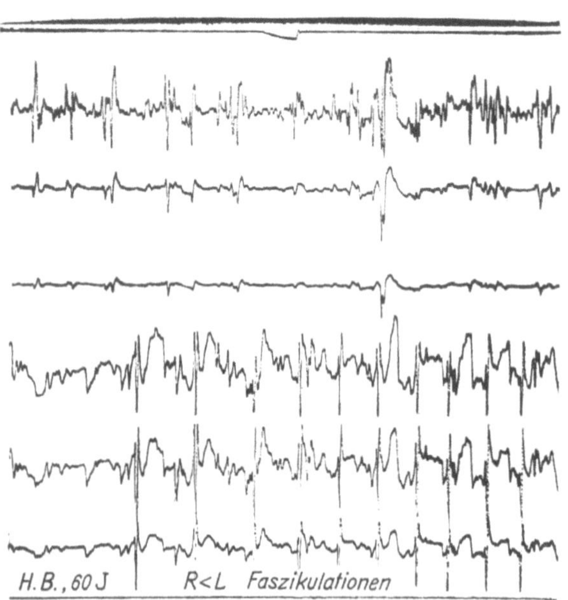

Abb. 10. H.B., 60 Jahre. Poliomyelitis vor 35 Jahren. Das rechte Bein ist teilweise gelähmt, am linken Bein lassen sich Lähmungen nicht nachweisen. Elektromyographisch wie auch makroskopisch sind links (unten) die Faszikulationen stärker als rechts nachweisbar. Ableitung bei entspannter, horizontaler Lage

Es kann aber auch eine umschriebene *Hinterwurzelreizung* eine lokale Muskelspannung im entsprechenden Myotom herbeiführen und somit ein wichtiges Verdachtsmoment für lokalisierbare Krankheitsprozesse bedeuten. Ist doch dann der afferente Schenkel des spinalen Reflexbogens betroffen, was zur Steigerung der Muskelsehnenreflexe führt (Hiller). Diese Steigerung der Reflexe an den unteren Gliedmaßen ist häufig beim idiopathischen Hohlfuß zu bemerken (Hackenbroch). Erst bei der Hinterwurzelschädigung kommt es zum Sensibilitätsausfall und zur Arreflexie. Bei diesen Störungen vom Syringomyelietyp ist die Hinterhorn-Hinterwurzelläsion und damit die wirkliche Myelodysplasie anzunehmen.

Ebenso können *trophische* Gewebsveränderungen wie auch Störungen der Harnentleerung Folgen eines Reizzustandes und keiner Lähmung sein (Ascher, Brüning).

Fügen wir des weiteren noch eine Beobachtung in unsere Arbeitshypothese ein, nämlich die, daß sich bei derartigen nicht spastischen Hohlfüßen nicht selten ein *Babinskisches Phänomen* auslösen läßt, dann wird weitere Beweiskraft gewonnen. Es handelt sich nämlich bei diesem Babisnki nicht um ein Pyramidenzeichen, wie wir es bei spastischen Lähmungen finden, sondern um einen sog. „Pseudobabinski", der, wie wir seit Foerster u. a. wissen, besser „peripherer Babinski" genannt wird. Dieses Phänomen ist typisch für verschiedenartige Läsionen im Bereich der Segmente S_1 und S_2. Auf dessen Entstehung einzugehen (Hiller), würde zu weit führen.

Fassen wir unsere *Hohlfußtheorie* auf Grund neurophysiologischer Betrachtung zusammen, dann kommen wir zwangsläufig zu der Schlußfolgerung, daß sich diese Fußdeformität nicht auf dem Wege über die periphere Nervenversorgung erklären läßt. Sie stellt einen Komplexvorgang verschiedener neurophysiologischer Phänomene dar. Der Klauenhohlfuß beruht auf dem Überwiegen der unwillkürlichen Phänomene der Motilität über die willkürlichen, also auf irritativen und autochthonen Bewegungen und deren Auswirkungen.

Enge Verbindungen zum Vegetativum wie zum extrapyramidalen System sind daher gegeben. Das Steuer-Zentrum für die Pathodynamik liegt in den Segmenten S_1 und S_2.

Hat man solcherart den Ursprungsort der Hohlfußentstehung abgegrenzt, ist es notwendig, am Erfolgsorgan die Auswirkungen aufzuzeigen. Muß sich doch eine Korrelation der anatomischen Gegebenheiten am Fuß mit dem pathologischen, neurophysiologischen Abläufen ergeben, soll der entwickelten Theorie der Hohlfußentstehung Beweiskraft zukommen.

Der Fuß stellt eine komplizierte Gewölbekonstruktion dar. Diese Gewölbekonstruktion ist durch den Bau und die Lage der einzelnen Skeletelemente präformiert. Die gelenkige Verbindung dieser Skeletelemente wird durch die verbindenden Bänder und Muskeln federnd gestaltet.

Dieses Gewölbe kann — wobei eine Simplifizierung der komplizierten mechanischen Vorgänge dem besseren Verständnis dient — auf viererlei Weise vermehrt werden. Entweder durch Steilstellung des Fersenbeines, beispielsweise bei Lähmung der Wadenmuskulatur. Es entsteht dann der Typ „*Hackenhohlfuß*". Die zweite Möglichkeit der Gewölbevermehrung bietet die Supination sub talo, die den *Klump-Hohlfußtyp* bedingt. Als dritte Formveränderung ist die vermehrte Inklination des vorderen Gewölbeanteils bei Ausfall der aufbiegenden Kräfte anzusehen, also der *Lähmungs-Spitz-Hohlfuß*. Die für unsere Betrachtung wesentliche gewölbevermehrende Möglichkeit ist die mittelbar vermehrte Inklination des vorderen Gewölbeanteils infolge Hyperextension der Zehen im Grundgelenk, der *Klauenhohlfuß*.

Es ist längst bekannt, daß „am Fuß des aufrecht stehenden Menschen die Grundgelenke der Zehen in der Regel in leicht dorsalgebeugter Stellung stehen. Auch für den gehenden und laufenden Fuß ist die geringe Klauenstellung der Zehen typisch."

Ferner ist als gegeben anzusehen, daß eine wesentliche gewölbeerhaltende Kraft die Fußsohlenmuskulatur darstellt, also jene kurzen Fußmuskeln, die von den angloamerikanischen Autoren als die „intrinsic muscles" bezeichnet werden. Schon R. Fick gab an, daß sie bei ihrer Kontraktion eine Spannung von über 500 kg aufweisen und daß man ihre tonische Kraft durchaus nicht gering anschlagen dürfe. Levick, der deren Aktion elektrisch studierte, sprach von deren „strong arch-raising action", also der kräftigen, gewölbevermehrenden Tätigkeit.

Rugh, Steindler, Burman sowie Garceau und Brahms studierten die plantare Muskulatur eingehender. Sie fanden — besonders Rugh — niemals eine Schwäche der Interossei, womit die Theorie Duchennes widerlegt ist, und machten sich bei der Behandlung des pes cavus die Denervierung der intrinsic muscles therapeutisch nutzbar, indem sie den motorischen Anteil des lateralen Plantarnervs durchtrennten. Die Lösung des therapeutischen Problems des Klauenhohlfußes durch ein derartiges Vorgehen ist jedoch nur eine scheinbare, obwohl zahlreiche gute Operationsresultate von diesen Autoren vorgewiesen werden. Sie mußte deswegen auch scheinbar bleiben, weil ein wesentlicher Gesichtspunkt unberücksichtigt blieb, den Hackenbroch rein empirisch gefunden und bewiesen hat. Er konnte nämlich nachweisen, daß der Fuß bei Belastung sich verkürzt. Nachdem hierfür eine muskuläre Willküraktion ausgeschlossen ist, kann nur ein autochthones Phänomen an der Fußmuskulatur entstehen, das, bei Belastung ausgelöst, zu einer massiven, vorwiegend isometrischen Kontraktion führt.

Diese autochthone Muskulatur ließ sich am Fuß inzwischen nachweisen (Hoff, Fischer, Thurner). Autochthon reagibel sind der M. quadratus plantae und die Mm. interossei und lumbricales, die ja keine Bedeutung für die Willküraktion haben, sondern reine Spannungsmuskeln — im Gegensatz zur Hand — sind, sowie die für die aktive Motilität beim Menschen bedeutungslos gewordenen Ab- und Adduktoren der 1. und 5. Zehe.

In diesem Zusammenhang sei auch in Parenthese erwähnt, daß die kleinen Wirbelsäulenmuskeln ebenfalls autochthone Phänomene auszeichnen, was beispielsweise bei der sog. Hüftlendenstrecksteife Bedeutung haben dürfte.

Das übergeordnete Zentrum für diese autochthonen Phänomene der Fußsohlenspannmuskeln ist der Becken-Parasympathicus, also die graue Substanz der Sacralsegmente 2—4. Da die segmentale Innervation dieser Muskeln an die Sacralsegmente S_{1-2} gebunden ist, zeigt sich hiermit eine weitere Bestätigung der segmentalen Prädestinierung des neurogenen, seu idiopathischen, seu neurotischen Klauenhohlfußes.

Erinnert man sich in diesem Zusammenhang an die urologische Störungsform bei Sbo., die man in die Segmente S_{2-4} lokalisieren muß, ergibt sich eine frappante Lokalisationstheorie für die vorhandene Koinzidenz von Klauenhohlfuß und Blasenstörung. Liegt eine Sbo. nur im Gebiet des 1. Sacralneurotoms vor, wobei es gleichgültig ist, wie weit sie nach cranial hinaufreicht, wird ein Klauenhohlfuß erwartet werden müssen. Erstreckt sich dagegen die Sbo. auch noch auf die caudalen Sacralsegmente, resultiert ein Klauenhohlfuß zusammen mit einer Blasenstörung. Bildet jedoch die oberste Begrenzung der Sbo. das Segment S_2, wird der Hohlfuß ausbleiben und lediglich die Blasenstörung imponieren.

Letzte Beweiskraft für diese Konzeption ist schließlich in der *anatomischen Anordnung der Muskulatur* zu sehen, die wir als autochthon erkannt haben und die einen wesentlichen Bestandteil der eigentlichen Fußmuskulatur (instrinsic muscles) darstellt.

Die Mm. interossei, normalerweise energische Beuger der Grundphalange, dienen infolge Verlagerung und veränderter Zugrichtung bei manifester Hammerzehenstellung der Extension der Grundphalange und halten daher eine einmal entstandene Hammerzehenstellung aufrecht, wenn sie im Reizzustand eine tonische Dauerverkürzung einnehmen (Saunders). Die Hammerzehenstellung wird jedoch eingeleitet durch gleichzeitigen Zug an Extensoren und Flexoren, da der Flexor an der Mittelphalanx, der Extensorenzug jedoch an der Grundphalanx das Übergewicht erhält, wie Saunders nachzuweisen vermochte.

Der M. quadratus plantae, dessen Funktion normalerweise die Umwandlung des schrägen Zuges der Beugesehne der 4. und 5. Zehe in einen longitudinalen darstellt, trägt bei fixierten Zehen, also bei Aufhebung der Beugetätigkeit in den Grundgelenken, zur Vermehrung des Fußgewölbes bei (Frohse u. Fränkel).

Die Mm. lumbricales, die der gleichen autonomen Muskulatur zuzurechnen sind, haben jedoch am Fuß keine wesentliche Bedeutung, da sie meist infolge vestimentärer Einflüsse stark atrophisch sind und nicht selten nur noch sehnigen Charakter haben (Pernkopf). Jedoch auch sie erfahren eine Verlaufsänderung am Klauenzehenfluß und erhalten dann, rein theoretisch, den gleichen im Grundgelenk hyperextendierenden Effekt.

Ist auf diese Weise der Grundstein der Klauenhohlfußdeformität gelegt, läuft die pathologische Muskeldynamik an und verstärkt weiterhin die Deformität. Es sei in diesem Zusammenhang nur an die Möglichkeit der langen Beuger erinnert, auf den Vorfuß im Sinne der Adduktion und den Rückfuß im Sinne der Supination einzuwirken und damit die Hohlfußfehlform noch weiter zu verstärken.

F. Operative Behandlung

Die Ausführungen erhellen, daß der Vorgang der Klauenhohlfußentstehung von seinem ersten Beginn bis zur vollen Ausbildung derart kompliziert ist, daß die bisher angegebenen verschiedenartigsten Operationsmethoden immer durch die Imponderabilien der Muskeldynamik zahlreiche Versager aufweisen werden. Dies gilt von der Denervierung der kleinen Fußmuskulatur (Burman, Garceau u. Brahms, Saunders) ebenso wie von der Tenotomie der Plantarfascie, die Steindler sehr radikal vorzunehmen empfiehlt, und die Rugh gänzlich exstirpiert, aber auch von der Fixation der langen Beugesehnen an den Grundphalangen, die Görres, Daubenspeck, Leger mit Recht so günstig beurteilen.

Indes, alle diese Verfahren setzen nur am Erfolgsorgan an und lassen die tiefere Ursache der Pathodynamik, das Einwirken der Irritamente an den Sacralsegmenten S_1 und S_2, unbeeinflußt. Eine kausale Therapie kann also nur am Ursprungsort angesetzt werden und muß dann in der Lösung der Adhärenzen bei der Sbo. myeloadhaesiva und in der Entfernung der Raumbeschränkung der Cauda bei Sbo. myelocompressiva bestehen.

Seit der ersten derartigen erfolgreichen Operation von JONES (1891) sistierten die operativen Bemühungen auch nicht, die sich auf dieser logischen Konsequenz aufbauten. MAASS laminektomierte 1897, KATZENSTEIN entfernte 1901 eine bindegewebige Adhäsion. In der Folge waren es ARNESEN, BASTOS-ANSART, BRÉCHOT, BÜCHLER, COTTE, COCKBURN, CRAMER, ERIKSON, FRANCOIS, GOHRBANDT, JAKOBOVICI, JOVCIC, KOCHS, LEMOINE, V. LICHTENBERG, LOPEZ, LUSSANA, MELANOTTE, PERRIN, SALLÉRAS und manche andere, die folgerichtig vorgingen und die occulte Rhachischisis explorierten.

„Die Operation bestand und besteht in der Eröffnung des Wirbelkanals an der durch das Röntgenbild bezeichneten Stelle, meist über dem 5. Lendenwirbel, und in der völligen Freilegung der Dura unter Entfernung aller Verwachsungen, Einschnürungen, geschwulstartiger Bindegewebs-, Muskel- und Fettmassen, die Druck- oder Zugwirkung entfalten können“ (HACKENBROCH).

HACKENBROCH, der auf diesem Gebiet wohl die meiste Erfahrung erworben hatte, berichtete schon Ende 1923 über 70 operierte Fälle, von denen etwa 45 einen positiven Operationsbefund aufwiesen. Ein gutes Operationsergebnis war etwa der Hälfte aller dieser Patienten mit einem pathologischen Befund im Epiduralraum beschieden. Die vorher kalten und lividen Füße wurden oft unmittelbar nach der Operation warm und nahmen normales Aussehen an. Rezidive blieben entweder aus oder blieben auf leichtere Grade beschränkt. Begleiterscheinungen, wie Enuresis nocturna, verschwanden allmählich, in einem Falle schlagartig mit der Operation (HACKENBROCH). Die andere Hälfte der Fälle dagegen, gekennzeichnet durch den negativen Operationsbefund, blieb unbeeinflußt. Hier scheint uns retrospektiv eine Bemerkung HACKENBROCHs Bedeutung zu erlangen, die besagt, daß die operative Technik wohl eine ausschlaggebende Rolle spiele. Darauf wird später noch zurückzukommen sein.

K. H. BAUER gibt als Indikation für die Operation an, daß man sich nur in Fällen, wo eine Adhäsion oder eine Kompression wirklich anzunehmen ist, zum Eingreifen entschließen sollte. HACKENBROCH erweiterte ursprünglich die Indikation, indem er bei den progredienten neurologischen Fernwirkungen auf die unteren Gliedmaßen den Kausalzusammenhang als gegeben und das kausale Vorgehen als berechtigt ansah. Kurzum, das Röntgenbild besagt nichts Wesentliches, der klinische Befund und dessen Progredienz bestimmen die Entscheidung über die operative Exploration der Sbo. Damit ist auch schon das Alter des Patienten weitgehend determiniert, denn fast stets ist die Progredienz ans Wachstumsalter gebunden. Der Eingriff sollte deshalb, neurologische Spätsymptome nach dem Wachstum ausgenommen, nicht nach dem ersten Wachstumsschub der Pubertät vorgenommen werden.

Nach ZEHNDER ist die absolute Indikation zur Operation dann gegeben, wenn nach freiem Intervall bei einer röntgenologisch nachweisbaren Bogenspalte fortschreitende neurologische Störungen die caudale Verschlußstörung kennzeichnen, die aus dem relativ häufigen Zufallsbefund der Spaltbildung nicht geschlossen werden kann. Außerdem ist diese Operationsindikation vorhanden, wenn bei schon vorliegenden Ausfällen, die auf die dysplastische Anlageveränderung des Rückenmarks deuten, gegen Ende des Wachstums im Streckungsprozeß der Wirbelsäule Verschlechterungen auftreten. Nur durch die operative Behebung der mechanischen Ursache einer durch Rückenmarkadhäsionen, Durakompression oder durch die verdeckten intraspinalen cystischen Mißbildungen des Rückenmarks und seiner Hüllen entstandenen Irritation oder gar Schädigung können das Fortschreiten des Prozesses verhindert und funktionelle Störungen hintangehalten werden.

Etwas zurückhaltender ist BROWDER, der eine klare Operationsindikation im Vorliegen einer Raumbeschränkung durch fibrolipomatöse Massen und in einem gemutmaßten Entwicklungsmangel des Rückenmarks sieht. Bei den Folgen der Adhäsionen, die sich erst im Wachstumsalter einstellen, stört ihn die nicht klare Definitionsmöglichkeit. Er kann aber nicht leugnen, daß bei einigen Patienten die operative Befreiung sich günstig auswirkte.

Trotz immer wieder mitgeteilter Operationserfolge konnte sich die Laminektomie bei der Spina bifida occulta nicht sehr durchsetzen. Die Gründe hierfür waren zahlreich.

Die fehlenden oder geringfügigen neurologischen Ausfälle beim Vorliegen von Klauenhohlfüßen oder nur trophischen Störungen an den unteren Gliedmaßen und das Wissen darum, daß Blasenstörungen meistens in der kindlichen Psychopathologie wurzeln, ließen beim Vorliegen einer dorsalen Wirbelbogenspalte den Befund als Bagatelle und die Zusammenhänge zu vage erscheinen. Andererseits mußte bei groben neurologischen Ausfällen mit gleichzeitigen massiven Zeichen der caudalen Verschlußstörung eine derartige Operation in ihrem Erfolg immer sehr fraglich bleiben, weil ja die Mißbildungen des Rückenmarks und der Nervenwurzeln nicht therapeutisch beeinflußbar sind. Ferner schreckte man wegen der Größe des Eingriffs und des Mißverhältnisses zu dem geringen Befund davor zurück, die Operation folgerichtig auszuweiten, auch die Dura zu eröffnen — Fritz warnte gar davor — und sich von dem Zustand der Cauda zu überzeugen. Letztlich verhindert die absolute Unsicherheit des Operationserfolges die größere Popularität des Eingriffs. Man kann nämlich fast niemals, auch nicht bei vorheriger Myelographie, befinden, ob nur sekundäre und damit beeinflußbare Schädigungen vorliegen oder aber ob die primären Verschlußstörungen mit all ihren Begleiterscheinungen sich gegen die operative Beeinflussung stellt.

So kam es, daß Operateure mit einem großen Patientengut die Ausnahme darstellen (Ingraham 1944 berichtet von 65 Fällen, Krause-Avellis 1950 von 114 Operierten). Einzelmitteilungen über therapeutische Erfolge sind jedoch immer wieder vorwiegend im ausländischen Schrifttum zu finden. Operativ tätig waren Alexander, Browder, Garvey und Boyce, Houyet, Koch, Mertz. Monographien stammen von Elise Truelsen und von Leveuf, Bertrand und Sternberg; sie haben allerdings hauptsächlich die s.b.a. zum Gegenstand der Betrachtung. Buchstein und Love, Campbell, Coleman, Dittrich, O'Connor und Orofino, Ellis, Griffiths, Kolodny, Rostockaja, Spurling und Jelsma, Suermondt, Smith, Szatmari und Zoltan, Weiss u. a. m. haben sich mit den Problemen des weiteren auseinandergesetzt.

Als wir selbst anfingen, Patienten mit progredienten Klauenhohlfüßen mit Hilfe der Laminektomie zu explorieren, waren wir uns darüber im klaren, daß der Eingriff unvollständig bleibt, wenn lediglich das epidurale Gewebe inspiziert und nicht auch der Duralsack eröffnet wird. Schließlich mußten Mißbildungen im Bereich der Wurzeln und Adhäsionen im Endnervenbündel ebenso wie Strikturen oder Verklebungen von Wurzeln und Leptomeninx zum Irritament der neuralen Elemente werden. Diese Möglichkeit bleibt aber unerkannt und therapeutisch ungenutzt, wenn die Dura bei dem Eingriff nicht eröffnet wird. Ferner war uns die Mitteilung von Sarpyener bekannt, der die Progredienz neurologischer Störungen bei Sbo. u. a. auch auf die zunehmende Anspannung des Filum terminale zurückführte, was lange vorher schon Spiller tat. In diesem Zusammenhang erschien auch eine Beobachtung von McCraig und Mulder (1956) bedeutsam, die bei einem 12jährigen Tanzgirl mit einer Bogenspalte von L_3—S_1 eine progrediente Paraparese an den unteren Gliedmaßen mit Inkontinenz explorierten. Dabei fanden sie, daß der Rest des 4. Lendenbogens auf die Dura drückte und das Filum terminale in dieser Höhe breit mit der Dura verwachsen war. Nach der Durchtrennung des Filum sank die entspannte Cauda in ihre normale Lage zurück. Eine völlige Rückbildung der neurologischen Komplikationen trat ein.

Aus diesen beiden Beobachtungen wird ersichtlich, daß auch dem Filum terminale eine Bedeutung im Sinne der Fesselung des caudalen Rückenmarks zukommt und damit die Eigenschaft, als dauerndes Irritament neuraler Strukturen zu wirken.

Das Filum terminale ist die dünne, glänzende Verlängerung des Endes des Conus medullaris (Tarlov). Der caudale Rückenmarkabschnitt erleidet im Zusammenhang mit der Verkümmerung des Schwanzes beim Menschen eine so starke Rückbildung, daß nur ein dünner, etwa 1 mm dicker und 24—35 cm langer Faden übrig bleibt, welcher den Kreuzbeinkanal durchzieht. Das proximale Stück verläuft in einer Länge von etwa 16 cm frei im Durasack (Filum terminale internum). Das distale Stück ist mit einer Fortsetzung der Dura mater spinalis fest verwachsen; es ist etwa 8 cm lang (Filum terminale externum). Es ist mit einer spatelförmigen Verbreiterung an dem Periost der Hinterfläche des 2. Steißbeinwirbels befestigt (Clara) und verläuft zusammen mit der vorderen Spinalvene der *Caudawurzeln*. Es enthält häufig die Ganglienrudimente Co_2 und Co_3 (Raubersches Ganglion).

Die Durchtrennung dieses rudimentären Stranges zieht — sorgt man für die gute Blutstillung der vorderen Spinalvene — keine schädlichen Folgen nach sich, da er nur noch zur Befestigung des Rückenmarks in vertikaler Richtung dient.

Krankhafte Veränderungen des Filum terminale sind bekannt. Degenerative Veränderungen sind vornehmlich beschrieben, Cysten kommen vor und auch Ependymome wurden beobachtet (CATALANO und SARACINO, TARLOV).

G. Kasuistik

I. *Eduard T.*, geb. 20. 10. 49. Z.-Kt.-Nr. 3914/59 (Abb. 11 u. 12).

Vorgeschichte. Eltern und Zwillingsschwester gesund. Nach ungestörter Schwangerschaft und normalem Geburtsverlauf wurden angeborene Spitzhohlfüße bemerkt. Anderwärts im Alter von 1 Jahr und 9 Monaten operative Achillessehnenverlängerung und Plantarfasciendiscision; anschließend 5 Monate Gipsbehandlung und Schienenversorgung für 1 Jahr.

Mit $2^1/_2$ Jahren laufen gelernt. Rezidiv. Keine Blasenstörungen.

Behandlungsbeginn. 30. 9. 57.

Befund. Muskelschwacher Flachrücken, frei beweglich. Keine Beinverkürzung, erhebliche, symmetrische Muskelatrophie. Hochgradige Hackenhohlfüße, links stärker als rechts.

Neurologischer Befund (Univ.-Nervenklinik Köln). Symmetrische Atrophie der Unterschenkel- und Fußmuskulatur. *Paresen ließen sich chronaximetrisch nicht nachweisen.* Nach Vorgeschichte und Befund ist eine Myelodysplasie anzunehmen.

Röntgenbefund. *Bogenspalte bei L_5, II. Grades.*

Behandlung. 9. 10. 57: operativ mediale Kapseldurchtrennung und Plantarfasciendurchschneidung. Redressierende Gipsverbände.

8. 11. 57: radikale Durchtrennung der plantaren Weichteile, wonach sich der Fuß vollkommen strecken läßt. Raffung der Achillessehne. Redressierender Gipsverband.

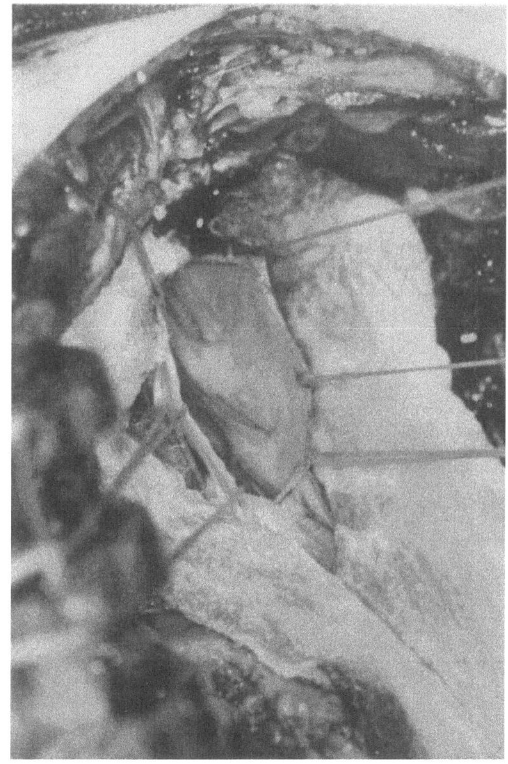

Abb. 11. Operationssitus I. Man kann die linken Wurzeln von S_1 und S_2 als unauffällig erkennen. Die Dura wird mit Hochnähten gehalten

Laminektomie 10. 1. 58. 10 cm langer Schnitt über dem Kreuz-Lendenübergang bis herab zum 2. Sacralwirbel. Nach Ablösung der Muskulatur von Dornfortsätzen und Bogenanteilen mit dem Kauter wird die breite Laminektomie vom 4. Lendenwirbel bis zum 2. Kreuzbeinwirbel durchgeführt. Nach sorgfältiger Blutstillung stumpfe Durchtrennung des epiduralen Fettgewebes. *Im Bereich der Bogenspalte von L_5 und des epiduralen Gewebes finden sich keine pathologischen Veränderungen. Der Duraendsack ist nicht erweitert und reicht auch nicht abnorm tief hinab.* Nach Anlegen von Durahochnähten wird die Dura über dem Kreuzlendenübergang längsgespalten. Man erkennt die *völlig intakten unteren Sacral- und Coccygealwurzeln. Das Filum terminale ist nicht vermehrt gespannt.* Es wird mit dem Kauter durchtrennt. Dichter Verschluß der Dura mit Einzelnähten, schichtweiser Wundverschluß, Druckverband. Ungestörter Heilverlauf. Gleichzeitig weitere Behandlung der Fußdeformitäten mit redressierenden Gipsverbänden. Entlassung 16. 2. 58 mit korrigierenden Gehgipsverbänden. Nach 6 Wochen Versorgung mit Einlagen und Nachtschienen.

Nachuntersuchung am 2. 12. 61. Subjektiv seit der Operation gebessert. Keine Rückenbeschwerden. Objektiv: Gang etwas staksend. Schuhe werden an der Außenseite vermehrt abgelaufen. Nicht korrigierbarer, aber gegenüber früher keinesfalls verschlechterter Hackenhohlfuß, links stärker als rechts. Im Röntgenbild keine Verschlechterung.

Gesamturteil. Keine Verschlechterung der Fußdeformität während des weiteren Wachstums.

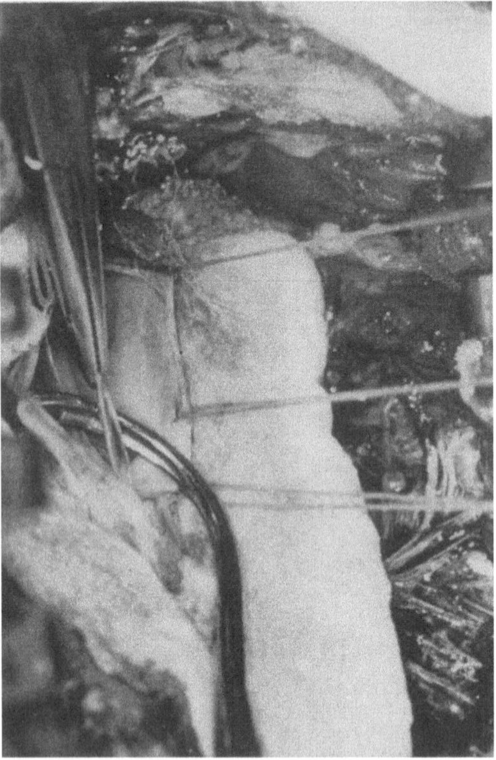

Abb. 12. Operationssitus II. Das Filum terminale ist isoliert, angeklemmt und wird anschließend mit dem Kauter durchtrennt

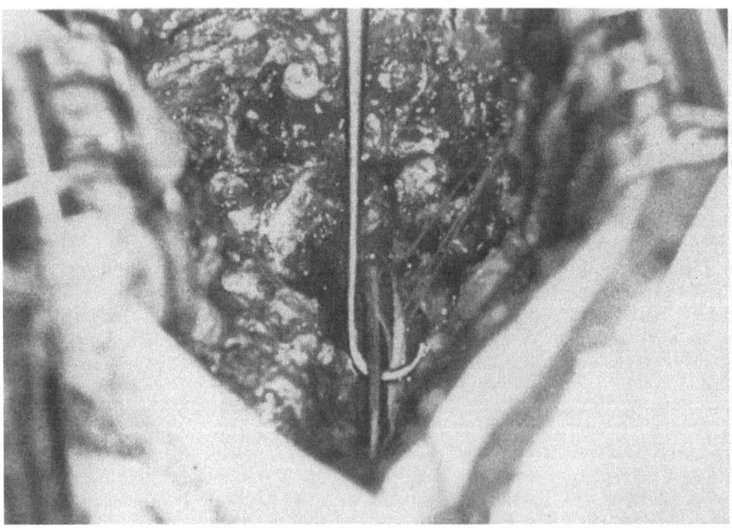

Abb. 13. Operationssitus. Das straff gespannte Filum terminale wird mit einem Häkchen isoliert und anschließend reseziert

II. *Hans Günther B.*, geb. 2. 1. 44. Z.-Kt.-Nr. 0368/58 (Abb. 13—15).

Vorgeschichte. Die Familienanamnese ergibt keine Besonderheiten. Als drittes Kind nach normaler Schwangerschaft geboren. Mit 17 Monaten laufen gelernt. Keine Kinderkrankheiten. In den letzten Jahren sei er stark gewachsen. Gleichzeitig habe sich eine zunehmende Fußverbildung eingestellt.

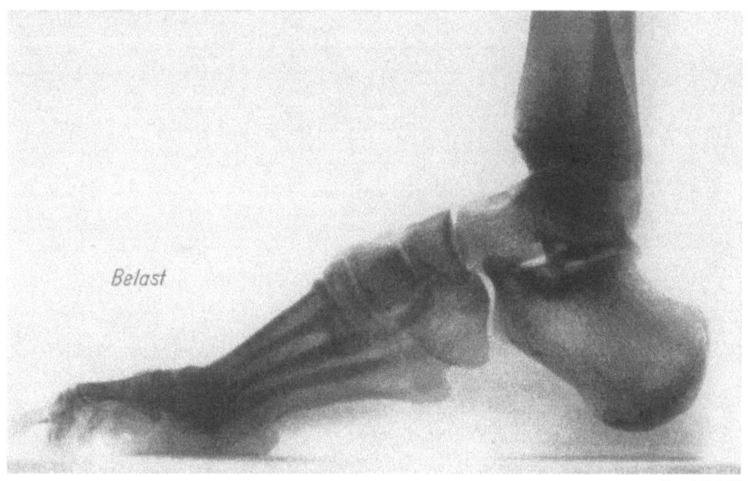

Abb. 14. Linker Fuß bei Belastung vor der Operation am 6. 1. 58. Man beachte den Steilstand der Ferse und die ausgeprägte Krallenzehenstellung

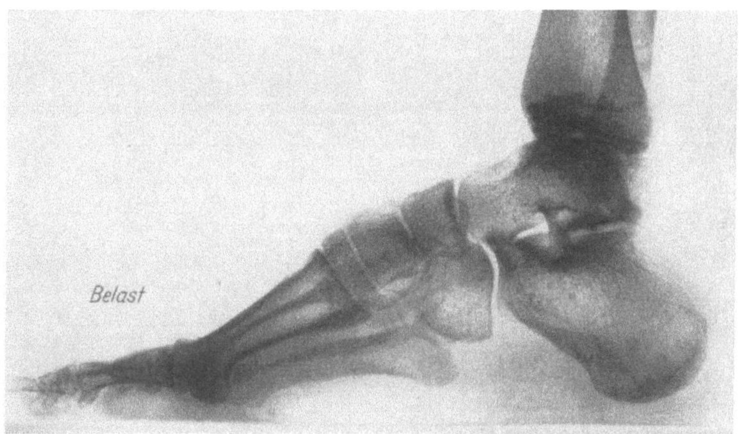

Abb. 15. Linker Fuß bei Belastung nach der Operation am 6. 4. 59. Die Ferse steht nicht mehr so steil, die Höhe des Fuß-Längsgewölbes hat sich abgeflacht, die Zehen stehen völlig gerade

Behandlungsbeginn. 7. 11. 57.

Befund. 181 cm großer, 64 kg schwerer Junge von asthenischem Habitus. Regelrechte Geschlechtsentwicklung. Geistig erheblicher Rückstand. Keine Blasenstörung. Obere Gliedmaßen ohne krankhafte Veränderungen.

Die Wirbelsäule zeigt eine leichte, linkskonvexe Skoliose im Brustbereich mit geringem Überhang nach links ohne sagittale Haltungsänderung. Die Beweglichkeit ist frei. Kein abnormer Tastbefund an der Wirbelsäule, insbesondere klinisch kein Anhalt für Spina bifida occulta.

Die Hüftgelenke sind bis auf eine geringe Einschränkung der Innendrehung frei beweglich. Leichte X-Beine.

Die Unterschenkel sind muskelschwach. *Hochgradige Hohlfüße mit leichter Krallenstellung der lateralen Zehen und erhaltenem vorderen Quergewölbe. Leichte Varustendenz der Rückfüße.*

Neurologischer Befund (Univ.-Nervenklinik Köln). 11. 1. 58. — Armsehnenreflexe auf der linken Seite eine Spur lebhafter als rechts. Bauchhautreflexe links etwas abgeschwächt. Im psychischen Verhalten ließ der Patient einen Intelligenzrückstand erkennen.

Periphere Ausfallserscheinungen an den Beinen fehlten. Es ließen sich auch keine Veränderungen der elektrischen Erregbarkeit der Unterschenkelmuskeln feststellen. — *Wegen der wenn auch nur geringfügigen Differenz der Reflexe und der intellektuellen Unterentwicklung möchten wir hier an das Vorliegen eines frühkindlichen Hirnschadens denken.* Eine periphere Nervenschädigung fehlt jedoch auf jeden Fall an den Beinen.

Röntgenbefund. *Bogenspalte bei S_1, I. Grades.*

Behandlung. Laminektomie: 15. 1. 58. In Bauchlage und starker Kyphosierung 12 cm langer Längsschnitt über den Dornfortsätzen L_1—L_4. Nach Abpräparieren der Muskulatur mit dem Kauter gründliche Freilegung von Dornfortsätzen und Bögen. Danach werden die Dornfortsätze L_2 und L_3 abgemeißelt und mit Stanze und Luer die Laminektomie vorgenommen. Nach sorgfältiger Blutstillung und Verklebung der Knochenschnittflächen mit Wachs wird das epidurale Gewebe stumpf gespalten. Nach Anlegung von Dura-Hochnähten Längsspaltung der Dura in einer Ausdehnung von 6 cm. *Die Caudawurzeln sind völlig unauffällig. Der Conus reicht nicht abnorm tief. Das Filum terminale ist straff angespannt.* Es wird nach zwei Seiten abgeklemmt und in einer Ausdehnung von 2 cm mit dem Kauter reseziert. Sorgfältige Duranaht in Einzelnähten. Nach Prüfung der Dichtigkeit schichtweiser Wundverschluß, Pflasterdruckverband. Bauchlagerung für 4 Tage.

Postoperativer Verlauf ungestört.

Am 5. 2. 58 wurde ergänzend die Operation nach Görres an beiden Füßen durchgeführt. Die Entlassung erfolgte am 24. 3. 58 mit passenden Einlagen.

Nachuntersuchung am 10. 1. 64. Keine Rücken- und Fußbeschwerden. Ist als Hilfsarbeiter in einem Steh- und Gehberuf tätig. Körpergröße 1,98 m. Wegen Krallenstellung der 5. Zehe rechts erfolgte kürzlich anderwärts eine operative Korrektur ohne deutlichen Erfolg. Sein linker Fuß habe sich gebessert. Mit dieser Seite sei er sehr zufrieden. Rechts keine deutliche Beeinflussung.

Objektiv: Gang flüssig und unbehindert. Nur leichter Hohlfuß links ohne Krallenzehen und ohne Varustendenz im Rückfuß. Rechts unveränderter Klauenhohlfuß, wobei jedoch nur an den Zehen 4 und 5 eine Klauenstellung besteht. Deutliche Varustendenz im Rückfuß mit vermehrt lateral abgelaufenem Schuh.

Gesamturteil. *Trotz des erheblichen zwischenzeitlichen Längenwachstums links keine Verschlechterung der Fußdeformität seit 1959. Das gute Operationsergebnis blieb also erhalten. Rechts keine Beeinflussung in positiver Hinsicht durch die Laminektomie. Es fehlt jedoch eine weitere Progredienz der Fußdeformität.*

III. *Annemie R.*, geb. 25. 6. 47. Z.-Kt.-Nr. 1069/58 (Abb. 16 u. 17).

Vorgeschichte. Familienanamnese ohne Besonderheiten. Normaler Geburtsverlauf. Mit 1 Jahr laufen gelernt. Keine ernsten Krankheiten durchgemacht.

Vor ca. 9 Monaten klagte das Kind erstmals über Fußbeschwerden. Dabei fiel den Eltern ein doppelseitiger Hohlfuß auf. Nachdem sich durch die Einlagenversorgung die Beschwerden nicht beheben ließen, erfolgte die stationäre Aufnahme.

Behandlungsbeginn. 21. 1. 59.

Befund. 10jähriges Mädchen mit beginnender Ausbildung der sekundären Geschlechtsmerkmale. Proportionierter Wuchs. Keine Blasenstörungen. Obere Gliedmaßen ohne Veränderungen. Die Wirbelsäule ist frei beweglich. Über dem Kreuz-Lendenübergang wird ein örtlicher Druck- und Klopfschmerz angegeben. Kein Stauchungsschmerz. Hüften und Kniegelenke ohne krankhafte Veränderungen. An beiden Füßen ist das Längsgewölbe vermehrt, die lateralen Zehen, besonders die 5. stehen in Klauenstellung, die sich bei Belastung nicht verändert.

Neurologischer Befund. *Keine Störungen der Motilität, Sensibilität und des Reflexverhaltens.*

Röntgenbefund. *Dorsale Bogenspalte bei S_1, I. Grades.*

Behandlung. Laminektomie: 27. 1. 58. In Bauchlage und kräftiger Kyphosierung 15 cm langer bogenförmiger Schnitt über dem oberen Anteil des Kreuzbeines. Die Dornfortsätze L_5—S_2 werden freipräpariert. Man kommt auf die Bogenspalte von S_1, die jedoch knorpelig überbrückt ist. Im Bereich von L_5—S_2 wird der Wirbelkanal vorsichtig aufgemeißelt. *Eine besondere bindegewebige Platte findet sich nicht. Kein Tumor epidural. Der bis S_2 hinabreichende Duralsack* wird nach sorgfältiger Blutstillung und Anlegung von Durahochnähten eröffnet. *Die Wurzeln sind sämtlich intakt. An der Arachnoidea keine Verklebungen nachweisbar. Das Filum terminale, das nicht verändert oder besonders straff gespannt ist*, wird in einer Ausdehnung von 1 cm mit dem Kauter reseziert. In gleicher Weise werden die den Duralsack am Sacrum fixierenden Bindegewebszüge durchtrennt. Schluß der Dura mit Einzelnähten und Prüfung der Dichtigkeit. Schichtweiser Wundverschluß, Druckverband. Bauchlagerung für 5 Tage.

Heilverlauf ungestört. Entlassung mit passenden Einlagen am 15. 2. 58.

Kontrolluntersuchung am 17. 3. 58. Es bestehen keine Fußbeschwerden mehr. Die Operationswunde ist reizlos. Objektiv unveränderter Befund.

Abschlußuntersuchung am 9. 12. 61. Subjektiv an Rücken und Füßen keine Beschwerden. Mit Ausnahme der Kleinzehen haben sich die Füße laufend verbessert. Seit einer Operation dieser beiden Zehen (nach GÖRRES am 5. 10. 60) seien auch diese Zehen gut.

Objektiv finden sich am Rücken keine Veränderungen. Die Füße haben keinerlei Varustendenz im Rückfuß. Das Längsgewölbe (Abb. 17) und die Zehen 1—4 stehen regulär. Leichte Krallenstellung der Kleinzehen.

Gesamturteil. *Verbesserung der Fußdeformität seit der Laminektomie. Lediglich die Klauenstellung der Kleinzehen blieb bestehen und machte eine operative Korrektur mit befriedigendem Erfolg notwendig.*

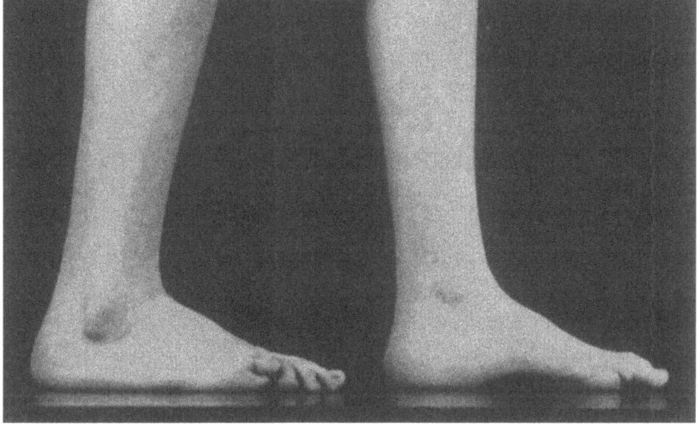

Abb. 16. Füße vor der Operation

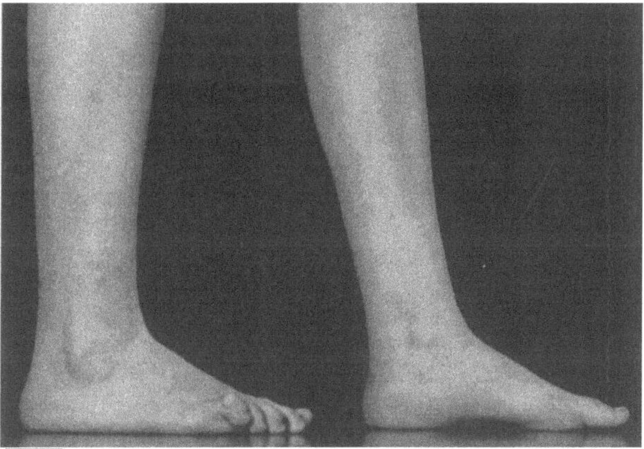

Abb. 17. 4 Jahre nach der Operation normale Fußform. Nur die Kontraktur der rechten 5. Zehe hat sich verstärkt

IV. *Marie-Luise M.*, geb. 9. 9. 50. Z.-Kt.-Nr. 1386/58.

Vorgeschichte. Schwangerschaft und Entbindung normal. Mit 14 Monaten laufen gelernt. *Im Alter von 2 Jahren Kinderlähmung mit Parese des rechten Beines, die sich vollständig zurückgebildet hat. Behandlung erfolgt wegen eines unbeholfenen Ganges und zunehmender Fußdeformität beiderseits. Außerdem liegen ständig kalte Füße vor.*

Behandlungsbeginn. 21. 1. 57.

Befund. 9jähriges Mädchen im mäßigen Allgemeinzustand. An den oberen Gliedmaßen keine krankhaften Veränderungen. Wirbelsäule frei beweglich. Leichte Haltungsschwäche. Kein auffälliger Befund am Kreuz-Lendenübergang.

Beine in Hüft- und Kniegelenken mit guter Kraft frei beweglich. Kein Muskelschwund an den unteren Gliedmaßen. Keine Beeinträchtigung der Kraft der Fuß- und Zehenbewegungen. *Die Haut der distalen Unterschenkel und Füße fühlt sich kalt an, beim Stehen ist sie leicht bläulich-rot verfärbt.*

Es besteht eine Behinderung der Dorsalflexion der Füße in den oberen Sprunggelenken. Aktiv und passiv ist die Dorsalflexion nur etwas über 90 Grad möglich. Das Längsgewölbe ist vermehrt, die Zehen stehen in leichter Klauenstellung.

Neurologischer Befund (Univ.-Nervenklinik Köln). *Klinisch und elektrisch Paresen nicht nachweisbar. Der Befund und das ziemlich symmetrische Bild lassen aber einen Poliomyelitis-Restzustand als unwahrscheinlich ansehen.*

Röntgenbefund. *Bogenspalte bei L_5, I. Grades, bei S_1, IV. Grades.*

Diagnose. *Idiopathischer Klauenhohlfuß beiderseits.*

Behandlung. Laminektomie am 14. 2. 58. In Bauchlage bei Kyphosierung des Kreuz lendenüberganges leicht bogenförmiger Schnitt vom 4. Lendendorn abwärts bis zur Mitte des Kreuzbeines. Mit dem Kauter werden die Dornfortsätze freigelegt. *Bei L_5 besteht ein schmaler, bei S_1 ein breiter Bogenspalt, die Sacralrinne beginnt in Höhe des 3. Kreuzbeinwirbels.* Nach subperiostaler Freilegung der Dornfortsätze und Bogenpartien am Kreuz-Lendenübergang wird die breite Laminektomie vom 4. Lendenbogen bis zum 2. Kreuzbeinwirbel durchgeführt. Nach sorgfältiger Blutstillung wird das epidurale Fett, das makroskopisch keinerlei pathologische Veränderungen erkennen läßt, stumpf durchtrennt und der Duraendsack freigelegt. Duraeröffnung nach Legung von Hochnähten. Man erkennt die Wurzeln von S_1 abwärts. *Die Wurzeltaschen sind regelrecht, die Wurzeln selbst nicht verändert. Es besteht lediglich eine arachnoideale Verklebung der Wurzeln von S_{2-5}, die sich stumpf lösen läßt. Danach wird das Filum terminale in einer Ausdehnung von 1 cm mit dem 'Kauter reseziert.* Der Spinalkanal erweist sich nach oben bei der Sondierung als frei durchgängig. Der Liquorfluß ist ungestört. Sorgfältiger Schluß der Dura mit Einzelnähten, Prüfung der Dichtigkeit.

Mit einigen Einzelnähten wird das epidurale Fett adaptiert. Anschließend sorgfältiger schichtweiser Wundverschluß, Pflasterdruckverband, Entlassung nach ungestörtem Heilverlauf 18 Tage post operationem.

Untersuchung am 2. 12. 58. Subjektiv wurde eine *wesentliche Besserung* angegeben. *Kalte Füße bestehen nicht mehr.* Objektiv hatte sich das vorher *unbeholfene Gangbild gebessert, die Dorsalflexion der Füße war frei* geworden und erlaubte die ungestörte Abwicklung beim Gehen. Die Unterschenkel und Füße zeigten sich gut durchblutet. Das Oscillogramm vermittelte unauffällige Pulsdruckkurven. Die Wirbelsäule war reizlos. *Die Fußform selbst hatte sich verbessert, die Zehen standen nicht mehr in Klauenstellung.*

Abschlußuntersuchung am 18. 11. 61. Subjektiv und objektiv kein pathologischer Befund. Im Röntgenbild leicht hochgesprengtes Längsgewölbe. Am Kreuz-Lendenübergang Zustand nach Laminektomie L_5/S_1.

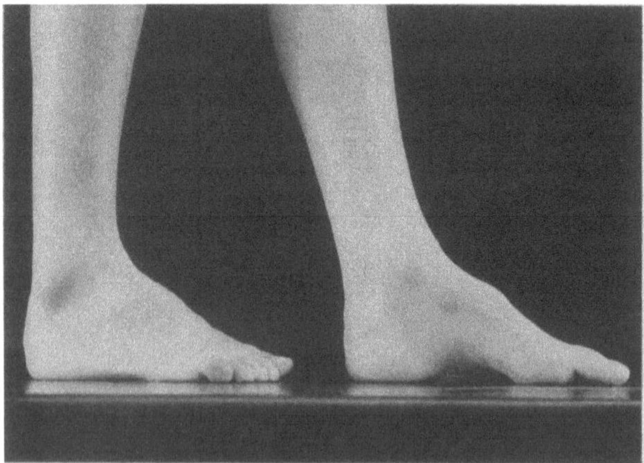

Abb. 18. Beide Füße nach der Behandlung mit Weichteiloperationen an beiden Füßen und vor der Laminektomie mit Durchtrennung des Filum terminale sowie Lösung von Caudaadhäsionen

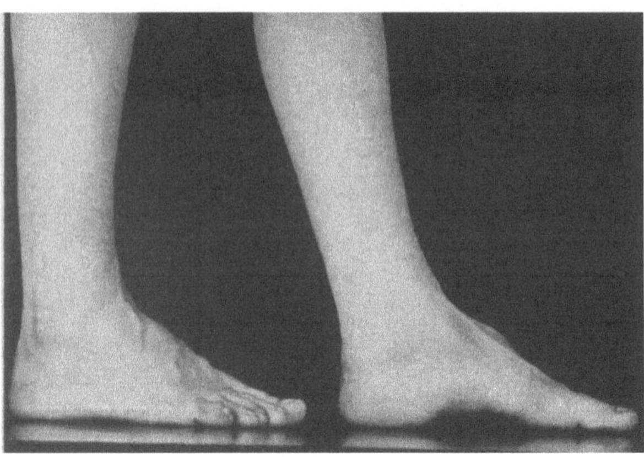

Abb. 19. 14 Monate nach der Laminektomie

Gesamturteil. *Völlige Korrektur der Fußdeformität und Beseitigung der vorherigen Durchblutungsstörungen.*

V. *Franz-Dieter E.*, geb. 20. 8. 42. Z.-Kt.-Nr. 0428/58 (Abb. 18 u. 19).

Behandlungsbeginn. 22. 11. 56. Der Junge kam in unsere Poliklinik wegen seit einem Jahr bestehender Fußbeschwerden, die sich trotz Einlagenversorgung nicht beheben ließen. Es erfolgte wegen der fixierten Hohlfüße die operative Behandlung mit der Posticusablösung, der Plantarfascientenotomie und der Görresschen Operation am 23. 9. 57. Der Verlauf war komplikationslos. Nach Gipsabnahme zeigte sich die gute Korrektur der Krallenzehen, die Hohlfußkomponente war jedoch nur unerheblich beeinflußt. Es wurde daher die Laminektomie vorgesehen.

Der *Befund* geht aus den Abbildungen hervor. An der Wirbelsäule fehlte klinisch eine pathognomonische Veränderung, das neurologische Verhalten war unauffällig.

Röntgenbefund. *Wirbelbogenspalte bei L_5, III. Grades.*

Behandlung. Laminektomie am 28. 2. 58. In Bauchlage 10 cm langer Schnitt über dem Kreuz-Lendenübergang. Mit dem Kauter wird die Muskulatur von den Dornfortsätzen und Bögen von L_4—S_3 abgelöst. Danach wird mit der Knochenzange der Spinalkanal von L_5—S_2 eröffnet. Eine kleine Bogenspalte besteht am 1. Kreuzbeinwirbel. *Narbige oder tumoröse Veränderungen liegen nicht vor.* Nach stumpfer Durchtrennung des epiduralen Fettgewebes wird die Dura mit Hochnähten fixiert und vom Ende in Höhe des 2. Sacralwirbels bis hinauf zum 5. Lendenwirbel längsgespalten. *Es zeigt sich, daß die Wurzeln von S_{2-4} aneinander geklebt sind, sie lassen sich jedoch unter leichtem Zug voneinander lösen.* Im übrigen finden sich im Bereich des Spinalkanals und des Duraendsackes keine pathologischen Veränderungen. Das Filum terminale wird in einer Ausdehnung von 1 cm mit dem Kauter reseziert. Sorgfältiger Duraverschluß mit Einzelnähten. Überprüfung der Dichte. Schichtweiser Wundverschluß, Druckverband.

Postoperativer Verlauf ungestört, Entlassung am 19. 3. 58.

Kontrolluntersuchung: 14. 4. 59. Subjektiv wesentlich gebessert. Keine Fußbeschwerden mehr, Gehfähigkeit ebenfalls besser.

Objektiv beiderseits keine Zehenfehlstellung mehr, Gewölbe deutlich abgeflacht. Gute Fußfunktion. Varusstellung des Rückfußes beseitigt.

Abschlußuntersuchung am 10. 1. 64. Keine Beschwerden. Spielt aktiv Fußball. Arbeitet als Hilfsarbeiter in einem Installationsgeschäft. Objektiv seit 1959 unverändert.

Gesamturteil. *Wesentliche Besserung der Fußdeformität seit der Laminektomie.*

VI. *Irmgard Sch.*, geb. 12. 5. 50. Z.-Kt.-Nr. 3824/59 (Abb. 20—23).

Vorgeschichte. Sehr schwere Geburt. Schon damals sei der Mutter eine Einwärtsstellung des rechten Fußes aufgefallen. Mit 14 Monaten habe das Kind laufen gelernt. Im 3. Lebensjahr fiel auf, daß die linke Wade dicker war als die rechte und sich das Einwärtsgehen rechts mehr und mehr verstärkte. *In der Kinderklinik wurden ein Steißteratom und Hohlfüße auf der Grundlage einer Myelodysplasie festgestellt. Eine Enuresie nocturna et diurna lag vor.*

Behandlungsbeginn. 3. 3. 58, weil die Fußdeformität sich deutlich verschlechtert hatte.

Befund. Unauffälliger Allgemeinbefund. Die Wirbelsäule zeigt eine angedeutete Einschränkung der Dorsalflexion. *Rechts neben der Mittellinie über dem 1. Kreuzbeinwirbel befindet sich eine 5-Markstück-große weiche Anschwellung, die palpatorisch nicht abgegrenzt werden kann. Über dem Kreuz-Lendenübergang gibt das Kind bei Druck und Beklopfen Schmerzen an.*

Die unteren Gliedmaßen sind gleich lang, die Umfangsmaße sind am Oberschenkel rechts um 1 cm größer als links und am Unterschenkel rechts um 2 cm geringer als links. *Die Füße fühlen sich kalt an und sind livide verfärbt. Sie stehen in einer starken und fixierten Klauenhohlfußstellung.* Die Beweglichkeit in den Sprunggelenken ist nicht beeinträchtigt.

Röntgenbefund. *Breite Spaltbildung der Wirbelbögen von L_5 abwärts, IV. Grades. Offene Sacralrinne.*

Neurologischer Befund vom 14. 3. 58 (Univ.-Nervenklinik Köln). Keine Sensibilitätsstörungen. An der rechten Wade mäßige Muskelatrophie. *Die grobe Kraft der kleinen Beckenmuskeln ist deutlich herabgesetzt. Die Extensoren der Zehen 2—5 sind ebenfalls paretisch, allerdings etwas geringer links.* Greifbare Paresen fanden sich an den Flexoren und im Peroneusbereich nicht. Auch die Funktion der Extensoren und Flexoren der großen Zehen ist regelrecht.

Beide ASR fehlten, die übrigen Reflexe an Armen und Beinen sind seitengleich. Spastische Zeichen fehlen. *Die spontane Stellung der Großzehe täuscht einen Babinski vor (Peripherer Babinski!).* Normal- und Spitzengang sicher, Hackengang fast unmöglich. Eine Chronaxiebestimmung ergab keine krankhaften Veränderungen, auch nicht im Bereich der teilparetischen Muskeln.

Diagnose. *Myelodysplasie.*

Behandlung. Laminektomie am 17. 3. 58. In Bauchlagerung und Beckenhochlagerung Hautschnitt vom 3. Lendenwirbel abwärts bis zur Mitte des Kreuzbeines. Nach Durchtrennung des Subcutangewebes mit dem Kauter kommt man auf eine *prall-elastische, ca. hühnereigroße Fettgeschwulst, die von derben Bindegewebssträngen durchwachsen ist. Sie wird vom Rand her abgegrenzt, wobei man im unteren Wundwinkel in das Ende der Dura kommt. Es zeigt sich, daß dieser Tumor fest mit der Dura verwachsen ist. Es wird auch sein oberes Ende abgegrenzt, wobei eine Laminektomie auch am 4. LWK durchgeführt werden muß. Bei der Längsspaltung der Geschwulst kommt man auf eine derbe, ca. 1 cm dicke, schwielige Schicht, nach deren Durchtrennung die Dura offen liegt. Es zeigt sich, daß die Wurzel von S_{1+5} pinselartig in diese Schwielenplatte einwachsen.* Bei der Austastung des Spinalkanals ergibt sich keine Stenose.

Die lumbalen Wurzeln werden nicht in Gänze dargestellt. Die Wurzeln L_4 und L_5 sind unauffällig. *Es handelt sich um eine typische sacrale Meningocele. Der Duraendsack wird zusammen mit der derben Schwielenplatte mit Einzelnähten unter Schonung der sacralen Wurzel-*

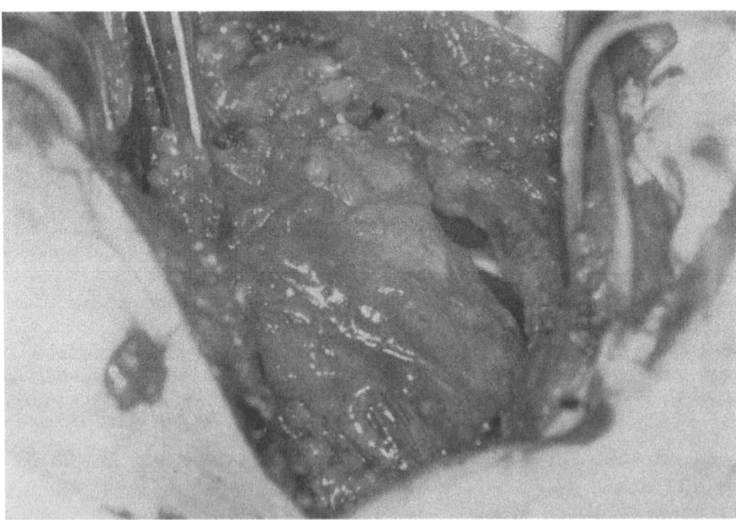

Abb. 20. Operationssitus I. Teilweise Isolierung des Myo-fibro-neurolipoms. Rechts im Bild erkennt man einen derben bindegewebigen Strang der zum Periost des Sacralkanals zieht

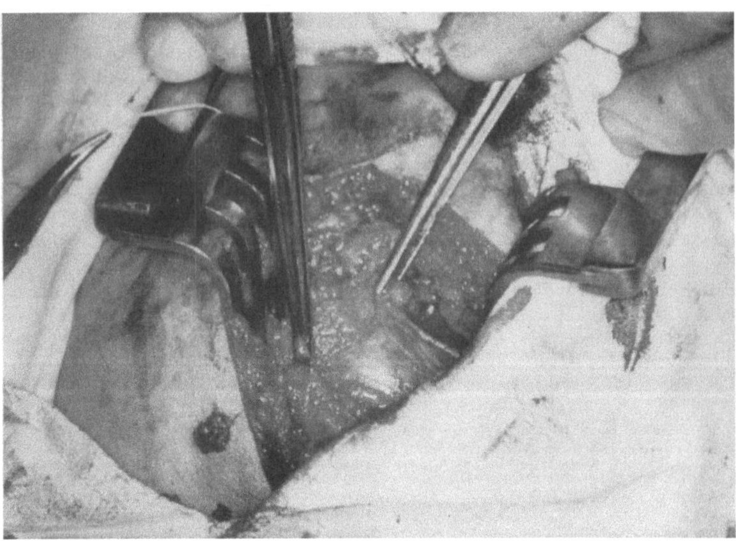

Abb. 21. Operationssitus II. Die Mischgeschwulst ist von unten und rechts so weit wie möglich von der Dura abpräpariert. Sie wird mit zwei Pinzetten zurückgehalten. Man erkennt die breitbasige Verwachsung mit der Dura und einzelne Bindegewebsstränge, die zum Periost führen

elemente geschlossen und die Naht auf Dichtigkeit überprüft. Schichtweiser Wundverschluß, Druckverband. *Postoperativ war lokal der Heilverlauf ungestört. Die Inkontinenz verstärkte sich jedoch deutlich, eine beiderseitige Peroneusschwäche, links mehr als rechts, lag vor.*

Bis zur Entlassung am 19. 4. 58 hatte sich die Peroneusschwäche nur unwesentlich beeinflussen lassen, weshalb Spezialeinlagen mit Heidelberger-Winkel gefertigt wurden. Die Inkontinenz war wechselnd, zeitweise konnte das Wasser gehalten werden. *Die Durchblutung am rechten Bein besserte sich auffällig gleich nach der Operation, am linken Bein blieb sie unbeeinflußt.*

Kontrolluntersuchung am 17. 7. 58. Urin kann 2 Std gehalten werden. Rectale Untersuchung: schwache Tätigkeit des Sphincter. Stuhl kann gehalten werden. Lokalbefund an

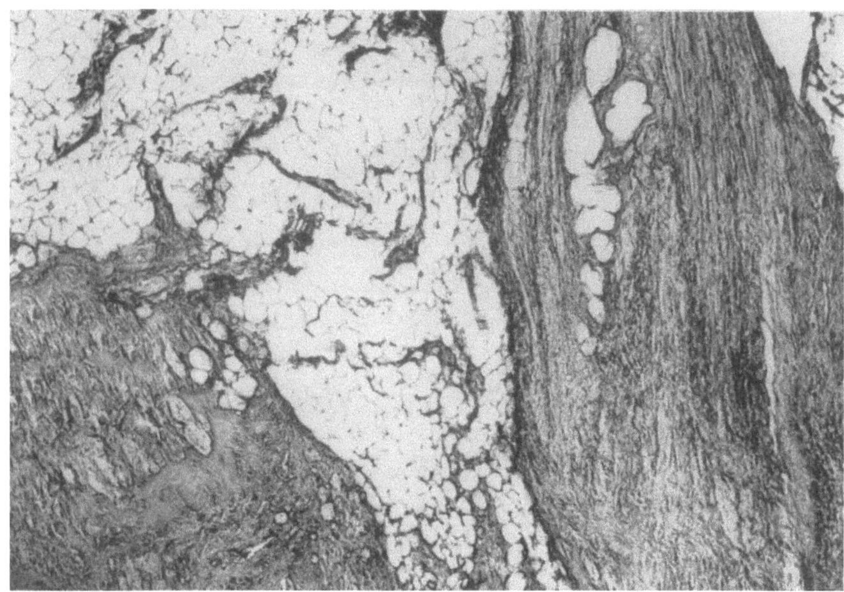

Abb. 22. Fibro-Lipom. HE-Färbung, 40fache Vergr.

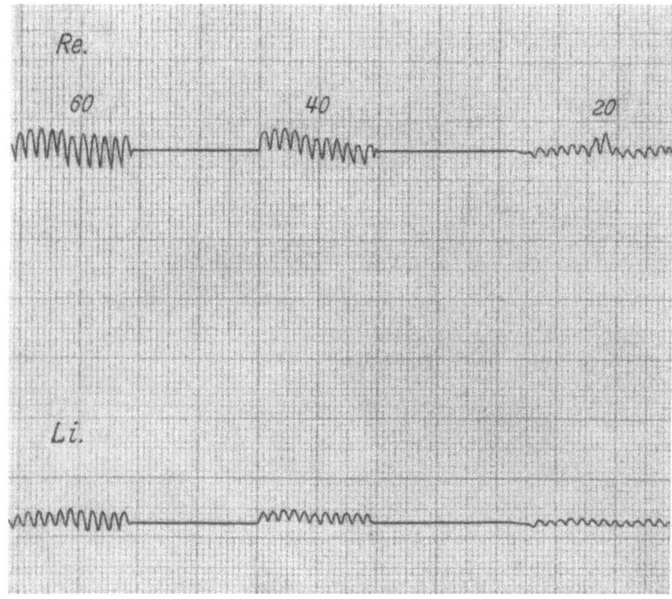

Abb. 23. Das Oszillogramm zeigt links eine deutliche Minderdurchblutung des Unterschenkels. Die vergleichende Messung der Hauttemperatur am Fuß ergibt eine Verminderung bis zu 2° links

der Wirbelsäule unauffällig. *Zunehmende Klump-Hohlfußneigung rechts mit trophischem Ulcus an der Basis des 5. Zehenstrahls.*

Kontrolluntersuchung am 5. 5. 59. Befund der Füße weiterhin verschlechtert. Keine Inkontinenz mehr.

Gesamturteil. *Verschlechterung durch die Laminektomie.*

VII. *Michael Th.*, geb. 7. 3. 44. Z.-Kt.-Nr. 3429/59 (Abb. 24 u. 25).

Vorgeschichte. Onkel väterlicherseits soll einen angeborenen Fußfehler haben. Normale Geburt. *Schon kurz nach der Geburt sei den Eltern ein doppelseitiger Hohlfuß aufgefallen, der anderwärts im Alter von 2 Jahren für 3 Monate mit Gipsverbänden behandelt*

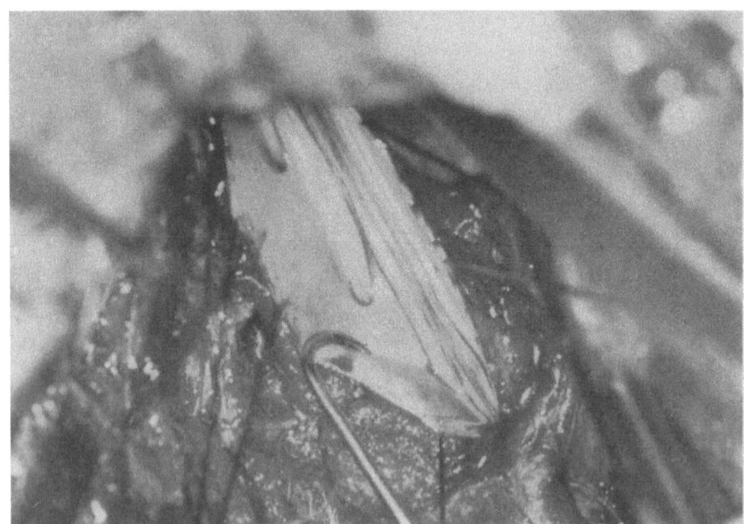

Abb. 24. Operationssitus I. An den Wurzeln L_5 und S_1 lassen sich keine Veränderungen erkennen

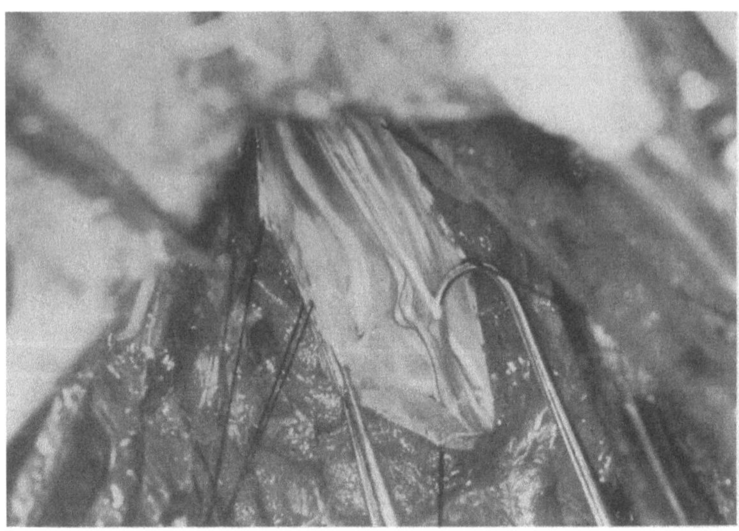

Abb. 25. Die Sacralwurzeln ab S_2 sind miteinander verklebt

worden ist. Ein Erfolg sei nicht eingetreten. Seit dem 6. Lebensjahr zunehmende Gehunsicherheit und Fußschmerzen.

Behandlungsbeginn. 5. 6. 55.

Befund. Adipöser Junge. Leichte, rechtsgerichtete Skoliose. Wirbelsäule sonst o. B. Lokalbefund: *Ausgeprägte Hohlfüße mit beträchtlicher Klauenzehenstellung, Pronation des Vorfußes und Adduktionsstellung, links stärker als rechts.*

Röntgenbefund. *Sacralisation des 5. Lendenwirbelkörpers. Bogenspalte 1. Grades bei S_1.*

Neurologischer Befund (Univ.-Nervenklinik Köln) vom 15. 3. 56. Keine Blasen-Mastdarmstörungen, keine Enuresis. Keine Atrophien, Paresen und Sensibilitätsstörungen an den

Beinen. Lebhaftigkeit der PSR und ASR bei relativ schwachen Armreflexen. Organneurologische Ausfälle liegen demnach nicht vor. *Es handelt sich um eine Hohlfußbildung bei Spina bifida, als deren Ursache eine Dysplasie des Rückenmarks angenommen werden muß.*

Behandlung. Operation nach GÖRRES beiderseits am 4. 4. 56 und Posticusablösung links am 16. 3. 56.

Kontrolluntersuchung am 23. 7. 57. Klauenhohlfüße haben sich subjektiv und objektiv verschlechtert, vornehmlich links.

Stationäre Wiederaufnahme zur Laminektomie am 24. 3. 58.

Operationsbericht. Hautschnitt vom Dorn des 4. LWK abwärts bis zum mittleren Kreuzbein. Mit dem Kauter werden die Muskeln von den Dornfortsätzen und Bögen abgelöst. Man kommt dabei auf die schmale Bogenspalte des 1. Kreuzbeinwirbels. Es wird mit dem Meißel und der Knochenstanze die breite Laminektomie vom 2. Kreuzbeinwirbel bis einschließlich dem 4. LWK durchgeführt. Nach Anlegen von Dura-Hochnähten, Längsspaltung der Dura, dabei zeigt sich, daß *die Wurzeln ab S_2 miteinander verklebt sind; sie werden vorsichtig gelöst. Der Duralsack ist regelrecht ausgebildet.* Das Filum terminale wird in einer Ausdehnung von 1 cm reseziert. Sorgfältiger Schluß der Dura, Überprüfung der Dichtigkeit, schichtweiser Wundverschluß, Druckverband. — Heilverlauf ungestört.

Kontrolluntersuchung am 20. 4. 59. Subjektiv wesentlich gebessert. Keine Fußbeschwerden mehr, Gehfähigkeit nicht beeinträchtigt.

Objektiv: Rechts leichter Klauenhohlfuß mit guter Zehenstellung. Links Digitus V. superductus, leichte Varität des Rückfußes bei Vorfußadduktion und -supination. Keine Besserung der Fußform.

Abschlußuntersuchung am 17. 1. 64. Während sich rechts die Fußform seit der günstigen Beeinflussung durch die Laminektomie nicht verschlechtert hat, ist links wieder eine Verschlechterung eingetreten, die eine Arthrodese im unteren Sprunggelenk 1963 notwendig gemacht hat.

Subjektiv: Gute Gehfähigkeit, keine Beschwerden im Rücken und an den Füßen. Wird in Kürze auf Grund der freiwilligen Meldung zur Marine eingezogen.

Objektiv: Fußform hat sich seit 1961 rechts gehalten. Links seit der Arthrodese plantigrader Auftritt. Die Fehlstellung der linken Kleinzehe wurde durch eine subcapitale Osteotomie des 5. Strahles und eine Teilsyndaktylie zwischen 4. und 5. Zehe erfolgreich angegangen.

Gesamturteil. *Während rechts durch die Laminektomie die Progredienz der Fußdeformität nicht nur gestoppt, sondern sogar rückläufig gestaltet werden konnte, kam es links zu einem mäßigen Fortschreiten, weshalb hier eine subtalare Arthrodese mit Korrektur der 5. Zehe erfolgreich im Alter von 19 Jahren vorgenommen worden ist.*

VIII. *Gabriele J.*, geb. 10. 9. 46. Z.-Kt.-Nr. 2609/59 (Abb. 26—30).

Vorgeschichte. Familienanamnese ohne Besonderheiten. Normale Schwangerschaft und Geburt. Als Kleinkind Diphtherie und Wasserpocken. Mit 9 Monaten laufengelernt. Bis zum *6. Lebensjahr* unauffälliges Gangbild. Dann fiel der Mutter links eine *Fußverbildung* auf, die 1956 mit Hilfe einer Sehnenoperation andernorts angegangen worden ist. *Die Fußform hat sich aber in der Folge auch rechts weiter verschlechtert. Außerdem traten im Kreuz bei längerem Sitzen und im linken Fuß Beschwerden auf.*

Behandlungsbeginn. 6. 4. 59.

Befund. Altersentsprechender Entwicklungszustand. Keine Enuresis. Obere Gliedmaßen unauffällig. Leicht abgeflachte Kyphose der Wirbelsäule, sonst unauffällig. Hüften und Kniegelenke mit guter Kraft frei beweglich. *Rechts frei beweglicher, angedeuteter Hohlfuß, gröbere Klauenstellung der Zehen 2—5.*

Der linke Fuß ist kürzer, weist eine Varusstellung im Rückfuß und eine Adduktionsstellung im Vorfuß auf. Das Längsgewölbe ist hochgesprengt, die Klauenzehen sind leicht kontrakt.

Röntgenbefund. *Offener Wirbelbogen bei S_1 und S_2, IV. Grades.*

Neurologische Untersuchung (Univ.-Nervenklinik Köln). Überdurchschnittliche Intelligenz. „*Neurologische Ausfallserscheinungen insbesondere Paresen im Bereich des linken Fußes und Beines waren nicht nachweisbar*, so daß wir von seiten unseres Fachgebietes zur Klärung der Genese des vorliegenden Hohlfußes keinen Beitrag liefern können."

Behandlung. Laminektomie am 15. 4. 59. Hautschnitt vom 4. Lendendorn bis zum 3./4. Kreuzbeinwirbel. *Man erkennt eine Bogenspalte bis S_1 und S_2. Unterhalb von S_1 verlegt eine derbe, ca. 2 mm dicke Membrane den Weg zum Dura-Endsack. Sie wird längsgespalten. Dabei zeigt sich, daß sie nicht mit der Dura verwachsen ist. Ihre Unterfläche ist weißlich-glänzend und glatt.* Die Bogenreste von $S_{1/2}$ und die Bögen $L_{4/5}$ werden reseziert. Danach wird der Duraendsack vom 4. Lendenwirbel bis zu seinem Ende in Höhe des 3. Kreuzbeinwirbels sichtbar. Es finden sich keine bindegewebigen Adhäsionen und kein Lipom. Nach Anlegung von Durahochnähten und sorgfältiger Blutstillung wird die Dura von L_4—S_3 längsgespalten. Man erkennt normale Endnerven. *Ein durch die geschlossene Dura durchscheinender, dicker vertikaler Strang ist nunmehr als erheblich verdicktes (ca. 6 mm), bernsteingelb verfärbtes und von zahlreichen Blutgefäßen umgebenes Filum terminale zu erkennen. Dieses Filum terminale ist intradural straff gespannt, über 16 cm lang und in einer Ausdehnung von 8 cm derart verändert.* Aus diesem Stück werden 4 cm entnommen, die Stümpfe verschorft. Schluß der Dura mit Einzelnähten. Überprüfung der Dichte. Schichtweiser Wundverschluß. Druckverband.

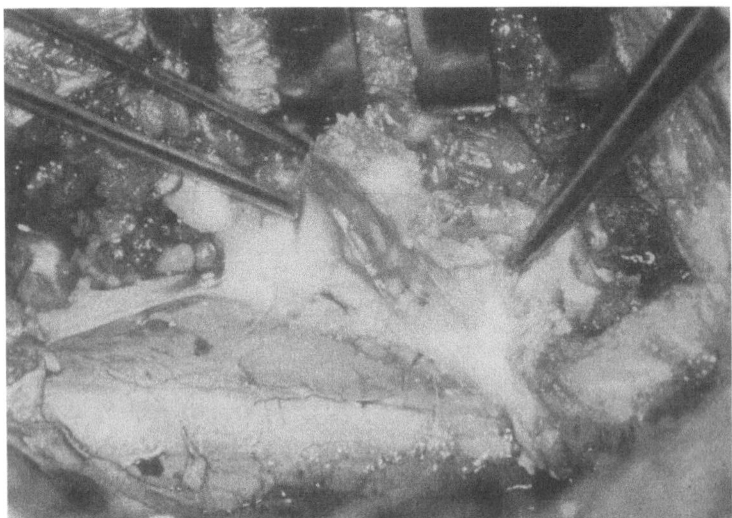

Abb. 26. Operationssitus I. Mit zwei Pinzetten wird die weißlich glänzende, die Dura bedeckende Bindegewebsplatte zurückgehalten. Durch die Dura schimmert ein dicker, gelblicher Strang durch, das Filum terminale

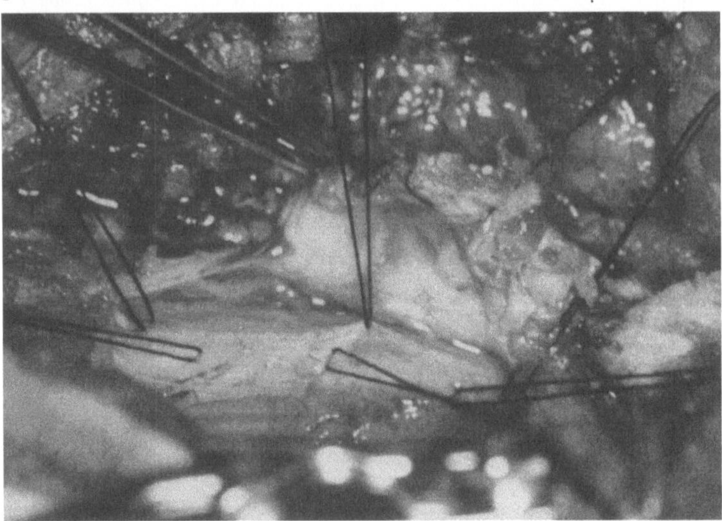

Abb. 27. Die Durahochnähte sind gelegt. Auch hier ist die mit der Pinzette fixierte Schwielenplatte zu erkennen

Nach reibungslosem Heilverlauf wurde am 6. 5. 59 auf der linken Seite die Operation nach GÖRRES ergänzend durchgeführt.

Nachuntersuchung am 25. 11. 61. Subjektiv mit dem Operationsergebnis sehr zufrieden. Keine Beschwerden an Rücken und Füßen.

Objektiv: Besserung der Fuß- besonders aber der Zehenstellung (Abb. 30).

Gesamturteil. *Wesentliche Besserung durch die Laminektomie.*

IX. *Giudo S.*, geb. 13. 5. 52. Z.-Kt.-Nr. 4738/59.

Vorgeschichte. Bei der Geburt bereits Spina bifida occulta und rechtsseitiger pes adductus. Ab dem 3. Lebensjahr ständig mit Gipsverbänden behandelt. 1958 Verpflanzung des tibialis anticus beiderseits.

Befund. Kreuz-Lendenübergang äußerlich o. B. Fußheberschwäche rechts. *Klauenhohlfuß beiderseits.*

Röntgen: Bogenspalte 4. Grades von L_4—S_2.

Neurologisch. Peronei beiderseits geschwächt. Normale Innervation. Regelrechte Aktionspotentiale. Keine Wurzelschädigung. Blasenmanometrie o. B. *Pseudobabinski.*

Laminektomie am 18. 9. 59. Hühnereigroße *Meningocele* von L_2—S_1 hinabreichend. Sorgfältige Lösung derselben von den Weichteilen. *Sämtliche Adhäsionen des Duraendsackes, der bis S_2 reicht, werden gelöst, worauf sich dieser ca. 2—3 cm zurückzieht und entspannt. Eröffnung der Dura von L_2—L_4. Ein Teil der Caudawurzeln ist distal des unteren Poles der Duraeröffnung in die Dura eingewachsen, weshalb auf eine weitere Eröffnung über L_4 hinaus verzichtet wird.* Schluß der Dura mit Einzelnähten und Prüfung der Dichtigkeit. Wundverschluß.

Nachuntersuchung am 25. 11. 61. Stuhlinkontinenz gebessert. Enuresis hat nie bestanden. Durchblutung der Beine unverändert. Fußform durch die Operation nicht beeinflußt. Weitere operative und apparative Behandlung der Fußdeformitäten erforderlich.

Gesamturteil. *Wegen der ausgedehnten Mißbildung am Kreuz-Lendenübergang im Sinne der Sbo. myelocompressiva konnte die Operation nicht zu Ende geführt werden. Bei den aus gedehnten Veränderungen war ein Erfolg auch nicht zu erwarten.*

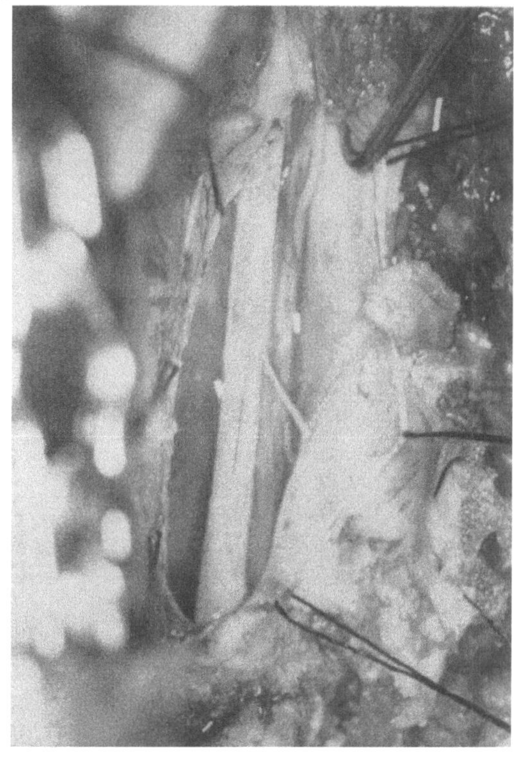

Abb. 28. Unter dem verdickten und straff gespannten Filum terminale verlaufen ungestört und unverändert die Caudawurzeln

X. *Margarete L.*, geb. 10. 6. 51. Z.-Kt.-Nr. 6529/60.

Vorgeschichte. Mit 3 Jahren wurde unsicherer Zehenspitzengang bemerkt. Mit 5 Jahren Achillotomie beiderseits. Trotzdem Verschlechterung der Fußform, links mehr als rechts.

Befund am 20. 9. 59. Äußerlich keine Spina bifida erkennbar. Gelegentliches Einnässen. *Hochgradiger Klauenhohlfuß* mit starker Varusstellung im Rückfuß und Spitzfuß, links mehr als rechts.

Röntgen. Bogenspalte 4. Grades von L_5 nach abwärts.

Neurologischer Befund. *Schlaffe Parese der Fuß- und Zehenheber,* mit Ausnahme des Tibialis anticus. Keine Sensibilitätsausfälle.

Diagnose. Myelodysplasie mit distalen, peripheren Paresen an den unteren Gliedmaßen.

Laminektomie am 30. 11. 59. Breite Laminektomie von L_4—S_1. Bei L_5 und S_1 sind die Wirbelbögen knorpelig angelegt. *Der Duraendsack ist in Höhe von S_1 sanduhrförmig verengt.* Nach Längsspaltung der Dura erkennt man die normalen Wurzeln bis hinab in Höhe von S_1. *Dort sind sämtliche Wurzeln fest mit der Dura verwachsen und können stumpf nicht gelöst werden. Es muß daher von einer Revision die Durastenose an der Verwachsungsstelle abgesehen werden.* Das Filum terminale wird in typischer Weise reseziert.

Nachuntersuchung am 2. 12. 61. Keine Beeinflussung der Fußdeformitäten. Keine postoperativen Störungen.

Gesamturteil. *Bei der Art der bei der Exploration gefundenen Veränderungen konnte weder die Operation in typischer Weise durchgeführt werden noch war ein positives Ergebnis zu erwarten.*

XI. *Ingrid B.*, geb. 20. 5. 52. Z.-Kt.-Nr. 1581/59.

Vorgeschichte. Mit 6 Jahren wurde erstmals eine Fußfehlform bemerkt, die im Laufe eines Jahres sich verschlechterte.

Befund. *Links stärker als rechts ausgeprägter Hohlfuß.* Keine neurologischen Ausfälle. Rücken o. B.

Röntgen. Bogenspalte 1. Grades bei L_5 und 3. Grades an den oberen Sacralwirbeln.

Laminektomie am 6. 7. 59. Breite Laminektomie von L_4 bis zur Mitte des Kreuzbeines. Der 5. Lendendorn ist gezipfelt. Bei S_1 besteht ein schmaler Bogenspalt. *Ab S_2 offene Sacralrinne. Dornfortsatzkerne können gefunden werden. Die offene Sacralrinne ist durch eine derbe muskuläre und bindegewebige Membrane verschlossen. Der Duralsack reicht hinab bis S_3 und ist hier gezipfelt. Der ganze Duralsack ist straff gespannt, fest mit der Sacralrinne verwachsen und an die Membrana reuniens fixiert. Von S_1—S_3 ist der Duralsack eingeschnürt, die Dura ist narbig verändert. Unter Schonung der Caudawurzeln wird der Duraendsack freipräpariert, so daß er völlig entspannt ist. Eröffnung der Dura von L_5 an abwärts. Das Filum terminale ist bis L_5 stark verdickt, gelblich verändert und geht schlagartig in eine stricknadeldicke Gewebebildung über, die fest mit der narbigen Dura verbacken ist. Die Verwachsungen werden stumpf gelöst, das Filum terminale wird an seinem distalen, intraduralen Teil durchschnitten und bis zum extraduralen Teil reseziert.* Danach gute Entspannung des Endnervenbündels. Wundverschluß.

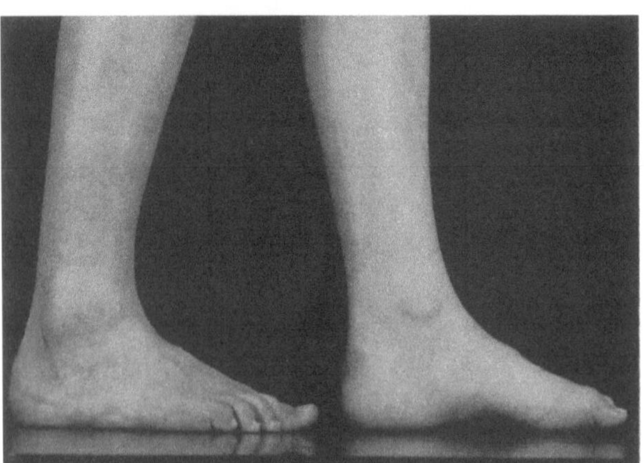

Abb. 29. Trotz operativer Behandlung mit einer Weichteiloperation progredienter Klauenhohlfuß, links mehr als rechts

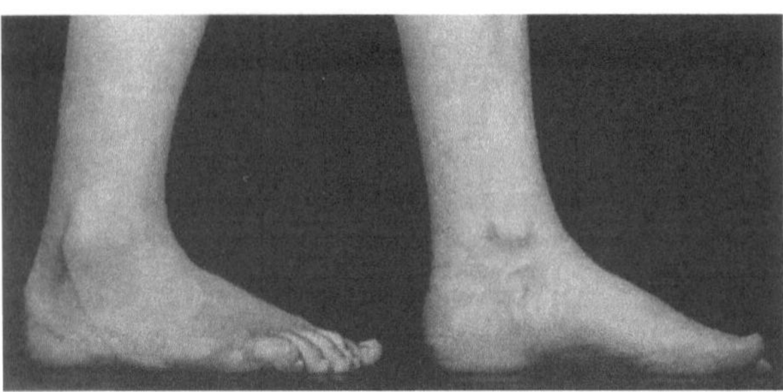

Abb. 30. 3 Jahre später Füße deutlich gebessert

Kontrolluntersuchung am 21. 11. 61. Subjektiv keine Klagen. Mit Operationserfolg sehr zufrieden.

Objektiv. Fußgewölbe gegenüber früher abgeflacht. Nur noch rechts leichte, jedoch lockere Krallenstellung der Zehen.

Abschlußuntersuchung am 18. 1. 64. Unverändert gutes Ergebnis.

Gesamturteil. *Durch die operative Intervention am Duraendsack fast völlige Rückbildung der Fußdeformität.*

XII. *Willi K.*, geb. 24. 3. 49. Z.-Kt.-Nr. 1375/59.

Vorgeschichte. Mit 2 Jahren fiel auf, daß der Junge den Fuß nach innen setzte. Seitdem ständig in Behandlung. Erhebliche Verschlechterung im Alter von 10 Jahren.

Befund. Wirbelsäule o. B. Füße: *Hochgradige Klauenhohlfüße.*

Neurologisch. *Schwäche der kleinen Beckenmuskulatur und der Fibularisgruppe rechts. Außerdem teilweise Paresen der kleinen Fußmuskulatur.*

Röntgen. Bogenspalte 2. Grades $S_{1/2}$

Laminektomie am 12. 6. 59 von L_4—S_3. Weit offener Bogen bei S_1. Eröffnung des Duraendsackes. Unauffällige Verhältnisse. Keine Spannung der Wurzeln und des Filum terminale. Vom Operateur wurde (leider!) daher auf die Resektion des Filum terminale verzichtet. Wundverschluß.

Nachuntersuchung am 18. 11. 61. Unverändert schlechte Fußform. Nur die Zehen sind gestreckt, was auf eine Operation nach Görres am 24. 6. 59 zurückgeführt werden muß.

Gesamturteil. *Kein Erfolg durch die Laminektomie. Dieser war auch nicht zu erwarten, weil ja nur die Dura eröffnet worden ist, das Filum terminale nicht durchtrennt wurde und daher der Eingriff nur als Exploration angesehen werden kann.*

Tabelle 1

Patient	Alter Jahre	Fuß-deformitäten	Klinische Sbo.	Bogenspalte (Röntgen)	Neurologisch	Operation	Operationsbefund	Erfolg
I	10	Hackenhohlfuß	∅	L_5; II.°	o. B.	Laminektomie L_4—S_2 Resektion F. t.	o. B.	nein
II	14	starker Klauenhohlfuß	∅	S_1; I.°	frühkindlicher Hirnschaden	L_{2-3} + Resektion F.t.	Filum term. gespannt	ja
III	8	mäßiger Klauenhohlfuß	∅	S_1; I.°	o. B.	L_5—S_2+Resektion F.t.	o. B.	ja
IV	11	mäßiger Klauenhohlfuß	∅	L_5; I.° S_1; IV.°	o. B.	L_4—S_2+Resektion F.t.	Sacralwurzeln verklebt	ja
V	16	starker Klauenhohlfuß	∅	L_5; III.°	o. B.	L_5—S_2+Resektion F.t.	Sacralwurzeln verklebt	ja
VI	8	starker Klauenhohlfuß	ja	L_5—S_5 IV.°	distale Paresen Pseudobabinski	L_4—S_2, Operation abgebrochen	Mischtumor, Sacralwurzeln verwachsen	nein
VII	14	starker Klauenhohlfuß	∅	S_1; I.°	o. B.	L_4—S_2+Resektion F.t.	Sacralwurzeln verklebt	ja
VIII	13	mäßiger Klauenhohlfuß	∅	S_1—S_2 IV.°	o. B.	L_4—S_2+Resektion F.t.	Durakompression, Mißbildung des Filum terminale	ja
IX	7	starker Klauenhohlfuß	∅	L_4—S_2 IV.°	Peronensschwäche Pseudobabinski	L_2—L_4+ extradurale Entlastung	Mischtumor, Wurzelmißbildung	nein
X	8	starker Klauenhohlfuß	∅	L_5—S_5 IV.°	distale Paresen	L_4—S_1+Resektion F.t. Operation abgebrochen	Durastenose, Sacralwurzeln verwachsen	nein
XI	7	starker Klauenhohlfuß	∅	L_5; I.° $S_{1/2}$; III.°	o. B.	L_4—S_1+Resektion F.t.	Durakompression, Mißbildung des F.t.	ja
XII	10	starker Klauenhohlfuß	∅	$S_{1/2}$;II.°	distale Paresen	L_4—S_1 ohne Resektion nur Exploration	o. B.	nein

H. Diskussion

Die bisher geübten kausalen Operationsverfahren zur Behandlung der neurologischen Komplikationen der Sbo. begnügten sich mit wenigen Ausnahmen mit der extraduralen Druckentlastung und Lösung von Adhäsionen. Da jedoch auch intradurale Irritamente in Gestalt von Wurzeladhäsionen und -verklebungen sowie Veränderungen des Filum terminale vorliegen können (Spiller, Sarpyener, McCraig und Mulder), haben wir die Exploration der lumbosacralen Sbo. erweitert. Es wurde stets die Dura eröffnet, die Cauda equina inspiziert, Wurzelverklebungen und -verwachsungen wurden — soweit möglich — gelöst. Ferner wurde das Filum terminale intradural zur Beseitigung eines während des Wachstums zunehmenden longitudinalen Zuges am Rückenmark und Endnervenbündel durchtrennt. Ausnahmsweise wurde der ganze Duraendsack extradural von seinen Aufhängebändern gelöst. Mit einer einzigen Ausnahme (Fall II), wo wir im Bereich der oberen und mittleren Lendenwirbelsäule laminektomierten, wurde allgemein der Spinalkanal nur bis höchstens zum 4. Lendenwirbelbogen hinauf eröffnet.

Insgesamt wurden in dem Zeitraum vom 10. 1. 58 bis 30. 11. 59 12 Patienten im Alter von 7—16 Jahren operiert.

Die Operation wurde stets wegen progredienter Klauenhohlfüße vorgenommen, die trotz ständiger und teils auch operativer Behandlung sich verschlechtert hatten.

Aus der Schwere der Fußdeformität konnte kein gültiger Rückschluß auf den Röntgenbefund gezogen werden. So bestanden im Fall II hochgradige Hohlfüße bei nur feststellbarer Bogenspalte I. Grades bei S_1. In Fall I ließ sich in gleicher Weise eine Diskrepanz zwischen der Bogenspalte bei L_5, II. Grades und der schweren Fußdeformität erkennen. Dieser Fall wies außerdem keinen typischen Klauenhohlfuß auf, sondern ursprünglich einen Spitz-Hohlfuß, aus dem infolge der zu starken operativen Verlängerung der Achillessehnen iatrogen ein Hackenhohlfuß entstanden war. Im Gegensatz dazu war der Röntgenbefund bei Patient V markant, während die Fußdeformität kein erhebliches Ausmaß angenommen hatte. Es erhellt daraus, daß der Röntgenbefund keinesfalls die Fußform präjudiziert, worauf schon früher hingewiesen worden ist.

Der Operationsbefund war unterschiedlich. Er war völlig unauffällig bei Fall I, III und XII. Die sacralen Wurzeln waren in einer Ausdehnung von S_{2-5} bei Fall IV, V und VII verklebt und konnten stumpf gelöst werden. Mit der Dura selbst unlösbar verwachsen waren sie in Fall VI, IX und X.

Der für eine Sbo. myelocompressiva typische Mischtumor wurde zweimal (Fall VI und IX) gleichzeitig mit einer sacralen Meningocele gefunden.

Das Filum terminale war zweimal auffällig straff gespannt (Fall II und VIII). In zwei Fällen (Fall I und XII) konnten weder Veränderungen an dem Filum terminale noch an den Wurzeln gefunden werden.

Der bemerkenswerteste Befund am Filum terminale lag in Fall VIII vor (Abb. 31). Hier ließ sich nicht nur eine derbe, schwielige Bindegewebsplatte extradural im Bereich der Bogenspalte finden, sondern auch eine makroskopisch wie mikroskopisch eindrucksvolle Veränderung des Filum terminale. In ähnlicher Weise imponierten die Veränderungen in Fall XI. Diese Befunde erklärten die ständige Zugwirkung auf das Mark. Intra operationem konnte eindrucksvoll die Entspannung des Endnervenbündels und des Duraendsackes beobachtet werden. Grueter hat über diese Veränderungen am Filum terminale gesondert berichtet.

An den übrigen Fila terminalia ließ sich mikroskopisch kein krankhafter Befund erheben (Abb. 32).

Der Operationserfolg war wechselnd. Bei sieben Patienten konnte die Progredienz der Fußdeformität gestoppt werden und es trat eine teilweise auffällige

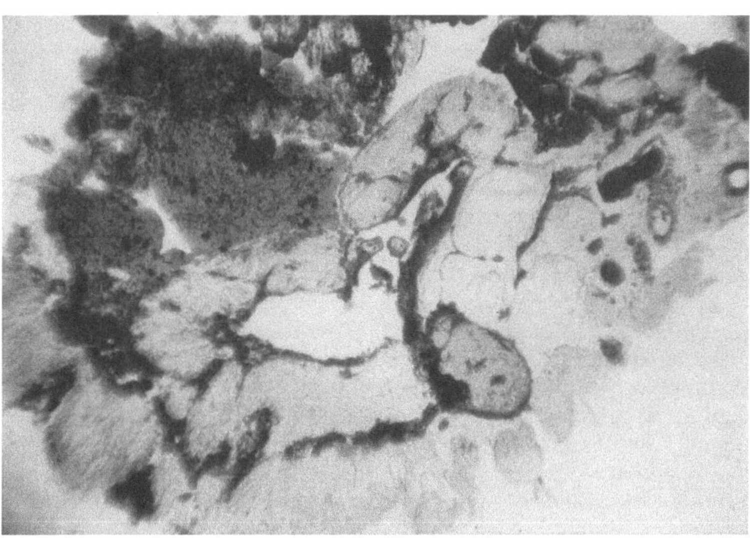

Abb. 31. Gabriele J. (Fall VIII). Querschnitt durch das Filum terminale. Fettfärbung. 20fach vergr. Stark erweiterter Zentralkanal und fettige Degeneration des Filum terminale mit nur noch spärlichen Resten von Nervenbündeln. Diagnose: Myelocele des Filum terminale mit lipomatöser Entartung

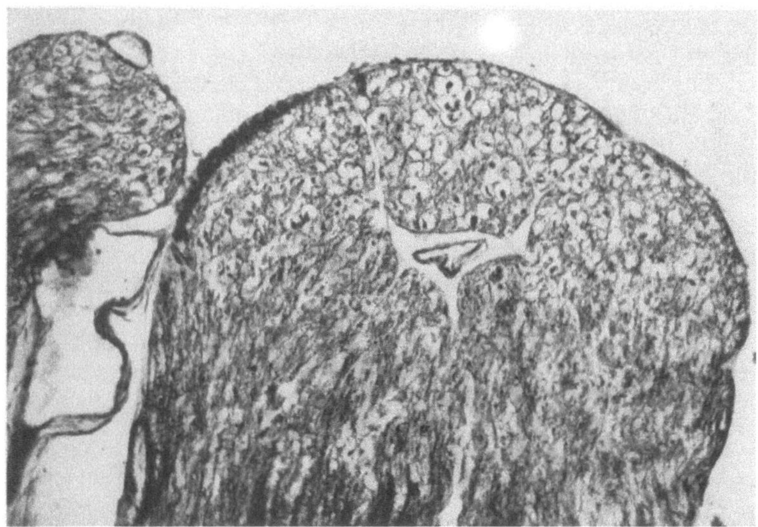

Abb. 32. Querschnitt durch ein normales Filum terminale (Fall III). H. Wölke-Färbung, 100fache Vergr. Die ependymalen Zellen überwiegen im interstitiellen Gewebe, die Neuroglia ist nur noch auf kleinste Bezirke beschränkt. Der Norm entspricht der kleine Zentralkanal. Die bindegewebige Hülle des Filum terminale ist relativ dick

Besserung ein. Diese Besserung erstreckte sich nicht nur auf die Fußform, sondern auch vorhandene Durchblutungsstörungen an den Beinen und eine Enuresis gingen zurück. Vier Patienten blieben unbeeinflußt, in einem Fall trat eine Verschlechterung ein.

Das Ausbleiben des Erfolges in Fall I ist damit zu erklären, daß die Muskelwirkung am Fuß durch die vorhergegangene übermäßige Verlängerung der Achillessehnen gestört war und kein reiner Klauenhohlfuß, sondern ein Hackenhohlfuß vorgelegen hatte. Bei Fall VI, IX und X war auf Grund des bei der Operation überschaubaren Befundes eine Beeinflussung nicht zu erwarten. Die Mißbildungen waren so ausgedehnt, daß die Wurzeln nicht gelöst werden konnten und die Operation abgebrochen werden mußte. Auffällig ist hierbei, daß in allen diesen Fällen neurologisch distale Paresen objektiviert werden konnten. Fall XII, der ebenfalls unbeeinflußt blieb, hatte wohl auch Paresen, kann aber hier nicht als schlechtes Ergebnis gewertet werden, da das Filum terminale nicht durchtrennt worden ist. Es war lediglich eine Exploration vorgenommen worden, womit sich auch keine Beeinflussung erwarten ließ. Es handelt sich hier um den einzigen Fall, der nicht vom Autor persönlich operiert worden ist; wir selbst hätten auf jeden Fall, auch bei fehlender Anspannung des Filum terminale, die Resektion desselben vorgenommen.

Da es uns klar war, daß sich erst nach weitgehendem Abschluß des Wachstums eine endgültige Aussage über den Operationserfolg treffen ließ und wir vorher diese Methode nicht bekanntgeben wollten, haben wir erst Jahre später eine abschließende Untersuchung unserer Patienten durchgeführt und können nunmehr diese Ergebnisse als endgültig ansehen.

Erst nach Abschluß unserer in den Jahren 1958—1959 durchgeführten operativen Behandlung des Klauenhohlfußes bei Spina bifida occulta mit Hilfe der intraduralen Wurzelrevision und Resektion des Filum terminale bei 12 Kindern haben wir davon Kenntnis erhalten, daß JAMES u. Mitarb. unabhängig von uns bei spinaler Dysraphie mit Enuresis und Fußdeformitäten auf gleiche Weise seit 1957 vorgehen und inzwischen Erfahrungen an 90 Patienten gesammelt haben. Wie JAMES uns kürzlich schriftlich mitteilte, hat er jedoch niemals allein wegen eines progredienten Klauenhohlfußes ohne weitere, insbesondere neurologische Ausfälle diese Operation durchgeführt.

Wir selbst haben diesen Eingriff 1959 das letzte Mal vorgenommen, weil wir der Ansicht waren, daß die Zahl von 12 Patienten einerseits ausreichte, um sich einen Überblick über die Wirksamkeit dieser Maßnahme zu verschaffen. Andererseits hielten wir es nicht für vertretbar, einen derartigen Eingriff weiter vorzunehmen, bevor nicht unsere Operierten das Wachstumsalter hinter sich gebracht hatten und endgültig beurteilt werden konnten. Schien es uns doch unmöglich, eine klare Indikationsstellung für diese Operation auszuarbeiten, bevor nicht Spätergebnisse vorliegen. Da nunmehr jedoch alle Patienten mindestens 4 Jahre post operationem kontrolliert worden sind, läßt sich die Indikation klar festlegen.

Bei der Indikationsstellung sind primär zwei wichtige Punkte zu beachten:

1. Zur Laminektomie mit intraduraler Wurzelrevision in Höhe von L_4—S_2 und Resektion des Filum terminale sind nur solche Patienten geeignet, die eine Sbo. mit typischen progredienten Klauenhohlfüßen aufweisen. Alle Mischformen, wie Hacken- oder Spitzhohlfüße sind ebenso wie Klumpfüße hierfür nicht geeignet. Bei diesen ist das Muskelgleichgewicht am Fuß derart gestört, daß selbst bei Beseitigung neuraler, intraduraler Irritamente ein Erfolg nicht erwartet werden kann.

2. Alle Patienten müssen ausgeschieden werden, bei denen im Vordergrund der neurologischen Komplikationen nicht die Reizerscheinungen von seiten des Nervensystems stehen, sondern bei denen Ausfälle der motorischen und sensiblen Funktionen bestehen und darauf hindeuten, daß die Fußdeformität nicht sekundär durch Adhäsionen oder Obstruktionen entstanden ist, sondern schon primär dem teratologischen Syndrom zugehört.

Im Gegensatz zu BROWDER stehen wir auf dem Standpunkt, daß der gemutmaßte Entwicklungsmangel des Rückenmarks oder der Caudawurzeln, also die

Myelodysplasie, eine Kontraindikation darstellt. Wie schon HACKENBROCH forderte, wird die Indikation zum derartigen operativen Vorgehen einzig von der Progredienz des klinischen Bildes bestimmt und niemals vom primär vorhandenen Schädigungsmuster.

Als günstigsten Zeitpunkt für die Operation sehen wir die letzten Jahre vor dem Wachstumsschub der Pubertät an.

Sind bereits stärkere Kontrakturen der Zehen eingetreten, ist als ergänzender Eingriff die Tenodese der Zehenbeugesehnen nach GÖRRES, allenfalls noch die Durchschneidung der Plantarfascie, notwendig. Bei Kontrakturen ist nämlich, infolge der besonderen Insertion der autochthonen Fußmuskulatur, selbst nach Beseitigung des zur Klauenstellung führenden neuralen Irritamentes eine Selbstkorrektur nicht mehr zu erwarten.

So blieb in Fall III trotz guten Operationserfolges die Klauenstellung der 5. Zehe bestehen und mußte ergänzend örtlich operiert werden.

Zu empfehlen ist auf jeden Fall die präoperative Myelographie, wie sie JAMES durchführen läßt. Hätten wir damals bereits die Myelographie präoperativ vorgenommen, hätten wir wahrscheinlich Fall VI, IX und X nicht exploriert.

Wenn wir jetzt, nachdem wir eine klare Beurteilung dieser Operationsmethode gewonnen haben, diesen Eingriff wieder aufnehmen, werden wir in jedem Falle die lumbale Abrodil-Myelographie vorausschicken.

Werden alle diese Forderungen bei der Indikationsstellung der intraduralen operativen Behandlung der myelodysplastischen Klauenhohlfüße beachtet, dürfte diese Maßnahme unbedingt als kausale Therapie dieser Fußdeformität angesehen werden. Hätten wir unsere jetzigen Forderungen für die Indikation damals schon bei unseren Patienten angewendet, wären lediglich jene sieben Patienten operiert worden, die auch wirklich günstig hatten beeinflußt werden können.

Es kann daher angenommen werden, daß diese Operation — richtige Indikation und subtile Operationstechnik vorausgesetzt — in die neural gestörte Pathodynamik des Fußes am Ursprungsort der Störung eingreift. Da sie sich ferner auf die von uns präzise herausgearbeiteten neurophysiologischen pathogenetischen Momente des Klauenhohlfußes bei Spina bifida occulta stützt, scheint sie geeignet, das bisher ungelöste therapeutische Problem der neurogenen progredienten Fußdeformitäten der Lösung näher zu bringen.

I. Zusammenfassung

Die Spina bifida occulta hat seit ihrer ersten Beschreibung durch VIRCHOW (1875) stets ein sehr großes Interesse gefunden. In erster Linie beruht dieses Interesse auf der Tatsache, daß im Gefolge dieser larviertesten Form der spinovertebralen Dysrhaphie Störungen an den unteren Gliedmaßen und der Blase auftreten können, die im Laufe des Wachstums progredient werden und die eine eindeutige neurogene Prägung aufweisen.

Zu diesen Komplikationen gehört der sog. idiopathische Klauenhohlfuß, dessen Ätiologie, Pathogenese und Therapie noch immer ungeklärt sind.

Ausgehend von der modernen Kenntnis der Entstehung der Mißbildungen, besonders im Gebiet des lumbosacralen Übergangs, wird das anatomische und klinische Bild der Spina bifida occulta dargestellt. Hierbei fällt die segmentale Verbundenheit von Wirbelsäule und Rückenmark auf. Eine klare Abgrenzung zu den dorsalen Wirbelbogenspalten wird getroffen. Die sekundären Fernwirkungen auf die unteren Gliedmaßen werden ebenso wie die primären Kombinationsmißbildungen und Schädigungen aus dem pathologisch-anatomischen Befund abgeleitet. Während die primären Komplikationen sich aus dem Entwicklungsmangel des Rückenmarks erklären, wofür allein die Myelodysplasie als pathogenetischer Begriff gesetzt werden kann, beruhen die sekundären Fernsymptome auf der Beeinträchtigung nervaler Elemente im Caudagebiet durch Adhäsionen und Kompressionen.

Mit Hilfe neurophysiologischer Erkenntnisse lassen sich die Fernwirkungen auf die unteren Gliedmaßen und auf die Blase erklären. Es läßt sich mancher wesentliche Gesichtspunkt gewinnen, der die Genese des Klauenhohlfußes erklären hilft. Sie ist nur auf dem Wege über die radikuläre Innervation zu verstehen und hat damit ihren eigentlichen Grund in der onto- und phylogenetischen Metamerie des menschlichen Individuums. Durch das Überwiegen der unwillkürlichen Phänomene der Motilität über die willkürlichen, also auf dem Wege über irritative und autochthone Bewegungen und deren Auswirkungen, deren Steuerzentrum in den Sacralsegmenten S_{1-2} liegt, entsteht die Pathodynamik, die zum Klauenhohlfuß führt. Die besondere Anordnung der Fußmuskulatur läßt dann nicht nur die Zehenfehlstellung entstehen, sondern auch die Vermehrung des Fußgewölbes. Eine kausale Behandlung des Hohlfußes dieser Genese ist nur dann möglich, wenn es gelingt, die Irritamente, die auf die Segmente S_1 und S_2 einwirken, auszuschalten.

Es wurde daher in Erweiterung der bisher durchgeführten derartigen Eingriffe, die in einer Entlastungslaminektomie bestanden haben, eine gleichzeitige Resektion des Filum terminale intradural vorgeschlagen. Diese Operation wurde an 12 Patienten im Alter von 7—16 Jahren durchgeführt. Es gelang dadurch, teilweise in Verbindung mit einer Tenodese der Beugesehnen der Zehen nach GÖRRES, Fußbeschwerden zu beseitigen und die Fußfehlform bei sieben Patienten günstig zu beeinflussen.

Dieser Eingriff ist vor dem Pubertätswachstumschub bei allen progredienten Klauenhohlfüßen auf Grund einer Spina bifida occulta indiziert, wenn nicht gröbere neurologische Ausfälle nachweisbar sind. Eine präoperative lumbale Myelographie sollte vorgenommen werden.

Die Nachuntersuchungen, mindestens 4 Jahre nach dem operativen Eingriff, beweisen die Richtigkeit der theoretischen Konzeption und des daraus abgeleiteten operativen Vorgehens.

Namenverzeichnis

Die *kursiv* gesetzten Seitenzahlen beziehen sich auf die Literaturhinweise

Sachverzeichnis